结直肠肿瘤腹腔镜手术学——新理念，新技术

Jiezhichang Zhongliu Fuqiangjing Shoushuxue Xinlinian Xinjishu

主编／李心翔

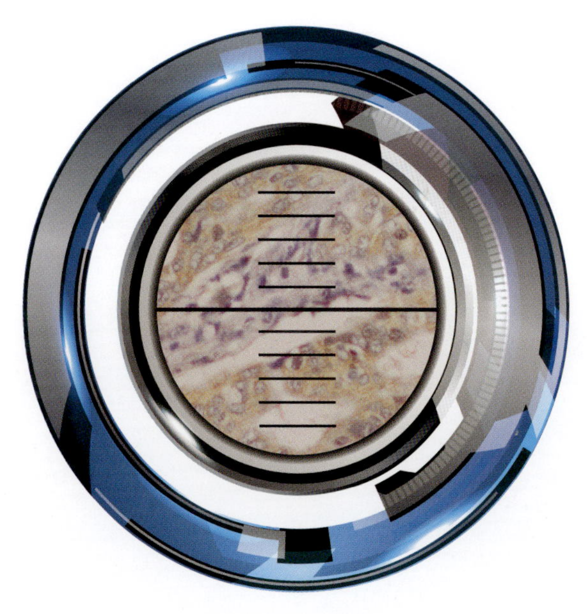

复旦大學出版社

编 委 会

顾　问：郑民华　蔡三军　王锡山
主　编：李心翔
副主编：张　宏　胡志前　冯　波　王自强　李太原　刘　骞
助　理：梁　磊　李清国　马延磊
编　委：（按姓氏笔画排序）

刁德昌（广东省中医院胃肠外科）
马延磊（复旦大学附属肿瘤医院大肠外科）
马君俊（上海交通大学附属瑞金医院普外科）
王　胜（复旦大学附属肿瘤医院大肠外科）
王自强（四川大学华西医院胃肠外科）
王锡山（中国医学科学院肿瘤医院结直肠外科）
叶　凯（福建医科大学附属第二医院肿瘤科）
冯　波（上海交通大学医学院附属瑞金医院普外科）
朱志强（安徽省立医院普外科）
刘　正（中国医学科学院肿瘤医院结直肠外科）
刘　骞（中国医学科学院肿瘤医院结直肠外科）
刘忠臣（上海第十人民医院普通外科）
杨春康（福建省肿瘤医院胃肠肿瘤外科）
李太原（南昌大学第一附属医院普外科）
李心翔（复旦大学附属肿瘤医院大肠外科）
李清国（复旦大学附属肿瘤医院大肠外科）
张　宏（中国医科大学附属盛京医院结直肠肿瘤外科）
林国乐（北京协和医院基本外科）
卓长华（福建省肿瘤医院胃肠肿瘤外科）
周海洋（第二军医大学附属上海长征医院结直肠外科）
郑民华（上海交通大学医学院附属瑞金医院普外科）
胡志前（第二军医大学长征医院普外科）
施德兵（复旦大学附属肿瘤医院大肠外科）
郭银枞（漳州市医院普外科）
黄学锋（浙江大学医学院附属邵逸夫医院肛肠外科）
梁　磊（复旦大学附属肿瘤医院大肠外科）
傅　赞（南京医科大学第一附属医院结直肠、肛门外科）
谢忠士（吉林大学中日联谊医院胃肠结直肠肛门外科）
蔡三军（复旦大学附属肿瘤医院大肠外科）

前　言

1990 年美国开展首例腹腔镜结直肠手术以来，经过 28 年发展，腹腔镜结直肠技术日臻完美，近年来更是发展迅猛，新技术、新理念层出不穷。从传统经腹入路发展到经肛入路，从多孔手术发展到单孔和腹部无切口的 NOSES 手术等。结直肠外科医师面对新技术、新理念的冲击，如何迎接挑战，把握技术发展方向，的确值得我们思考。腹腔镜结直肠手术的核心价值与优势是否就是微创？我们认为，腹腔镜手术的核心优势是体现在高清视野下操作精细化，更有利于高位淋巴结清扫，更有利于神经辨识，更有利于平面的精准分离。腹腔镜手术的核心优势还体现在实现手术步骤的程序化和手术过程透明化，如本书提到的右半结肠“4 步法”“互字式”和以神经为导向的各种入路，这些优势更有利于年轻医师掌握新技术，缩短成长周期。腹腔镜技术如何使肿瘤外科的理念得到完美贯彻，需要更多思考。我们提出的“先血管后平面、先静脉后动脉”以血管为中心入路的腹腔镜直肠癌根治术，正是基于传统肿瘤外科的理念原则。在保证肿瘤学疗效基础上，我们要关注手术的安全性与功能化。基于以上理念，在临床研究中，我们团队又首创了腹腔镜经肛拖出无成角双吻合技术，提倡保留左结肠动脉直肠癌根治术。在这些基础上，我们再追求更加微创甚至无创。

本书撰写过程得到国内众多的优秀结直肠外科专家参与支持，他们都有自己独特的技术与理念。也得到众多前辈老师的鼓励与支持，在此我深表感谢。

相信这部凝聚国内众多优秀结直肠微创外科专家的著作，会让读者有所思考与收获。

编者

2018 年 7 月

目 录

第一章　腹腔镜结直肠癌手术的循证医学证据

世界范围内结直肠癌的发病率和病死率都位居第 3 位。在我国，随着人们生活习惯和生活方式的改变，结直肠癌发病率呈现逐年上升的趋势。在上海，结直肠癌已经在常见肿瘤发病中高居第 2 位。尽管近年来放、化疗等综合治疗的发展和进步，手术仍然是结直肠癌唯一可能的治愈方法。自 1991 年 Jacobs 首次报道 20 例腹腔镜结肠切除手术来，腹腔镜结直肠癌手术在临床中逐渐开展起来。但腹腔镜结直肠癌手术，特别是直肠癌手术，并没有像腹腔镜胆囊切除那样迅速被接受和认可，这主要来自于对腹腔镜结直肠癌手术的肿瘤学治疗效果的担忧，特别是早期报道的腹腔镜穿刺孔周围肿瘤的种植，并且腹腔镜结直肠癌手术学习曲线相对偏长。但已经有越来越多的研究为腹腔镜结直肠癌手术提供了循证医学证据。

第一节　腹腔镜结肠癌手术的循证医学证据

一、前瞻性随机对照临床试验证据

1. Lacy 研究　发表于 2002 年 *Lancet* 杂志的 Lacy 是最早的关于腹腔镜结肠癌手术的前瞻性随机对照研究。研究入组时间为 1993～1998 年，入组患者为距肛门＞15 cm 的结肠癌，排除了横结肠癌和有远处转移、邻近器官侵犯、肠梗阻及既往结肠手术史的患者。标化了术后辅助治疗方案和随访策略。研究共入组了 219 例患者，包括 111 例腹腔镜手术组和 108 例开腹手术组。结果腹腔镜手术组手术时间长于开腹手术组（142 min vs. 118 min, P= 0.001），但围手术期失血（105 ml vs. 193 ml, P= 0.001），肠蠕动恢复时间（36 h vs. 55 h, P= 0.001）、术后首次进食时间（54 h vs. 65 h, P= 0.001）、术后住院时间（5.2 d vs. 7.0 d, P= 0.005）、并发症（12 人次 vs. 31 人次，P= 0.001）等方面腹腔镜手术组均优于开腹手术组。两组围手术期死亡（1 人 vs. 3 人）没有显著差异。

术后中位随访时间 43 个月，两组各有 1 例患者失随访。腹腔镜手术组有 18 例（17%）、开腹手术组有 28 例（27%）出现复发，两组差异没有统计学意义（HR 0.72,95% CI：0.49～1.06, P= 0.07）。两组总体死亡率也没有显著差异（18% vs. 26%，HR 0.77,95% CI：0.53～1.12, P= 0.14），但肿瘤特异性生存率方面腹腔镜手术组要优于开腹手术组（肿瘤特异性死亡 9% vs. 21%，HR 0.68,95% CI：0.50～0.90, P= 0.03）。该研究初步奠定了腹腔镜结肠癌手术的价值。

但该研究有一定的缺陷，实验方案推荐所有Ⅱ期和Ⅲ期结肠癌患者均接受术后辅助化疗，对不合并高危因素的Ⅱ结肠癌患者，这与目前肿瘤学治疗原则有一定的违背。并且，在腹腔镜治疗组接受辅助化疗的比例显著高于传统开腹手术组（68/79 vs. 59/84, *P*= 0.023），这可能会对预后产生一定的影响，但研究者却未将该因素纳入生存分析。并且，缺乏手术操作的质控，没有描述是否获得 R0 切除，在开腹手术组中 T4 期肿瘤的比例要高于腹腔镜手术组，这会增加 R1、R2 切除的概率，并且两组平均清扫淋巴结数目不足 12 枚。

2. COST 研究 该研究由北美外科治疗临床疗效研究组(the Clinical Outcomes of Surgical Therapy Study Group, COST)发起，故命名为 COST 研究。该研究为多中心、前瞻性、随机对照的临床研究，入组时间为 1994～2001 年，纳入患者为除外横结肠之外的结肠癌。研究排除了转移性或局部进展期结肠癌、合并肠梗阻或穿孔或有严重内科疾病的患者、对炎性肠病、家族性腺瘤性息肉病、哺乳期女性或合并肿瘤病史的也不纳入研究。参加研究的包括 48 个中心、66 位经过资格认证的外科医师，每个手术医师每年至少主刀 20 例腹腔镜结直肠癌手术，对每个手术患者都必须保留影像学资料。共计有 428 例患者纳入开腹组，435 例纳入腹腔镜组手术组，腹腔镜手术组中有 90 例（21%）患者中转开腹。

结果，腹腔镜手术组的手术时间显著长于开腹手术组（150 min vs. 95 min, *P*< 0.001）。但是开腹手术组行联合脏器切除的比例高于腹腔镜手术组(63 例 vs. 34 例,*P*= 0.001)，术后病理证实联合切除脏器病理证实有肿瘤侵犯的在开腹组合腹腔镜组分别为 14 例和 6 例。腹腔镜手术组在术后快速康复，如住院时间（*P*< 0.001）、进食时间（*P*< 0.001）等方面均有显著优势。两组在术中并发症（2% vs. 4%，*P*= 0.10）、术后 30 d 围手术死亡率（*P*= 0.40）、再次入院率（*P*= 0.27）、再次手术率（*P*= 1.0）等方面没有统计学差异。两组在术后接受辅助化疗的比例方面也类似。

中位随访 4.4 年后，开腹手术组 84 例，腹腔镜手术组 76 例出现肿瘤复发，开腹手术组 95 例死亡，腹腔镜手术组 91 例死亡。77 例患者死于非肿瘤因素导致的死亡。两组在 3 年总体生存和无复发生存方面均没有显著差异。该研究进一步确认了腹腔镜手术的安全性和肿瘤学疗效。但该研究的非劣性设计的统计方法遭受了质疑，可能会降低了腹腔镜治疗在生存方面的优势。

3. COLOR 研究 该研究是欧洲结肠癌腹腔镜或开腹切除研究组(Colon Cancer Laparoscopic or Open Resection Study Group, COLOR)发起的研究，该研究入组于 1997～2003 年。有 29 家医院参与了该多中心研究。入组患者包括回盲部、升结肠、降结肠及腹膜返折上方的乙状结肠腺癌。排除标准包括：BMI＞30 kg/m^2、横结肠和结肠脾曲癌、肝肺等远处转移癌、邻近器官侵犯、急性肠梗阻、多原发肿瘤、既往结肠手术病史、既往恶性肿瘤（除外治愈的基底细胞癌和宫颈原位癌）病史、不能耐受手术或麻醉及长期肺部慢性炎症患者。

结果 627 例患者经随机化后进入腹腔镜手术组，621 例患者进入开腹手术组。2005 年在 *Lancet Oncol* 上报道了初步结果：腹腔镜手术组手术时间显著长于开腹手术组（145 min vs. 115 min, *P*< 0.001），手术失血显著少于开腹手术组（100 ml vs. 175 ml, *P*< 0.001），住院时间也缩短了 1 d。97 例（17%）患者中转为开腹手术切除。

术后病理检查显示两组在阴性切缘率、肿瘤分期、大小、组织学类型都相似（*P*> 0.05）。术后 28 d 的并发症发生率、病死率等两组之间均没有显著差异。因此研究者认为腹腔镜手术在升结肠癌、降结肠癌及乙状结肠癌切除中是安全可靠、可行的。

2009 年，COLOR 报道了长期生存结果：中位随访 53 月后，腹腔镜手术组和开腹手术组 3 年无疾病生存分别为 74.2%和 76.2%，差异无统计学意义（P= 0.70），3 年后两组无疾病生存率差异为 2.0%(95% CI：3.2～7.2)。开腹组和腹腔镜手术治疗组无疾病生存率的风险比 HR 为 0.92 (95% CI：0.74～1.15)。腹腔镜手术组和开腹手术组 3 年总体生存率为 81.8%和 84.2%，无明显统计学差异（P= 0.45）。3 年后两组 OS 差异为 2.4%(95% CI：2.1～7.0)，开腹组和腹腔镜手术治疗组无疾病生存率的风险比 HR 为 0.95(95% CI：0.74～1.22)。因此，研究者认为腹腔镜手术组与开腹手术组两者长期生存相似，腹腔镜结肠癌手术可以被推荐为结肠肿瘤的常规手术方式，将来还需更多的研究证实腹腔镜手术是否比开腹手术有生存的优势。

4. MRC CLASSIC 研究 该研究由英国医学研究委员会发起和实施。研究入组时间从 1996～2002 年，参加单位包括英国的 27 家医院。目的是比较传统开腹手术和腹腔镜手术对结直肠癌的疗效。入组标准为可手术切除的结直肠癌患者。排除标准为横结肠癌、气腹禁忌证者(如慢性心肺疾病)、急性小肠梗阻者、近 5 年内有恶性肿瘤病史者，合并其他恶性肿瘤者、妊娠以及其他胃肠道疾病需外科手术治疗者。研究的主要终点为：环周切缘阳性率（CRM）、切缘长度、围手术期死亡率等。次要终点为术后 30 d 和 3 个月内的并发症发生率、术后 3 个月的生活质量评分、输血比例等。

结果有 794 例结直肠癌患者入组，268 例进入开腹手术组，526 例进入腹腔镜手术组。两组患者在临床病理特征方面没有差异。多数患者接受了根治性手术切除（R0 切除），同之前的研究一样，腹腔镜手术组患者的平均手术时间长于开腹手术组。术后肠蠕动恢复时间及恢复正常饮食时间在两组类似。平均住院时间在结肠癌患者中腹腔镜手术组和开腹手术组相似，但在直肠癌患者中腹腔镜手术组平均住院时间比开腹手术缩短了 2 d。需指出的，对于中转开腹的人群，平均住院时间要比开腹手术组延长了 2 周。

143(29%)例中转开腹，其中 61 例(25%)发生在结肠癌手术组，82 例(34%)发生在直肠癌手术组。研究早期中转开腹率高达 38%，到后期逐渐减少至 16%。中转开腹的患者中 Ducks C2 期肿瘤的比例要相对高于非中转开腹的患者。结肠癌开腹手术组有 6 例（5%）环周切缘阳性，而腹腔镜组有 16 例（7%）环切缘阳性，差异无统计学意义（P= 0.45）。而结肠切除两切断切缘方面，开腹手术组无阳性切缘，腹腔镜手术组有 1 例中转开腹的病例阳性切缘。切除系膜长度（系膜根部最高结扎位点到肠管的垂直距离）在两组间也没有显著差异(开腹组 vs.腹腔镜组：9 cm [IQR 7～11]vs. 8 cm [6.5～10])。在直肠癌中，开腹组环周切缘阳性率为 14%，腹腔镜手术组为 16%，两组无统计学差异（P= 0.8）。切除肠管两端切缘方面两者无差异（P= 1.0），切除系膜长度方面，开腹组稍长于腹腔镜手术组(开腹组 14 cm [IQR 10～17] vs.腹腔镜组 12 cm [9～15])。

257 例（32%）患者术后 1 个月内出现并发症，56 例（7%）患者在术后 3 个月内出现并发症，并发症方面两组间没有显著差异（1 个月 P= 0.78，3 个月 P= 0.98）。术后 7 d 输血方面，开腹手术组为 15%，腹腔镜手术组为 20%，无显著统计学差异（P= 0.11）。两组生活质量量表评分结果也类似。

2007年研究者报道了长期生存结果，中位随访36.8月后，3年总体生存率为67.8%，其中开腹手术组87例患者死亡，腹腔镜手术组161例死亡，两组差异无统计学意义（开腹组67.7% vs. 腹腔镜组68.4%，*P*= 0.55）。3年无疾病生存为66.8%，其中开腹手术组为67.7%，腹腔镜手术组为66.3%，无显著差异（*P*= 0.70）。在分别对直肠癌和结肠癌的亚组分析中发现腹腔镜手术组和开腹手术组生存结果也类似。

二、meta分析证据

Wu等对2010～2016年间文献发表的1728腹腔镜结肠癌手术资料进行meta分析发现，与开腹手术相比，腹腔镜结肠癌手术有更少的失血、更低的术后并发症、更快的肠功能恢复、更短的术后住院时间，而在长期生存方面两者类似，这结论与更早期文献的meta分析结果一致。

横结肠癌在Lacy、COST、COLOR等临床试验中都是排除在入组范围之外的，而Athanasiou等针对腹腔镜横结肠癌手术的meta分析结果显示，腹腔镜手术和开腹手术在总体生存、无疾病生存、局部复发率和远处转移等方面都没有显著差异。腹腔镜手术一般时间较长、但术后恢复进食时间短、住院时间短，术后吻合口瘘、腹腔脓肿、淋巴结清扫数目等方面没有差异。

T4期结肠癌因手术操作难度大，中转率高、肿瘤疗效的不确定性在*NCCN*等指南中不作为腹腔镜手术治疗的常规推荐。文献中主要限于回顾性研究。Feinberg等针对T4期结肠癌的meta分析发现，在5项针对T4期结肠癌中的研究中共纳入了1 268例患者，包括腹腔镜手术675例，开腹手术593例，分析发现两组在总体生存率、无疾病生存率、阳性切缘方面无显著差异，开腹手术组淋巴结检出比腹腔镜组多226枚，总体中转率18.6%。

第二节　腹腔镜直肠癌手术的循证医学证据

一、前瞻性随机对照临床试验证据

1. COREAN研究　COREAN研究入组了韩国2006～2009年3个医院治疗的340例直肠癌患者。入组条件为：肿瘤距肛门9 cm以内，临床CT或MRI诊断为cT3N0－2，所有患者均接受了术前新辅助放化疗。排除标准为同时合并远处转移、严重的心肺疾病或其他内科疾病、怀孕女性、肠梗阻或肠穿孔患者。

结果腹腔镜手术治疗组有1.2%的患者中转开腹手术。腹腔镜手术治疗组平均手术时间显著长于开腹手术（244.9 min vs. 197.0 min, *P*< 0.001），但失血却少于手术治疗组（217.5 ml vs. 200.0 min, *P*< 0.001）。两组在环切缘阳性比例、全系膜切除完成比例、清扫淋巴结、围手术期并发症方面没有差异。腹腔镜手术组术后恢复过程明显快于开腹手术组，3个月后的生活质量评分也显示腹腔镜手术组优于开腹手术组。因此，研究者认为在接受新辅助放化疗的中低位直肠癌中，腹腔镜手术治疗与开腹手术相比是安全的，短期肿瘤学疗效相似。

随后报道的长期生存结果显示，腹腔镜手术组和开腹手术组 3 年无疾病生存率分别为 79.2%和 72.5%，腹腔镜手术组有 20 例（12%）患者死亡，开腹手术组有 25 例（15%）患者死亡，两组间比较均证实了腹腔镜手术的非劣势的假设。因此，腹腔镜手术在接受新辅助放化疗的患者中可获得与开腹手术一致的远期肿瘤学疗效。

2. COLOR Ⅱ研究 COLOR Ⅱ是一项前瞻性随机对照Ⅲ期多中心临床试验研究，研究设计为非劣势比较。腹腔镜手术组和开放组患者按照 2∶1 入组。入组时间从 2004～2010 年。入组对象为距肛门 15 cm，无远处转移的可手术切除的直肠癌患者。结果在 30 家研究中心共入组 699 例腹腔镜手术病例、345 例开腹手术病例。两组基线及不同手术方式比例无明显差异。在腹腔镜手术治疗组，212 例患者接受了短程放疗，166 例接受了长程放疗，在传统开腹手术组接受短程和长程放疗的患者分别为 95 例和 87 例。

结果显示腹腔镜手术组的手术时间显著长于开腹手术治疗组（240 min vs. 188 min, $P<0.001$），平均失血方面腹腔镜手术组少于开腹手术组（200 ml vs. 400 ml, $P<0.001$）。腹腔镜手术组中有 121 例（17%）患者中转开腹手术。术中并发症两组没有显著差异。

术后首次肠蠕动时间、进食＞1L 流质时间方面腹腔镜手术组早于开腹手术组。平均住院时间腹腔镜手术组比开腹手术组少 1 d。

腹腔镜手术治疗组中 278 例（40%）患者出现并发症，开腹手术组中 128（37%）出现术后并发症。吻合口瘘在两组中的发生率分别为 13%和 10%，因并发症需要再次手术处理的比例在两组间均没有显著差异。两组患者围手术期死亡率分别为 1%和 2%（$P=0.409$）。

两组姑息性手术切除的比例均为 3%。术后病理发现环周切缘阳性的比例在两组间没有显著差异，但在低位直肠癌中，腹腔镜手术组的环切缘阳性率的比例显著低于开腹手术组（$P=0.014$）。因此，研究者认为由有经验的外科医师施行腹腔镜直肠癌手术是安全的，可以达到与开腹手术同样的治疗效果。

3 年随访结果显示，两组手术患者局部复发率均为 5.0%，腹腔镜手术组和开腹手术组的 3 年无疾病生存率分别为 74.8%和 70.8%，总体生存率分别为 86.7%和 83.6%，均没有显著差异。腹腔镜手术和开腹手术在直肠癌中可以达到同样的肿瘤学效果。

3. ALaCaRT 和 ACOSOG Z6051 研究 ALaCaRT 是澳大利亚腹腔镜直肠癌手术治疗组发起的一项多中心的随机对照的Ⅲ期非劣势比较的临床试验。入组时间从 2010～2014 年，包括 26 名来自澳大利亚和新西兰 24 个医疗机构、有资质的外科医师。入组条件为 T1～T3 期直肠腺癌、肿瘤距离肛门＜15 cm 的Ⅰ～Ⅳ期患者。既往 5 年内或同时合并盆腔肿瘤病史的患者排除入组。结果共有 475 例符合条件的患者入组，237 例接受开腹手术，238 例患者接受腹腔镜手术。

结果腹腔镜手术组和开腹手术组成功完成手术切除的比例分别为 82%和 89%（$P=0.38$），两组中环切缘阴性的比例分别为 93%和 97%（$P=0.06$），远端切缘阴性率两组均为 99%（$P=0.67$），全系膜完整切除率分别为 87%和 92%（$P=0.06$）。腹腔镜组中转率为 9%。由于未能达到预设的非劣性检验 $\Delta=-8\%$和 80%的检验效能，研究者认为研究结果不支持在 T1～T3 直肠癌患者中常规使用腹腔镜手术治疗。

在 JAMA 的同期文献中还发表了 ACOSOG Z6051 研究，该研究入组了 2008～2013 年间美国和加拿大的 35 个研究中心的 486 例Ⅱ期和Ⅲ期的距肛门 12 cm，行新辅助治疗后的直肠癌，该研究也是非劣势设计，得出了与 ALaCaRT 相类似的结论。这两项研究还没有报道长期生存资料，但给腹腔镜直肠癌手术常规开展带来了挑战。

由我国学者发起的我国腹腔镜辅助手术治疗低位直肠癌的前瞻性、随机、开放、对照临床研究（LASRE 研究）患者入组已接近尾声，该研究结果有助于为腹腔镜治疗直肠癌提供更多的循证医学证据。

二、meta 分析证据

2006 年，Aziz 等针对 1993～2004 年间发表的关于腹腔镜直肠癌手术的文献做了 meta 分析，结果纳入了 20 篇文献共入组 2 071 例患者，包括 909 例腹腔镜手术组和 1 162 例开腹手术组。结果显示腹腔镜直肠癌手术组术后恢复更快，手术切除标本质量肿瘤学评估效果类似。但缺乏相关的生存资料比较。

2012 年，Trastulli 等对已经发表的 9 项关于腹腔镜直肠癌手术的随机对照临床实验做了 meta 分析，研究共纳入 1 544 例患者，包括腹腔镜手术治疗 841 例，开腹手术治疗 703 例，结果显示腹腔镜直肠癌手术在术中失血、术后早期进食、肠道功能恢复、住院时间、术后出血、肠粘连和肠梗阻发生等方面有明显优势，短期肿瘤学治疗疗效方面也没有显著差异。

Zhao 等 2016 年发表的文献中，对截止 2015 年 6 月发表的 8 项腹腔镜直肠癌手术的随机对照临床试验的长期生存结果做了 meta 分析，结果共纳入 3 145 例患者。meta 分析发现腹腔镜手术组在 3 年总体生存和无疾病生存方面均无显著差异。

随着外科学技术的发展和越来越多的大样本随机对照试验研究的完成，腹腔镜结直肠癌手术的根治性、安全性、肿瘤学疗效有望得出更明确的结论。我们完全有理由展望腹腔镜结直肠癌手术有望成为治疗结直肠癌的标准术式。

（李清国）

主要参考文献

1. Abraham NS, Young JM, Solomon MJ. Meta-analysis of short-term outcomes after laparoscopic resection for colorectal cancer. Br J Surg, 2004,91(9)：1111 - 1124.
2. Athanasiou CD, Robinson J, Yiasemidou M, et al. Laparoscopic vs. open approach for transverse colon cancer. A systematic review and meta-analysis of short and long term outcomes. Int J Surg, 2017,41：78 - 85.
3. Aziz O, Constantinides V, Tekkis PP, et al. Laparoscopic versus open surgery for rectal cancer：a meta-analysis. Ann Surg Oncol, 2006,13(3)：413 - 424.
4. Bonjer HJ, Deijen CL, Haglind E, et al. A Randomized Trial of Laparoscopic versus Open Surgery for Rectal Cancer. N Engl J Med, 2015,373(2)：194.
5. Clinical Outcomes of Surgical Therapy Study G, Nelson H, Sargent DJ, et al. A comparison of

laparoscopically assisted and open colectomy for colon cancer. N Engl J Med, 2004,350(20):2050 - 2059.

6. Colon Cancer Laparoscopic or Open Resection Study G, Buunen M, Veldkamp R, et al. Survival after laparoscopic surgery versus open surgery for colon cancer: long-term outcome of a randomised clinical trial. Lancet Oncol, 2009,10(1):44 - 52.
7. Feinberg AE, Chesney TR, Acuna SA, et al. Oncologic Outcomes Following Laparoscopic versus Open Resection of pT4 Colon Cancer: A Systematic Review and Meta-analysis. Dis Colon Rectum, 2017,60(1):116 - 125.
8. Fleshman J, Branda M, Sargent DJ, et al. Effect of laparoscopic-assisted resection vs. open resection of stage Ⅱ or Ⅲ rectal cancer on pathologic outcomes: The ACOSOG Z6051 randomized clinical trial. JAMA, 2015,314(13):1346 - 1355.
9. Guillou PJ, Quirke P, Thorpe H, et al. Short-term endpoints of conventional versus laparoscopic-assisted surgery in patients with colorectal cancer (MRC CLASICC trial): multicentre, randomised controlled trial. Lancet, 2005,365(9472):1718 - 1726.
10. Jacobs M, Verdeja JC, Goldstein HS. Minimally invasive colon resection (laparoscopic colectomy). Surg Laparosc Endosc, 1991,1(3):144 - 150.
11. Jayne DG, Guillou PJ, Thorpe H, et al. Randomized trial of laparoscopic-assisted resection of colorectal carcinoma: 3-year results of the UK MRC CLASICC Trial Group. J Clin Oncol, 2007, 25(21): 3061 - 3068.
12. Jeong SY, Park JW, Nam BH, et al. Open versus laparoscopic surgery for mid-rectal or low-rectal cancer after neoadjuvant chemoradiotherapy (COREAN trial): survival outcomes of an open-label, non-inferiority, randomised controlled trial. Lancet Oncol, 2014,15(7): p. 767 - 774.
13. Joo JS, Amarnath L, Wexner SD. Is laparoscopic resection of colorectal polyps beneficial? Surg Endosc, 1998,12(11):1341 - 1344.
14. Kang SB, Park JW, Jeong SY, et al. Open versus laparoscopic surgery for mid or low rectal cancer after neoadjuvant chemoradiotherapy (COREAN trial): short-term outcomes of an open-label randomised controlled trial. Lancet Oncol, 2010,11(7):637 - 645.
15. Lacy AM, Garcia-Valdecasas JC, Delgado S, et al. Laparoscopy-assisted colectomy versus open colectomy for treatment of non-metastatic colon cancer: a randomised trial. Lancet, 2002,359(9325): p. 2224 - 2229.
16. Siegel RL, Miller KD, Jemal A. Cancer statistics, 2017. CA Cancer J Clin, 2017.
17. Stevenson AR, Solomon MJ, Lumley JW, et al. Effect of laparoscopic-assisted resection vs. open resection on pathological outcomes in rectal cancer: The ALaCaRT randomized clinical trial. JAMA, 2015,314(13):1356 - 1363.
18. Tinmouth J, Tomlinson G. Laparoscopically assisted versus open colectomy for colon cancer. N Engl J Med, 2004,351(9): p. 933 - 934; author reply 933 - 934.
19. Trastulli S, Cirocchi R, Listorti C, et al. Laparoscopic vs. open resection for rectal cancer: a meta-analysis of randomized clinical trials. Colorectal Dis, 2012,14(6): e277 - 296.
20. van der Pas MH, Haglind E, Cuesta MA, et al. Laparoscopic versus open surgery for rectal cancer (COLOR Ⅱ): short-term outcomes of a randomised, phase 3 trial. Lancet Oncol, 2013, 14(3): 210 - 218.
21. Veldkamp R, Kuhry E, Hop WC, et al. Laparoscopic surgery versus open surgery for colon cancer: short-term outcomes of a randomised trial. Lancet Oncol, 2005,6(7):477 - 484.
22. Wu Q, Wei M, Ye Z, et al. Laparoscopic Colectomy Versus Open Colectomy for Treatment of Transverse Colon Cancer: A Systematic Review and Meta-Analysis. J Laparoendosc Adv Surg Tech A, 2017.

第二章　腹腔镜手术设备与器械

目前，腹腔镜手术开展越来越普及，其迅速发展有赖于大量先进设备和器械的使用。而现在腹腔镜手术设备和器械更新很快，越来越多的应用先进的工程学、材料学和数字化精密控制等技术。设备和器械的进步又加快了微创外科的发展，形成良性循环，在手术范围扩展的同时，使创伤更加微小，手术更加精细安全。腹腔镜手术设备和器械主要包括：①气腹设备。②成像设备。③腹腔镜手术器械。以上设备配套安装，形成完整的腹腔镜手术系统。

第一节　气 腹 系 统

腹腔镜手术要求充足的腹腔内操作空间，需要通过稳定的人工气腹来实现。成人腹腔镜手术的气腹压力多维持在 13～15 mmHg，儿童多维持在 9～12 mmHg。多种气体可用于建立气腹，包括氦气、氩气、一氧化碳和二氧化碳等，其中 CO_2 是目前普遍使用的气体。CO_2 为惰性气体，不能燃烧，应用 CO_2 气腹可以制造良好的手术空间，便于暴露手术视野及操作。目前，临床常用的气腹机（图 2－1）为全自动气腹机，可以显示气体注入腹腔的速度、容积，在压力过高时报警。在气腹压力低于设定腹腔压力时，气腹机自动充气，维持压力。

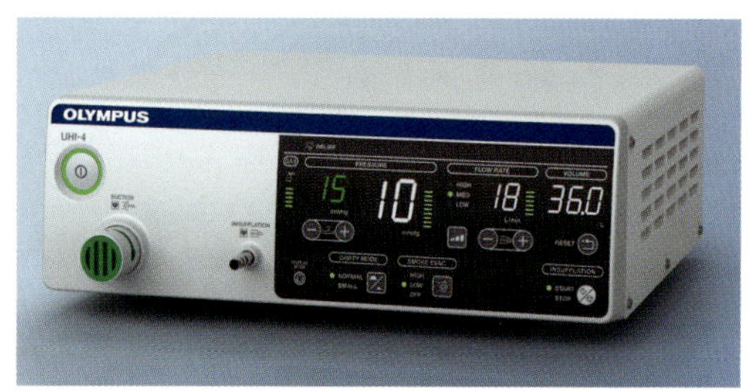

图 2－1　气腹机

第二节　影 像 系 统

一、腹腔镜镜头

腹腔镜摄像镜头已由标清变为高清，提供给术者更加清晰的术野，镜头的发展对于腹腔镜手术有着重要的促进作用。摄像头带焦距调节功能，可以调整焦距使图像更加清晰，并可调整图像画面，使图像成全屏或半屏显示。一体化腹腔镜的镜头具备自动对焦功能，更加便于操作。目前临床常用的腹腔镜按镜身直径有 3 mm、5 mm 和 10 mm 3 种。10 mm 腹腔镜传送的光线强度是 5 mm 镜的 3 倍，能提供较大的视野和更好的清晰度。腹腔镜镜头按其物镜平面的角度有 0°和 30°两种(图 2-2)。结直肠外科常用的镜头前端的物镜多用 30°镜，30°镜可通过沿镜身长轴旋转变换观察角度，加上镜头位置的调整，达到多方位观察的目的。镜视深度为 10～100 mm，最佳距离为 10～50 mm。3D 腹腔镜技术是在普通腹腔镜基础上发展而来的，通过高清系统，镜头传输的画面由两个摄像头合成立体效果，医师必须佩戴 3D 眼镜进行手术操作，具有全高清的立体感和空间感，末端镜头可旋转(图 2-3)。

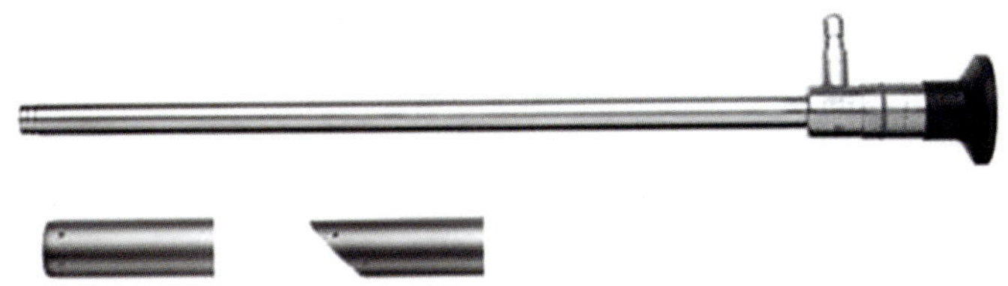

图 2-2 腹腔镜镜头，头端有 0°及 30°等不同视角

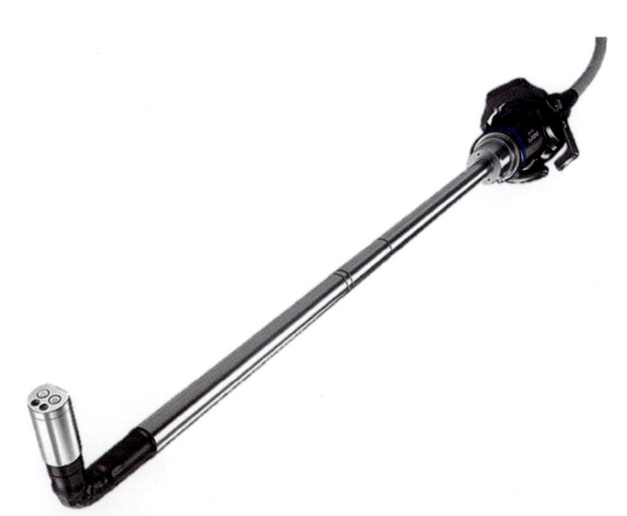

图 2-3 3D 腹腔镜镜头

二、光源

腹腔镜均使用冷光源，包括冷光源及和导光纤维。目前光源多为 300W 氙灯，它具有接近自然光的发光光谱，范围从紫外线到红外线。冷光源连接后必须调节“白平衡”，以保证真实色彩的传导(图 2-4)。

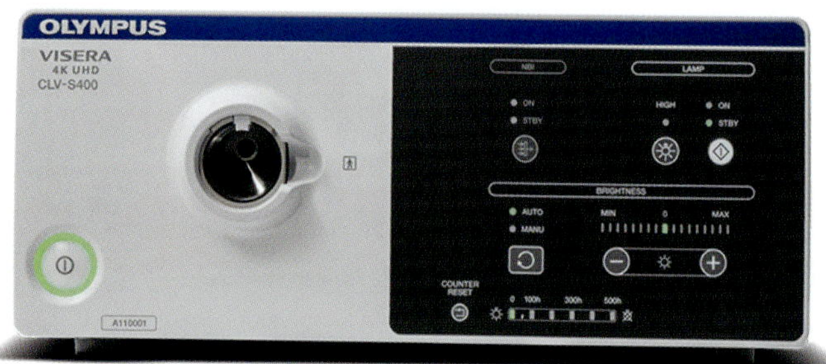

图 2-4　腹腔镜光源

三、摄像机和监视器

摄像机包括接收摄像头和信号转换器，摄像头与腹腔镜镜头连接，形成的电信号被信号转换器转换为视频信号，输出到监视器上。随着高清镜头的普及，腹腔镜手术要求监视器有较高的分辨率。放置高度可与术者视平线平行或略低，以减少视觉疲劳。为保存手术资料，以便于学习或交流，可以应用信号转换器的接口直接录制，国内目前也有很多手术录像工作站系统，对于视频的采集、剪切提供专业的软件支持(图 2-5～2-7)。

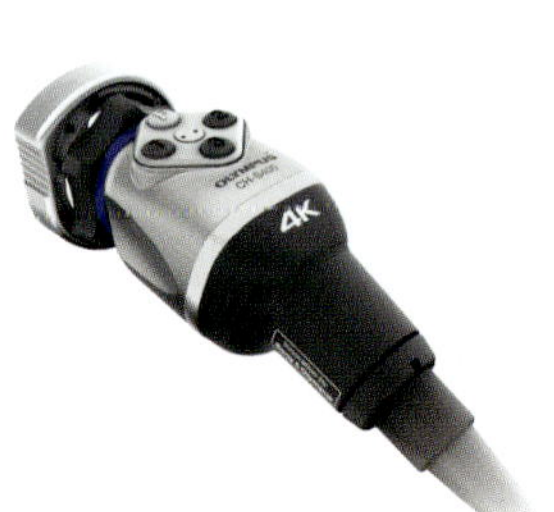

图 2-5　腹腔镜摄像头

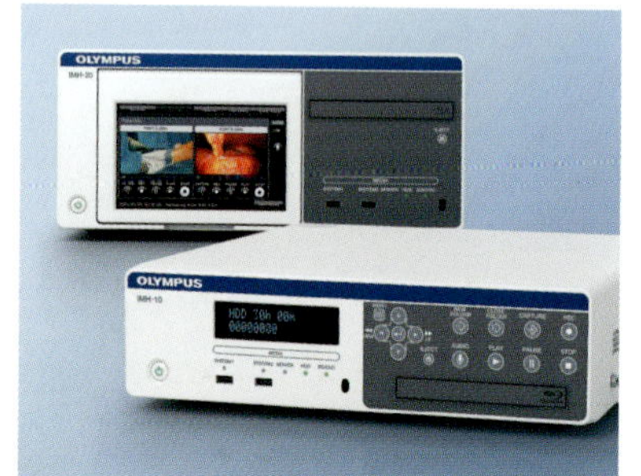

图 2-6　腹腔镜录制系统

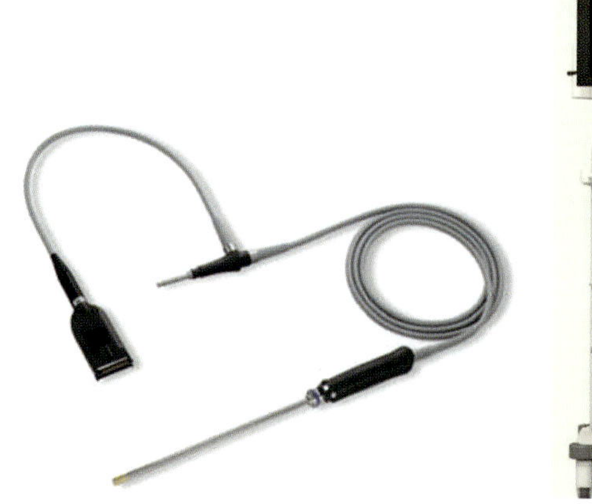

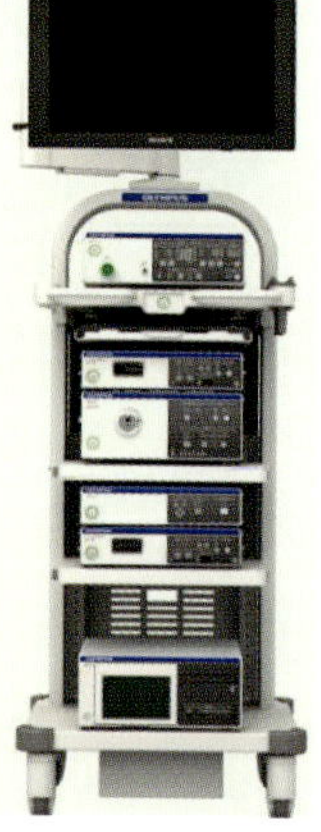

图 2-7　腹腔镜整机

第三节 冲洗及吸引系统

腹腔镜手术中，术野常有积血积液、烟雾，因此便捷的冲洗吸引设备即成必备。常用的冲洗、吸引器多连接于手术室中的吸引系统，外接无菌生理盐水进行腹腔内冲洗（图 2－8）。吸引器要求有足够的长度，通过套管进入腹腔，可探及术野各个部位。对于需要大量冲洗的手术部位，可以用冲洗球或大号空针注入 Trocar，再经吸引器吸出，达到彻底清洗的目的。

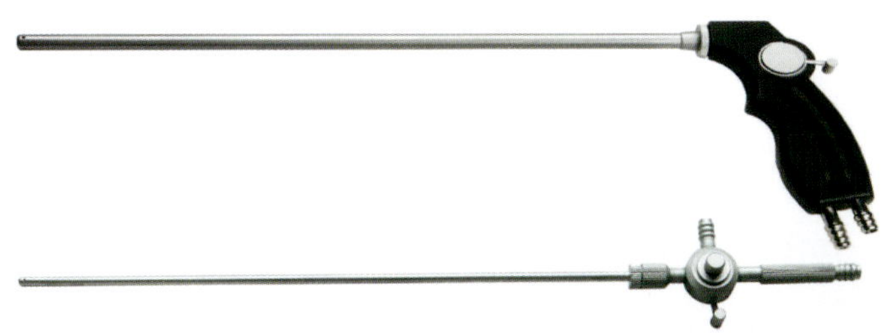

图 2－8 冲洗吸引枪及冲洗吸引器

第四节 电能源系统

一、电凝钩（hook）

常用于术中组织的分离、切开、电凝止血。尾端连接电极导线，切割过程中由脚踏开关控制，既可电凝止血，也可切割组织，常用电凝钩为直角或“L”，外径 5 mm。电凝钩绝大部分被绝缘材料包裹，只有直角端少部分裸露。

二、电铲（spatula electrode）、电棒（button electrode）、电针（needle electrode）

其作用类似电凝钩，均有止血的作用（图 2－9）。

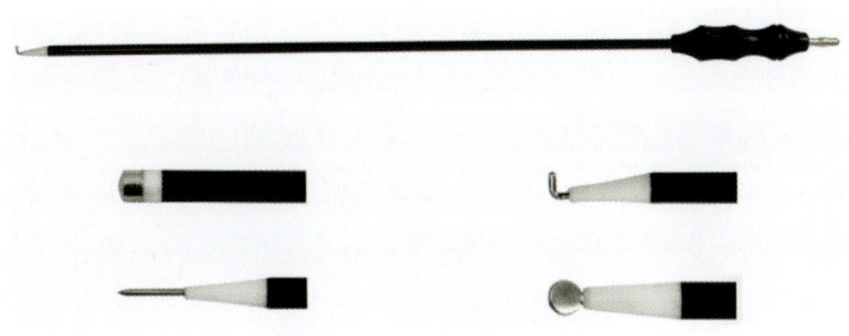

图 2－9 电能源系统

三、超声刀

超声刀(图 2-10)是腹腔镜外科手术最重要的器械之一,是集抓钳、分离钳、切割凝血功能一身的器械。超声刀设备由超声频率发生器和手持部分组成。发生器将电信号传到手持部分,通过换能器转变成超声振动机械能,手持部分的声学装置可将来自换能器的超声频率成倍扩大,使刀头以每秒 55 500 次振动,提供的真正的"电流切割"。在腹腔镜手术中较高频电刀具有明显的优势:①热传导作用小,可以避免热损伤。②产生烟雾小,对手术视野影响小。③直径 3 mm 的血管可以直接切割,止血效果好。

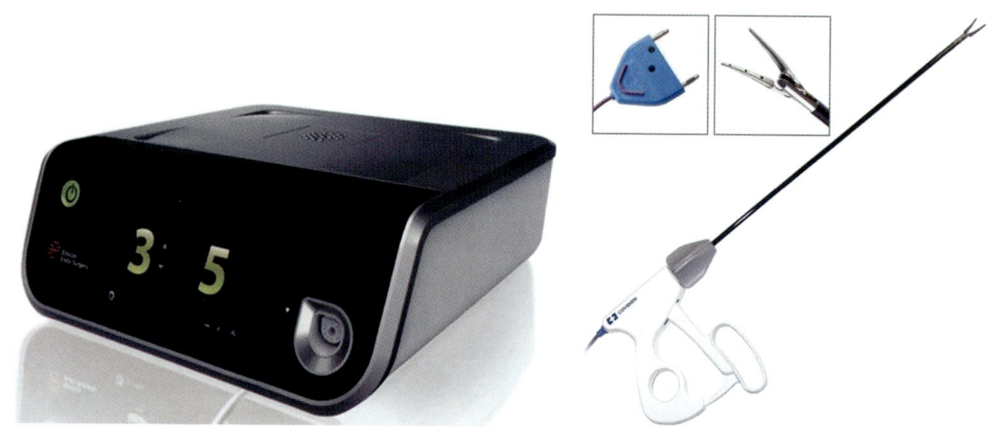

图 2-10 超声刀能量平台

四、LigaSure

也叫电脑反馈控制双极电刀系统(feedback-controlled bipolar)(图 2-11)。LigaSure 是对双极电刀系统改进的成果。虽然通过 LigaSure 刀片之间的电压大大低于传统双极电刀的电压,但 LigaSure 刀片与组织接触的面积明显大于传统的双极电刀,因此,可以容许更大的电流通过。主机可以通过反馈控制系统感受到刀片之间靶组织的电阻抗,当组织凝固到最佳程度时,系统自动断电。LigaSure 切割闭合系统是实时反馈和智能主机技术,输出高频电能,结合电刀片之间的压力,使要切割的血管胶原蛋白和纤维蛋白溶解变性,血管壁融合形成一透明带,产生永久性管腔闭合。LigaSure 的优点是:①可闭合直径 7 mm 以内的血管。②闭合组织中的血管时无须过多分离。③形成的闭合带可以抵御超过 3 倍正常人体收缩压的压力。④闭合速度较快,无烟雾,不影响手术视野。⑤闭合时无异味,不产生炭化,故闭合后无缝线,钛夹等异物残留。⑥闭合时局部温度不高,热扩散少,热传导距离仅 1.5~2 mm,对周围组织无损伤。LigaSure 比传统双极电刀的效能更高,大大提高了手术的安全性。

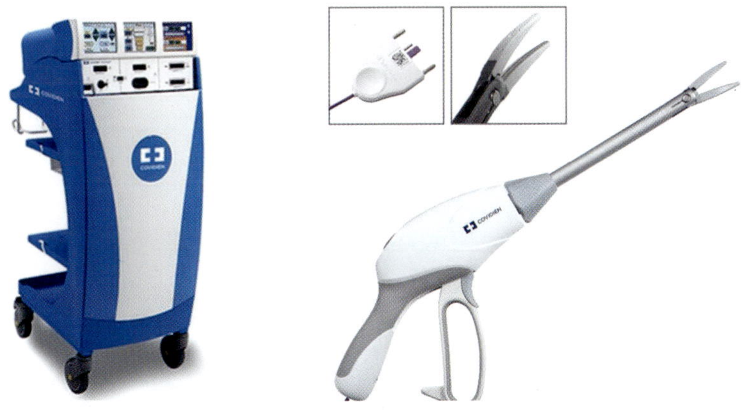

图 2-11 LigaSure 能量平台

第五节 腹腔镜手术常用器械

一、气腹针(Veress)

建立气腹有闭合和开放两种方法，前者需要使用气腹针，气腹针的前端装有弹性压入的钝头，中空且有侧孔，可以通过针芯注水、注气和抽吸。针芯尾部有弹簧保护装置，穿刺腹壁一旦穿破腹膜，钝头先于针尖进入腹腔，以免伤及腹腔内脏器(图 2-12)。

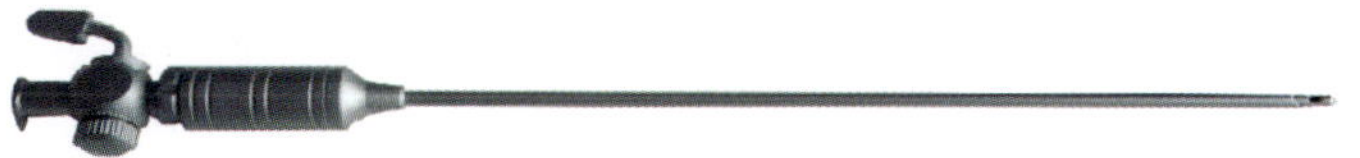

图 2-12 气腹针

二、套管穿刺器(Trocar)

包括穿刺套管及穿刺针芯组成，穿刺锥尖呈三角锥形或圆锥形，有的带有可伸缩刀片。穿刺套管都有可控制活瓣，打开时可放出气体，关闭时可自动封闭套管通道。手术常用 3 mm、5 mm、10 mm、12 mm 和 15 mm，材料分为金属和一次性塑料穿刺套管(图 2-13)。穿刺椎尖有类似气腹针的锐性针尖和钝性保护装置，一旦穿刺锥进入腹腔，锐性针尖立即回缩或者钝性保护装置弹出，以避免穿刺器伤及腹腔脏器。

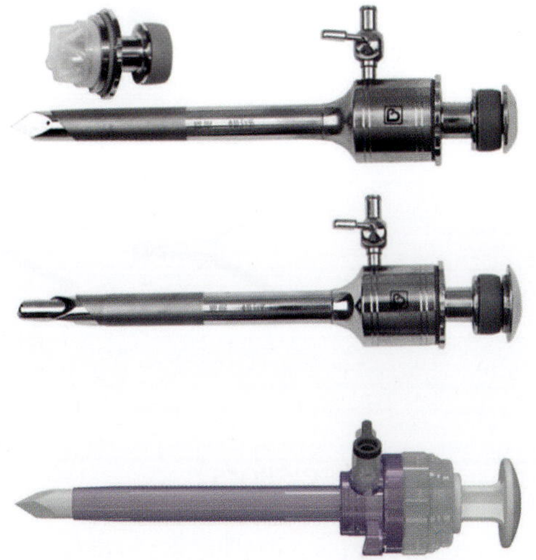

图 2-13 不同类型的套管穿刺器

三、分离钳(dissecting forceps)

分离钳是最常用的器械，有弯头、直头和直角3种，分离钳一般长330 mm，外径5 mm，用于钳夹、钝性分离、止血、打结等操作。均有单极电凝接口，除头端外，整个分离钳都是电绝缘，钳体可360°旋转，方便手术操作(图2-14)。

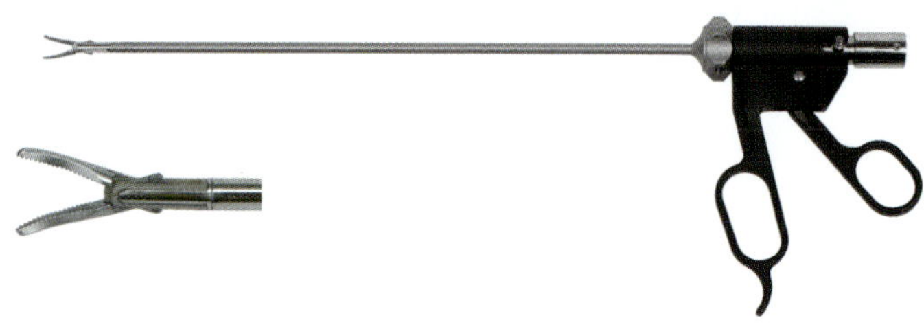

图2-14　分离钳

四、抓钳(grasping forceps)

主要有固定、牵引作用，有绝缘层，能进行电凝止血，可360°旋转，长度一般为320 mm，外径为5 mm或10 mm，分为无创和有创两种，钳口咬合部有锯齿状，双齿状等。无创抓钳用来抓持需保留的肠管、系膜等组织。有创抓钳用来钳夹粘连带、需切除的脏器等。有的抓钳可与带齿轮结构口的手柄连接，可抓持得更加牢固(图2-15)。另外有一些特殊用途的抓钳，如钉砧钳用来抓持圆形吻合器钉砧头的中心杆，以便和抵钉座接合。

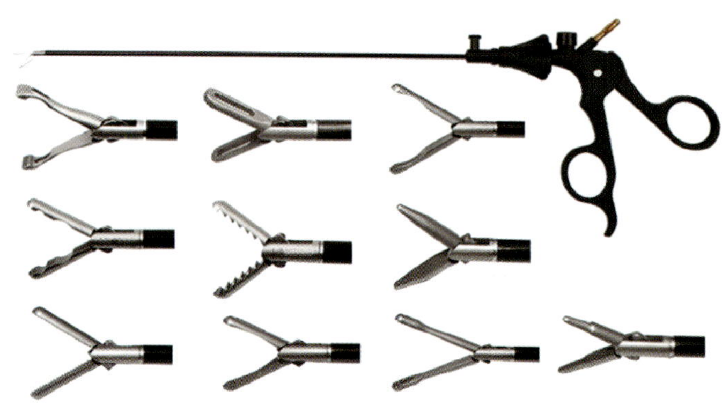

图2-15　各种抓钳

五、手术剪(scissors)

手术剪(图2-16)种类繁多，常见的有钩形剪、直头剪、弯头剪等，目前临床常用直头剪。可接电极，在剪断同时进行电凝止血，或用于电切组织。

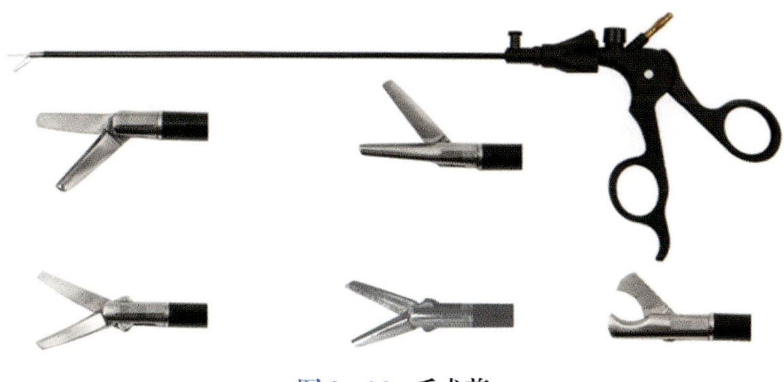

图 2－16 手术剪

六、施夹器和施夹钳(clip applier)

主要用于血管等管道组织的夹闭，长约 320 mm，外径 5 mm 或 10 mm，能够 360°旋转，1 次只能夹持 1 个金属夹或可吸收外科夹，夹持端有直型或直角型，夹持部位有沟槽，便于放置金属夹，放置时保持足够力量，确认所夹组织，夹末端应跨过夹闭范围，切实闭合。原位施夹，避免过度牵拉，引起组织撕裂(图 2－17)。目前已生产出连发钛夹钳，可以连续施夹。

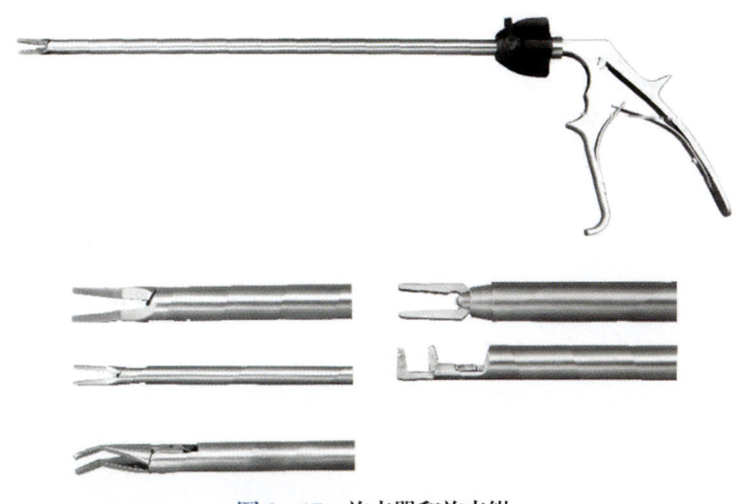

图 2－17 施夹器和施夹钳

七、金属夹(metal clip)和可吸收夹(absorbable clip)

止血夹由不同材料制成，分为可吸收和不可吸收(图 2－18)，不可吸收常用的多为钛夹，以替代打结，钛夹分为大、中、小 3 种型号，V 形或 U 形，释放钛夹后两断端应稍超出需结扎组织为宜，以免夹闭不全。临床对于重要的血管或组织多用可吸收夹，夹闭牢固，3 个月后可完全吸收，休内不留异物。可吸收夹大小和型号较多，以颜色区分，可根据需求选择。

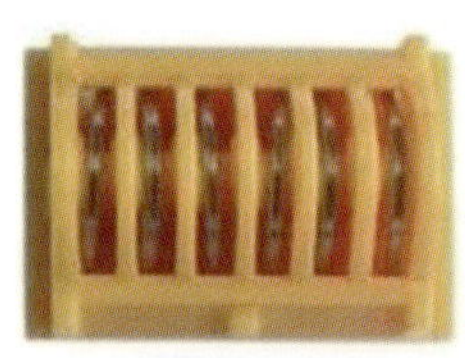
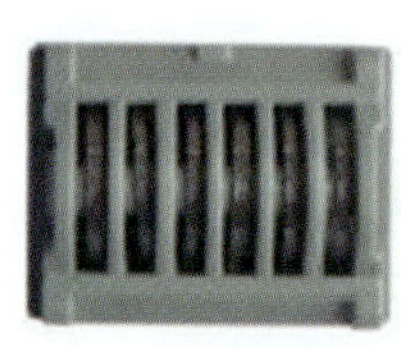
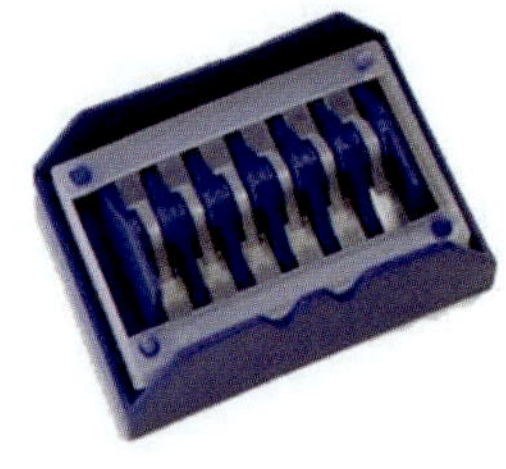
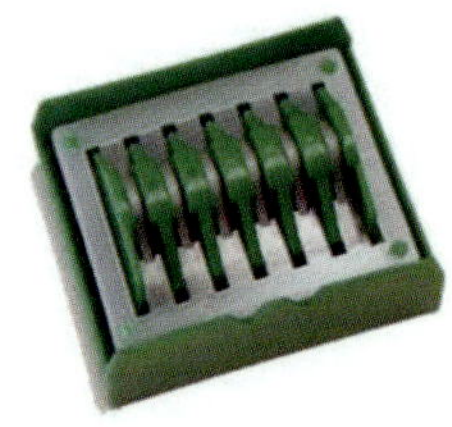

图 2-18　金属钛夹及可吸收夹

八、持针器(needle holder)

有直头和弯头两种，长 450 mm，外径 5 mm，不带绝缘层，在夹持面有小螺纹，手柄有锁扣装置，保证夹持牢固(图 2-19)。

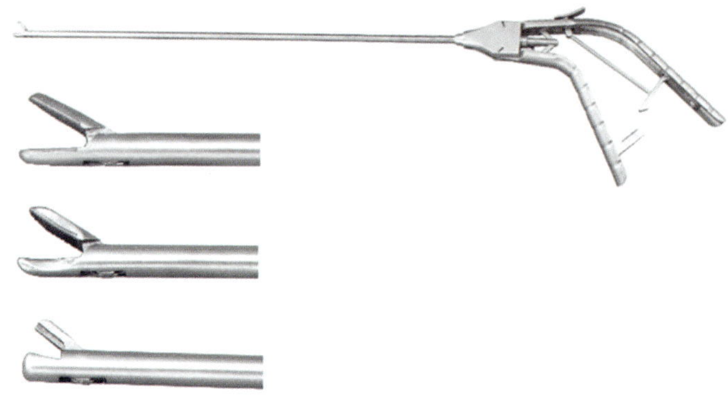

图 2-19　持针器

九、牵开器(retractor)

在进行较复杂手术时，肠管大网膜或肝脏等会影响术野显露，牵开器可以协助达到良好地暴露，牵开器的形状有扇形、杠杆式、翼状，外径有 5 mm、10 mm(图 2-20)。

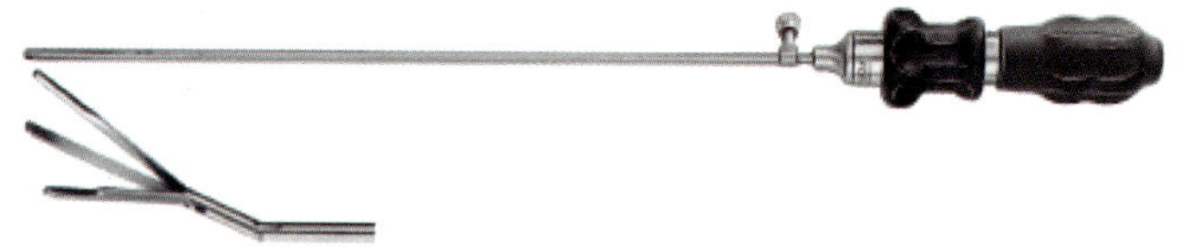

图 2-20　牵开器

十、标本袋(specimen bag)

腹腔镜手术切除的标本必须放入标本袋后再取出，以避免污染及肿瘤种植。专用的标本袋口固定于金属环上，将标本袋经套管送入腹腔后，金属环弹开，袋口打开，标本放入袋中后，拉进连接金属环的牵引线，袋口即从金属环上撕脱并收紧关闭（图 2－21）。

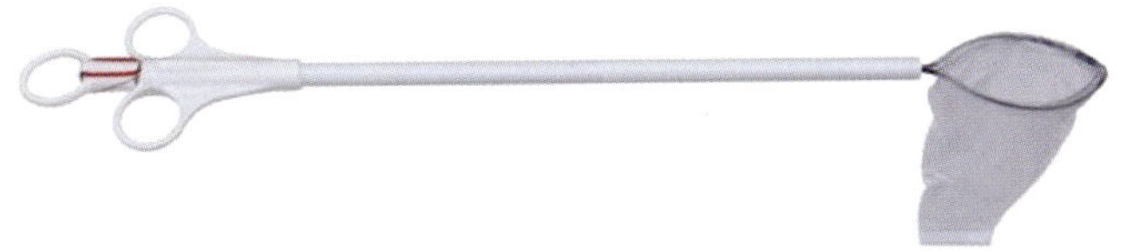

图 2－21 腹腔镜标本袋

十一、切口封闭器(notch sealing device)

标本切除后需要在腔镜下进行消化道重建，为了快速封闭腹壁切口时应用。使用时，从腹壁小切口置入腹腔内，可通过它置入大型手术器械和取出腹腔标本，在开口端封闭后即可重建气腹，根据手术需要，腹壁切口可以方便、快速的反复开放及封闭（图 2－22）。

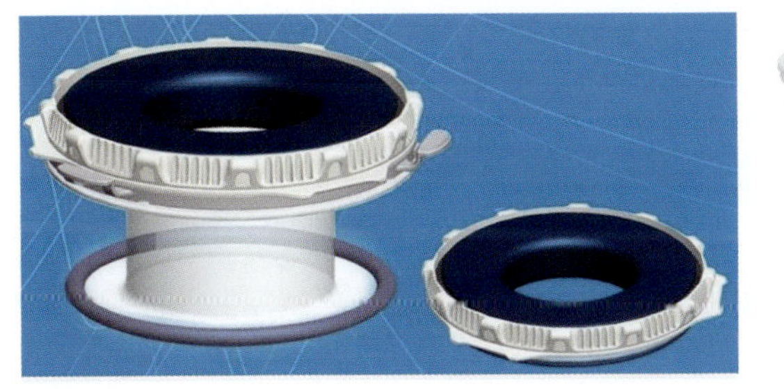

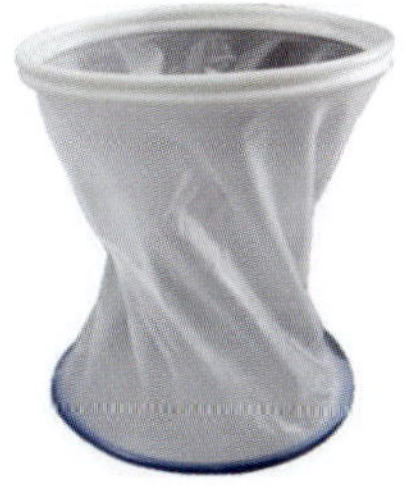

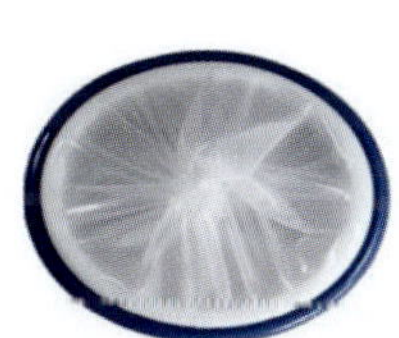

图 2－22 切口封闭器

十二、腹腔镜切割闭合器(Endo-GIA)

腹腔镜切割闭合器（图 2－23）是微创外科重要器械，主要用于切割和关闭胃、肠管等空腔脏器，还可用来闭合大血管。切割闭合器激发时，钉仓中的刀片将组织切开，同时切线两侧各三排钉合钉将切开组织钉合。钉高 2.5 mm、3.5 mm 和 4.8 mm 不等，根据组织厚度不同选择合适的钉高。闭合器的规格一般有两种，一种钉仓长 30 mm、45 mm、60 mm 等规格。腹腔镜切割闭合器需要通过 12 mm 套管置入腹腔。最近厂家研发的闭合器头端可以旋转，能够满足自狭小空间中的特殊切割要求。

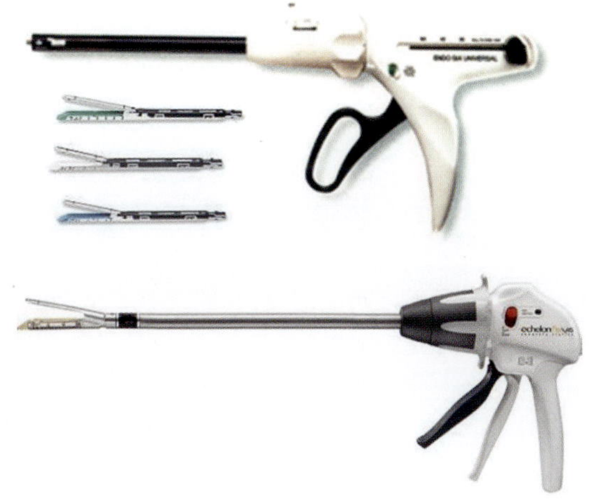

图 2－23 腔镜下切割闭合器

十三、腹腔镜圆形吻合器(endo path stealth)

用于空腔脏器间的吻合(图 2－24)。根据轴身弯曲与否分为直轴型和钉砧外径一般有 21 mm、25 mm、28 mm、31 mm、33 mm 等多种规格可供选择，需配合使用圆形吻合器附件，包括腔内荷包缝合钳、腔内钉砧把持钳等。

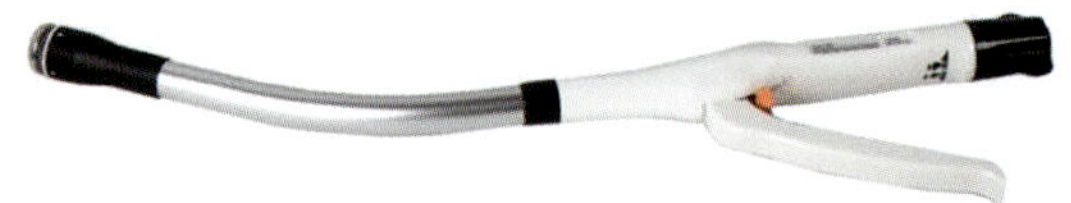

图 2－24　腹腔镜圆形吻合器

（梁　磊　马延磊）

第三章　腹腔镜围手术期处理与并发症的防治

第一节　腹腔镜围手术期处理

一、多学科综合治疗

多学科综合治疗(multi-disciplinary team, MDT)已经成为结直肠癌的标准治疗模式。卫生部于2010年出版了《结直肠癌诊疗规范》;2015年,国家卫计委颁布了《结直肠癌诊疗规范》的更新版本,都充分体现了结直肠癌MDT理念。MDT是肿瘤规范化及实现个体化治疗的有效形式,在MDT治疗模式下,外科治疗联合化学治疗、放射治疗、靶向治疗、介入治疗及免疫治疗的综合治疗模式,使得结直肠癌的诊断和治疗都取得了里程碑式的进步。

根治性手术联合辅助化疗的治疗模式是Ⅲ期可切除性结肠癌的标准治疗模式,而关于Ⅱ期结肠癌是否需要辅助化疗及采用怎样的化疗方案,一直是备受争议的话题。单纯利用临床病理特征去决定Ⅱ期患者是否接受辅助化疗,似乎有所不足,建议医师应当针对肿瘤生物学行为和恶性程度向患者详细解释治疗的措施、疗效的相关证据及可能引起的不良反应,与患者讨论后决定是否行辅助化疗。新辅助放化疗后行根治性手术已经是局部晚期直肠癌的标准治疗方案。一些学者提出,新辅助放化疗后的肿瘤完全缓解可以"等待与观察"替代手术治疗,但目前还没有足够的临床数据支持这种"等待与观察"治疗策略的常规应用。对于转移性结直肠癌治疗,应经过MDT的讨论以制订最佳治疗方案。MDT下判定可切除的标准为在保留足够正常肝储备功能的基础上是否能获得阴性手术切缘。对于可切除性肝转移围手术期化疗顺序的问题,根治性手术联合辅助化疗或新辅助化疗联合手术加辅助化疗两种模式都是可行的方案。随着医学技术的不断发展,MDT的未来将是以基因为导向,能够准确进行预后、疗效及不良反应预测的精准治疗体系。

二、术前准备

术前应由主管医师及护士对患者病情、认知能力和心理状况进行评估,对患者行心理疏导并带领其参观熟悉病房环境。同时,主管医师及护士应对患者及家属进行有关术前准备、手术流程及术后康复措施的宣教,包括详细的干预措施及鼓励患者复述和想象如何进行配合。术前请麻醉科会诊,教育患者如何描述疼痛及配合麻醉医师进行围手术期镇痛。

在肠道准备方面，加速康复外科(enhanced recovery after surgery, ERAS)的理念认为无须在手术前夜即开始禁食，患者术前可正常饮食，对于有不全性梗阻风险的患者术前 1 d 进半流质饮食。根据目前可获得的循证医学证据，择期的结肠切除手术无须常规清洁灌肠。对于结肠癌患者，推荐术前晚服用比沙可啶片 25 mg，可联用灌肠剂 200 ml 进行肠道准备。而直肠手术若不进行清洁灌肠，其术后发生吻合口瘘及盆腔感染的风险可能更高，因此推荐直肠癌术前第一天夜间服用聚乙二醇电解质散(2 包，予 2 000 ml 温开水冲服)清洁肠道。患者术前 6 h 服用完肠内营养剂 600 ml 之后禁食。清流质在胃内排空的时间< 90 min，推荐患者术前 2～3 h 口服 10% 葡萄糖溶液 400 ml，有助于减少饥饿感、缓解焦虑及减少术后胰岛素抵抗。术前 2 h 起，患者开始禁饮。原则上不常规放置鼻胃管。

三、术中管理

全身麻醉已经普遍应用于结直肠癌手术。然而，在结直肠癌加速康复外科的麻醉方式中，胸段硬膜外麻醉是可选择的，应该根据患者的性别、年龄、脏器功能及是否服用抗凝药物等要素进行综合决定。ERAS 的理念认为硬膜外麻醉在减轻术后疼痛、减小心脏负担、维持肺功能、减少术后肠梗阻等方面更有优势。硬膜外麻醉可以减少麻醉药物的用量，术后通过硬膜外给予非阿片类镇痛药物，可以减少阿片类药物所导致的术后麻痹性肠梗阻的发生。疼痛是接受结直肠手术治疗后患者最主要的痛苦，严重的疼痛会刺激体内肾上腺素与皮质醇分泌与释放，是引起患者术后胰岛素抵抗的一个重要因素，所以优化围手术期镇痛方案是减轻胰岛素抵抗的重要手段。围手术期疼痛管理是影响患者术后康复的重要因素，需要患者、护士、麻醉师、疼痛科专家和外科医师之间的密切合作。ERAS 的理念认为麻醉医师在整个手术过程中应尽量减少吗啡的使用量，而胸段硬膜外麻醉不需要使用吗啡。

目前认为，胸段硬膜外麻醉的优点有：①减轻术后切口疼痛。②增加冠脉灌注，降低心脏相关并发症的发生率及病死率。③增加肠道血流灌注，使得肠道功能更快恢复。④降低肿瘤的复发风险。

术中常规的监测项目应包括：麻醉监测、心率、呼吸频率、动脉血压、动脉氧分压、末梢二氧化碳浓度及脑电双频指数。应控制术中静脉补液量，原则上在保证稳定的血流动力学的基础上总补液量应≤1 500 ml。

患者术前应常规预防性使用抗生素，术前及术中均应采取相应措施保持患者身体温暖。手术方式可采用传统开放手术或腹腔镜手术，但目前的研究表明，接受腹腔镜手术后患者疼痛更轻、术后胃肠功能恢复更快且术后住院日减少，因此，推荐无禁忌的患者均接受腹腔镜手术。

结肠癌的手术治疗原则：①全面探查，由远及近。必须探查记录肝脏、胃肠道、子宫及附件、盆底腹膜，相关肠系膜和主要血管淋巴结与肿瘤邻近脏器的情况。②建议切除足够的肠管，清扫区域淋巴结，整块切除，建议常规清扫两站以上淋巴结。③推荐锐性分离技术。④推荐由远及近的手术清扫。建议先处理肿瘤滋养血管。⑤推荐遵循“不接触”手术原则。⑥推荐切除肿瘤后更换手套并冲洗腹腔。⑦对已失去根治性手术机会的肿瘤，如果患者无出血、梗阻、穿孔症状，则无首先姑息性切除原发灶的必要。

腹腔镜结直肠癌根治手术中探查是第一步。首先，探查可以了解有无局部和远处转移、有无腹水，还可以了解肿瘤的大小、位置、肿瘤与周围结构和脏器的关系、是否晚期、腹腔内的粘连解剖位置的变化等，初步判断手术的难度和患者的预后；另外，在特定的情况下，还可以了解结直肠有无原发病灶。一般而言，术前的检查都可以给我们比较准确的判断，但也不尽如此。文献报道，多原发大肠癌占大肠癌的 2%～9%，因此，若不重视腹腔镜术中探查以上情况则易遗留病灶，这也是较为严重的手术并发症之一。

四、术后处理

患者术后采用自控持续硬膜外镇痛联合 5 ml/h 持续输注 0.15%罗哌卡因+ 2.5 ml 快速静推（15 min 内）罗哌卡因至术后 48 h，必要时可加用对乙酰氨基酚或环氧酶- 2（COX - 2）抑制剂。由于吗啡会抑制肠蠕动，故原则上不使用吗啡。根据前瞻性研究结果显示，术中控制静脉补液（2 000～3 500 ml）及术后控制静脉补液（每天< 2 000 ml）的患者其术后肠蠕动恢复时间早于大量静脉补液的患者，而且其并发症发生率明显下降。因此，节制进行静脉补液是促进患者术后快速康复的重要工作。在饮食方面，为促进肠蠕动预防肠粘连，术后推荐患者嚼口香糖，推荐频率为 3 次/d。同时推荐患者尽早恢复饮食，术后 24 h 内至少口服 10%葡萄糖溶液 200 ml。术后第 2 天可开放流质饮食，辅以肠内营养剂口服。应限制并避免过多的静脉营养，控制能量总摄入量在 105～128KJ（25～30kcal）/（kg · d），维持患者体重与术前水平相当。当患者服用肠内营养剂≥600 ml 时停用静脉营养液，同时予以半流质饮食 1 d，之后应每日评估可否完全停用全部静脉液体并予以普通饮食。术后首日即间断夹闭导尿管，早期锻炼患者膀胱功能，结肠癌患者术后 24～48 h 内应拔除导尿管，对于中低位直肠癌患者可根据患者膀胱功能决定拔除时间，原则上应每日评估。鼓励患者术后 24 h 内下床开始步行锻炼，步行时间无特殊限制，建议≥1h/d，且每日步行时间应持续延长。

术后营养代谢及营养支持对于其康复及预防并发症的发生是至关重要的，患者是否需要营养支持及如何进行实施应根据患者术前的营养状况和术后肠功能恢复情况而定。若患者术前营养评定无营养不良或术后 5 d 左右肠功能恢复即能够进食者，则不需要给予肠外营养（PN）或肠内营养（EN），尤其是 PN，若在术后高分解代谢时给予则易加重机体内的代谢紊乱。对于术后 EN 的使用时间，若术后早期肠功能恢复，应在术后 24～48 h 给予。结直肠癌患者术后实施早期肠内营养(EEN)，不仅能够耐受而且安全，并极大促进肠功能恢复，进而改善营养状况、提高免疫力及降低并发症的发生率。研究发现术后 6 h 即可进行 EN，且安全可行。对于营养支持途径，EN 能够直接接触肠黏膜，促进其增生、修复及恢复肠黏膜屏障功能，这是 PN 所不能及的，故在选择支持途径时，只要患者肠功能恢复且能耐受时就宜选择 EN。合理地选择营养治疗方式并及时地调整 PN、EN 的比例，可以使营养支持治疗更加合理，对促进患者术后的康复有着重要的意义。

五、辅助化疗

在辅助治疗方面，推荐需要术后化疗的患者接受 XELOX 方案化疗，化疗应在术后 3 周左右开始。该化疗的具体方案为奥沙利铂 130 mg/m^2第 1 天，口服卡培他滨 850～1 000 mg/m^2每天 2 次，共 14 d。每 3 周完成 1 个疗程，共需完成 8 个疗程。

第二节　腹腔镜围手术期并发症的预防

结直肠手术围手术期并发症主要有吻合口瘘、切口感染、心肺并发症、胰岛素抵抗、下肢深静脉血栓形成以及术后肠麻痹等。降低围手术期并发症的发生率，使患者更快的康复。

一、防止术中低体温

术中低体温（T< 36℃）与腹部长时间暴露、术中输注温度较低液体、输注温度较低的库存血及腹腔冲洗液未加热等有关，低体温可以导致一系列的不良后果：切口愈合延迟、降低免疫反应、增加失血量、延长住院时间等。因此，术中及术后应及时为患者采取一些保温措施，如提高手术室温度，应用保温手术台，术中静脉补液预热后再行输注，术中用温热盐水冲洗腹腔，术后撤掉手术单后迅速加盖厚棉被保暖等。研究发现，术中及术后保温具有减少术中出血、术后感染、心脏并发症，以及降低分解代谢的作用，且大大提高了患者的满意度。

二、预防心脏并发症

围手术期常规使用 β 受体阻滞药，可以减少交感神经兴奋，减轻心血管负担，使心脏并发症降低，特别是在老年患者中，已成为加速康复外科治疗的重要部分。

三、术前口服碳水化合物

研究表明，在腹部手术前至少 2 h 口服碳水化合物能减轻患者口渴、减少术中胃内容物，最重要的是可改善胰岛素敏感度，增加外周葡萄糖摄取利用率及糖原合成，有助于保持体重和肌肉力量。

四、术后早期活动

术后早期下床活动能改善患者的心、肺功能，意识水平，以及术后快速康复的信心，还能明显降低结直肠术后患者下肢深静脉血栓、术后发热、肠梗阻等并发症的发生。

五、防止术后肠麻痹

术后肠麻痹可导致恶心、呕吐等不良反应，是引起术后住院时间延长的重要因素。术后嘱患者咀嚼口香糖，可使患者术后肛门排气、排便时间明显提前，且成本低廉。

六、防止出血

出血是外科手术永恒的话题，腹腔镜结直肠外科手术同样面临出血的问题。腹腔内常有粘连，尤其是有手术史的患者。分离粘连应在粘连交界处，如分离偏离交界部位常引起出血，或如术中有很好的暴露，这些出血的处理一般不困难。反之易引起出血，甚至粘连深面血管损伤出血，此时要注意有无脏器的损伤和脏器的血供障碍。

对于腔镜结直肠手术，首先应避免腹腔镜器械操作不当带来的较为严重的出血，第 1 支 Trocar 穿刺可以引起腹主动脉、下腔静脉等大血管的损伤，尽管发生率低，但一旦发生即可导致命的大出血，故无论穿刺的位置在哪里，置入第 1 支 Trocar 时都应以两把巾钳夹住腹部皮肤、皮下并尽量提起腹壁，Trocar 有突破感进入腹腔后即可，不应再将其推进太深。如置入 Trocar 后有鲜血流出或注气后进镜发现 Trocar 内及腹腔内较多血液，应想到穿刺损伤的可能。此时如手术医师具有丰富的外科手术经验同时手术团队的配合、手术室条件设备较好的情况下，仍可继续在腹腔镜下探查、了解出血情况，寻找并处理出血点，尚不能马上止血、或止血有可能带来周围脏器和组织结构损伤时可用纱布压迫，控制出血量。若在数分钟内仍不能发现出血位置，应立即设法在控制出血量的同时中转开腹。如手术医师经验不足、手术团队设备条件不佳应考虑立即中转。直肠癌手术，左右下腹部置入 Trocar 时要注意双侧腹壁下动静脉的损伤，尤其是带刀的 Trocar，损伤后会带来较大的出血，不断流入腹腔操作部位，影响手术，术后还会引起片状肌肉内和皮下淤血。

血管根部淋巴结清扫常会引起血管损伤导致出血，尤其在根治性右半结肠切除术中(D3)肠系膜上静脉及其属支血管的损伤，静脉血管壁薄，解剖时务必轻柔并找准层次，最好将血管鞘打开行鞘内分离，能量工具使用时要注意与血管保持一定的距离，尽量避免超声刀工作面触碰血管壁。一旦出血，应一手持吸引器一手持分离钳，找准出血点准确夹住，吸引器的使用应得当，随吸随停，只吸尽血液，切忌将气腹吸瘪，没有手术空间。视野清晰后应迅速辨别出血部位，如为属支出血，夹住出血点后再换分离钳继续解剖并离断该支血管。如出血汹涌吸引器下难以看清更不易夹住出血点，多考虑是肠系膜上静脉（SMV）主干出血，此时应迅速放入纱布压迫控制出血，如经验、技术、条件较好仍可在腹腔镜下缝扎止血，可另外放入一块纱布折成纱球由助手压迫血管一端，术者左手同样用纱球压迫另一端，吸准出血部位看准破口用 5－0 血管缝线连续缝合。直肠癌手术中，清扫肠系膜下动脉根部淋巴结时同样应避免工作面损伤血管，尤其是打开动脉鞘时更应注意，故对经验不足的医师最好不要打开血管鞘，以免增加出血风险。肠系膜下静脉解剖离断时，同样要稳稳分层打开静脉周围组织，切忌在解剖不清的情况下直接以超声刀离断很厚的组织。直肠后间隙及骶前间隙分离应在两层筋膜间进行，肿瘤很大或操作平面不正确可致骶前大出血，此时可用纱布压迫控制出血，等肠管离断有操作空间时再仔细找到出血部位用血管缝线缝扎止血，一般都可成功止血。切忌盲目在血泊中用电刀、超声刀止血，这样会导致不可收拾的大出血。如技术、经验、条件不够时，仍需要立即中转开腹手术。

腹腔镜结直肠手术另一难以处理的是术中发现组织脆性大，分离、解剖过程中到处出血、渗血，组织钳夹即破碎，手术常感寸步难行。多与患者有糖尿病、低蛋白血症等基础疾病有关，肥胖、老年也常是重要原因，另外肿瘤较大引起肠梗阻、系膜及周围组织水肿同样会引起以上情况。如遇这种情况，要求术者对手术解剖非常熟悉方能做到心中有数，手术操作更应轻柔、仔细，应尽量减少钝性分离，以电刀、超声刀分离手术创面会干净一些，解剖层面也会清楚一些，遇多点渗血时可用电凝止血，或用纱布压迫，出血量较多时可先以纱布压迫，无用时再缝扎止血，结扎不宜太紧以免切割。总之，腹腔镜结直肠手术与其他腹腔镜手术一样术中有出血风险，且右侧结肠癌易引起贫血，左侧结肠癌易引起肠梗阻，皆可导致组织、系膜水肿，另外大肠癌多为高龄患者，肥胖患者也较多见，这些因素都增加了手术出血风险。遇术中出血首先要冷静，并要力争迅速控制出血，才能采用最合理的方法止血。

七、吻合口瘘的预防和处理

吻合口瘘是结直肠手术严重的并发症之一，低位直肠吻合口瘘可达 10%左右，吻合口瘘发生有以下原因。

（1）吻合口血供不良，这应该是瘘引起的最主要的原因，通常情况下结直肠的血供很好，由肠系膜上、下动脉及髂内动脉供应，沿结肠边缘动脉弓的存在使得结肠侧支循环更加丰富，边缘动脉弓一般位于结肠系膜内距肠壁 1～3 cm，极少数患者动脉弓在 3 cm 以外，也有少数患者血管变异弓中断，但一般不影响肠管的血供，在结肠癌的手术中很少有血供不好的情况。但由于直肠和直乙交界处系膜肥厚常难以触到血管搏动，更不易看到搏动，因而在低位直肠癌 TME 术中，近侧肠管断端血运判断最好要看离断后断端是否有动脉出血而定，仅仅有静脉出血的流出是不够的，另外肠管的张力、温度、颜色也是判断的重要依据，不能仅仅根据颜色判断，部分患者肠管颜色变化很慢。若在术中发现肠管颜色有交界地带，那一定可以判断近侧断端血运障碍。此时即使已完成吻合也应离断后重新吻合，不能抱有侥幸心理。如仅某一点颜色发紫、发黑看似血供不良，则可用缝合加强解决问题。同样术中一样要关注远侧断端的血供，远侧断端前壁及后壁继续向下游离 2～3 cm 一般不会影响血运，尤其是女性患者前壁的游离可预防直肠阴道瘘的发生，两侧的游离不能太多，够置切割吻合器离断即可，离断肠管后远侧断端血运良好时常可见断端出血，此时可用电凝止血，或用缝扎止血。

（2）吻合口张力过大，由于乙状结肠肠管远长于系膜，故在低位直肠 TME 手术时系膜常较短容易形成张力，且张力呈不规则分布易于导致张力最大处吻合口瘘，如整个吻合口能将张力均匀分布常不易引起瘘的发生。故在裁剪和切除系膜时，在系膜切除达到要求的范围时要尽量多保留系膜使之与肠管保持相似的长度，这样即使吻合口有张力也能分布到整个吻合口，不至于导致瘘的发生。为了保证吻合口没有张力，低位直肠手术时应尽量将降结肠外侧浆膜游离直至脾曲韧带，并充分分离乙状结肠、降结肠后方之 Toldt's 间隙至胰腺下缘，但真正决定系膜长度的往往是内侧系膜根部的分离。故肠系膜血管离断时应紧贴根部，以便进一步自根部游离左侧结肠系膜。

（3）肠管自身的条件是引起吻合口瘘的重要因素，这对所有结直肠手术都一样，肿瘤较大或浸润性生长的肿瘤都可能引起肠梗阻，梗阻后肠管充血水肿，壁厚且脆，行吻合时极易切割，尤其是用吻合器吻合，手工吻合时结扎太紧同样容易切割，结肠手术以吻合器吻合后应全层加强，或直接用手工吻合都较为方便；低位直肠手术全层缝合加强尽管有一定困难，应缝合加强，并注意结扎不能太紧。新辅助放疗后肠壁的情况同样如此，吻合器吻合后如能全层缝合加强可大大降低吻合口瘘的发生。其他引起吻合口瘘的原因还有术中远侧肠管壁的损伤、吻合器使用不当、吻合器的质量问题等。一旦术中发现有吻合口瘘的高危因素应在吻合口周围置双套管一根，术后如有发热、或引流管有臭味浑浊液流出即予持续低负压冲洗吸引，以手指轻柔指检如瘘口直径不超过手指大小，经冲洗吸引后一般可自愈，如术中高度怀疑有瘘的可能可直接行回肠末端预防性造口，但造口并不能预防瘘的发生，故仍应该在吻合口周围放置引流管，必要时双套管冲洗引流。

八、神经损伤的预防

随着高清腹腔镜的使用，腹腔镜低位直肠前切除(LAR)由于其良好的照明和手术视野，使得低位直肠系膜的分离清晰可见，有开腹手术无法比拟的优点，为更低位的直肠癌保肛手术奠定了基础，同时在如此清晰的视野下腹下神经和盆腔神经丛的保护有了更好的条件，因而距肛缘5 cm以上的直肠癌大多可得以成功保肛，如术中注意保护腹下神经、盆腔神经丛，术后患者排尿功能、性功能可以得到很好的恢复。但排便是一个较为复杂的反射过程，感受神经元多位于直肠黏膜和黏膜下，效应器有肛门内括约肌、外括约肌、耻骨直肠肌、肛提肌，尽管超低位直肠癌保肛手术中能很好地保护这些肌肉及支配神经(S2～S4)，但直肠下端感应器的切除、影响反射的传导，同时随着直肠的切断自主神经支配的内括约肌常处于松弛状态，导致术后患者大便失禁或每日数十次大便，严重影响着患者的生存质量。部分新辅助放疗术后患者吻合口附近黏膜僵硬也会引起大便失禁。尽管部分患者术后经过训练有一定疗效，仍有许多患者疗效较差。笔者认为齿线以上 2 cm 直肠黏膜及黏膜下富含感觉神经元，故低位或超低位直肠癌手术要求吻合口应在齿线以上 2 cm 左右，以便更好保护排便反射感受器，利于术后排便功能的恢复。另要充分了解骶前神经、盆内脏神经及盆丛的走行，在行直肠癌根治术时游离与结扎肠系膜下动静脉及游离乙状结肠系膜时要在腹膜与筋膜间的间隙进行，即可防止误伤盆腔自主神经。

（傅　赟　胥子玮）

主要参考文献

1. 蔡国响，戴卫星，蔡三军. 结直肠癌多学科综合治疗的现状与未来. 中华胃肠外科杂志，2106，19(6)：607—611.
2. 池畔. 从术后并发症角度探讨结直肠癌腹腔镜手术操作要点. 中华胃肠外科杂志，2010，11(13)：799—801.
3. 国家卫生计生委医政医管局，中华医学会肿瘤学分会. 中国结直肠癌诊疗规范(2015 版). 中华胃肠外科杂志，2105，18(10)：961—973.

4. 江志伟，李宁. 结直肠手术应用加速康复外科中国专家共识(2015 版). 中华胃肠外科杂志，2105，18(8)：785—787.
5. 姜可伟，高志冬. 腹腔镜结直肠手术并发症的预防与处理. 中华胃肠外科杂志，2015，18(6)：533—535.
6. 孙跃明. 重视腹腔镜结直肠外科手术并发症的防治. 中华结直肠疾病电子杂志，2015，4(5)：469—472.
7. 浙江省结直肠肿瘤加速康复外科研究工作组. 基于临床多中心研究的结直肠癌加速康复外科综合治疗模式浙江共识. 中华胃肠外科杂志，2016，19(3)：241—245.
8. 朱德祥，许剑民. 加速康复外科在结直肠癌微创手术中的应用. 中华胃肠外科杂志，2016，19(3)：256—259.
9. Cecil TD，Sexton R，Moran BJ，et al. Total mesorectal excision results in low local recurrence rates in lymph nodepositive rectal cancer. Dis Colon Rectum 2004；47：1145 - 1150.
10. Dimitriou N，Griniatsos J. Complete mesocolic excision：Techniques and outcomes. World J Gastrointest Oncol，2015，7：383 - 388.
11. Heald RJ. Total mesorectal excision is optimal surgery for rectal cancer：a Scandinavian consensus. Br J Surg，1995，82(10)：1297 - 1299.
12. Hohenberger W，Weber K，Matzel K，et al. Standardized surgery for colonic cancer：complete mesocolic excision and central ligation-technical notes and outcome. Colorectal Dis，2008，11(4)：354 - 365.
13. Jaynel DG，Thorpe HC，Copeland J，et al. Guilloul. Five-year follow-up of the Medical Research Council CLASICC trial of laparoscopically assisted versus open surgery for colorectal cancer. Br J Surg，2010，97：1638 - 1645.

第四章　腹腔镜结直肠手术的持镜技巧

近年来，随着微创理念的深入人心，不管从腹腔镜手术的数量及种类都有了翻天覆地的变化。近年来，腹腔镜胃肠手术越来越被人们所接受。扶镜手是主刀医师的眼睛，其与主刀医师的配合程度决定了手术的流畅程度，甚至决定了手术的成败。一个优秀的扶镜手需要扎实的解剖学基础、熟悉的腹腔镜知识、同时还需了解手术者的意图，能达到和术者心灵相通。要达到这些没有捷径，需要扶镜手长期训练积累经验，同时和术者形成固定的搭配，做到“术者肚子里的蛔虫”。在此，我们结合多年作为持镜手的工作经历及心得体会与大家一同分享。

一、掌握腹腔镜基本知识

扶镜者是否能熟悉和掌握解腹腔镜的成像原理、调节腔镜的各种参数，这直接关系到扶镜手在手术中的表现。目前，常见的腹腔镜是0°镜与30°镜。因此熟悉和区分这两种腔镜的应用很有必要。0°腔镜的镜面为水平的，无论怎么转动腹腔镜对视野多无影响，但其视野局限，因此只能做一些简单的腹腔镜手术，目前在盆腔手术中多见。30°镜为广角视镜，能提供多角度视野，可随着腹腔镜旋转观察到不同角度的解剖图像，更利于手术视野的显露，从而增加手术的安全性，因此目前的腹腔镜结直肠癌手术都采用 30°腹腔镜。对于操作 30°腹腔镜的扶镜者而言，转动镜身，犹如身体整个在空间内旋转，视野的上下左右都发生颠倒，而保持镜身水平情况下只转动镜头，就犹如保持身体位置不变而只转动眼睛，只是观察角度的变化而术者的手术视野不会颠倒。总的来说，就是只需要保持 30°腹腔镜身与患者的身体水平，就基本能保持腹腔镜的视野等同开腹手术的视野，在理解了 30°腹腔镜成像特点后，有利于扶镜手在手术中的操作。

二、保持腹腔镜清晰的视野

腹腔镜术者因失去了手的触觉，因此对清晰视野具有更高要求。清晰的视野可以使术者心旷神怡，如何保存清晰的视野是每个扶镜手所追求的目标，腹腔镜手术视野的清晰性是手术成功的关键及必备条件。腹腔镜视野不清晰的主要原因主要是镜头起雾和镜头污染。

1. 术前镜头起雾的处理　因术中患者的腹腔与镜头存在温差，而大部分临床应用的腹腔镜不具备自发热防起雾功能，容易导致这种温差性起雾。解决雾气的方法有：①在镜头前涂抹防雾剂，但价格较高。②通过碘酒擦拭镜头：术前可以通过聚维酮碘擦拭法来迅速解决镜头起雾的问题。用聚维酮碘纱布轻轻擦拭镜头，形成薄的聚维酮碘膜，从而保持镜头视野的清晰性。术中因为血液、组织液和水汽等污染导致视野不清，也可采用该方法迅速解决。缺点是聚维酮碘膜可能会使镜头影像的色泽发生变化，视野偏黄，我们的经验是聚维酮碘浸润的纱布擦拭镜头后，通过干纱布擦拭镜头既可获得清晰的视野，又可避免视野偏黄。③术前在60～70℃的热水中浸泡镜头，约1分钟就可获得清晰的视野，此方法在无发热防雾功能的镜头较其他方法更佳。

2. 术中镜头污染的防治 术中保持镜头清晰最好的方法是避免镜头被污染。这需要术者和扶镜手共同努力。如术者手术过程中使用超声刀工作面朝向镜头切割组织时会喷洒出组织液、水汽等污染镜头，这时可通过以下方法来预防：①术者反向使用超声刀可减少镜头污染的频率。②在不影响术者手术情况下，扶镜手可将镜头适当远离操作部位。③在盆腔等小空间使用电刀、超声刀、LigaSure等器械时，因迅速升高局部空气的温度，导致镜头起雾，此时可将镜头回缩至Trocar内，通过Trocar内相对低温的CO_2气流使视野迅速变清晰。④在使用电刀、超声刀等器械切割组织时会产生许多烟雾，随着手术时间的延长，腹腔内烟雾的浓度增加，手术视野会不清晰，有种“雾里看花”的效果，这时可打开Trocar阀门排气，随着腹腔内烟雾浓度的下降视野可迅速变清，但长时间排气会减小腹压从而影响手术操作。我们的经验是将输液皮条的一头接于Trocar阀门上，另一头放于含有半袋生理盐水的盐水袋中持续排气，通过此操作，既可解决持续排气的问题，又可解决腹压减小的问题，另外通过水过滤排出干净的CO_2气体。

3. 术中镜头污染的处理 术中镜头如沾染血液、组织液、脂肪液等导致视野模糊不清可通过热水浸泡镜头法或聚维酮碘擦拭镜头法可使镜头变清晰。我们在临床工作中发现通过拇指擦拭镜头也取得非常好的效果，即拇指擦拭法：通过戴有无血迹污染手套的拇指快速、单次擦拭镜头，也可以保持镜头视野的清晰性，其优点较热水浸泡镜头法及聚维碘酮擦拭镜头法简单快捷。另外，在一些特殊情况下，如大的活动性出血须立即进行止血治疗，而镜头污染又影响手术操作。这时可运用脏器表面擦拭法。可在相对干净大网膜或肠管上蹭一下镜头，可迅速恢复视野的清晰度。这种方法不可常规使用，因为这种方法的视野的清晰程度较热水浸泡法，聚维酮碘擦拭法差。另外，组织液长期沾于镜头干燥后不易清除，最终影响镜头的清晰度。

三、保持腹腔镜舒适的视野

扶镜手除了需要保持视野的清晰外，另外需提供给术者一个舒适的视野。扶镜手需遵循以下原则。

（1）视野的中心原则：扶镜手始终将操作部位放在视野的中心位置，即给术者一个和谐的画面，又能让术者观察到操作部位周围的情况，避免副损伤。

（2）视野稳定原则：一个优秀的扶镜手应尽量保持视野稳定，减少不必要的抖动，当需要切换视野时，切忌快速切换视野，以免引起术者视觉疲劳。

（3）腹腔镜底座放平原则：目前大部分腹腔镜胃肠外科医师具有开腹手术的经验，因此，腹腔镜的视野需符合开腹手术的习惯，李国新教授很好地指出选择不同的参照物来调整腹腔镜的底座，给术者一个完美的视野，如上腹部手术时保持肝胃水平（图4-1）；直肠手术时保持骶膀胱襞水平（图4-2）；处理肠系膜下血管时保持腹主动脉水平（图4-3）；处理右半结肠时保持肠系膜上静脉垂直或稍微倾斜(图 4-4)。临床中也常常看到因扶镜手操作不当,导致视野的倾斜,术者需通过扭转脖子来调整视野,这使得术者易疲劳。

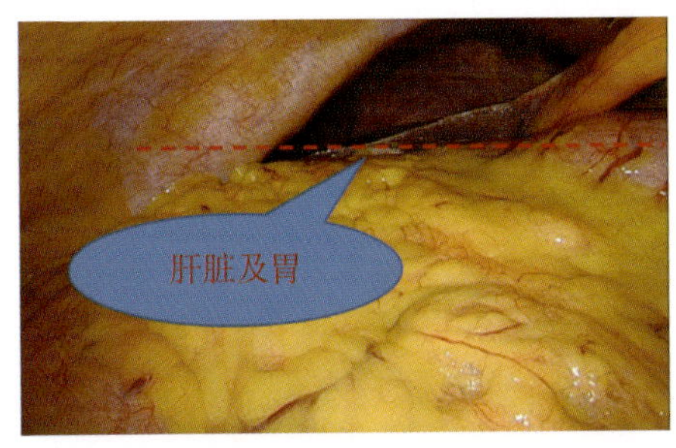

图 4-1 右半、横结肠,左边结肠手术时腹腔镜保持肝脏胃水平位

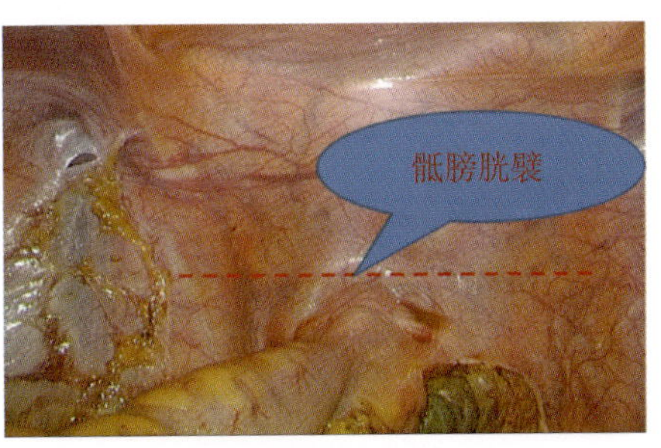

图 4-2 直肠手术时保持骶膀胱襞水平位

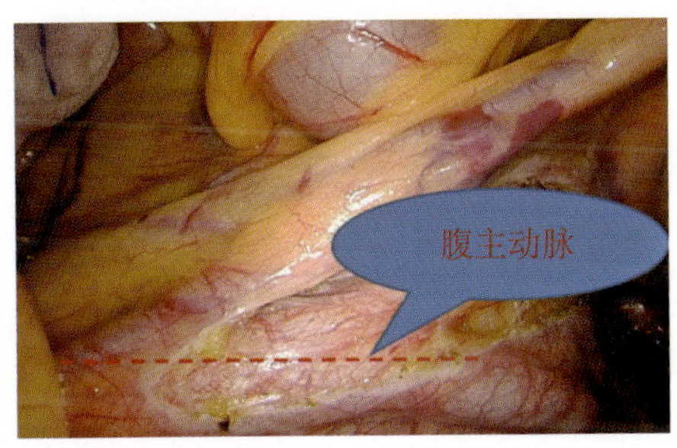

图 4-3 分离肠系膜下血管时保持腹主动脉水平位

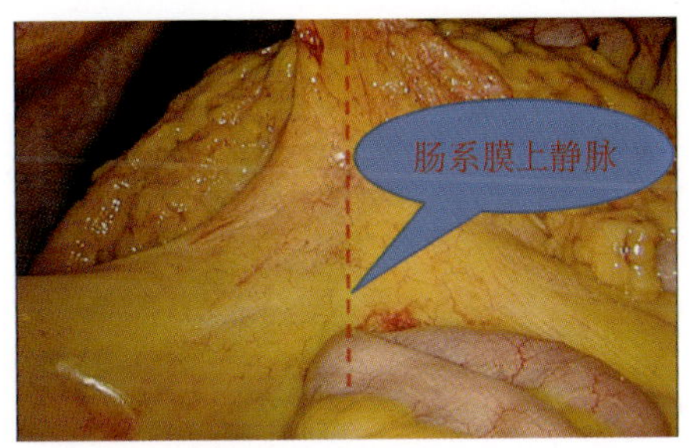

图 4-4 游离右半结肠血管时保持肠系膜上静脉垂直或稍微倾斜

(4) 进退切换原则:在进行细节性的操作时,如分离血管,缝合、打结、止血等需拉近镜头,这样目标会进一步放大,细节性的操作会非常清晰,可以避免一些副损伤。当进行一些宏观性的操作时需拉远镜头就行全局观察,如腹腔探查、更换器械、吸引等操作,合理、平稳的切换近远镜头会使术者操作更加舒服。

(5) 以术者为中心原则:持镜手是主刀的"眼睛",眼睛是受大脑控制的,手术台上的大脑只有一个,就是主刀。因此持镜手必须想主刀之所想,看主刀之所看,时时和主刀保持一致。另外,在充分了解手术步骤和术者的操作习惯情况下,才能对术者的下一步操作做到心中有数,能让镜头向主刀下一个术野主动移动,这对增加主刀动作的流畅性至关重要。当然,罗马非一日建成。扶镜手与主刀的默契程度需持镜手在反复研习主刀手术录像的前提下固定地长期搭配训练。

腹腔镜手术是一个团队工作,扶镜手在腔镜手术中的重要性每个术者都能体会到。而并非每位外科医师都能成为一名合格的扶镜手,扶镜具有很多的技巧需在反复的手术实践中不断总结经验,才能提高扶镜技能,充分发挥腹腔镜的视觉优势,协助主刀医师高质量地完成每例腹腔镜手术。

(王　胜　李心翔)

主要参考文献

1. 王亚楠，余江，张策，等. 腹腔镜胃肠手术的持镜技巧. 腹腔镜外科杂志，2011(01)：71—72.
2. 王永鹏，张庆彤，闫晓菲，等. 腹腔镜结直肠癌手术持镜医师的操作技巧和体会. 中国微创外科杂志，2011(08)：751—753.
3. 许东，徐红艳，姜洪磊，等. 浅谈腹腔镜持镜技巧. 腹腔镜外科杂志，2016(03)：214—219.

第五章　结直肠肿瘤腹腔镜手术术前定位的选择

腹腔镜结直肠癌手术的安全性、可行性和肿瘤根治性已被多项大样本多中心随机对照(RCT)研究证实，从而奠定了腹腔镜技术在结直肠外科领域中的地位。近年来，随着人均寿命的提高和健康意识的增强、纤维结肠镜检查的普及，早期结直肠肿瘤的诊断率得到提高。腹腔镜手术缺乏术者手的触觉，对结直肠良性肿瘤或较小的、特别是未侵犯浆膜层的早期癌难以准确定位，导致手术失败。因此，寻找一种简单实用的定位方法对保证手术成功至关重要。

从 20 世纪 50 年代开始，人们尝试用色素染色法显示消化道恶性肿瘤的淋巴引流，注射色素的部位同时被染色，所用染色剂有墨汁、亚甲蓝和纳米碳微粒等。亚甲蓝可在组织内滞留，但时间较短，不超过 2 h，一般注射后 24 h 肉眼不能看见。在本研究初期，有 2 例患者分别于亚甲蓝注射后 3.5 h 和 4.0 h 后再行腹腔镜手术，术中发现亚甲蓝弥散导致组织界限不清行中转开腹手术。常规亚甲蓝定位是术前 2 h 内行纤维结肠镜检查，穿刺针沿肠管长轴方向进入肠黏膜下层注射亚甲蓝溶液，亚甲蓝向肌层和浆膜下扩散，后在浆膜下形成醒目的蓝染斑，根据蓝染斑的位置即可判断病灶的部位和范围，并据此确定手术切除肠管的范围，确保切缘无癌浸润(图 5-1)。

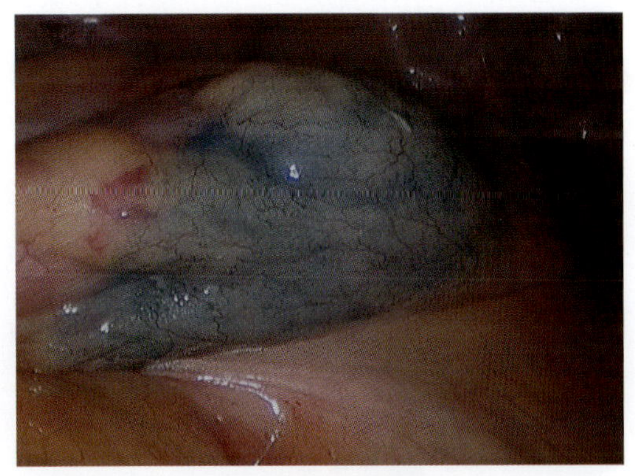

图 5-1　未侵犯浆膜面或直径小的结肠肿瘤术前肠镜下亚甲蓝定位

近年来，因亚甲蓝染色所需时间长，组织内滞留时间短，着色力差等缺陷在腹腔镜结直肠手术中肿瘤定位的应用越来越少。由于纳米碳微粒(卡纳琳)具有优良的吸附性能，而且有极高的淋巴系统指向性、组织渗透性和较长时间的组织内滞留性，可在组织内滞留 3～4 周，而且没有明显的不良反应，黑染效果明显，近来在我院越来越多的用于结直肠肿瘤术前局部标记(图 5-2)。但在研究早期，我们也发现 2 例肿瘤因腹腔肠管浆膜无纳米碳微粒显色而无法定位，究其原因与

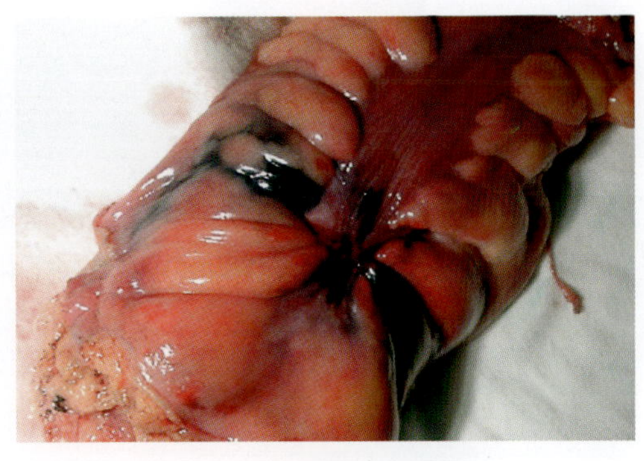

图 5-2　纳米碳定位效果

早期注射方法不正确有关。此后,采取 4 点法注射,即距肿瘤基底部 0.5～1.0 cm 处、对侧缘点及上述两点连线垂直线与肠黏膜交叉的两点(肿瘤平面环肠一周的 4 点)黏膜下各注射纳米碳微粒溶液。注意不要直接在病变部位进行注射,以免造成肿瘤播散,妨碍术后病理检查。定位染色时既避免注射过深,穿透肠壁腹腔感染及整个腹腔染色,也应避免注射过浅,造成黏膜内染色,影响纳米碳微粒向肌层和浆膜下扩散,降低肿瘤的可视率。自采用 4 点法纳米碳微粒定位方法后,术中肿瘤均成功定位,未发现因注射纳米碳微粒而出现的黏膜溃疡、坏死或肠穿孔等近期并发症。另外,术中将纳米碳微粒染色部位连同病灶一并切除,也可消除纳米碳微粒所致的远期并发症可能。

术前金属钛夹标记病灶定位基本准确,操作简单易行。但对少数乙状结肠冗长者,因肠管移位至右下腹与回盲部重叠或肠管盘曲而导致定位困难,可结合纤维结肠镜报告的病灶距肛缘的距离初步确定肿瘤位置。另外,拍摄结肠充气后平卧位腹平片,更有助于准确判断肿瘤位置。定位后的金属夹容易脱落,施夹后应尽快行腹平片检查(图 5－3)。研究中有 2 例因乙状结肠冗长,腹平片显示金属夹影位于右下腹,但结合纤维结肠镜报告肿瘤距肛缘距离,考虑肿瘤位于乙状结肠,术中游离肠管后无法确定下切缘而行纤维结肠镜检查定位。另有 1 例金属夹定位诊断上段直肠肿瘤,后因术中无法确定下切缘,而改行纤维结肠镜检查定位。所以我们认为,对术前肠镜考虑左半或右半结肠恶性肿瘤可能性大、术中对肿瘤切缘容易判断者,术前金属夹定位有简单易行的优势。金属夹定位方法简单易行,但息肉经内镜下切除的病例不易透过肠管摸到病灶,因此体外的肠管在没有摸到确切病灶的情况下是不能盲目切除的,对这类患者可以采用亚甲蓝定位方法。

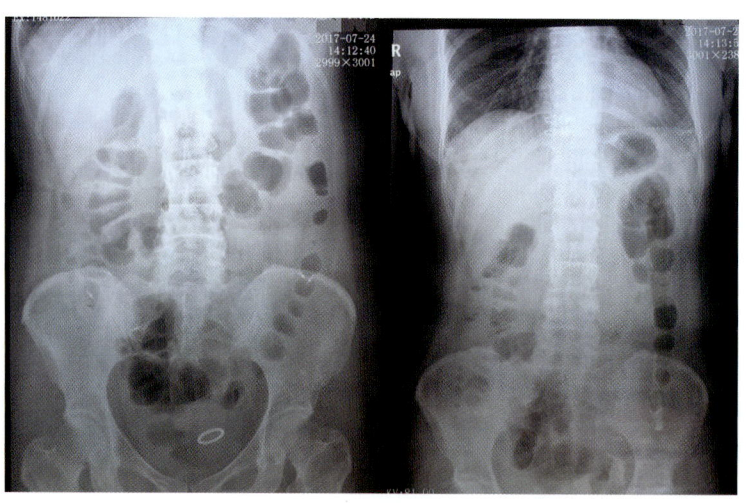

图 5－3　术前肠镜下结肠肿瘤钛夹定位后腹平片

术前纤维结肠镜检查对结直肠肿瘤的定位和定性是必要的,但由于检查时牵拉充气、肠管扩张移位而导致结直肠病灶位置判断有误差,加之肠镜检查者的经验和主观臆断等也会影响病灶定位的准确性。有时临床上需行术中肠镜检查帮助定位,但这样既延长手术时间又增加腹腔污染机会。对距肛缘较远的结肠肿瘤行术中肠镜定位，尤其是肠镜检查者经验有限，肿瘤定位时间将会明显延长，并可导致小肠和结肠充气扩张，无明显手术空间而无法进一步行腹腔镜手术。研究中有 2 例患者术中行纤维结肠镜定位，因病变为长蒂腺瘤，定位后切开肠管发现病灶分别位于离切开处 4 cm 和 6 cm 的近侧肠管。另外，在研究早期，有 2 例患者行术中纤维结肠镜定位后小肠和结肠充气扩张，腹腔内手术空间而改行开腹手术。随着我们术中纤维结肠镜检查技术的熟练，且在检查前常规于回盲瓣处放置无损伤钳阻断肠管（图 5－4），定位结束退镜时充分吸气，之后就再未发生过因肠管充气扩张无手术空间而导致腹腔镜手术失败的情况。

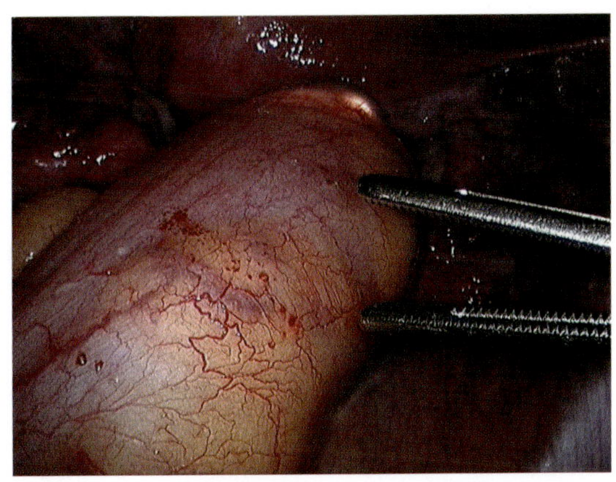

图 5－4 术中腹腔镜监视下结肠肿瘤肠镜定位

随着腹腔镜切口保护器在临床上广泛使用，对于小的腹膜返折上结直肠肿瘤，以上术前定位方法失败或仍有疑问，术中肠镜不能马上到位时，可以在腹部预定取标本部位做一个 5 cm 左右切口逐层切开进腹，放置切口保护器后将肠管拉出体外或将一只手伸入腹腔仔细触摸探查肠管，往往可检出直径在 1.0～1.5 cm 以上结直肠肿瘤，并在肿瘤旁肠系膜上留置钛夹标记，然后盖上切口保护器盖了后，重新建立气腹并完成后续结直肠肿瘤切除手术（图 5－5）。

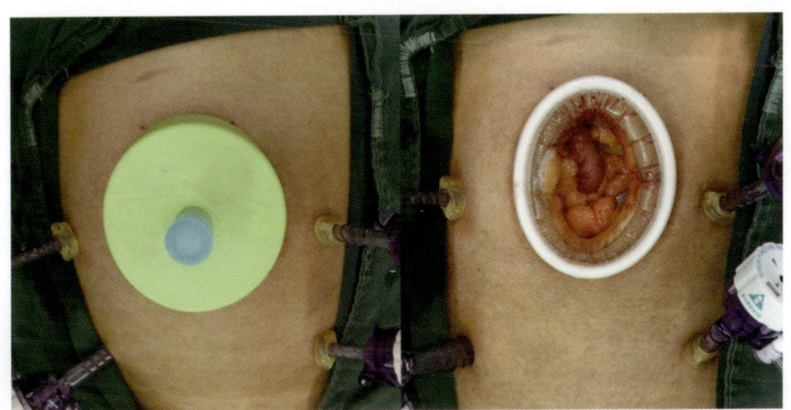

图 5－5 术中预定标本取出部位腹部小切口探查定位

综上所述，我们认为：①对腹膜反折以上术中不易探查的病灶，尤其拟行肠段切除或局部切除的患者，于术前 1 d 内采用 4 点法纳米碳微粒定位的效果最佳。②对拟行左半或右半结肠切除的恶性肿瘤患者，采用术前金属夹定位最为简单易行。③对直肠、乙状结肠或降结肠肿瘤，采用术中纤维结肠镜定位准确迅速，下切缘判断准确，且小肠和结肠胀气的发生率较低。④对上述方法定位结直肠肿瘤失败者，还可以在腹部预定取标本部位做一个 5 cm 左右切口逐层切口进腹，放置切口保护器后牵出肠管或伸手进入腹腔仔细触摸探查，并在肿瘤旁肠系膜处留置钛夹标记结直肠肿瘤。

（李心翔　施德兵）

主要参考文献

1. 施德兵，李心翔，蔡三军，等. 三种定位方法在腹腔镜结直肠肿瘤手术中的应用效果. 中华胃肠外科杂志，2013，16(7)：28—31。
2. Cho YB, Lee WY, Yun HR, et al. Tumor localization for laparoscopic colorectal surgery. World J Surg, 2007, 31(7):1491 - 1495.
3. Fleshman J1, Sargent DJ, Green E, et al. Laparoscopic colectomy for cancer is not inferior to open surgery based on 5-year data from the COST Study Group trial. Ann Surg, 2007, 246(4):655 - 662; discussion 662 - 664.
4. Jayne DG, Thorpe HC, Copeland J, Five-year follow-up of the Medical Research Council CLASICC trial of laparoscopically assisted versus open surgery for colorectal cancer. et al. Br J Surg, 2010, 97(11): 1638 - 1645.
5. Lane KL, Vallera R, Washington K, et al. Endoscopic tattoo agents in the colon. Tissue responses and clinical implications. Am J Surg Pathol, 1996, 20:1266 - 1270.
6. Louis MA, Nandipati K, Astorga R, et al. Correlation between preoperative endoscopic and intraoperative findings in localizing colorectal lesions. World J Surg, 2010, 34(7):1587 - 1591.
7. Montorsi M, Opocher E, Santambrogio R, et al. Original technique for small colorectal tumor localization during laparoscopic surgery. Dis Colon Rectum, 1999, 42(6):819 - 822.
8. Szura M, Bucki K, Matyja A, et al. Evaluation of magnetic scope navigation in screening endoscopic examination of colorectal cancer. Surg Endosc, 2012, 26(3):632 - 638.
9. Wang R, Wang Y, Li D, et al. Application of carbon nanoparticles to mark locations for re-inspection after colonic polypectomy. Surg Endosc, 2016, 30(4):1530 - 1533.
10. Zmora O, Dinnewitzer A, Pikarsky A, et al. Intraoperative endoscopy in laparoscopic colectomy. Surg Endosc, 2002, 16(5):808 - 811.

第六章　腹腔镜右半结肠癌根治性切除手术

第一节　腹腔镜下结肠癌根治术解剖要点

一、结肠系膜的解剖

早在 1885 年，英国的 Treves 教授就对结肠系膜的结构做了描述。他认为结肠系膜呈“分块状”结构，可分为升结肠系膜、乙状结肠系膜等几个部分，彼此并不相互连续。与他同时代的 Toldt's 教授则提出一种不同的观点：结肠系膜是一个整体的、连续性的结构，借由 Toldt's 筋膜与后腹膜相连。相较之下，后者的观点更接近现代解剖学理念。

现代解剖学认为，结肠系膜为一个整体，起自回盲部至乙状结肠和直肠(图 6－1)。其脏层、壁层筋膜延伸至整个结肠，覆盖乙状结肠、降结肠，直至胰后，包含十二指肠、胰头及整个右半结肠(图 6－2)。从微观层面看，结肠系膜由深、浅两层间皮细胞包裹其内部组织，呈“信封样”结构，而信封内部则富含淋巴管等结构(图 6－3)。其深层间皮细胞层直接与 Toldt's 筋膜接触，并借由后者依附于后腹膜(图 6－4)。

基于这一解剖学基础，德国学者 Hohenberger 于 2009 年首次提出完整结肠系膜切除术(complete mesocolic excision, CME)，强调结肠系膜平面、壁层平面的锐性分离和系膜完整切除。该术式能有效清扫结肠系膜内的淋巴管等结构，清除淋巴结内特殊染色< 2 mm 的微转移和淋巴结内直径< 0.2 mm 的游离肿瘤细胞或簇，降低复发率和肿瘤相关病死率，改善结肠癌预后。

腹腔镜结肠癌根治术中维持正确的外科平面可保持结肠系膜和肾前筋膜的完整性，能减少出血及术中损伤，并能有效保护输尿管、性腺血管等重要的腹膜后结构。

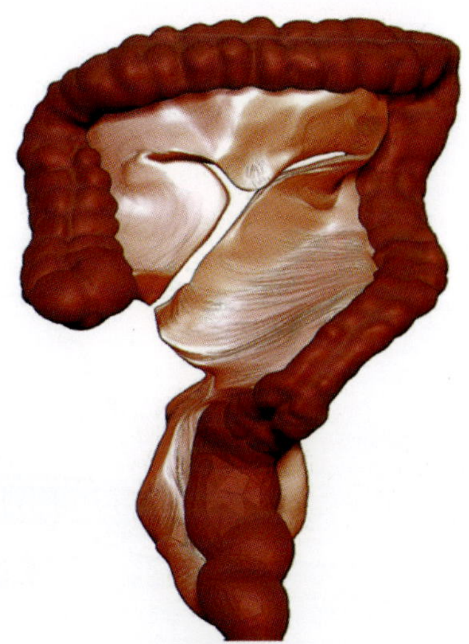

图 6－1　结肠系膜解剖结构示意图

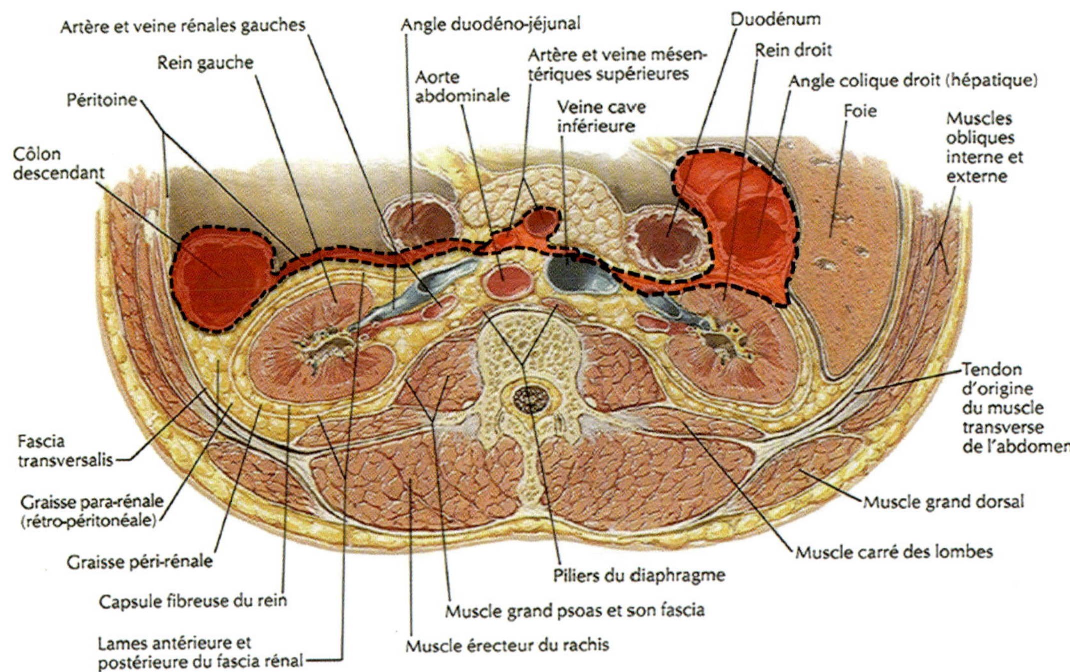

图 6-2 结肠系膜的宏观解剖结构

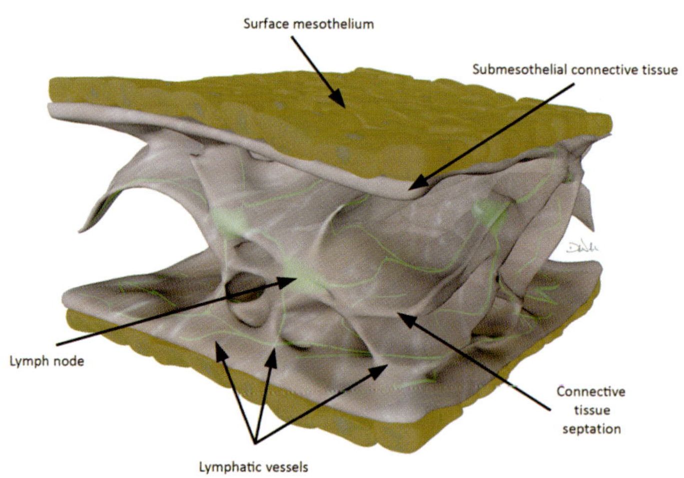

图 6-3 结肠系膜的"信封样"结构

二、腹腔镜右半结肠切除术的解剖要点

1. 右半结肠切除术中的外科平面及层次 右半结肠切除术中的外科平面包括右结肠后间隙（right retrocolic space, RRCS）、右侧横结肠后间隙（transverse retrocolic space, TRCS）、系膜间间隙（inter mesenteric space, IMS）。此三者共同构成游离右半结肠的天然外科平面（图 6-4）。术中沿正确的外科平面解剖可保持结肠系膜和肾前筋膜的完整性，从而能够减少出血、确保结肠系膜的完整切除、保护输尿管等重要的腹膜后结构。

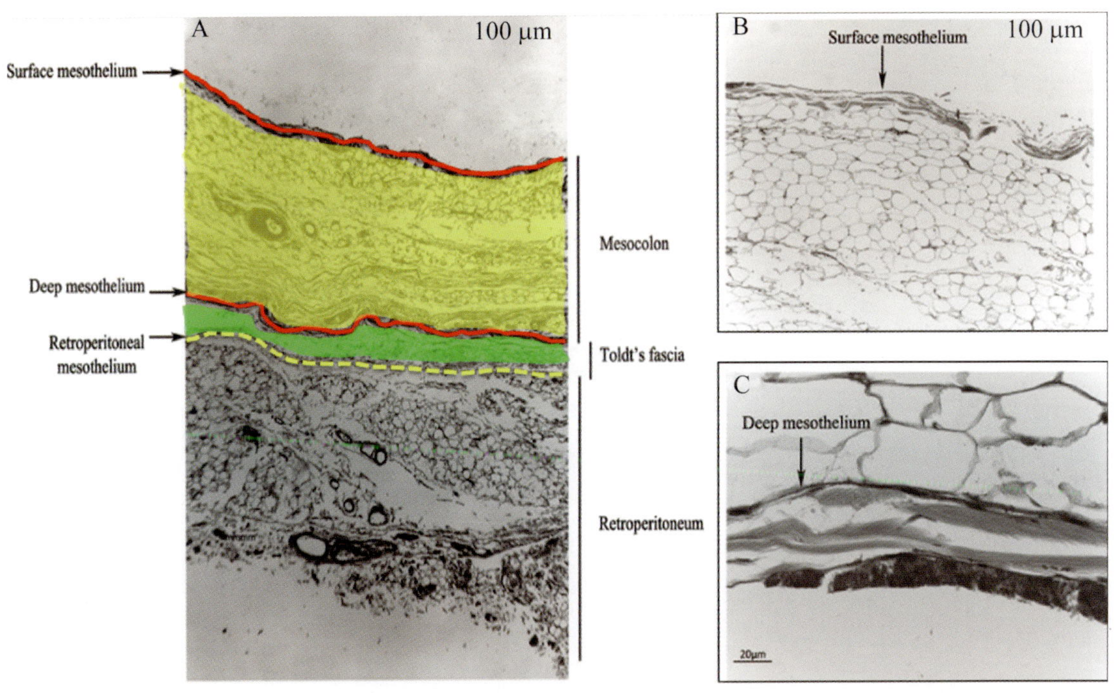

图 6-4 结肠系膜的微观解剖结构

注：红色为间皮细胞层；黄色为结肠系膜；绿色为 Toldt's 筋膜；黄色虚线为后腹膜平面

（1）右结肠后间隙：又名 Toldt's 间隙，位于盲肠、升结肠、结肠肝曲及其系膜与肾前筋膜之间，内含疏松结缔组织，是术中游离上述结构的天然外科平面。此间隙由“两面”“四界”构成。包括前面：升结肠和结肠肝曲系膜；后面：右侧肾前筋膜；中线侧界：肠系膜上静脉主干；外侧界：右结肠旁沟腹膜反折（右侧 Toldt's 线）；头侧界：十二指肠降段和水平段，借由此界与横结肠后间隙相通；尾侧界为小肠系膜根尾端、回盲部（图 6-5、6-6）。

其中，外侧界两侧系膜脂肪及腹膜脂肪颜色深浅不一，呈现内深外浅、黄白交接的外观，因而被称为“黄白交界线”。该交界线自盲肠外侧襞延伸至肝结肠韧带，是外侧入路进入右结肠后间隙与游离右半结肠的重要解剖学标志。

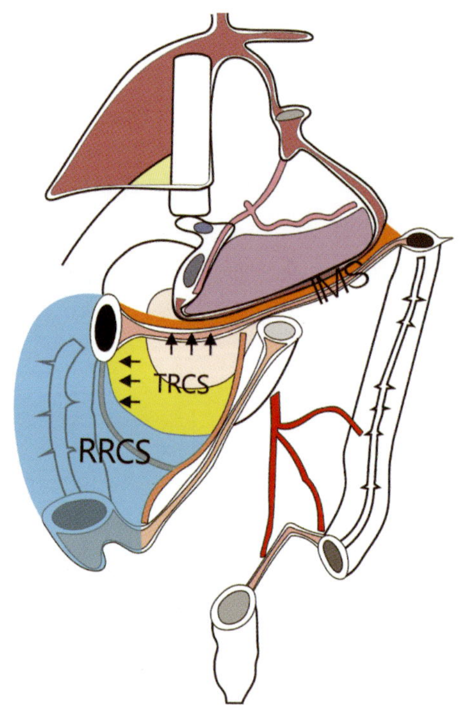

图 6-5　右半结肠癌切除术中的间隙及层面

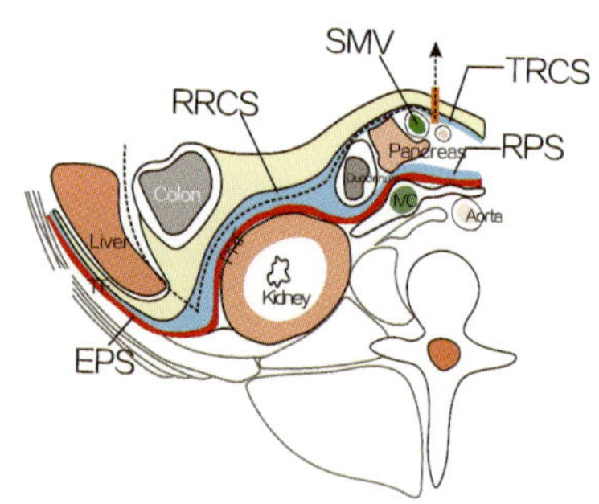

图 6-6　右结肠后间隙及毗邻结构

（2）横结肠后间隙：位于横结肠右部，与十二指肠降段和胰腺共同组成，亦有“两面”、“四界”。包括前面：横结肠系膜；后面：胰腺；左界：肠系膜上静脉（SMV）；右界：十二指肠降段；上界：横结肠系膜根部；下界：十二指肠水平部（图 6-7）。此间隙有重要血管穿行，且解剖结构即血管变异多见，因人而异，一如右半结肠的“指纹”。左右结肠后间隙亦通过此间隙相通。

（3）系膜间间隙：位于大网膜后层和横结肠系膜上面之间，经横结肠系膜根后方可与横结肠后间隙(TRCS)交通，横结肠系膜的游离必须进入该间隙（图 6-8）。

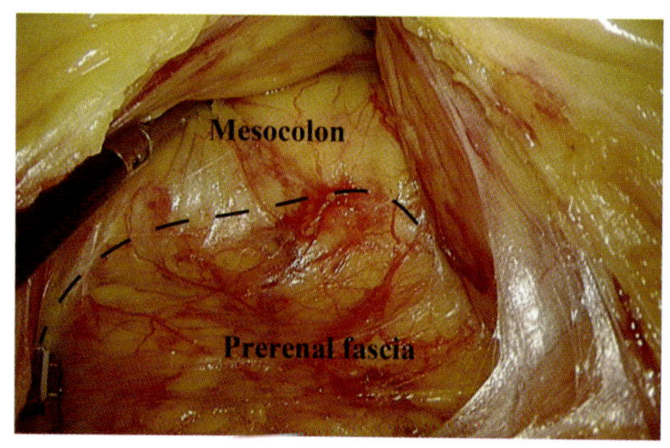

图 6-7　右结肠后间隙术中所见

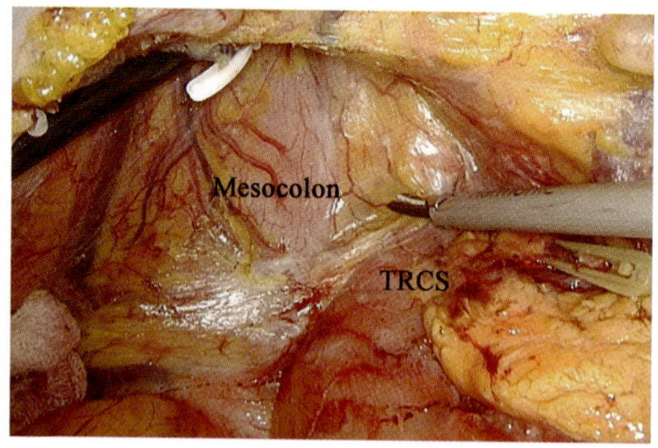

图 6-8　横结肠后间隙术中所见

2. 右半结肠术中的血管解剖

（1）肠系膜上动脉：起自腹主动脉，自胰体下缘与十二指肠水平部之间穿出，于小肠系膜根部的两层腹膜间向右下方走行，发出动脉 12～16 支供应小肠，同时发出中结肠动脉、右结肠动脉及回结肠动脉供应结肠。该动脉位置较深，腹腔镜下无特征性外观标志物，故术中常根据回结肠动静脉和肠系膜上静脉的所处位置确定肠系膜上动脉与同名静脉间的位置关系（图 6－9），进而指导解剖右、中结肠血管。

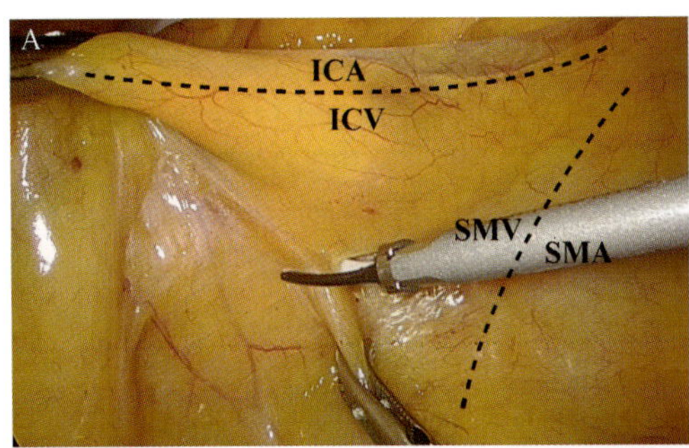

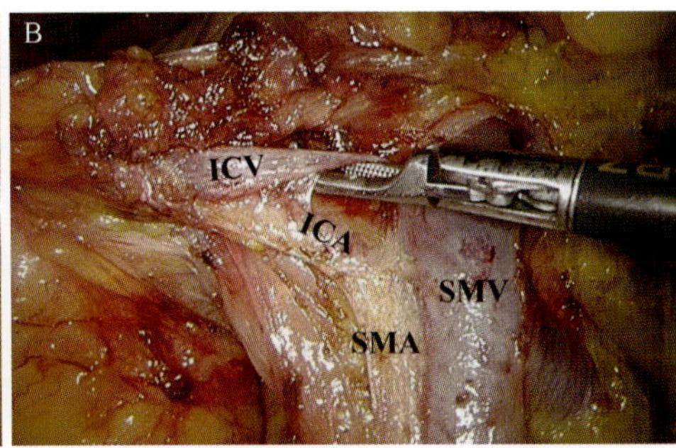

图 6－9　肠系膜上动脉与肠系膜上静脉的位置关系

（2）肠系膜上静脉：肠系膜上静脉是右半结肠手术中最重要的解剖学标志，是中间入路 CME 手术的解剖主线。该静脉由两支回肠静脉汇合而成，与同名动脉伴行，起自右髂窝，于肠系膜根内侧向头侧偏左方向走行，并于胰颈部下缘进入胰后间隙，与脾静脉一同汇入门静脉（图 6－10）。该静脉位置较为表浅，腹腔镜下呈清晰的蓝色条状外观，易于辨认（图 6－11）。

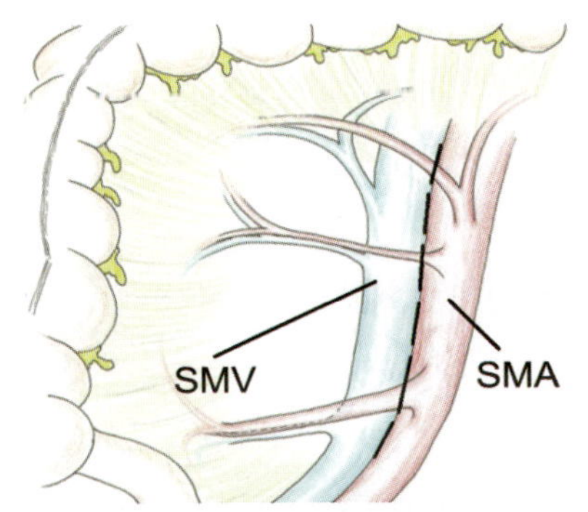

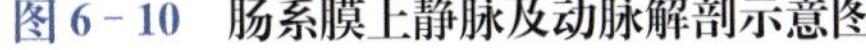

图 6－10　肠系膜上静脉及动脉解剖示意图

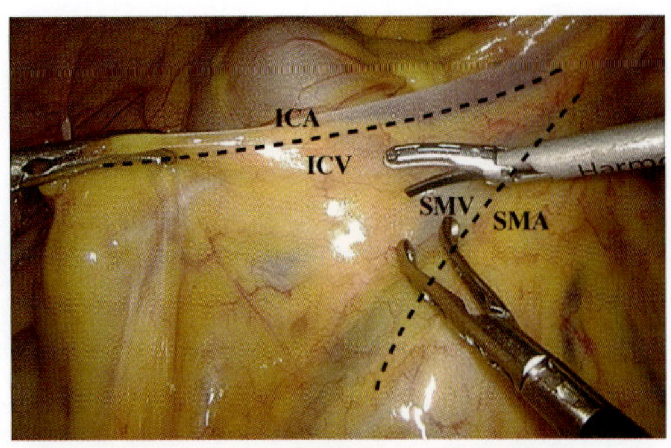

图 6－11　肠系膜上静脉术中所见

术中寻找结肠上静脉与回结肠静脉的位置，并以回结肠血管解剖投影为手术起步点，打开结肠系膜即可进入右结肠后间隙。沿肠系膜上静脉解剖，沿途可逐个定位并处理回结肠血管、右结肠血管和中结肠血管。

（3）Henle 干：Henle 干（Henle trunk），又称胃结肠干、共同干（astrocolic trunk of Henle, gastrocolic trunk, GCT）。德国医师 Henle 于 1868 年首次发现副右结肠静脉（SRCV）与胃网膜右静脉（RGEV）形成共干汇入肠系膜上静脉（SMV）。1912 年，法国医师 Descomps 研究发现 SRCV、RGEV 与胰十二指肠上前静脉（ASPDV）汇入形成 Henle 干。目前研究认为，Henle 干是于横结肠后间隙走行的静脉干，解剖出现率为 69%～89%，最终在胰腺下缘处汇入肠系膜上静脉。正确解剖 Henle 干是减少右半结肠癌根治术（日本学者主张的 D3 与欧洲学者的 CME）术中并发症的重要保障。

Henle 干解剖变异多见，属支包括 RGEV、RCV、MCV、SRCV、ASPDV 中的 2～5 支。根据其属支数目分型，可将 Henle 干分为 4 型(图 6－12)。

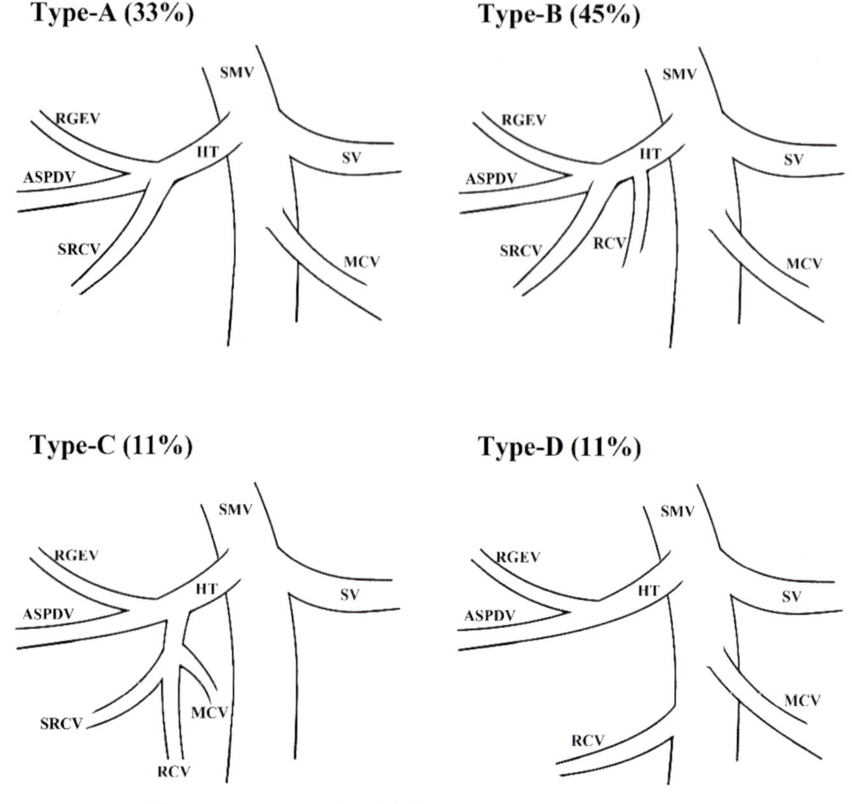

图 6－12　Henle 干按属支数目分型及解剖分型出现概率

ASPDV 和 RGEV 是 Henle 干比较固定的两个属支，可见于各个分型，而 RCV、MCV 和 SRCV 3 支结肠回流静脉的解剖变异则因人而异(表 6－1)。值得注意的是，上述 3 支结肠回流静脉均可出现数目变异，可有 1～3 支，且根据血管粗细不同可分为主静脉(main vein)和副静脉(accessory vein)。其中，MCV 的数目变异最为常见，1 支以上 MCV 的出现率可达 50.6%～62.1%，并可分别汇入 Henle 干、SMV、脾静脉等不同血管。

表 6－1　Henle 干 RCV、MCV、SRCV 3 支属支解剖变异情况

属支	研究者	年份	例数	研究方法	出现概率(%)	汇入 HT 概率(%)	血管走行
RCV	Ibukuro, et al	1996	50	CT 扫描	64.0	未描述	收集升结肠边缘静脉血液，多沿胰头附近走行，最终汇入 SMV 或 Henle 干
	Yamaguchi, et al	2002	58	大体解剖	43.1	44.0	
	Jin, et al	2006	9	大体解剖	67.0	45.0	
	Sakaguchi	2010	102	MDCT 扫描、大体解剖	50.0	49.0	

(续表)

属支	研究者	年份	例数	研究方法	出现概率(%)	汇入 HT 概率(%)	血管走行
RCV	Ogino, et al	2014	81	MDCT 扫描	93.8	84.0	
	Miyazawa, et al	2015	120	MDCT 扫描	56.0	14.3	
MCV	Ibukuro, et al	1996	50	CT 扫描	72.0	14.0	收集横结肠边缘边缘静脉血液，多沿胰头附近走行，最终汇入 SMV 或 Henle 干，少数可汇入脾静脉、空肠静脉或肠系膜下静脉
	Yamaguchi, et al	2002	58	大体解剖	100.0	12.1	
	Jin, et al	2006	9	大体解剖	100.0	11.0	
	Sakaguchi	2010	102	MDCT 扫描、大体解剖	94.1	19.6	
	Ogino, et al	2014	81	MDCT 扫描	100.0	20.0	
	Miyazawa, et al	2015	120	MDCT 扫描	97.0	13.4	
SRCV	Gillot, et al	1964	81	大体解剖	95.0	59.0	多自结肠肝曲处走行，可汇入 Henle 干、胰腺十二指肠上静脉、胃网膜右静脉
	Jin, et al	2006	9	大体解剖	89.0	89.0	
	Lange, et al	2000	37	大体解剖	100.0	46.0	
	Sakaguchi	2010	102	MDCT 扫描、大体解剖	91.2	81.7	
	Ogino, et al	2014	81	MDCT 扫描	21.0	100.0	
	Miyazawa, et al	2015	120	MDCT 扫描	93.0	100.0	

值得注意的是，上述 3 支结肠回流静脉均可出现数目变异，可有 1～3 支，且根据血管粗细不同可分为主静脉(main vein)和副静脉(accessory vein)。其中，MCV 的数目变异最为常见，1 支以上 MCV 的出现率可达 50.6%～62.1%，并可分别汇入 Henle 干、SMV 和脾静脉等不同血管。

根据 3 支结肠回流静脉的血管走行及与 Henle 干的解剖关系，又可将 Henle 干分为 4 型(图 6-13、6-14)：Ⅰ型 Henle 干无结肠回流静脉汇入，仅由胰十二指肠上前静脉(ASPDV)和胃网膜右静脉汇合而成；Ⅱ型 Henle 干最为常见，有 1 支结肠静脉汇入，表现为胰十二指肠上前静脉(ASPDV)、胃网膜右静(RGEV)、右结肠上静脉(SRCV)3 支合干；Ⅲ型是在Ⅱ型 Henle 干基础上增加 RCV 或 MCV 而形成的"4 支型"Henle 干；Ⅳ型 Henle 干则是除去胰十二指肠上前静脉(ASPDV)与胃网膜右静脉(RGEV)两属支外，另有右结肠静脉(RCV)、中结肠静脉(MCV)、右结肠上静脉(SRCV)3 支结肠回流静汇入，共计 5 个属支，此型最为少见。

1) Henle 干虽变异多见，但仍具备普遍的解剖学特征：①Henle 干较为粗短，国人 Henle 干平均外径约为 5.0(2～10)mm，平均长度 14.0(2.0～47.0)mm。②Henle 干根部多贴近胰腺下缘，多于胰腺下缘 2.2 cm 左右处汇入肠系膜上静脉(SMV)。③Henle 干距结肠中动脉(MCA)的距离约为 1.0±0.6 cm。④Henle 干距回结肠静脉(ICV)(3.4±1.0)cm。

2) 横结肠后间隙(TRCS)与 Henle 干的解剖关系：右半结肠切除术需走行于结肠系膜层面(mesocolon plane)中，其后的 Toldt's 间隙可分为右结肠后间隙(RRCS)与横结肠后间隙(TRCS)，两者解剖学功能不同。RRCS 位于结肠系膜与肾前筋膜之间，无重要脏器毗邻，相对

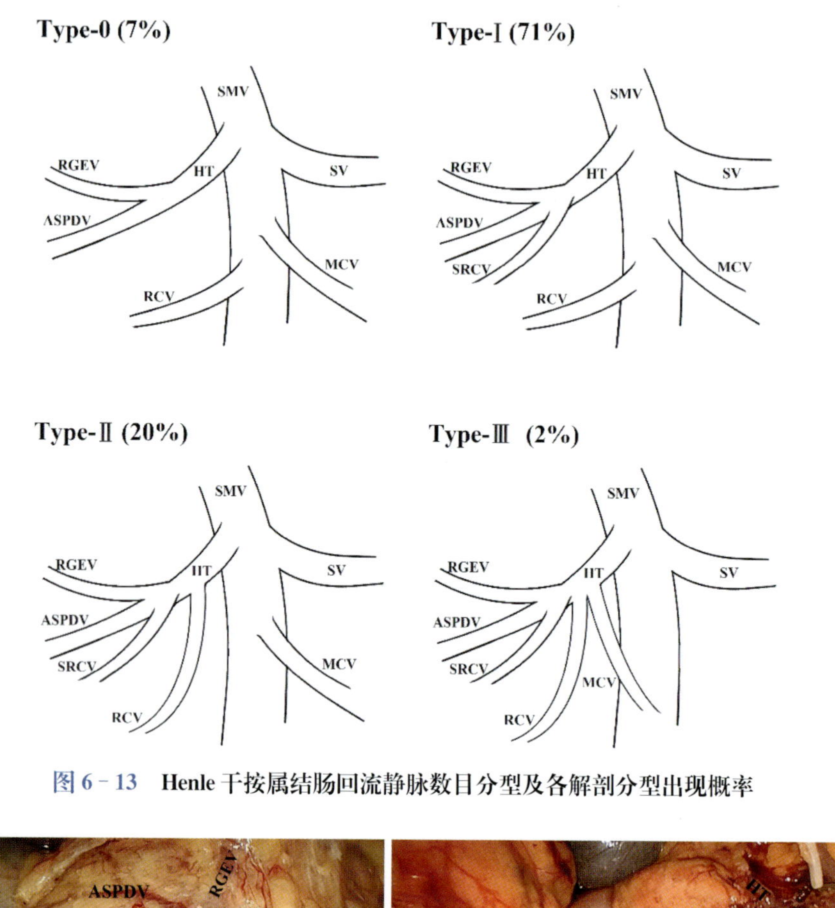

图 6-13　Henle 干按属结肠回流静脉数目分型及各解剖分型出现概率

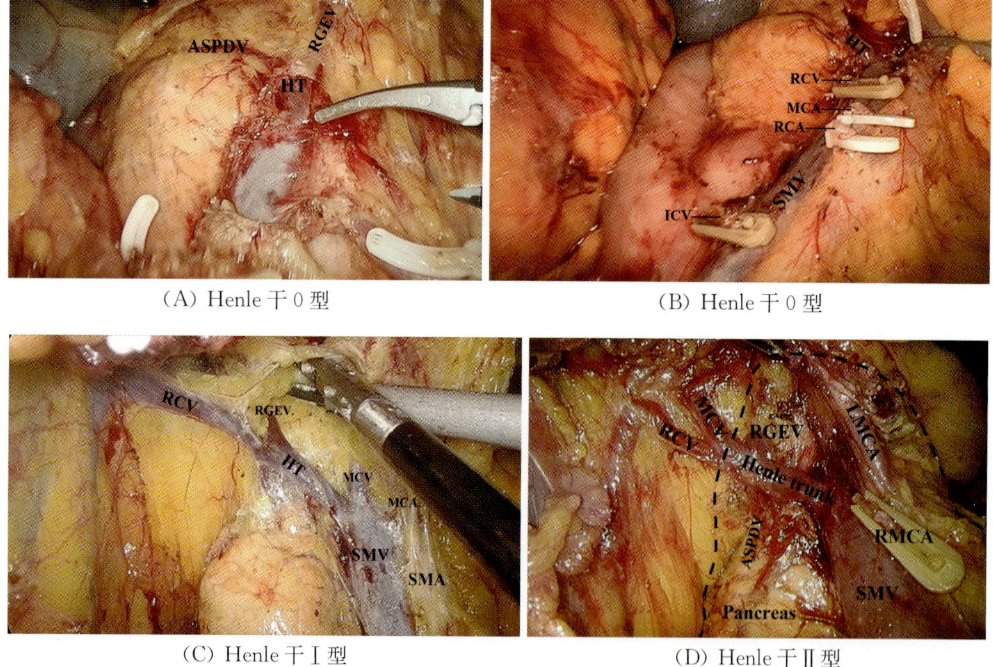

(A) Henle 干 0 型　(B) Henle 干 0 型

(C) Henle 干Ⅰ型　(D) Henle 干Ⅱ型

图 6-14　按属结肠回流静脉数目分型的各型 Henle 干及其属支术中所见

容易寻找与维持；TRCS则相对复杂，Henle干位于TRCS中，所以正确维持TRCS是右半结肠癌CME手术解剖的关键。由于Henle干变异的多元化，TRCS类似于人的指纹，从某种意义上是右半结肠CME手术的"指纹与印章"，具有解剖特异性。

3) Henle干解剖的径路选择：如何精准寻找TRCS是解剖Henle干的关键。右半结肠癌根治术中，中间入路解剖是主要手术径路。在此基础上，我们团队提出并实践了4种中间入路。①联合中间入路：打开胃结肠韧带进入IMS，自上而下解剖Henle干，上下联合解剖胰腺下缘。②完全中间入路：沿SMV为主线解剖血管。拓展TRCS，侧方至RRCS，经TRCS自下而上进入IMS，自下而上解剖结肠中血管与Henle干、胰腺下缘。③翻页式中间入路：此为完全中间入路基础上的改进，从左向右寻找结肠系膜层面并掀开。以进入TRCS。之后向上向右拓展，呈翻页式推进。④循RCV的中间入路：在完成外科干的清扫，显露十二指肠后，可沿RCV走向拓展TRCS，即可于胰头下缘处找到Henle干（图6-15）。

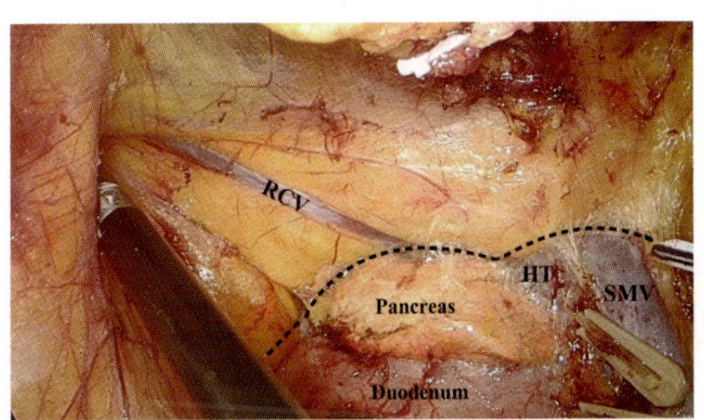

图6-15 循RCV可于胰头附近寻找到Henle干

4) Henle干解剖的若干问题：

A. 根部离断还是分支解剖：笔者建议分支解剖，理由如下。第一，Henle干粗短，近远端夹子处理后，根部离断空间很窄，易致夹子滑脱，处理不当会导致致命的大出血，增加手术风险；第二，ASPDV有2～3分支，而且紧贴胰腺表面，往往最后汇入Henle干，如根部离断，要承担经历超声刀直接离断ASPDV之额外风险，如遇粗壮ASPDV易导致胰腺表面出血，腔镜下很难控制；第三，肿瘤位于回盲部、升结肠的右半结肠切除无须常规清扫幽门下淋巴结。而常规根部离断Henle干，亦断离了RGEV，无意中扩大了手术范围，从而增加潜在手术并发症。

B. 先处理Henle干还是结肠中血管：Henle干与结肠中血管是横结肠系膜游离的主要刚性障碍，两者解剖位置均位于胰腺下缘，平均相差1 cm的距离。结肠中血管位于Henle干的左下侧，相对易于识别；而Henle干往往深在，且易被结肠中血管特别是静脉遮掩。因此，笔者通常沿SMV从下往上解剖至胰腺下缘，先解剖结肠中血管，离断之后更易于胰腺下缘层面的打开，从而更易于暴露Henle干的根部，增加手术的安全性。

三、腹腔镜左半结肠切除术的解剖要点

1. 左半结肠切除术中的外科平面及层次 左半结肠切除术中的外科平面包括左结肠后间隙（left retrocolic space, LRCS）、左侧横结肠后间隙（transverse retrocolic space, TRCS）和系膜间间隙（inter mesenteric space, IMS）。此三者共同构成游离左半结肠的天然外科平面。

（1）左结肠后间隙：又称左侧Toldt's间隙，位于降结肠、乙状结肠、结肠脾区及其系膜与后腹壁之间，是游离上述结构的天然外科平面，腹腔镜左半结肠切除术主要维持在该间隙内解剖

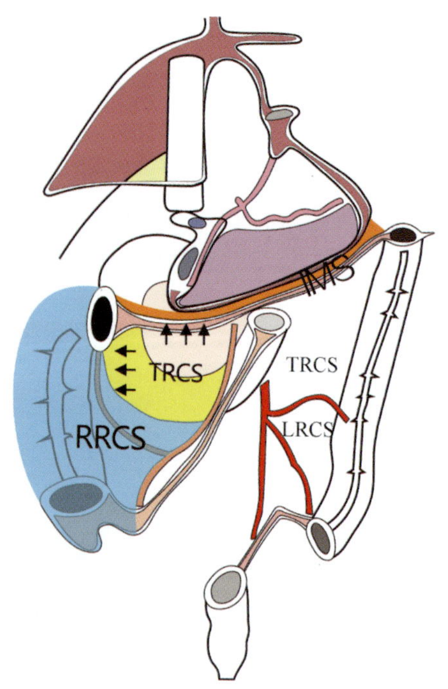

图 6－16 左半结肠癌切除术中的间隙及层面

（图 6－16、6－17）。该间隙包括“两面”“四界”。前面：降结肠、乙状结肠及结肠脾区系膜；后面：左肾前筋膜；中线侧界：降结肠、乙状结肠系膜根部的腹膜；外侧界：左侧结肠旁沟的腹膜反折处；头侧界：胰腺下缘；尾侧界为骶骨岬。

左结肠后间隙经头侧界的胰腺下缘与横结肠后间隙、胰后间隙相通，经横结肠后间隙与右结肠后间隙相通。骶骨岬是盆腹腔最突出的骨性标志，腹腔镜下容易辨认，据此解剖标志物切开乙状结肠系膜根部从而进入左结肠后间隙，并维持在此间隙进行解剖和拓展。左侧肾前筋膜覆盖左侧输尿管等重要后腹膜结构，并向右侧越过腹主动脉和下腔静脉与右侧肾前筋膜相延续（图 6－18）。

左结肠旁沟腹膜反折处亦存在一条“黄白交界线”（左侧 Toldt's 线）。该交界线自乙状结肠第一曲外侧与左侧腹部交界处延伸至隔结肠韧带，是外侧入路游离左半结肠的解剖标志。

（2）横结肠后间隙：位于左侧横结肠与胰尾部之间。于胰尾下缘切开结肠系膜根即可进入该间隙，在向外侧拓展即可至结肠脾区与腹壁的交界处。横结肠系膜左份与胰尾的分离较为容易，分离两者后可向左拓展，直至结肠脾区与侧腹壁的融合线。

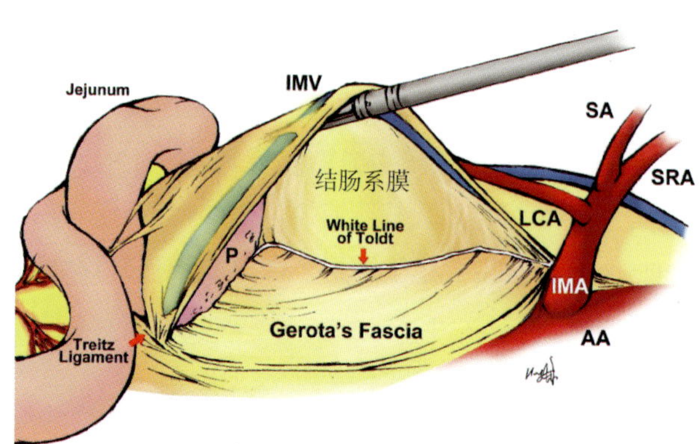

图 6－17 左结肠后间隙示意图

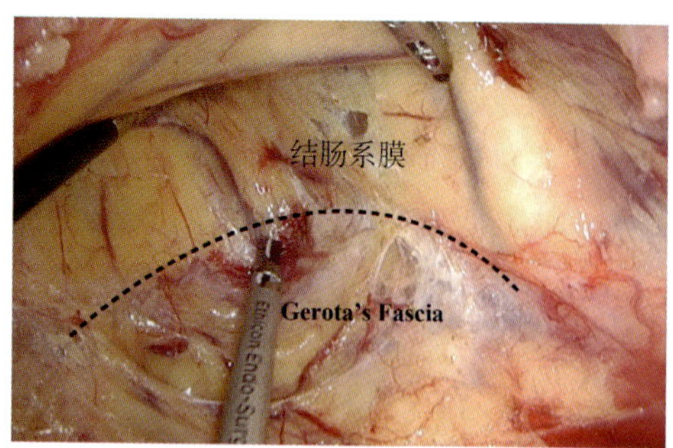

图 6－18 左结肠后间隙术中所见

（3）系膜间间隙：位于横结肠系膜与胃系膜之间，是游离横结肠和胃的天然外科平面，于此间隙切开横结肠系膜、胃结肠韧带进而可完全游离结肠脾区。

2. 左半结肠术中的血管解剖

（1）肠系膜下动脉（图 6－19）：起于腹主动脉前面，自十二指肠降段下缘距腹主动脉分叉上方约 4 cm 处发出，向左向下走行，越过左髂总动脉，最后延续为直肠上动脉，途中发出左结肠动脉、乙状结肠动脉等分支。肠系膜下动脉是左半结肠手术的一条主干，在腹腔镜下表现为乙状结肠系膜内略微隆起的条索状外观，并呈节律性搏动。术中在进入左结肠后间隙后，以腹动脉分叉为标志向头侧寻找，即可找到肠系膜下动脉。

（2）肠系膜下动脉的分支

1）左结肠动脉：左半结肠及脾区的血供基本来自肠系膜下动脉发出的左结肠动脉。该动脉是肠系膜下动脉的最上分支，由该动脉再发出的分支不再称为“动脉”而称为“支”。左结肠动脉在越过输尿管后可分为升降两支，分别供应左侧横结肠和降结肠。腹腔镜下沿肠系膜下动脉向远侧解剖即可定位左结肠动脉（图 6－20）。

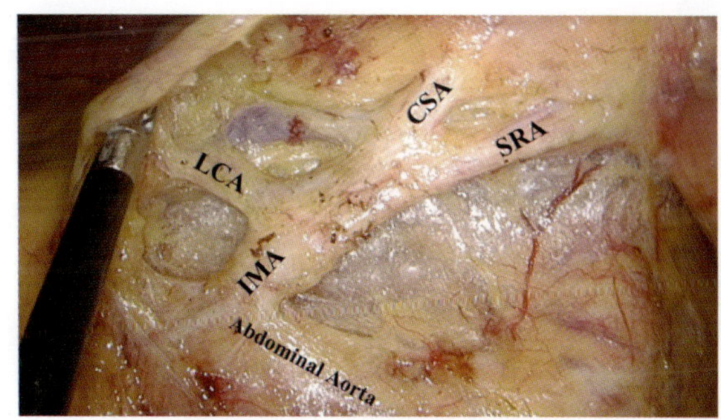

图 6－19 肠系膜下动脉及其分支

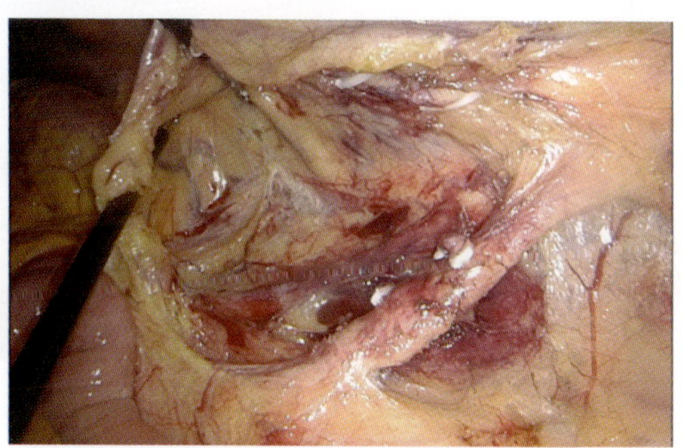

图 6－20 肠系膜下动脉各分支离断后术野

2）乙状结肠动脉：可起自肠系膜下动脉或左结肠动脉，自起源后与同名静脉伴行，向左向下走行，在乙状结肠内呈扇形分布供应对应肠管。当与左结肠动脉共干时，两者血管根部可距离较近，甚至可于肠系膜下动脉同一部位发出上述 2 支血管。腹腔镜下沿肠系膜下动脉向远侧解剖即可定位乙状结肠动脉。

（3）肠系膜下静脉：该静脉不与同名动脉伴行，而走行于其左侧的结肠系膜内，自十二指肠空肠襞左侧越过胰尾进入胰后间隙，最终汇入脾静脉或肠系膜上静脉。腹腔镜下常根据十二指肠空肠襞及胰尾的位置定位肠系膜下静脉，并维持在左结肠后间隙进行解剖。

综上所述，在左半结肠癌的手术操作中，维持在左结肠后间隙内解剖，并保持肾前筋膜和结肠系膜的完整，能够有效减少出血、避免损伤输尿管及腹膜后的血管神经。精准识别各个解剖标志和肠系膜下动脉等主干血管，并始终于正确的外科平面内拓展是左半结肠癌手术的关键。

（冯　波）

第二节　腹腔镜右半结肠中间入路——血管解剖要点及处理

2009年，德国Hohenberger教授基于胚胎发育和解剖学理论基础提出结肠癌完整结肠系膜切除术（complete mesocolic excision, CME），CME逐渐受到国内外学者的广泛认可，并成为结肠癌的规范化手术方式。国外学者认为CME联合中央血管结扎（CVL）能显著提高Ⅰ～Ⅲ期结肠癌患者术后4年无病生存率，CME的淋巴结清扫数量、切除系膜面积、肿瘤距高位血管结扎点距离、切除结肠的长度各方面，均优于传统结肠癌手术。

CME的操作要点包括：①保证脏层筋膜完整的锐性游离。②高位结扎主干血管。③对肠系膜根部淋巴结清扫。④侵及周围脏器时行联合脏器的扩大切除。腹腔镜右半结肠切除的需遵循的手术原则：Non-touch（不接触原则）、D3根治术、CME。腹腔镜右半结肠手术中间入路，优先处理血管，清扫根部淋巴结，然后再行结肠系膜完整切除，是微创及无瘤原则的完美结合。腹腔镜右半结肠切除术的难点是主干血管的高位结扎，而右半结肠切除需要处理血管多、变异大，术中出血常导致手术时间延长、创面血染、甚至中转。CME手术的核心区域（图6-21）为胰颈十二指肠区域，其中结肠中动脉、胃结肠干等周围解剖复杂、血管变异多。

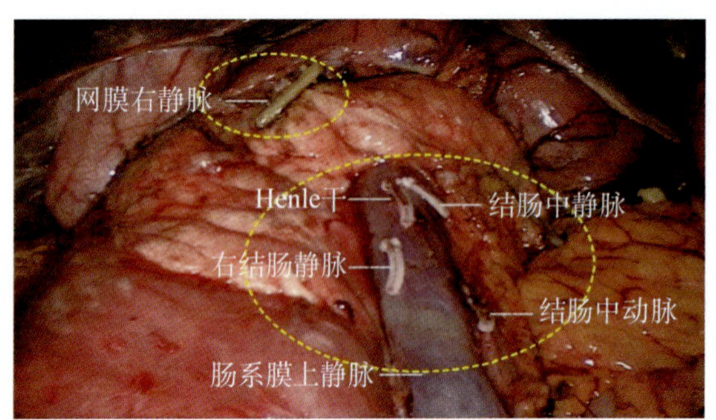

图6-21　CME的核心区域

一、适应证与禁忌证

1. 适应证　阑尾、盲肠、升结肠及结肠肝曲的恶性肿瘤。

2. 禁忌证

（1）肿瘤学禁忌证：腹膜广泛肿瘤种植；淋巴结广泛转移者，腹腔镜下清扫困难者；腹腔内广泛粘连，腹腔镜下分离困难者。肿瘤侵及十二指肠胰头，需行胰十二指肠联合脏器切除；不能达到充分减压的肠梗阻病例。

（2）患者本身禁忌证：全身情况差，有严重心、肺、肝、肾疾患不能耐受全麻及腹腔镜手术者。

二、麻醉、体位、戳卡位置及手术站位

1. 麻醉　气管插管全身麻醉，可加用连硬外麻醉。

2. 体位　仰卧位，水平分腿固定，呈"人"字形，手术开始后调整体位至头高脚低15～30°角。

3. 套管放置　采用5孔法（图6-22），脐与耻骨中点处戳孔放置直径10 mm套管作为观察孔；左侧锁骨中线肋下6 cm作为主操作孔。右侧锁骨中线肋下5 cm、双侧髂前上棘及脐连线中

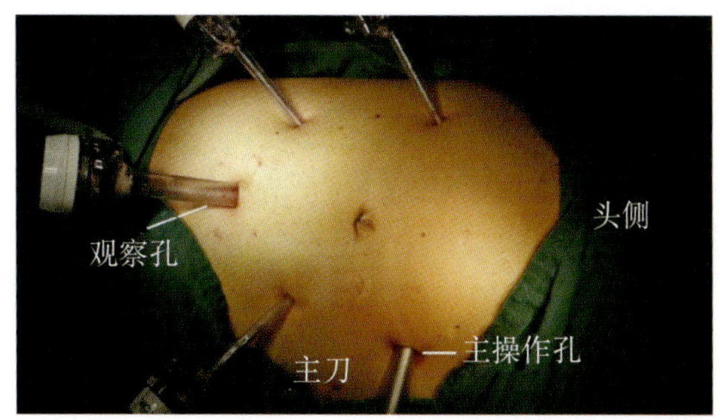

图 6-22 戳卡布局

点作为辅助操作孔。主刀主操作孔可依据患者体型适当向下向外移动，左下操作孔可适当向内移动，有利于超声刀解剖肠系膜上静脉(SMV)。

4. 术者站位 主刀医师站在患者左侧，第一助手站在主刀医师对侧，扶镜手位于两腿之间。

三、手术具体步骤及要点

1. 手术入路

（1）探查腹膜、网膜和器官表面(肝脏、胆囊、胃、横结肠、结肠脾曲、降结肠、乙状结肠和小肠)；探查回盲部、升结肠、结肠肝曲和横结肠近端，明确肿瘤位置、肠管浆膜浸润情况和与肿瘤周围组织的关系，决定手术切除范围(标准右半或扩大右半结肠切除术)。

（2）通过中央/内侧入路调整体位至头高脚低左侧倾斜位，助手将大网膜向头侧卷起，置于横结肠上方，助手左手肠钳将横结肠系膜牵向头侧，展平。小肠置于左下腹，显露术野。助手右手提拉牵引回结肠血管蒂，腹腔镜下隐约可见淡蓝色的 SMV，扶镜手将肠系膜上静脉始终垂直于镜面，肥胖的患者十二指肠水平消失的内侧约 1 cm 即为 SMV 投影，SMV 左侧即为肠系膜上动脉(SMA)(图 6-23)。

2. 分离右侧 Toldt's 间隙 回结肠血管蒂是腹腔镜右半结肠切除术最为恒定的解剖学标志，助手右手向腹侧及右侧牵拉回结肠血管蒂，使其被覆的结肠系膜张紧，主刀左手对抗牵引，右手持超声刀在回结肠血管蒂下缘切开结肠系膜与回肠系膜交界，即所谓“开窗”，由此进入 CME 后方的平面——右 Toldt's 间隙(图 6-24)，稍微分离显露十二指肠即可。

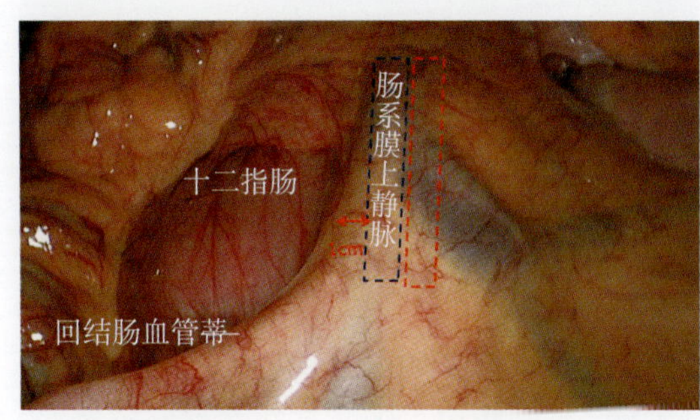

图 6-23 肠系膜上静脉定位

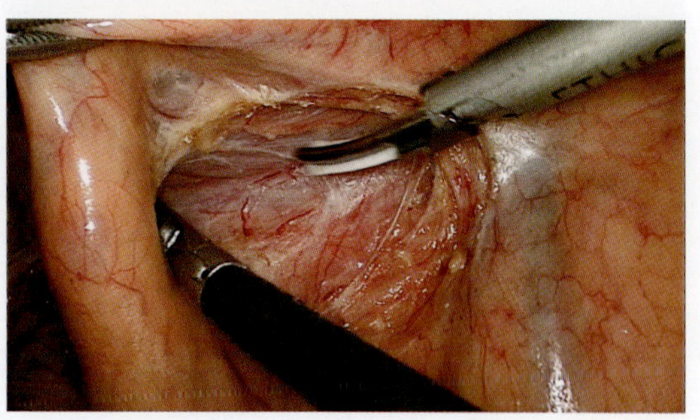
图 6-24 分离右 Toldt's 间隙

3. 肠系膜上静脉(外科干)解剖 肠系膜上静脉直径较大，在腹腔镜下呈淡蓝色隆起样外观，易于准确定位。肠系膜上静脉是腹腔镜右半结肠癌D3根治术最重要的解剖学标志，引导全部淋巴结清扫的步骤。肠系膜上静脉也是手术平面——右结肠后间隙的中线侧界标。在回结肠静脉汇入SMV下方约1 cm，切开系膜表面、脂肪、SMV血管鞘，进入鞘内无血管间隙。应用左手分离钳，右手超声刀的技术，逐层切开SMV表面各层及血管鞘，由下至上分离到胰腺下缘即可(因为胰腺下缘血管解剖较复杂)，注意如有在SMV前方出现的回结肠动脉及右结肠动脉需逐一结扎切断(图6-25、6-26)。

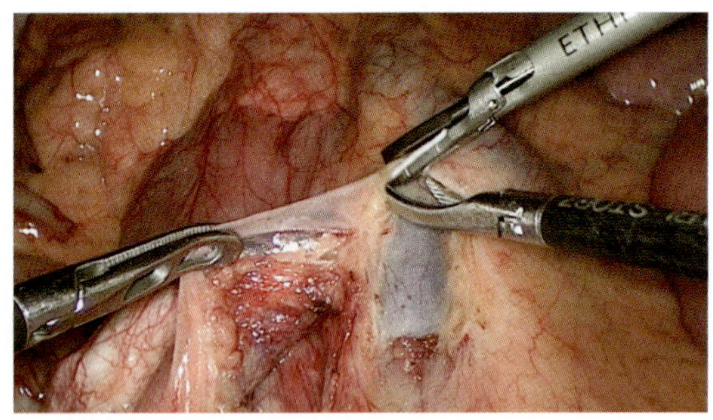

图6-25 解剖肠系膜上静脉

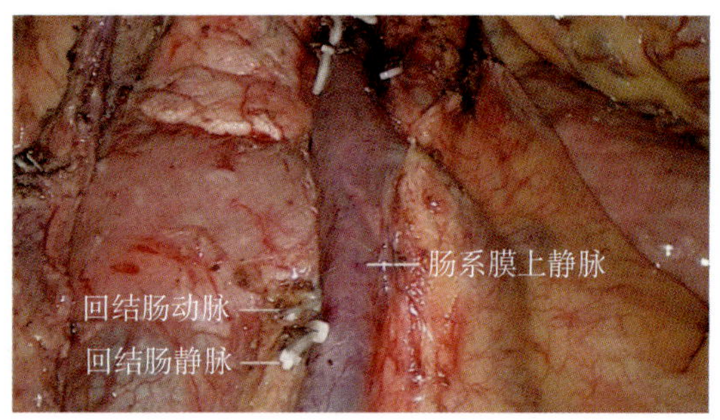

图6-26 肠系膜上静脉剖视图

4. 回结肠血管解剖 回结肠血管蒂较为恒定存在且腹腔镜下容易准确定位，回结肠血管蒂与肠系膜上静脉相交处是腹腔镜右半结肠癌根治术中间入路的最佳起始点。回结肠动脉位于回结肠静脉前方约1/3(前交叉)，而回结肠动脉位于回结肠静脉后方约2/3(后交叉)，绝大部约ICV汇入SMV，约2.5%ICV汇入胃结肠干GCT。肠系膜上静脉解剖后，可顺藤摸瓜寻找解剖回结肠静脉，回结肠静脉通常血管较长，分离较容易。回结肠静脉附近可寻找到回结肠动脉，动静脉之间可紧贴，亦可距离较远(图6-27、6-28)。

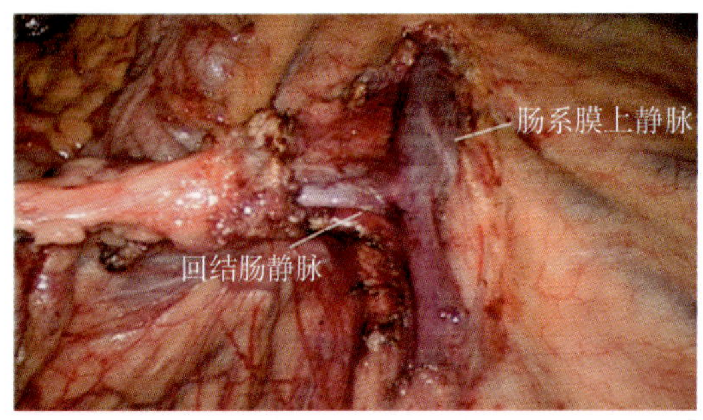

图6-27 分离回结肠动静脉

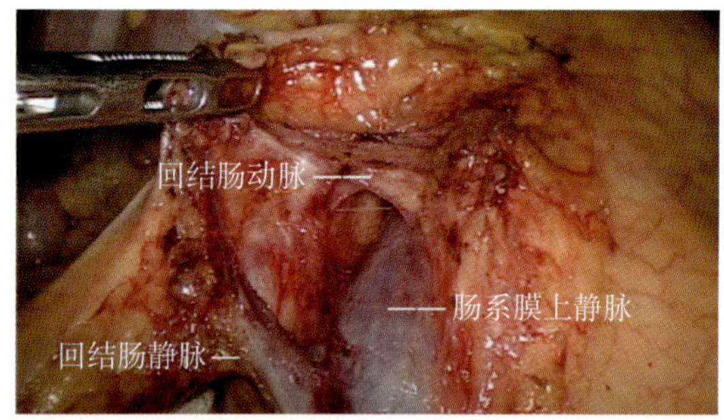

图6-28 分离回结肠动静脉

5. 右结肠动静脉解剖 右结肠后间隙向头侧拓展，经十二指肠水平部进入横结肠后间隙，保持右结肠系膜完整。显露胰腺十二指肠，隐约可辨别右结肠静脉、胰十二指肠上静脉、胃结肠干(图6-27)。需要辨别优先处理的是右结肠动静脉直接汇入SMA、SMV。右结肠动脉的出现率报道不一，约一半缺如，约2/3的右结肠动脉从SMV表面跨过。90%存在右结肠静脉，约

75.0%右结肠静脉汇入胃结肠静脉干。25.0%右结肠静脉直接汇入肠系膜上静脉。15.0%与右结肠动脉伴行(图 6-29)。

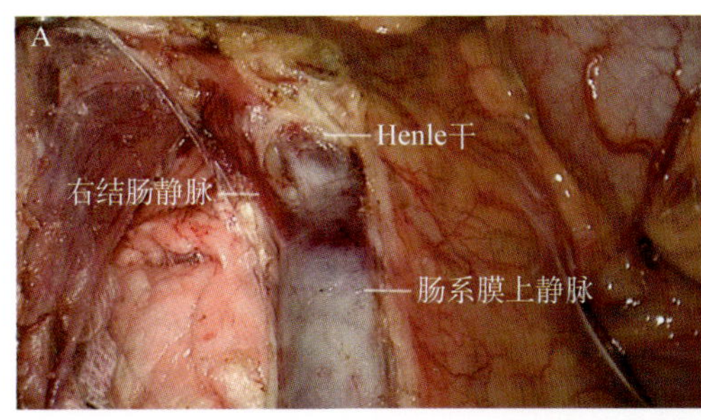

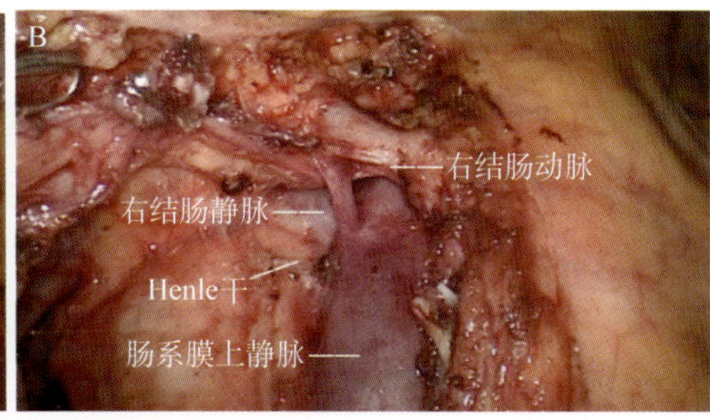

图 6-29 分离右结肠动静脉

6. 结肠中动静脉解剖 扩大右半结肠切除的难点在于中结肠动静脉根部的高位结扎。由于横结肠及其系膜冗长,故中结肠血管根部定位难;更为重要的是横结肠癌极少见,大多数术者处理中结肠血管根部经验少。中结肠血管解剖变异度高,与胰腺、十二指肠、胃结肠静脉干等解剖结构关系密切,术者以胰腺、肠系膜上静脉为解剖学标志,在其出胰颈处定位中结肠血管是更加合理、可行的方法。若助手经验丰富,左手提拉横结肠系膜,右手牵引拉紧中结肠血管,亦可快速辨认中结肠动脉。中结肠动脉(SMA)发出点距胰腺下缘远近不一,有点紧贴胰腺,有的距胰腺下缘甚至长达 3~4 cm,扩大右半可在根部钳夹切断,彻底清扫 223 组淋巴结。标准右半切除时需要保留中结肠左支,中结肠动脉左右分支发出点距根部距离变异较多,长短不一;有时需仔细辨认的究竟是右结肠动脉、中结肠动脉汇合,还是中结肠动脉左右分支汇合(图 6-30、6-31)。

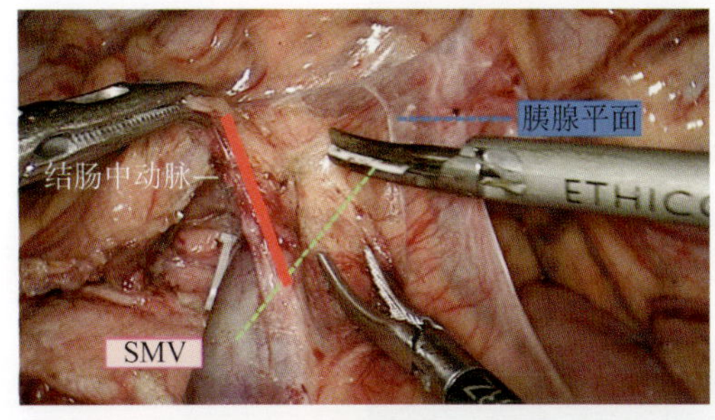

图 6-30 中结肠动脉解剖

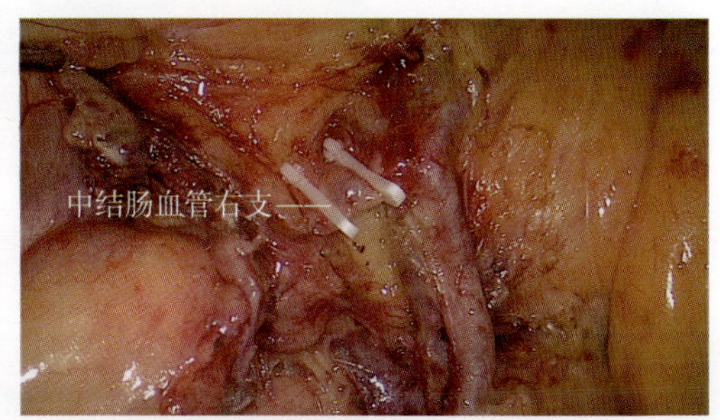

图 6-31 中结肠血管右支解剖

结肠中静脉汇入变异较多:约 70%直接汇入肠系膜上静脉,20%汇入胃结肠干、少数可汇入脾静脉、空肠静脉、肠系膜下静脉。处理中结肠静脉最佳的方法是打开 SMV 血管鞘,由干到支,细心辨认,切勿包裹脂肪组织盲目结扎,一旦出血误伤其他血管,或损伤 SMV,可导致难以控制的大出血(图 6-32)。

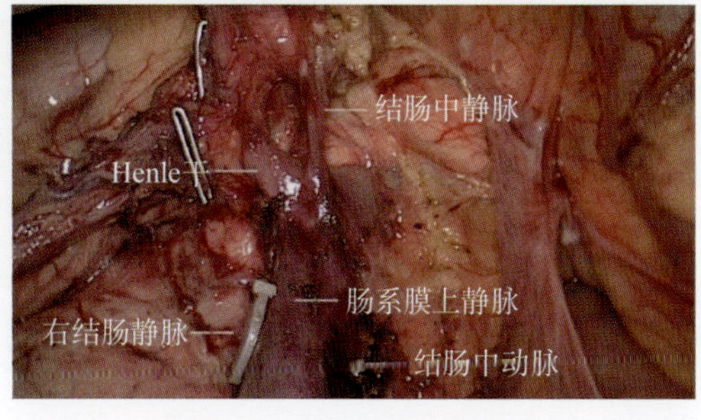

图 6-32 中结肠静脉解剖

7. 胃结肠静脉干解剖 标准右半切除的难点在于胃结肠干的处理，胃结肠干属支变异多，静脉壁薄，一旦出血，超声刀、电凝止血困难。分析本中心56例腹腔镜右半结肠手术患者中，49例(87.5%)患者出现GCT，其属支共有右结肠静脉(RCV)、中结肠静脉(MCV)、胃网膜右静脉(RGeV)和胰十二指肠静脉(PDV)4个来源。GCT组成情况：其中19例(38.8%)由RGeV和RCV、MCV构成“2支”型或“3支”型胃结肠干(图6-33)；4例(8.2%)由RGeV和ASPDV构成“2支”型胃胰干(图6-34)；26例(53.1%)由RGev、ASPDV、RCV和MCV构成“3支”或“4支”型胃胰结肠干(图6-35)；7例(12.5%)不存在GCT的患者中，RGeV直接汇入SMV(图6-36)。

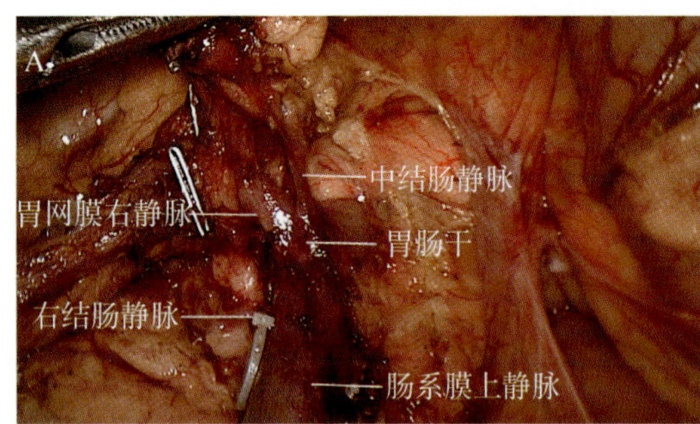

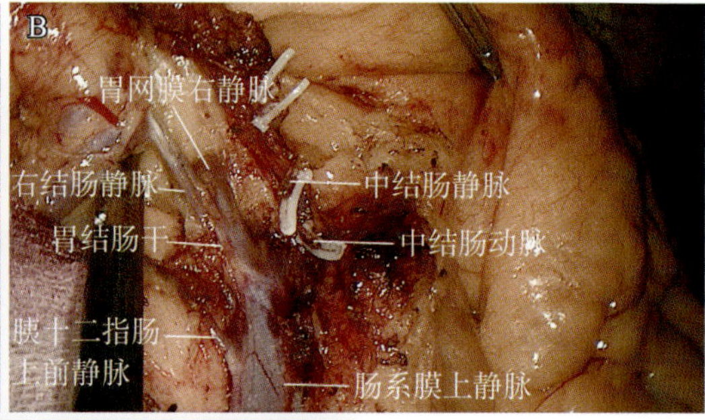

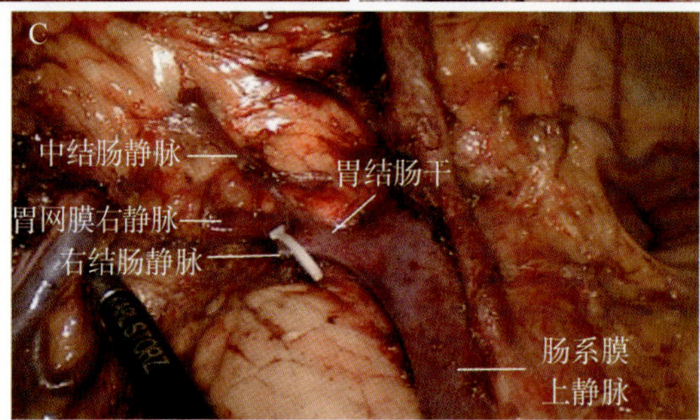

图6-33 胃结肠干

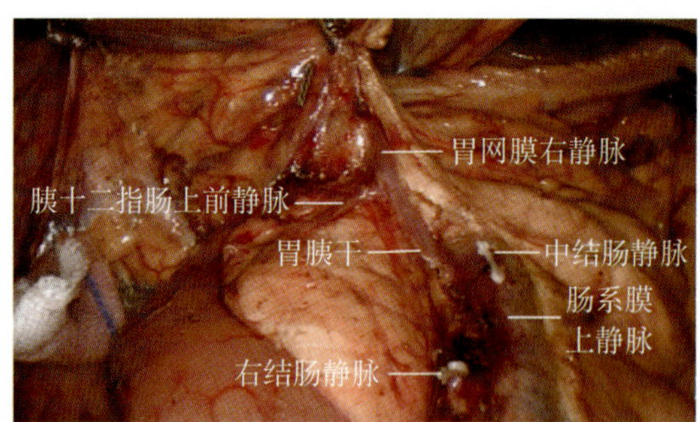

图6-34 胃胰干

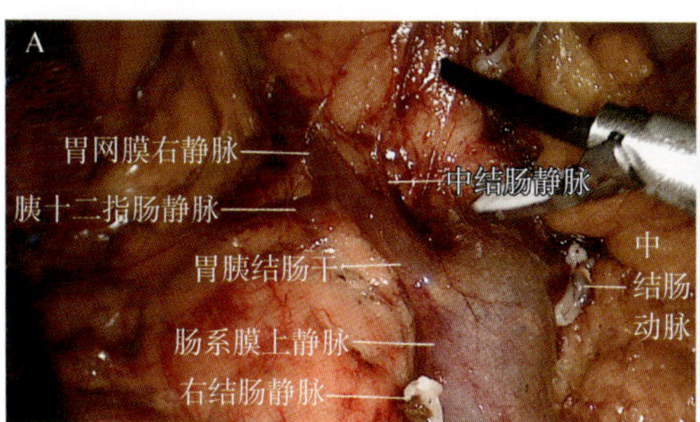

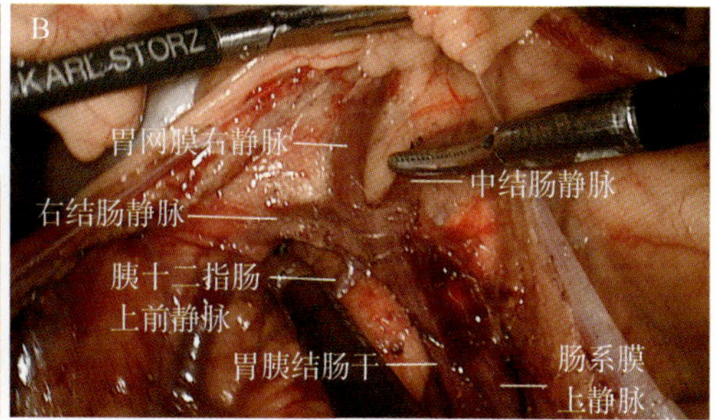

图 6-35 胃胰结肠干

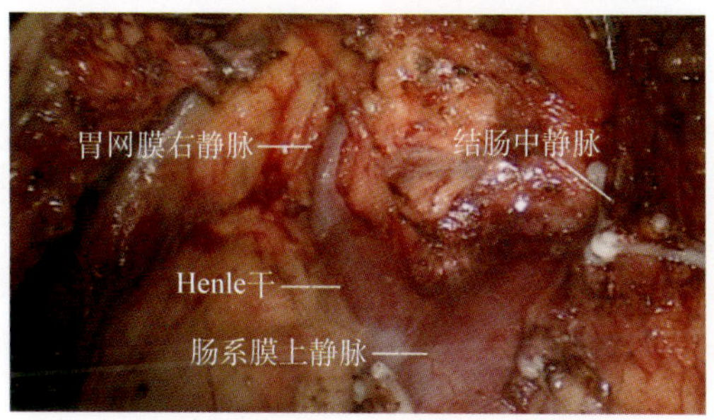

图 6-36 RGeV 直接汇入 SMV

解剖肠系膜下静脉在胰腺下缘 2 cm 的范围内可发现胃结肠静脉干在右侧或右前侧汇入，结合横结肠后间隙时显露的右结肠静脉远端，可初步判断胃结肠干及右结肠静脉的走行，及各分支类型。这时需足够耐心、细心，由干到支，利用左手分离钳及超声刀非功能面，解剖分离胃结肠干各分支，保留胰十二指肠上前静脉、胃网膜右静脉，切断右结肠静脉(图 6-37)。如遇静脉牵拉过度的小出血，压迫数分钟大多可止血。

扩大右半结肠切除需要保留胰十二指肠上前静脉，钳夹切断右结肠静脉、胃网膜右静脉、中结肠静脉；如果根部有肿大融合淋巴结，各分支显露困难或出血，亦可于根部钳夹切断胃结肠干，这种处理方式更为简洁明了，但需要注意的是胰十二指肠上前静脉较为粗大要预先凝闭切断(图 6-38)。

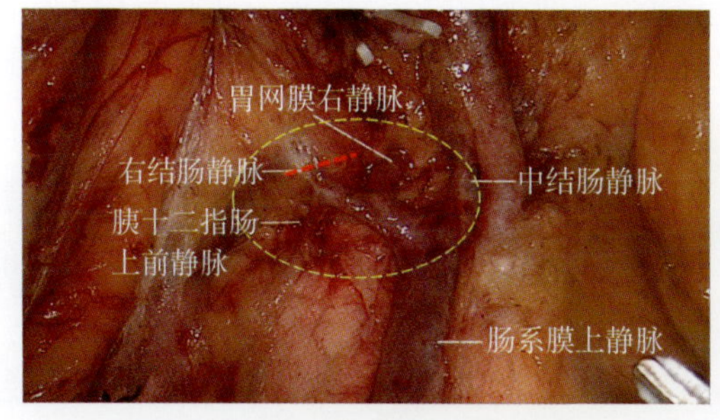

图 6-37 钳夹切断右结肠静脉

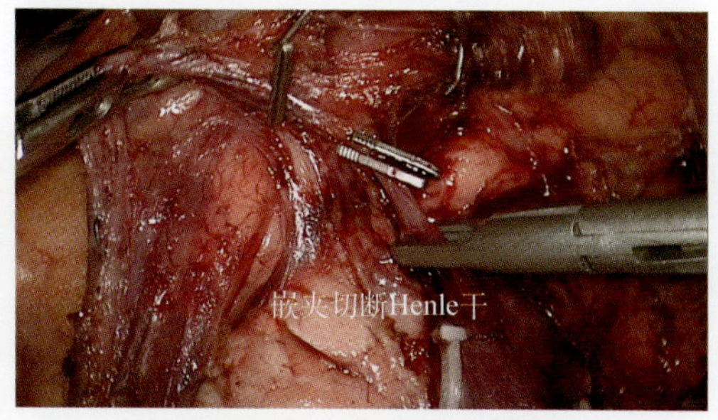

图 6-38 钳夹切断胃结肠干

8. 网膜右动静脉解剖 结肠下区分离完毕后，将横结肠放下，标准右半切除时于胃网膜弓外分离胃结肠韧带，分离胃系膜与横结肠系膜之间的融合筋膜间隙，于胰腺下缘切开横结肠系膜前叶，与结肠下区会师。结肠肝曲癌需行扩大右半结肠切除，需要清扫第 6 组淋巴结及距幽门

10 cm 弓内淋巴脂肪组织，胃网膜右静脉已切断，可以此为线索分离寻找到胃网膜右动脉，幽门下区约有 40%幽门下动脉存在，幽门下动静脉是此区域出血的常见原因，需耐心凝闭细小血管。这样就完成了右半结肠根治术 CME 血管的高位结扎及根部的淋巴结清扫(图 6-39～6-41)。

9. 拓展右 Toldt's 间隙、游离右半结肠 强调在 Toldt's 间隙内锐性、钝性分离，以保证结肠系膜的完整性，若盲肠或升结肠肿瘤侵犯浆膜时，需切除该处腹膜后脂肪(图 6-42)。

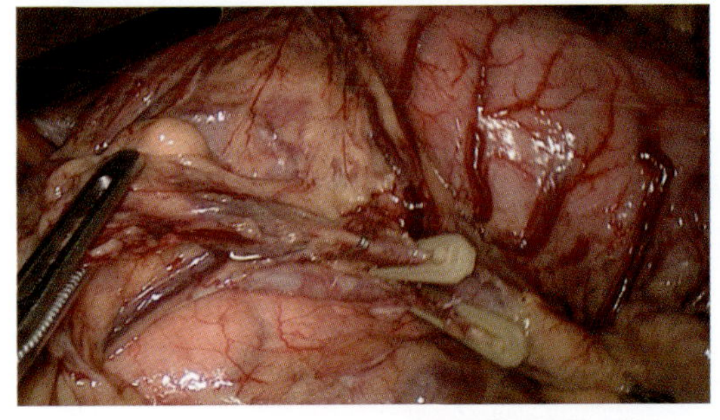

图 6-39 距幽门 10 cm 切断胃网膜血管弓

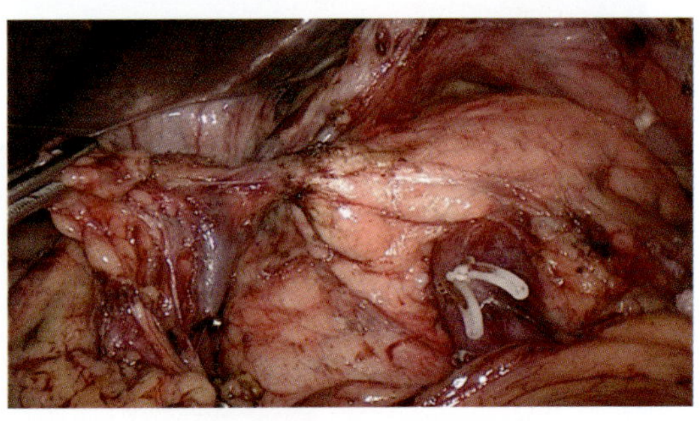

图 6-40 网膜右动脉解剖

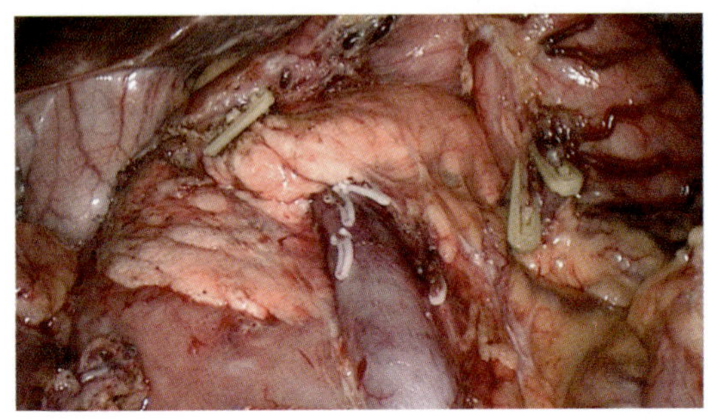

图 6-41 血管的高位结扎及根部淋巴结清扫后解剖

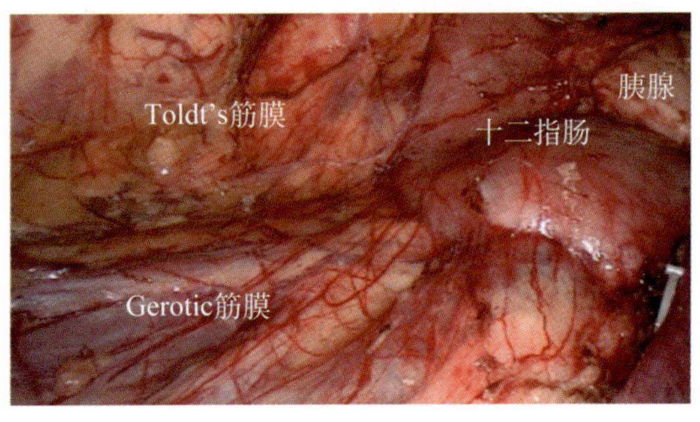

图 6-42 拓展右 Toldt's 间隙

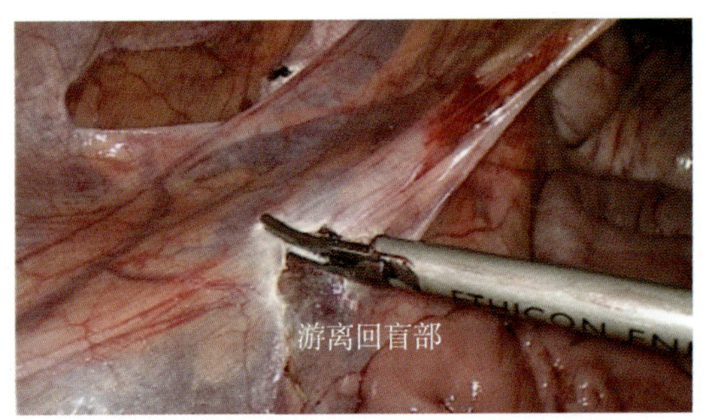

图 6-43 离断其他右半结肠固定结构

10. 离断其他右半结肠固定结构 调整体位至头低脚高 15～30°角，左倾 15°角。自回盲部、小肠系膜根部、结肠旁沟的“黄白交界线”向头侧游离回盲部、升结肠、结肠肝曲，因内侧右结肠后间隙已充分分离，此步骤有水到渠成、瓜熟蒂落的感觉，中间入路及腹腔镜的优势得到完美体现(图 6-43)。

11. 切除、吻合切除右半结肠、回肠横结肠吻合 中止气腹，取上腹部正中约 5 cm 的小切口，置入塑料套保护切口，脱出右半结肠体外，切除右半结肠包括肿瘤、结肠系膜和足够的肠段并移除标本。回肠横结肠端侧吻合(也可作侧侧吻合)。横结肠系膜与回肠系膜的游离缘可缝合关闭，也可不缝合(图 6-44、6-45)。

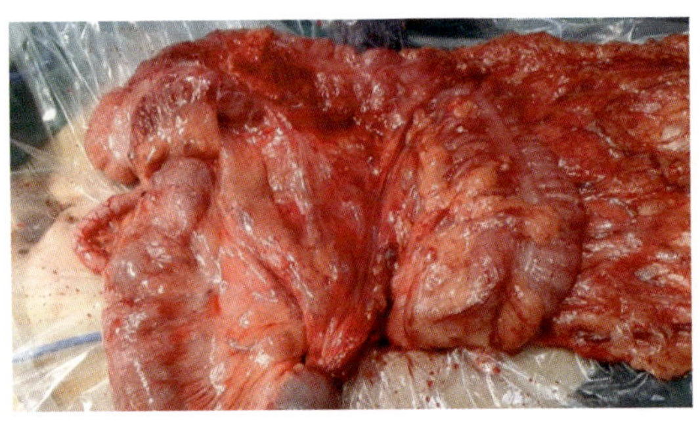
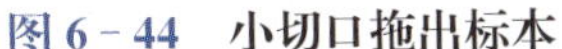

图 6-44 小切口拖出标本

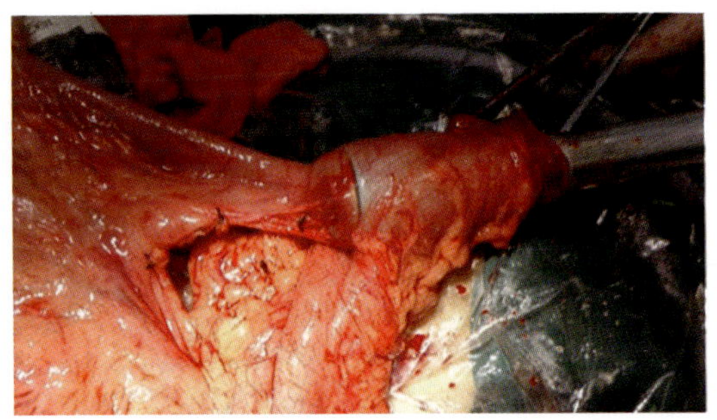

图 6-45 切除标本、吻合

12. 术后处理 冲洗、检查、摆放及引流关闭小切口，重新建立气腹，生理盐水冲洗腹腔，并检查创面有无出血，注意摆放好肠管防内疝，继续于右结肠旁沟放置引流管 1 根，由右下腹穿刺孔引出。

四、讨论

腹腔镜扩大右半结肠切除术中处理的最核心区域是胰颈、十二指肠区及胃网膜右血管；而标准右半切除的难点是胃结肠干的处理。中间入路更符合肿瘤 Not-touch 原则，手术步骤采用自下而上、自内而外、由左至右、血管平面并进的方法。熟悉血管变异、重点区域血管的处理是手术成败的关键。

（叶 凯）

第三节 尾侧入路法腹腔镜右半结肠根治性切除术

目前，腹腔镜根治性右半结肠切除术分为头侧（腹侧面，即前面）入路与尾侧（腹侧面和背侧面，即前面或后面）中间入路。尾侧入路法右半结肠癌根治术的提出和临床应用可追溯到 21 世纪初。2001 年，日本的 Fujita 首次报道了腹腔镜下尾侧中间入路（腹侧面）右半结肠癌根治术。2013 年，日本的三毛牧夫在他主编的《腹腔镜下大肠癌手术》一书中，较为系统地描述了从尾侧回盲部背侧中间入路的腹腔镜右半结肠切除术（韩方海教授主译）。2011 年，我们中心开始应用尾侧入路（回盲部背侧）进行右半结肠癌根治术，目前已完成 300 余例。按照经验，尾侧将回盲部向头侧翻起的背侧中间入路较尾侧在回结肠血管下方（腹侧）中间入路，更易找到正确的右腹膜后间隙，然后将回盲部复位，转向腹侧行血管淋巴清扫和高位结扎更易进行。现将尾侧入路法腹腔镜右半结肠癌根治术步骤进行详细的阐述。

一、适应证

适用于阑尾、盲肠、升结肠及结肠肝区恶性肿瘤。

二、体位及套管放置

患者仰卧分腿位，双上肢可外展，呈“大”字形。术者位于患者左侧，扶镜手位于患者两腿之间，助手位于患者右侧，器械护士位于患者左侧紧邻术者(图 6 - 46)。套管放置采用 5 孔法，如图 6 - 47 所示。

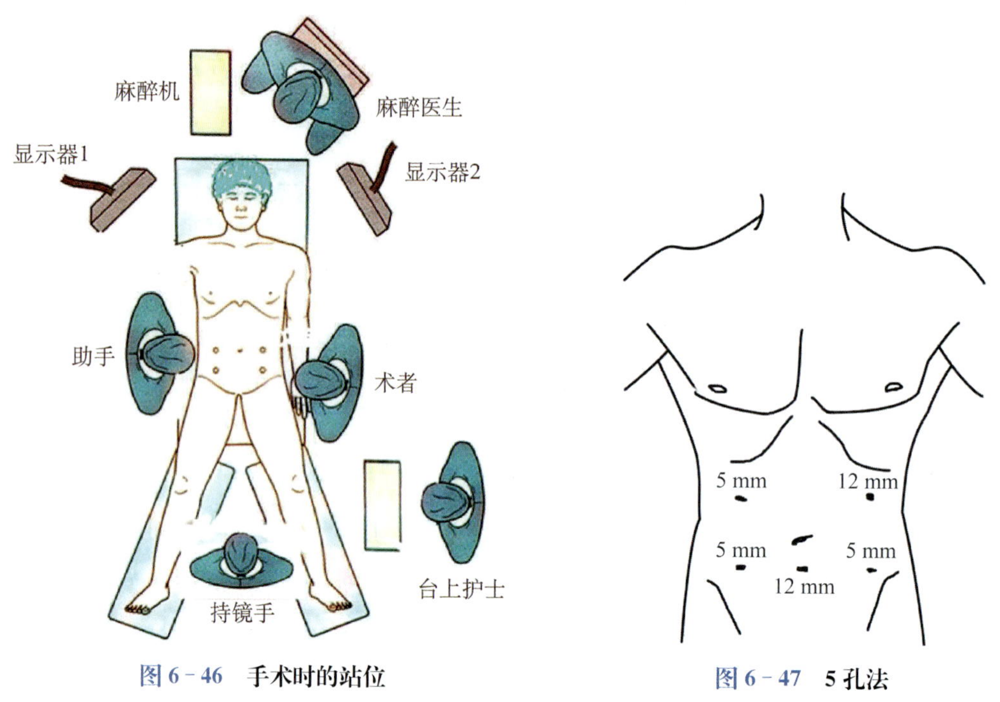

图 6 - 46　手术时的站位

图 6 - 47　5 孔法

三、手术步骤

1. 右结肠系膜后间隙的游离

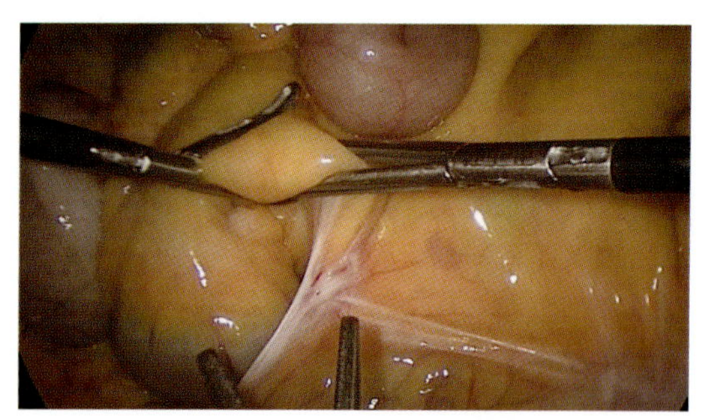

图 6 - 48　提起小肠系膜

(1) 患者取头低脚高位，将小肠移至上腹部，助手右手提起阑尾或盲肠，左手提起小肠系膜，充分暴露并张紧右结肠系膜尾侧及后腹膜，显露右结肠系膜与后腹膜之间的“黄白交界线”，即膜桥(Tri-junction)(图 6 - 48～6 - 50)。

(2) 沿该膜桥切开，辨认右结肠系膜后叶及肾前筋膜，可看到白色网状“天使的发丝”，进入 Toldt's 间隙。此步骤常常容易进入腹膜后间隙，保持肾前筋膜完整是其关键(图 6 - 51～6 - 54)。

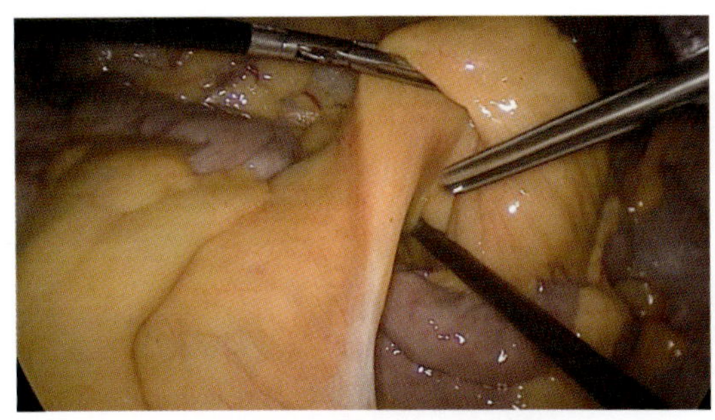

图 6-49 暴露结肠系膜尾侧

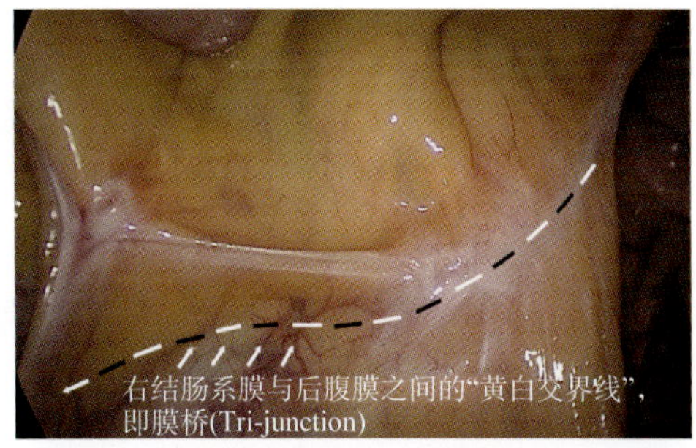

图 6-50 右结肠系膜与后腹膜之间的膜桥

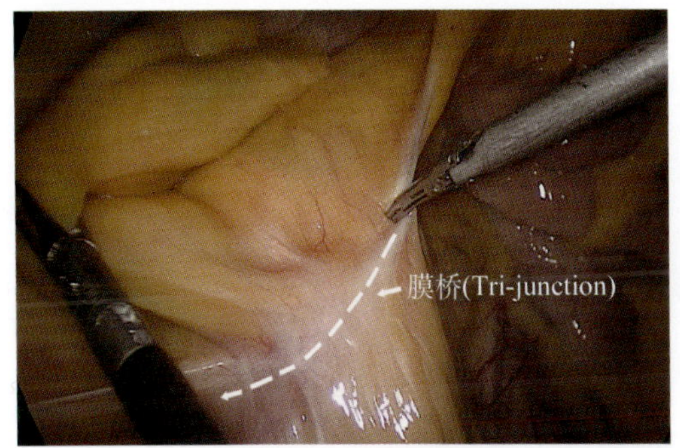

图 6-51 沿膜桥切开

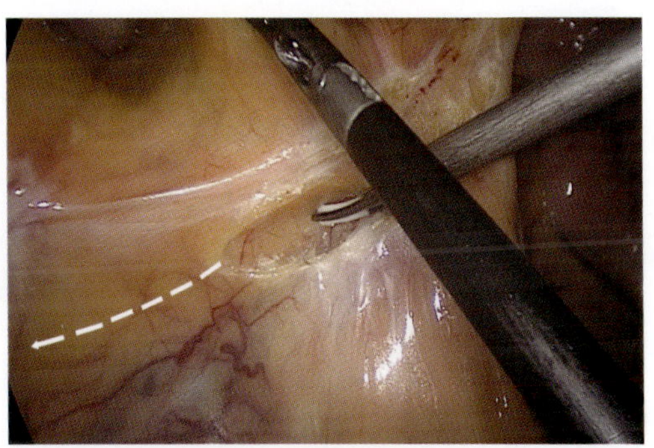

图 6-52 见筋膜间疏松结缔组织"天使发丝"

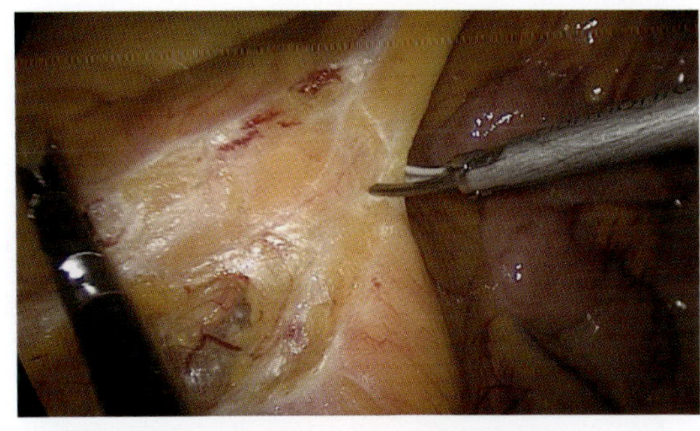

图 6-53 沿间隙继续分离

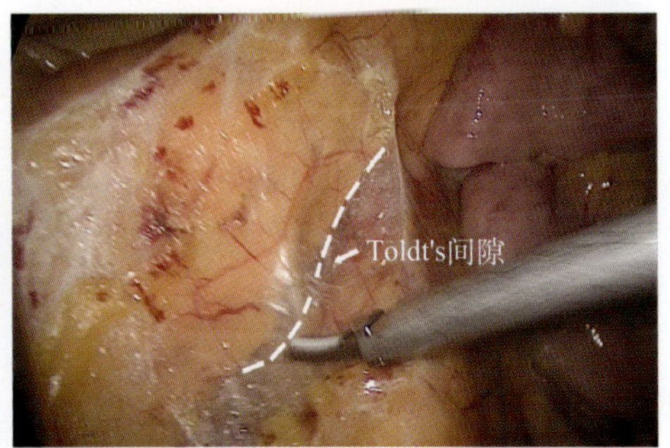

图 6-54 进入 Toldt's 间隙

(3) 继续切开膜桥，向外侧达侧腹膜(如肿瘤位于回盲部，切到盲肠内侧附近即可，遵循肿瘤非接触原则)，向内达十二指肠升部左侧。应用锐性、钝性分离相结合的方法，拓展右结肠系膜后间隙(右侧 Toldt's 间隙)(图 6-55～6-58)。

(4) 沿肾前筋膜向内侧、头侧拓展，进入胰十二指肠前间隙，可显露胰腺及肠系膜上静脉(SMV)远心端。注意勿损伤从 SMV 进入胰腺的细小分支，包括胰十二指肠下前静脉。然后向外侧继续进入 Toldt's 间隙，达升结肠内侧(肿瘤位于升结肠)或侧腹膜处(肿瘤不位于升结肠)，向头侧达横结肠肝曲下缘。由外侧间隙向内上方扩展胰十二指肠前间隙，内达 SMV 右侧，显露胃结肠干，解剖胃结肠干及其主要属支。右结肠系膜后方的游离到此结束，在胰头前方置入小纱布作标识及隔离作用(图 6-59～6-63)。

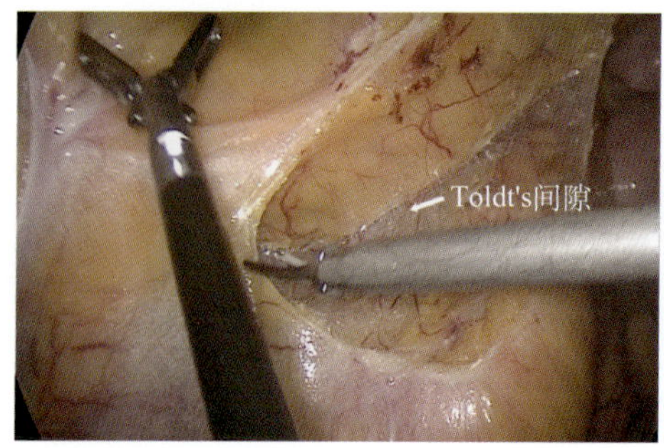

图 6－55　沿 Toldt's 间隙向外侧拓展

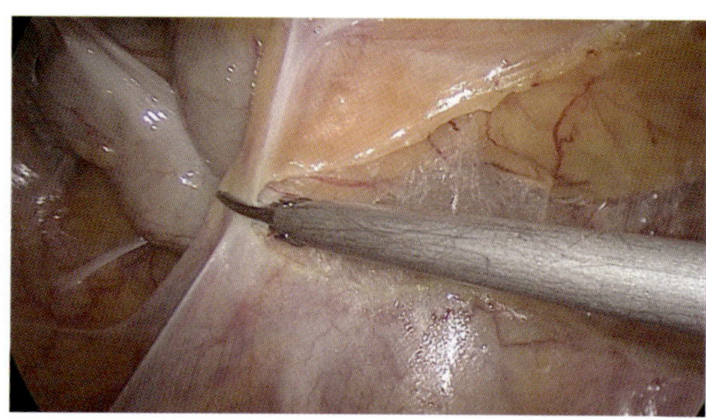

图 6－56　至外侧腹膜

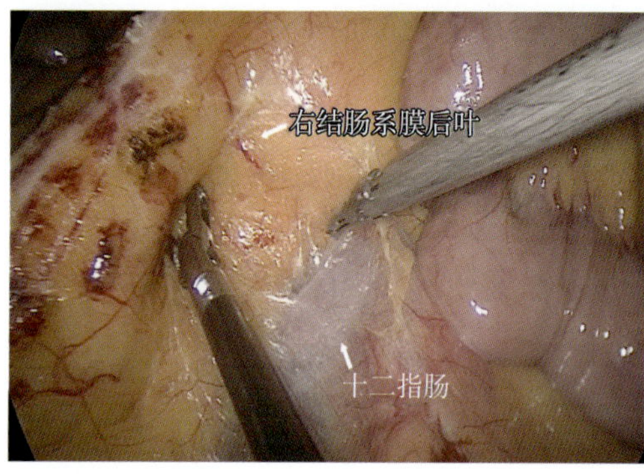

图 6－57　向内达十二指肠升部左侧

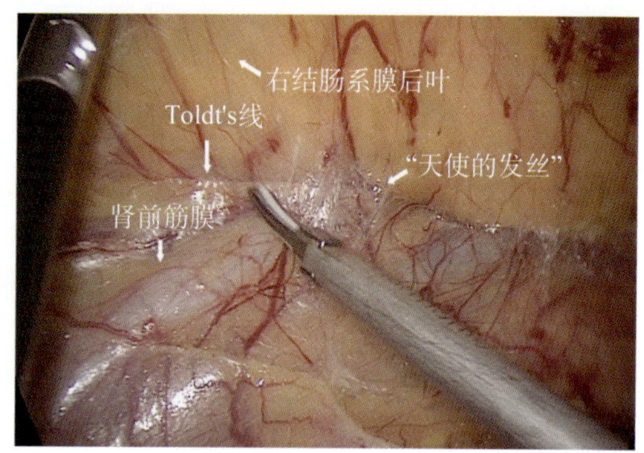

图 6－58　显露肾前筋膜

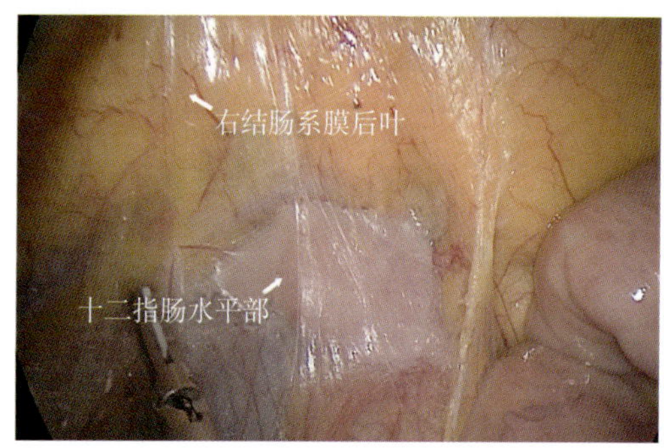

图 6－59　沿肾前筋膜向内侧、头侧拓展

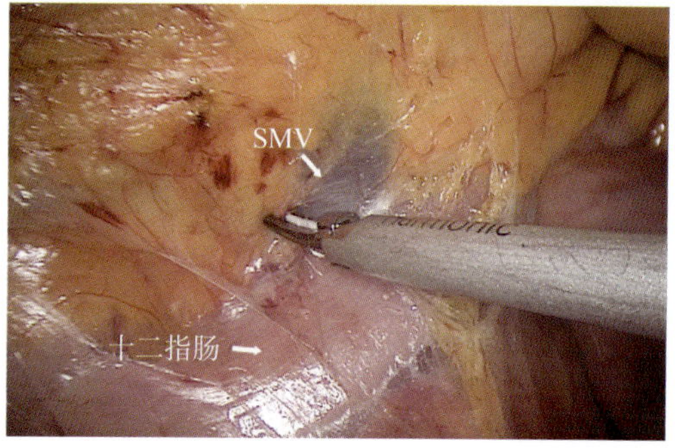

图 6－60　显露胰腺及 SMV 远心端

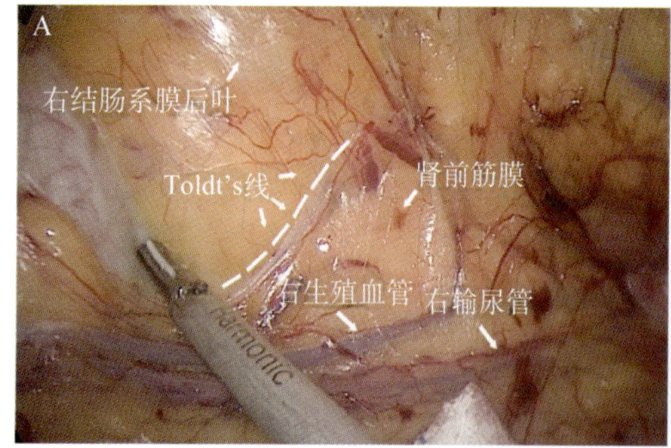

图 6－61　向外侧拓展，达升结肠内侧或侧腹膜处

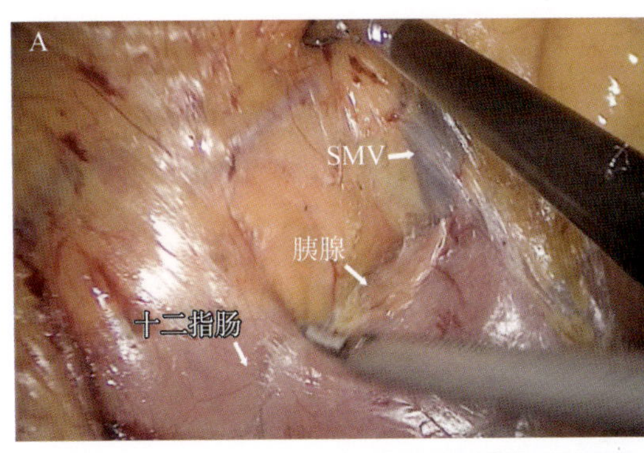

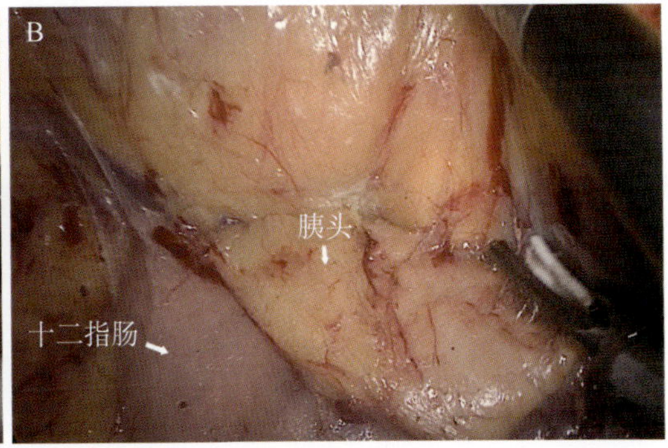

图 6-62 由外侧间隙向内上方扩展胰十二指肠前间隙，内达 SMV 右侧

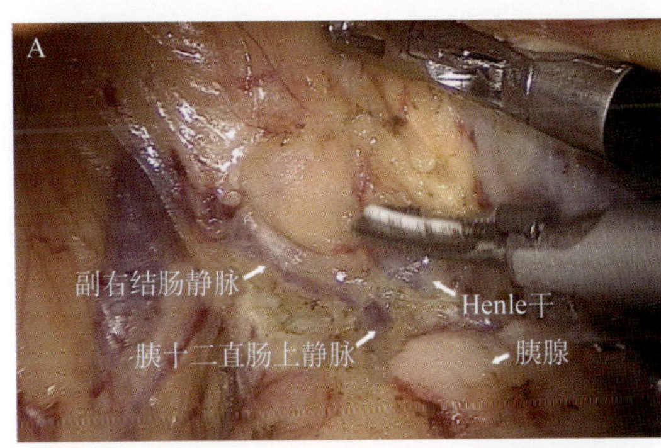

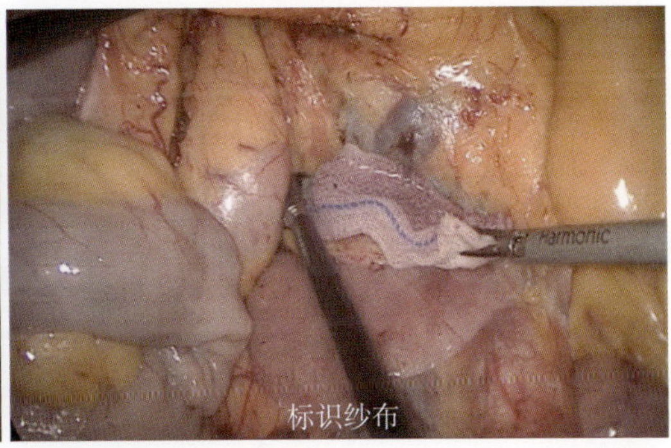

图 6-63 显露胃结肠干，解剖胃结肠干及其主要属支

2. SMV 及其属支的解剖及淋巴结清扫

（1）助手左手向腹侧头侧提起结肠中血管蒂，右手提起回结肠血管蒂，使系膜紧张。在右结肠系膜与小肠系膜交界处（自然皱褶处）切开系膜前叶，并以后腹膜 SMV 投影作为航标，分层切开后腹膜，打开 SMV 血管鞘膜，完全显露 SMV 主干（图 6-64～6-69）。

（2）在右结肠系膜与小肠系膜交界处切穿系膜，裸化 SMV 尾侧及回结肠动、静脉，分别根部结扎切断回结肠动、静脉，清扫 203 组淋巴结（图 6-70～6-73）。

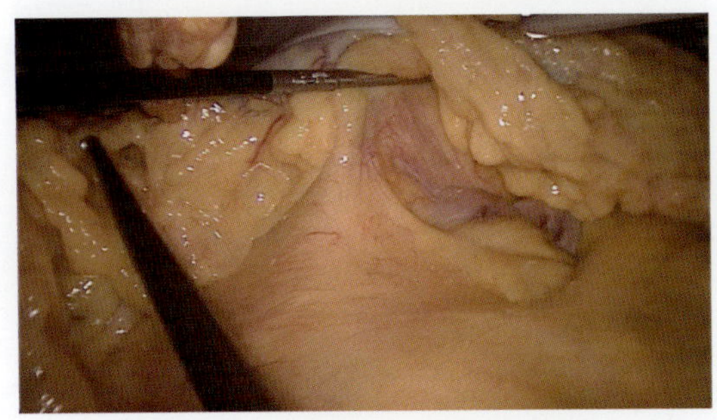

图 6-64 头侧提起结肠中血管蒂

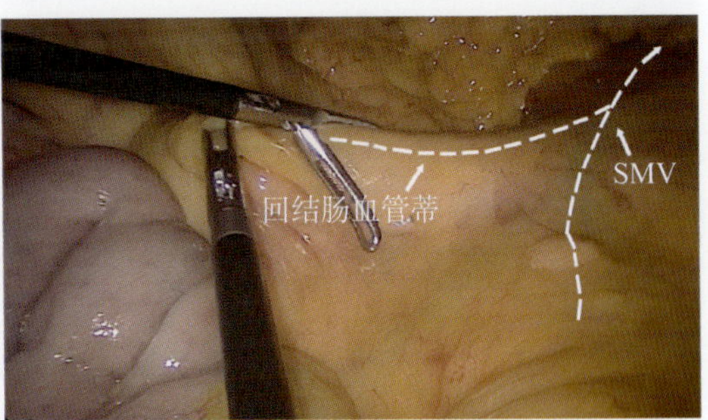

图 6-65 提起回结肠血管蒂

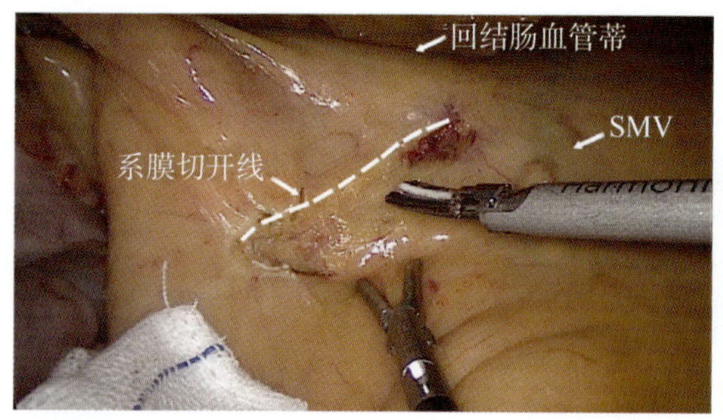

图 6－66　右结肠系膜与小肠系膜交界处切开

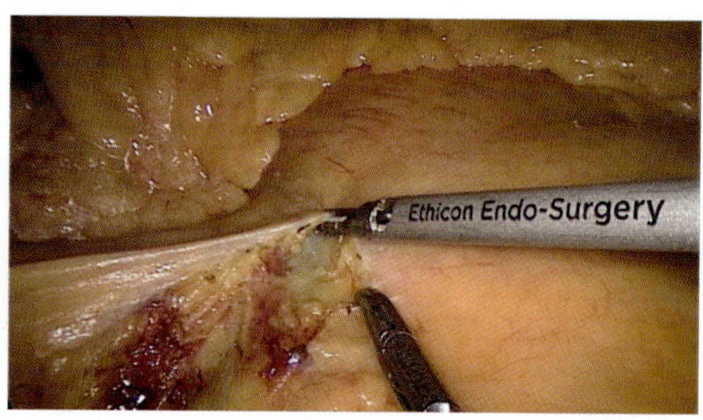

图 6－67　以 SMV 投影作为航标，切开后腹膜

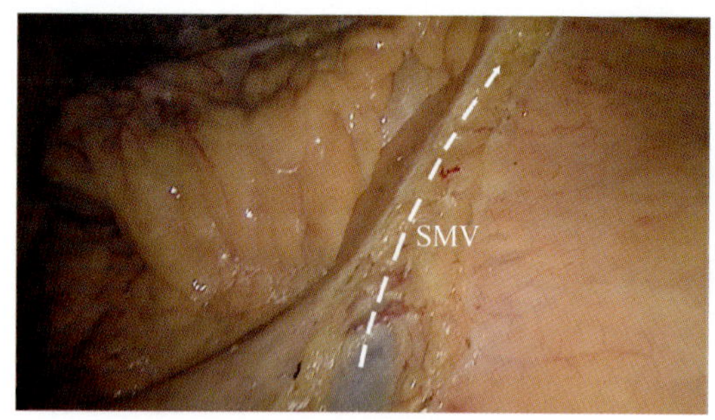

图 6－68　打开 SMV 血管鞘膜

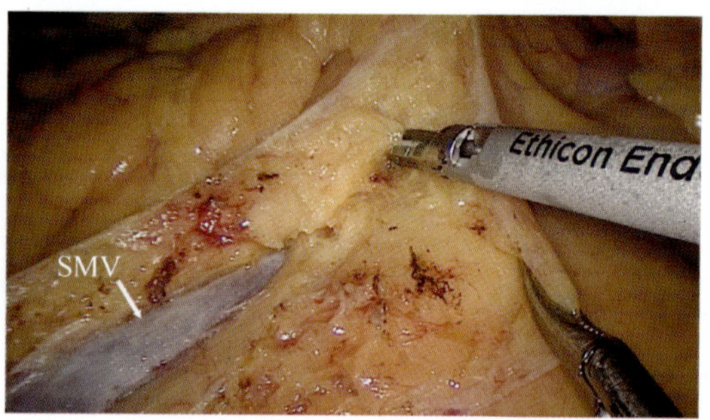

图 6－69　完全显露 SMV 主干

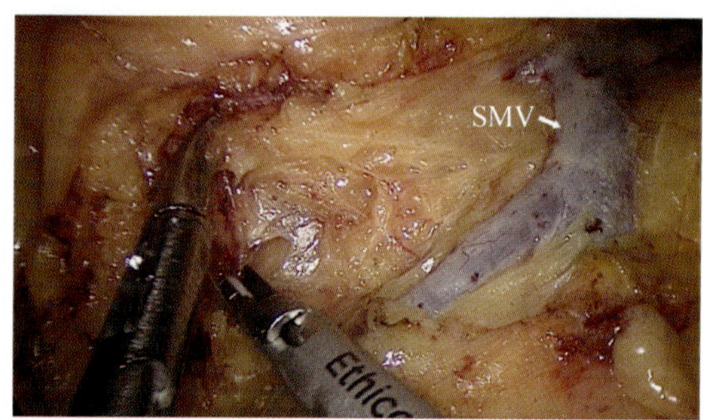

图 6－70　右结肠系膜与小肠系膜交界处切穿系膜

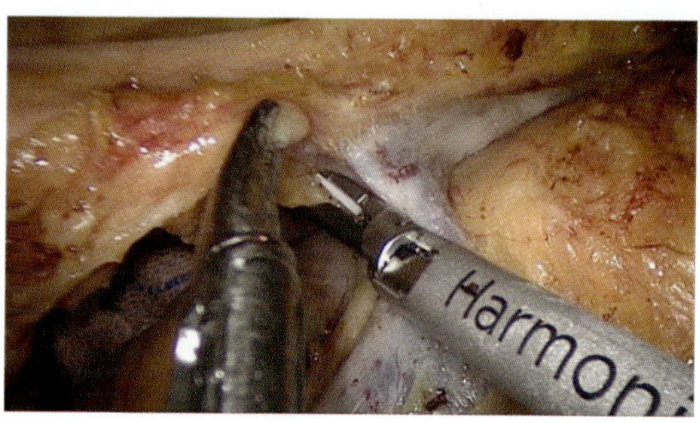
图 6－71　裸化 SMV 尾侧及回结肠动静脉

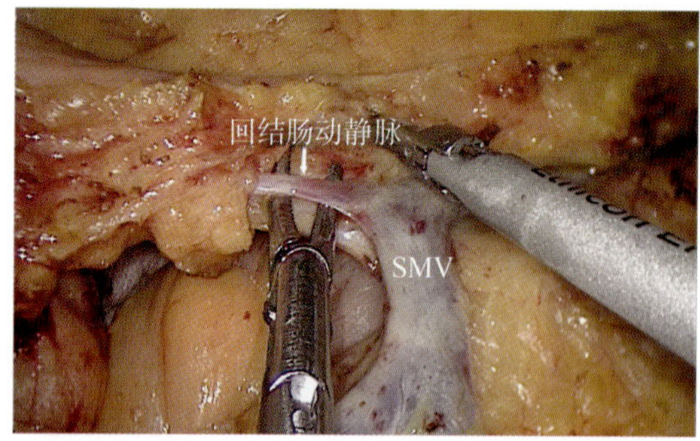

图 6－72　根部分离回结肠动静脉

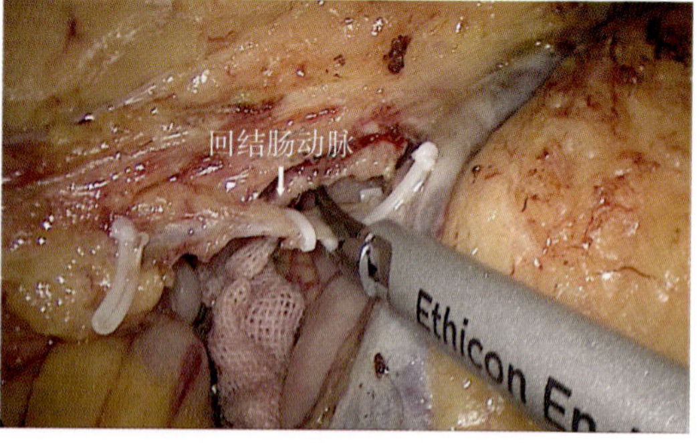

图 6－73　结扎切断回结肠动静脉

(3) 应用钝性分离、锐性分离相结合的方法，游离 SMV 主干，裸化并根部结扎，切断右结肠静脉结肠中动脉，整块清扫 NO.213、NO.223 淋巴结。从 SMV 根部与胰颈交界处爬坡进入胰腺前间隙，显露胃结肠干(图 6-74～6-77)。

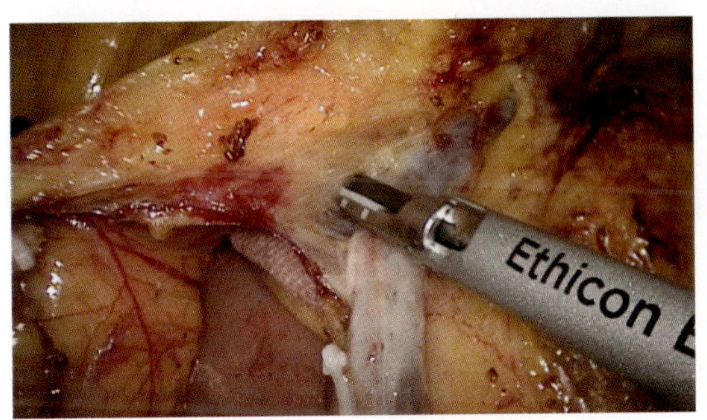

图 6-74 游离右结肠血管

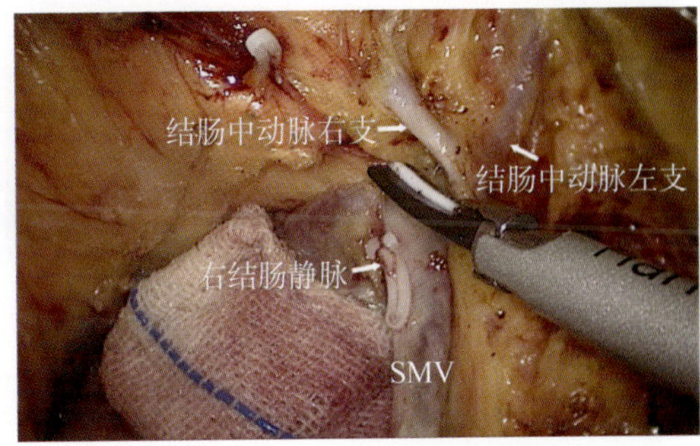

图 6-75 裸化结肠中动脉

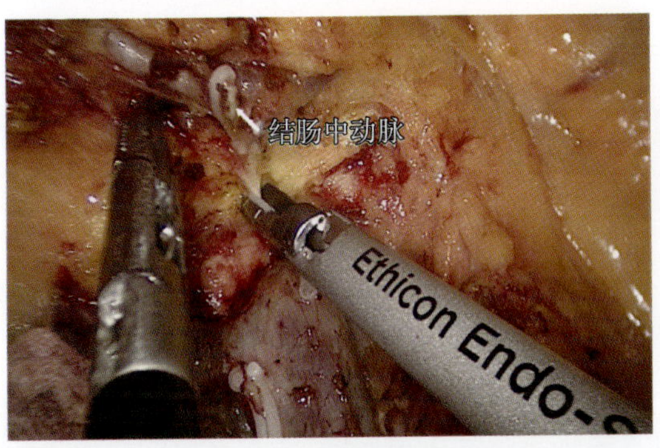

图 6-76 离断结肠中动脉

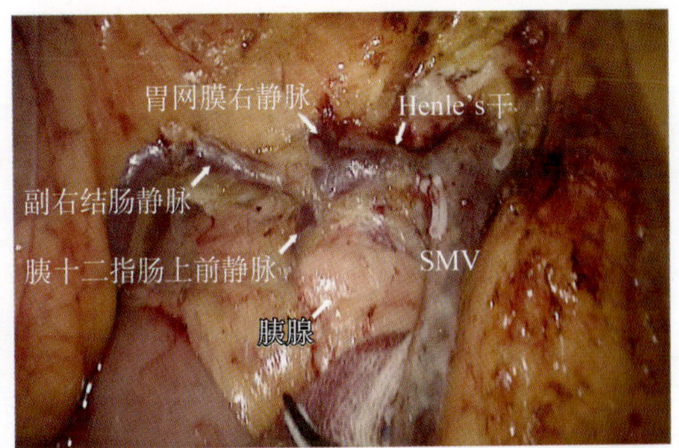

图 6-77 显露胃结肠干

(4) 解剖胃结肠干及其属支，根部结扎、切断副右结肠静脉。根据肿瘤位置结扎、切断网膜右静脉、动脉。该步骤容易损伤胰十二指肠上前静脉导致难于控制的出血，诀窍在于血管鞘内平行分离，热刀朝外，不要向胃结肠干后方拓展间隙(图 6-78～6-81)。

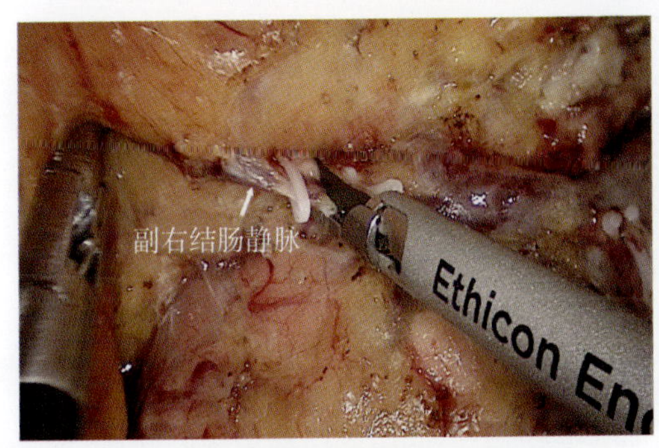

图 6-78 根部结扎离断副右结肠静

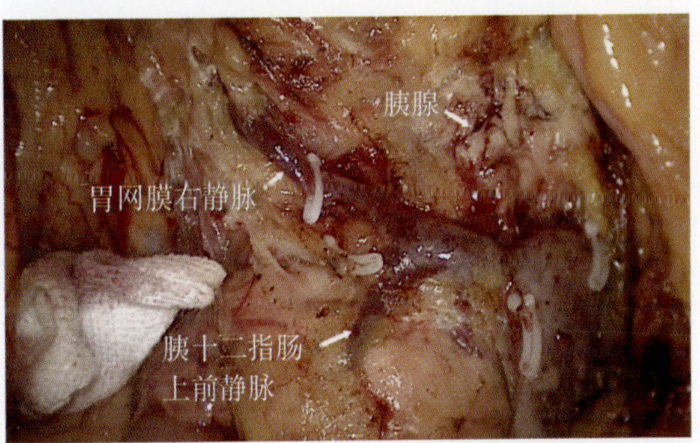

图 6-79 切断网膜右静脉

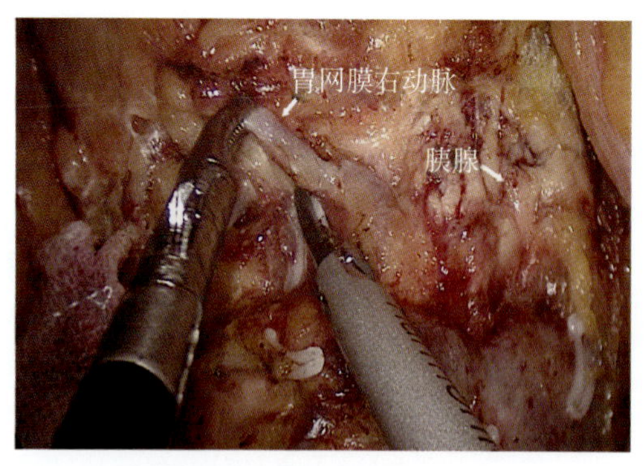

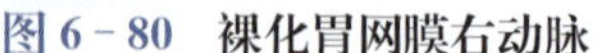
图 6-80　裸化胃网膜右动脉

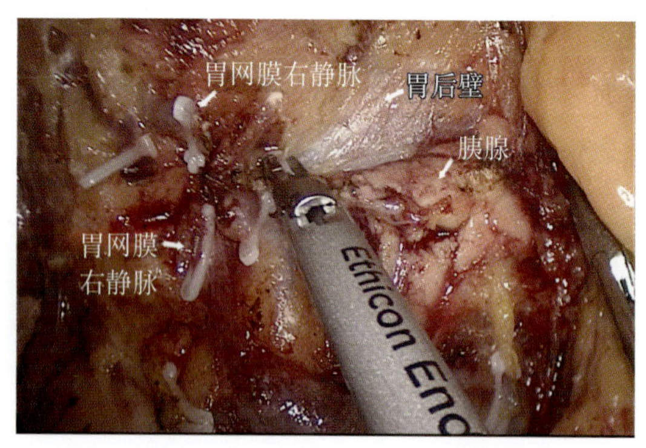

图 6-81　离断胃网膜右动脉

（5）横结肠上区及升结肠外侧缘的游离与中间入路法一致，不再赘述。

四、讨论

右半结肠手术是结直肠手术中最为复杂的手术，其涉及解剖学层面、脏器、血管最多，在手术操作中常常会遇到各种变数，因此手术风险最大，学习曲线也相对较长。手术的难点主要有以下两点。

（1）解剖学层面的寻找。目前，最为经典的中间入路很好地做到了回流血管优先处理，但是对于肥胖或者过于消瘦的患者，往往容易走错间隙，从而导致损伤系膜间血管导致出血，甚至损伤输尿管、十二指肠胰头等脏器。尾侧入路从右半结肠尾侧系膜与后腹膜交界处的膜桥处切开，能较为容易地进入 Toldt's 间隙，且在拓展间隙过程中视野好，操作方便，能有效缩短学习曲线，提高手术安全性。然而，对于部分患者，该入路仍然容易进错层面，最为常见的是进入后腹膜间隙，从而损伤输尿管。我们的经验是，切开膜桥后，要找到光滑的右结肠系膜后叶，紧贴右结肠系膜后叶进行钝性分离，遇到剥离面的成角处，用超声刀锐性切割，可防止微小血管的出血。

（2）SMV 主干及其属支的解剖以及脂肪淋巴组织的彻底清扫。经典的中间入路在处理 SMV 及其属支过程中，由于担心损伤 SMV 血管壁、其属支以及后方组织，往往在 SMV 右侧不敢轻易向后方进行立体清扫，从而导致 SMV 主干右侧及右后方"淋巴链"残留。在尾侧入路手术过程中，由于 SMV 后方间隙已经提前打开并置入小纱布块隔离后方组织，SMV 的解剖可轻而易举地与后方间隙会师，这样，既能安全裸化 SMV 及其属支，又能做到彻底的淋巴脂肪组织清扫。

尾侧入路与中间入路的区别，狭义上来说，事实上就是层面优先于血管优先的区别。因此，对于尾侧入路最大的争议，在于担心在没有预先结扎肿瘤回流血管以及滋养血管的情况下分离系膜，不符合肿瘤手术原则。事实上，右半结肠癌根治术中间入路法的基本思想和乙状结肠癌、直肠癌是一样的。它们均以结肠系膜与后腹膜中间交界线（膜桥）为起点，切开腹膜，沿此线进入并适当拓展 Toldt's 间隙，高位结扎根部血管，清扫相应淋巴结，从而游离所要切除的肠管、系膜及淋巴结缔组织。从这个层面看，尾侧入路法也是符合中间入路法的思想的。因为尾侧入路也是以脏壁层筋膜的内侧边界的膜桥为入口，先进入 Toldt's 间隙并充分拓展之，再高位结扎血管，这个过程中始终没有骚扰和挤压肿瘤，同样符合肿瘤手术原则。必须强调，这个手术要始终遵循一个原则：右半结肠系膜后间隙的分离要限定在系膜区域，尤其是不能在肿瘤后方间隙进行分离，从而避免对肿瘤的挤压和骚扰，也就是肿瘤区域的最后处理原则。

（刁德昌）

第四节　动脉优先入路法腹腔镜右半结肠癌根治术

自从2009年德国学者Hohenberger提出全结肠系膜切除(complete mesocolic excision, CME)以来，CME逐渐成了右半结肠癌根治术的要求和标准。CME的核心是：在脏层及壁腹膜之间进行锐性分离，对拟切除血管进行高位结扎切断，以及确保最大范围的淋巴结清扫。从这个理念不难看出，CME事实上就是强调标准的D3淋巴结清扫。按照《肠系膜淋巴结引流规律及日本指南》建议，右半结肠癌D3根治手术要求清扫右半结肠滋养血管根部周围淋巴结。这就是说，右半结肠癌根治术需要在右结肠供血动脉根部进行裸化，并清扫根部周围也就是SMA旁淋巴结。这符合胃癌、直肠癌等胃肠肿瘤的淋巴结清扫原则。然而，目前国内外学术界却普遍将右半结肠癌清扫范围的内侧界局限于SMV。究其原因，主要原因有：①担心SMA裸化的手术难度和可能带来的如严重腹泻腹泻、乳糜漏等并发症。②认为SMV右侧淋巴结无须清扫。

广东省中医院胃肠外科于2016年1月～2016年10月应用“动脉优先入路”法行腹腔镜右半结肠癌根治术22例，核心理念在于完全按照右半结肠淋巴结引流规律，以SMA中线作为内侧界进行解剖学上的D3淋巴结清扫(图6-82、6-83)。数据显示，该手术方法并不增加手术的风险，且能提高淋巴结检出数目以及清扫程度，有可能改善患者预后。现将该手术介绍如下。

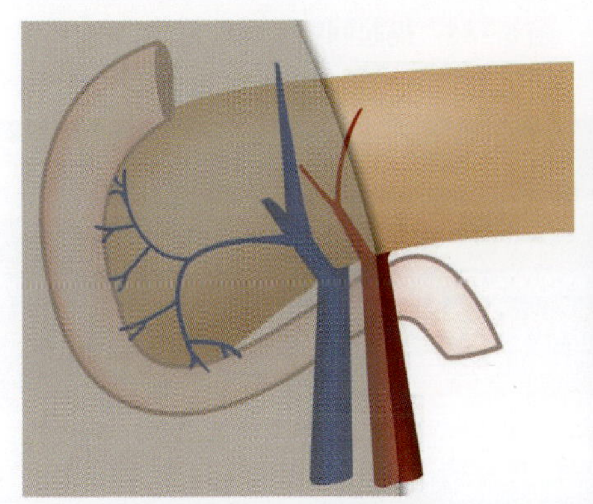

图6-82　手术清扫范围

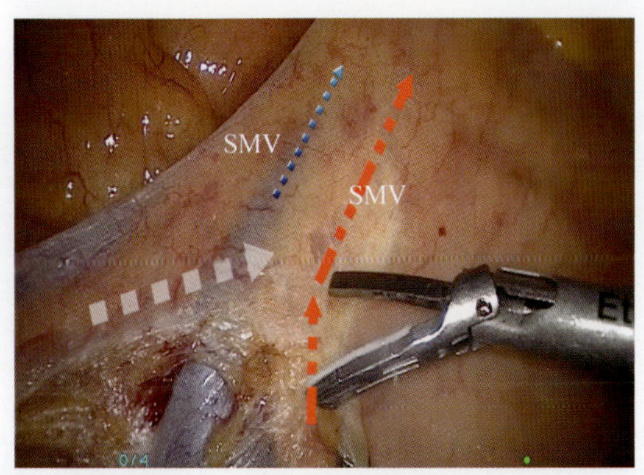

图6-83　肠系膜内侧界清扫路线

一、适应证

适用于阑尾、盲肠、升结肠以及结肠肝区恶性肿瘤，临床分期 T2 或 T2 以上，临床评估可达到 R0 切除。

二、体位及套管放置

患者仰卧分腿位，双上肢可外展，呈“大”字形。术者位于患者左侧，扶镜手位于患者两腿之间，助手位于患者右侧，器械护士位于患者左侧紧邻术者。套管放置采用 5 孔法。

三、手术步骤

1. SMA 的裸化及周围淋巴脂肪组织清扫 助手左手用肠钳提起结肠中血管蒂向头侧腹侧牵引，右手用无创抓钳提起回结肠血管蒂，使系膜紧张。在右结肠系膜与小肠系膜交界处（自然皱褶处）切开系膜前叶，向 SMA 远心端方向切开系膜，并以后腹膜 SMA 投影作为航标，分层切开肠系膜脂肪淋巴组织（拟行鞘内清扫者可以打开 SMA 血管鞘膜），完全显露 SMV 主干及其分支，清扫 SMA 旁淋巴结（图 6－84～6－91）。

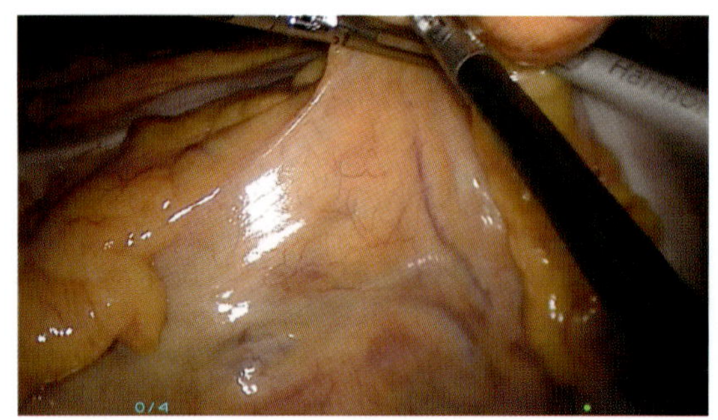

图 6－84 助手提起结肠中血管蒂

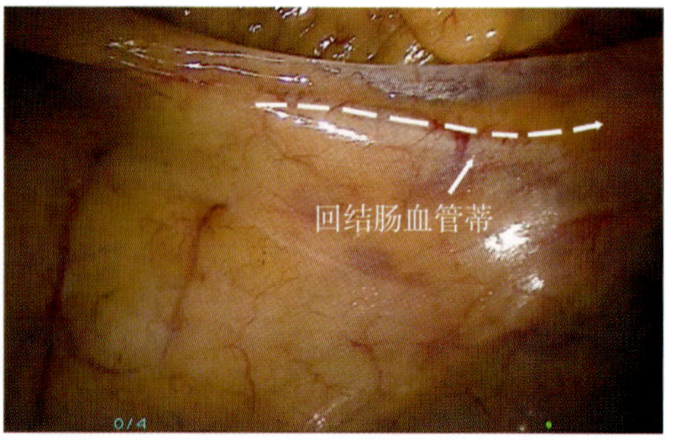

图 6－85 提起回结肠血管蒂，张紧肠系膜

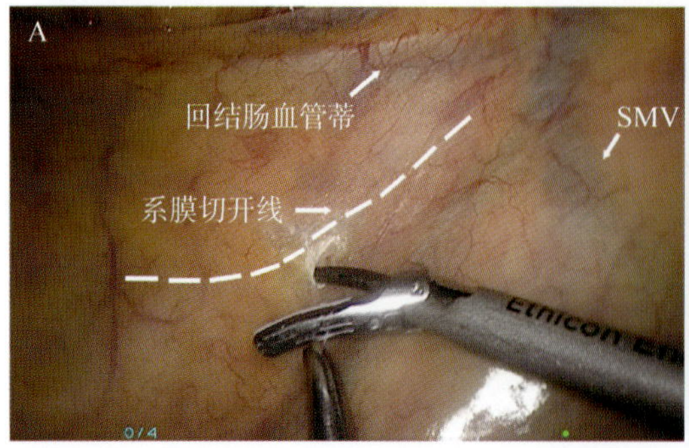

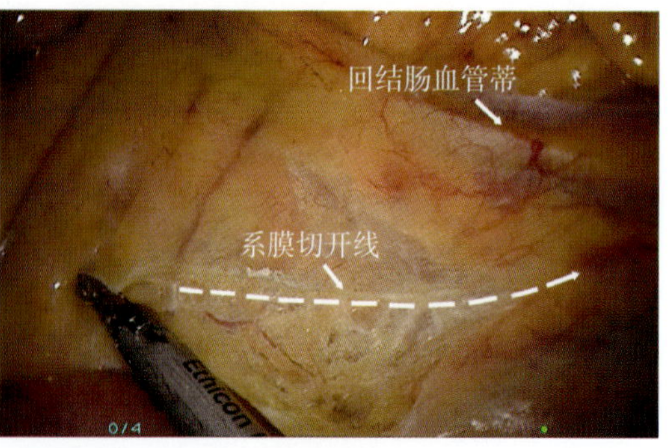

图 6－86 在右半结肠系膜与小肠系膜交界处切开系膜前叶

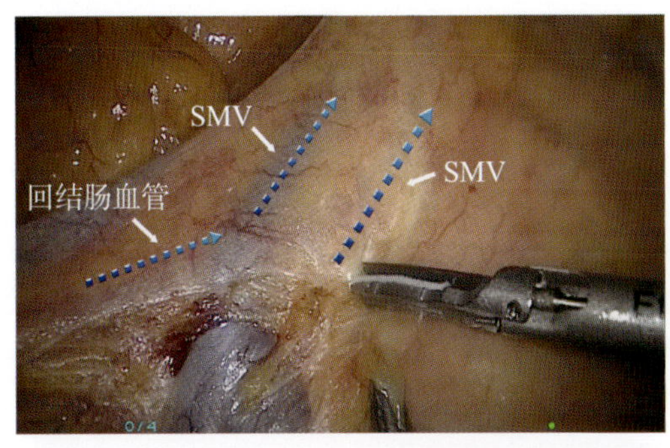

图 6-87　以 SMA 中线投影为航标，切开后腹膜

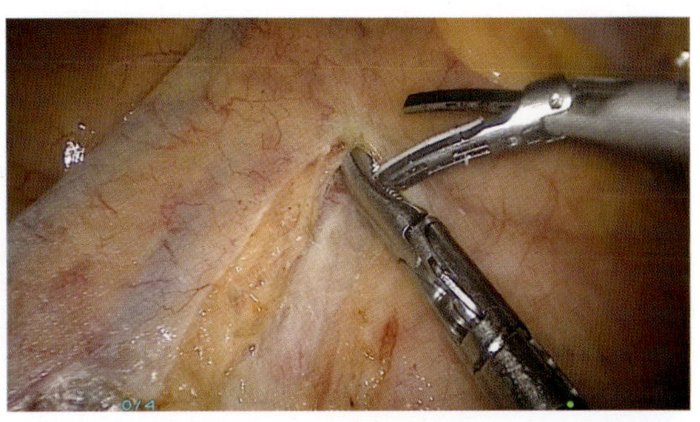

图 6-88　切开 SMA 前方脂肪淋巴组织，显露动脉鞘膜

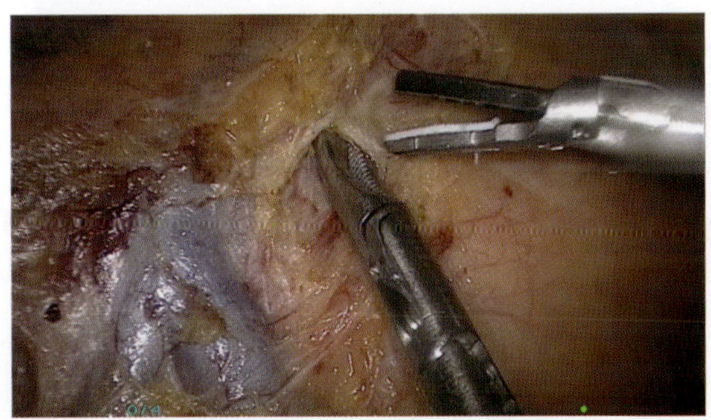

图 6-89　打开 SMA 动脉鞘

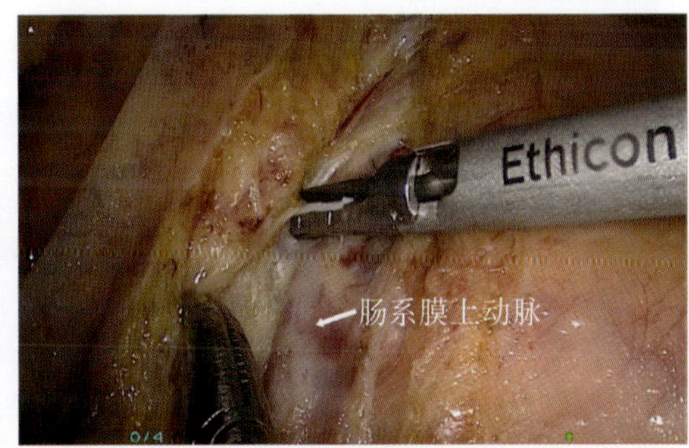

图 6-90　血管鞘内裸化 SMA

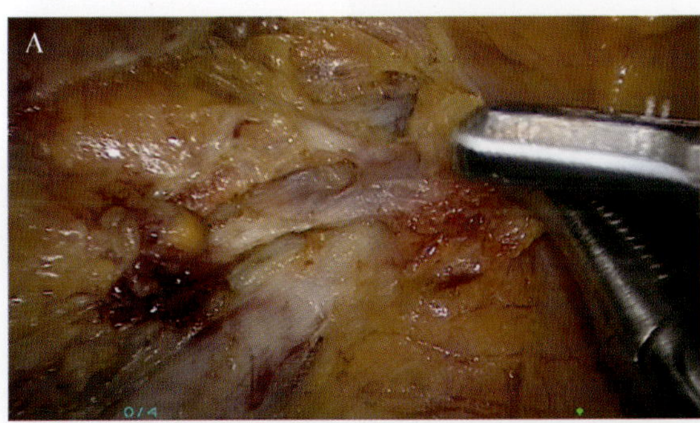

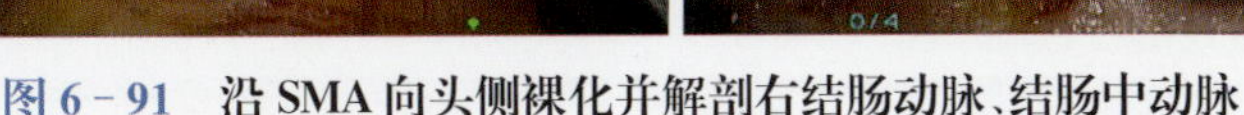

图 6-91　沿 SMA 向头侧裸化并解剖右结肠动脉、结肠中动脉

2. SMV 的裸化及其属支、SMA 分支动脉的处理　在右半结肠系膜与小肠系膜之间切开线处拓展，进入右结肠后间隙，并适当拓展，显露 SMV 远心端。沿 SMA 动脉鞘内间隙或鞘外间隙清扫 SMV 与 SMA 之间淋巴链，血管鞘内裸化 SMV 主干，裸化、高位结扎、切断回结肠血管，继续适当拓展右结肠后间隙，再裸化右结肠动静脉，整块清扫 NO.203、213 组淋巴结。紧贴 SMV 右侧壁切开胰头前深筋膜，拓展胰头前间隙。裸化 SMA、SMV、胃结肠干近端和结肠中动静脉，清扫 NO.223、14 组淋巴结。高位结扎、切断右结肠血管和结肠中血管（图 6-92～6-102）。

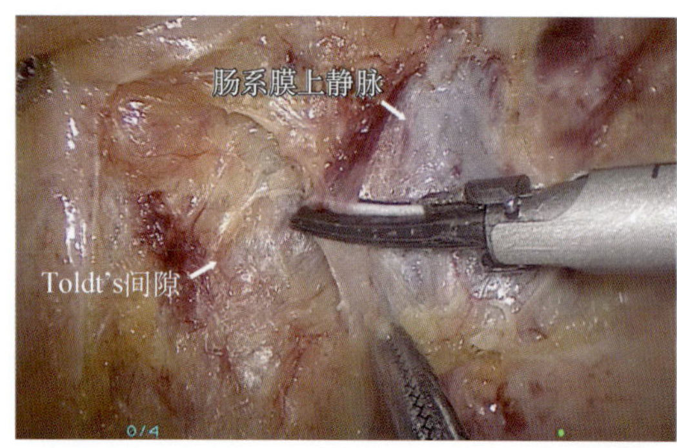

图 6-92　沿切开线处拓展，进入右结肠后间隙

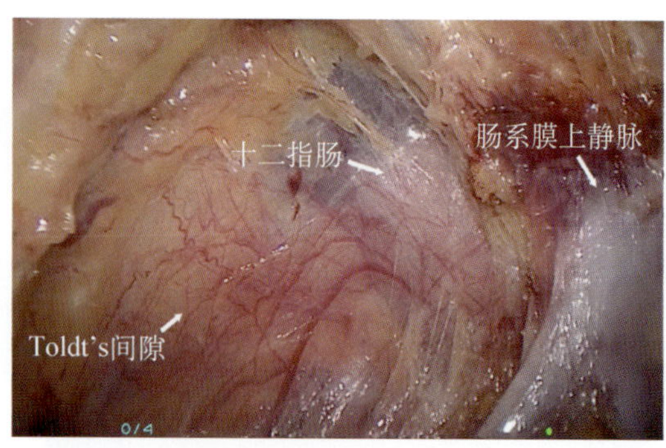

图 6-93　拓展右结肠后间隙，显露 SMV 远心端

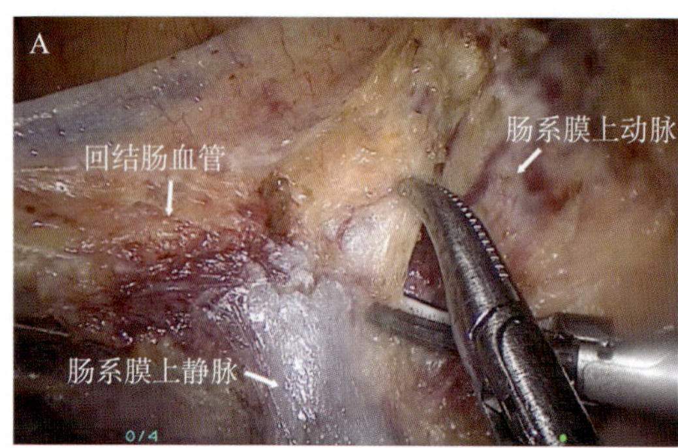

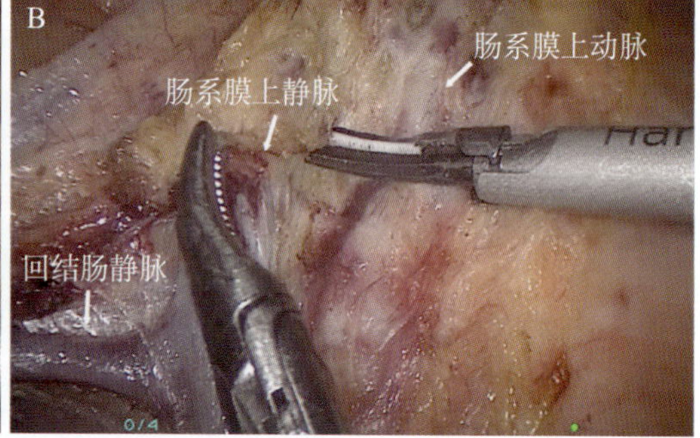

图 6-94　清扫 SMV 和 SMA 之间淋巴链，裸化 SMV 左侧

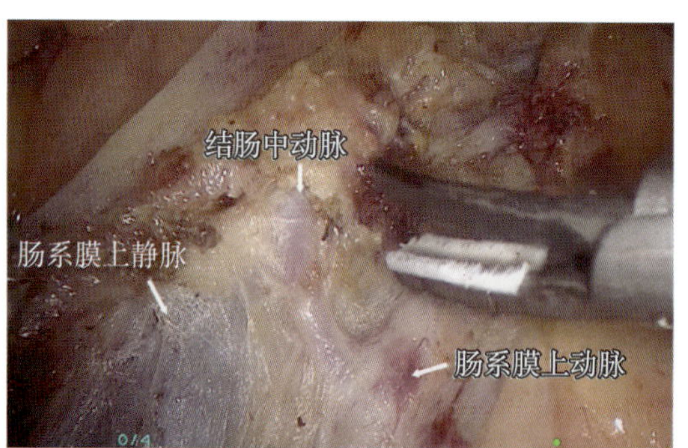

图 6-95　裸化右结肠动脉和结肠中动脉

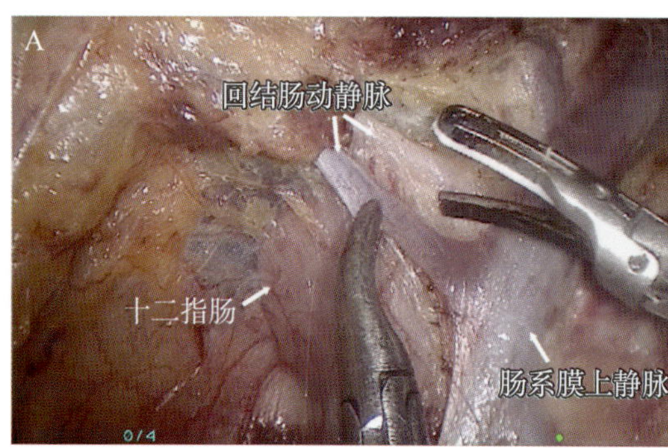

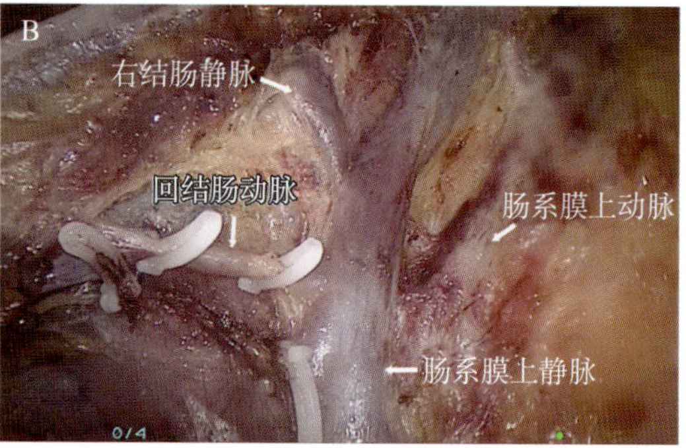

图 6-96　裸化、结扎、高位切断回结肠动静脉，清扫 NO. 223 组淋巴结

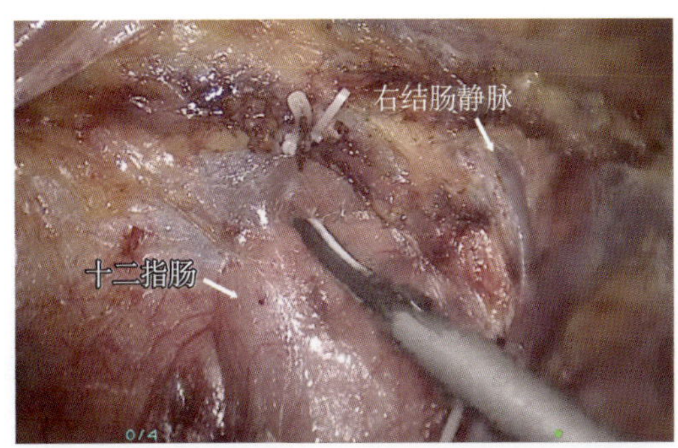

图 6 - 97 适当拓展右结肠后间隙

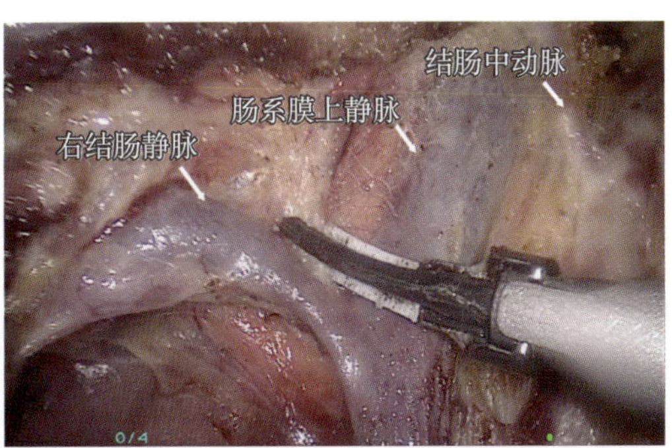

图 6 - 98 裸化右结肠静脉

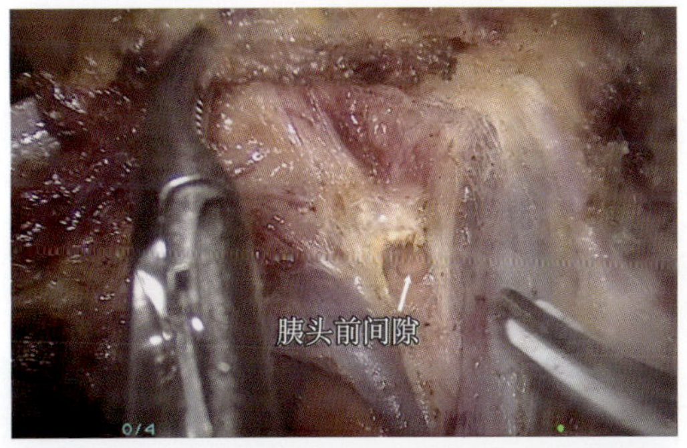

图 6 - 99 紧贴 SMV 右侧壁切开胰头深筋膜

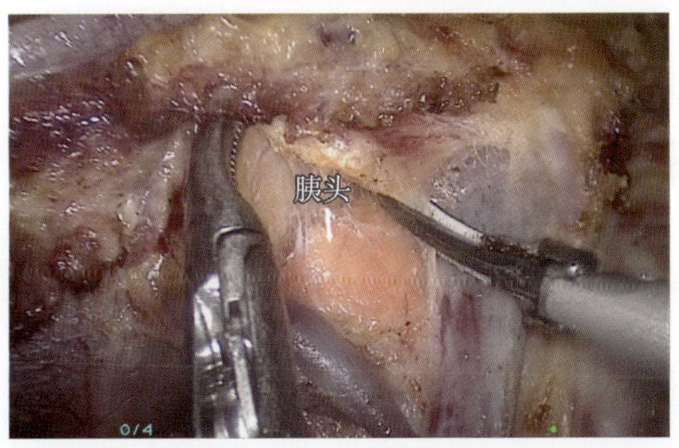

图 6 - 100 进入胰头前间隙，裸化 SMV 主干近端

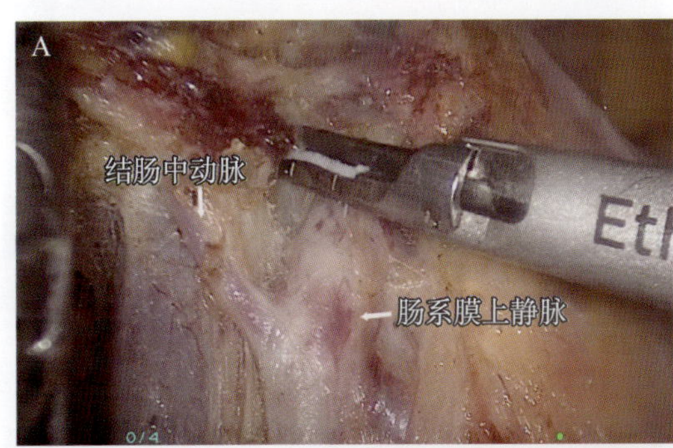

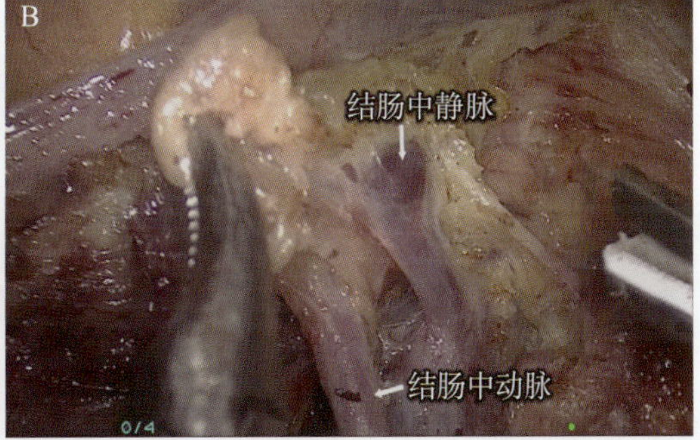

图 6 - 101 裸化 SMA、SMV 主干近端及结肠中动静脉，清扫 NO. 203 和 14 组淋巴结

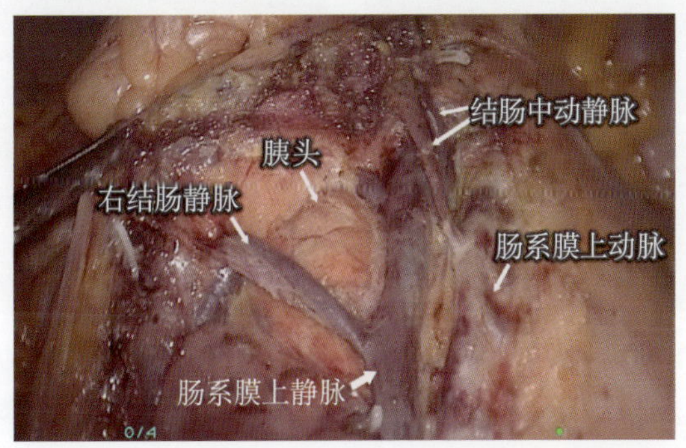

图 6 - 102 高位结扎、切断右结肠血管和结肠中血管

3. 右结肠系膜后间隙的充分拓展和胃结肠干属支的处理 从内向外拓展横结肠后间隙和右结肠系膜后间隙，向外侧达侧腹膜，肿瘤所在区域除外（暂不处理）。向头侧拓展并显露胃结肠干，结扎、切断副右结肠静脉、网膜右动静脉，切断横结肠系膜前叶，显露胃窦后壁，向头侧拓展 Toldt's 间隙达肝脏下缘（图 6－103～6－108）。

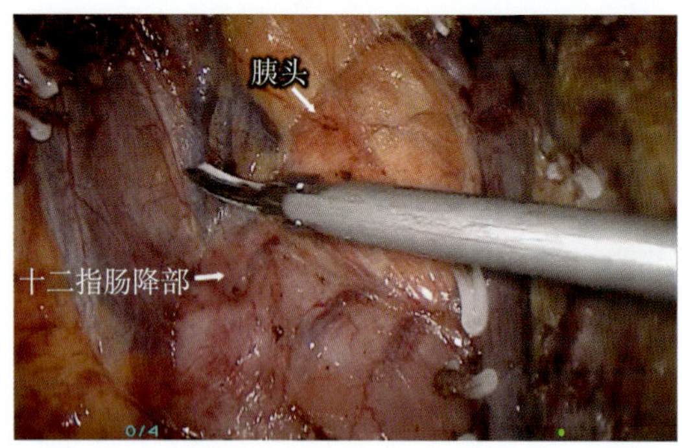

图 6－103 从内向外拓展横结肠后间隙和右结肠后间隙

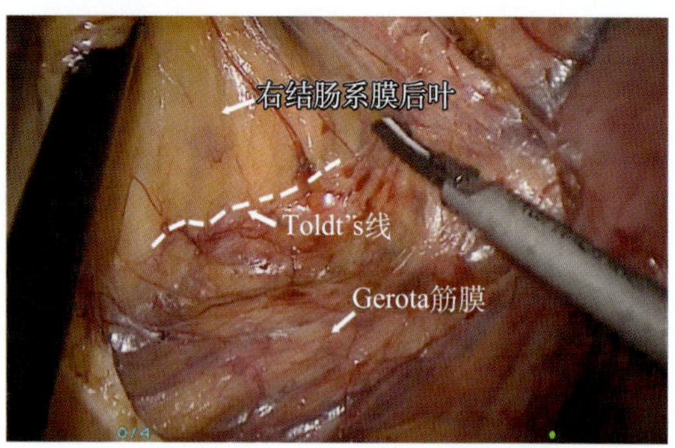

图 6－104 向外侧拓展右结肠后间隙达侧腹膜处

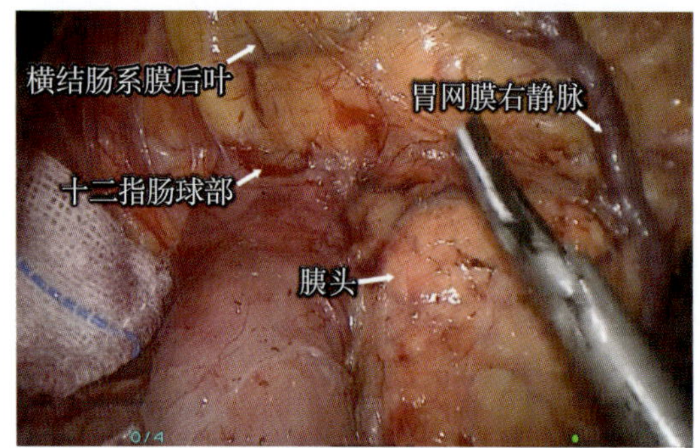

图 6－105 拓展横结肠后间隙，显露胃结肠干及其属支

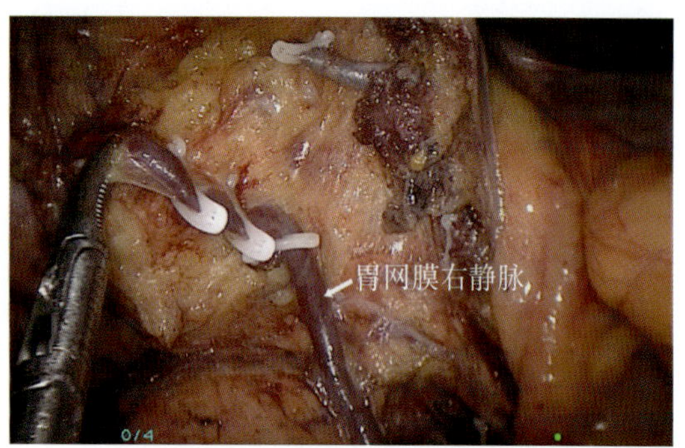

图 6－106 结扎、切断副右结肠静脉

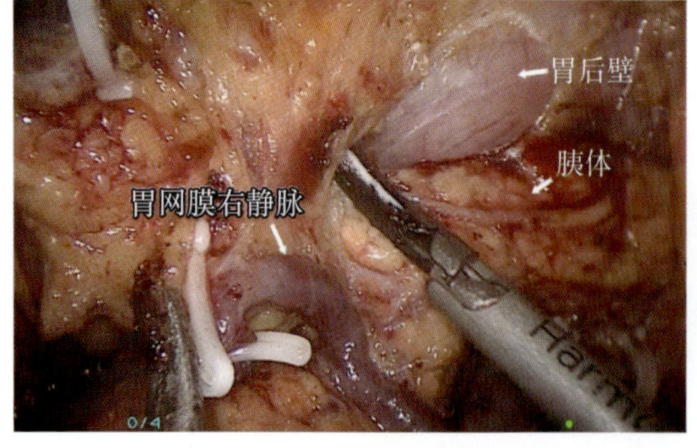

图 6－107 拓展胰腺前间隙

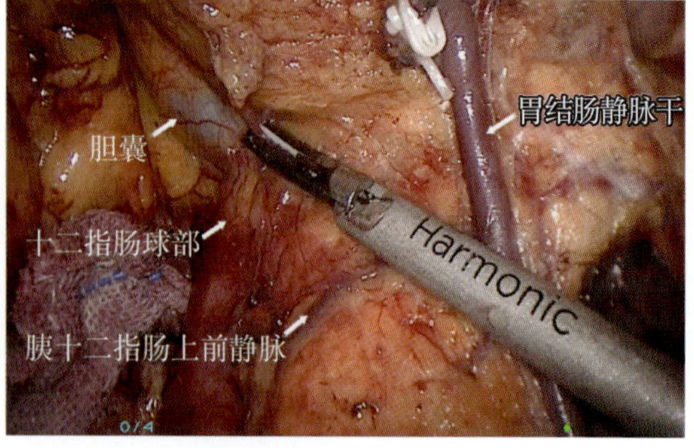

图 6－108 切断网膜右动静脉，拓展右结肠系膜后间隙

4. 右半结肠的游离、标本切除和吻合 在血管弓外切断胃结肠韧带。向左离段胃结肠韧带至近脾曲，在胃大弯中点处进入大网膜血管弓内，紧贴胃壁向右离断胃结肠韧带及胃网膜右系膜。紧贴胰腺下缘离段横结肠系膜前叶，向左达 SMA 左侧。切除胃网膜右系膜。紧贴肝脏下缘切断横结肠系膜，游离结肠肝曲。张紧右半结肠系膜尾侧，展示右半结肠系膜与后腹膜交界处的膜桥，沿该膜桥切开，向内达十二指肠升段起始部，向外并向上切断，完全游离右半结肠（图 6-109～6-116）。

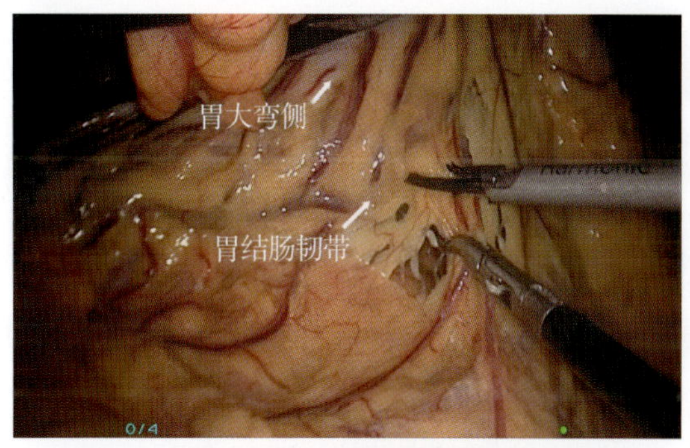

图 6-109 在血管弓外切断胃结肠韧带

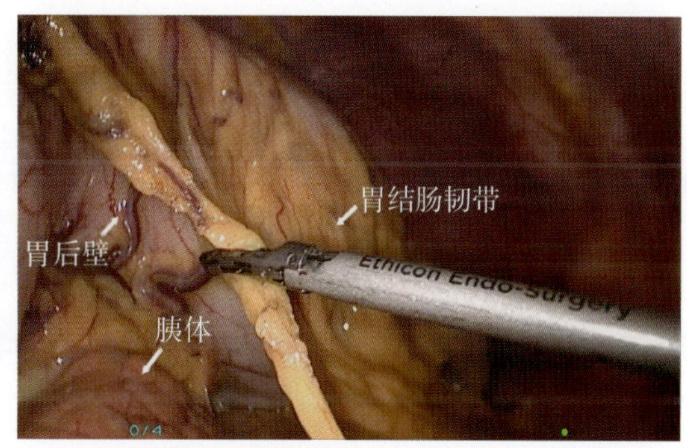

图 6-110 向左离段胃结肠韧带至近脾曲

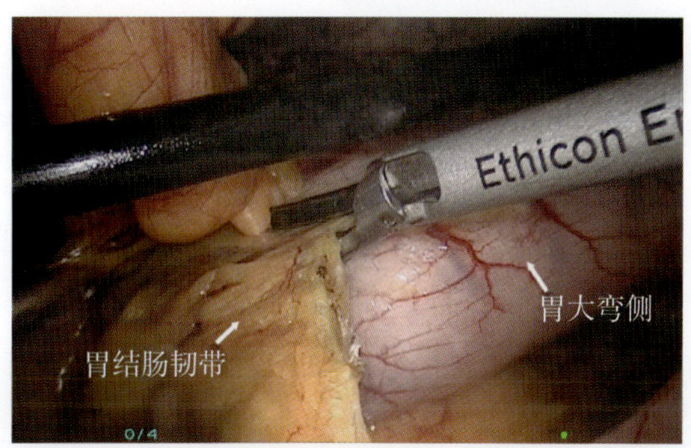

图 6-111 在胃大弯中点处进入大网膜血管弓内

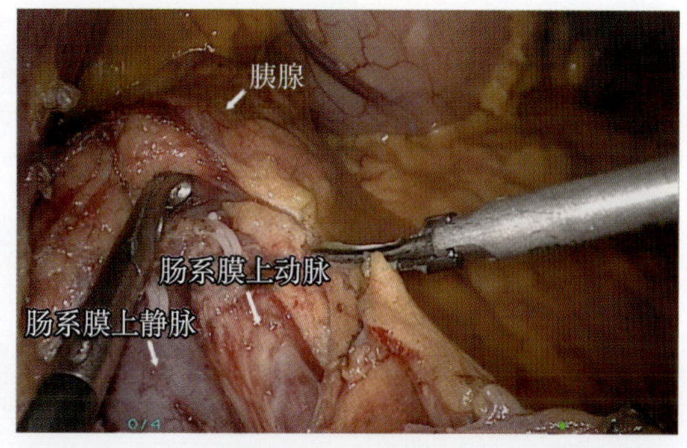

图 6-112 紧贴胰腺下缘离段横结肠系膜前叶

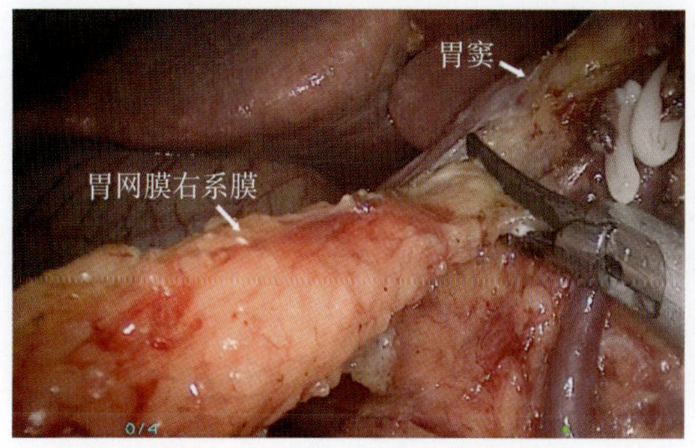

图 6-113 切除胃网膜右系膜

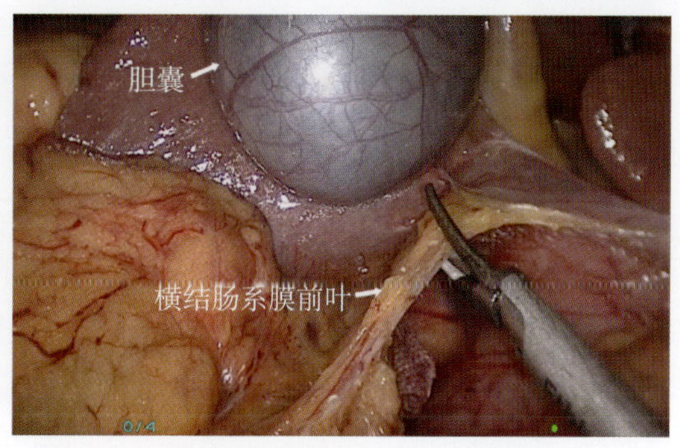

图 6-114 紧贴肝脏下缘切断横结肠系膜，游离结肠肝曲

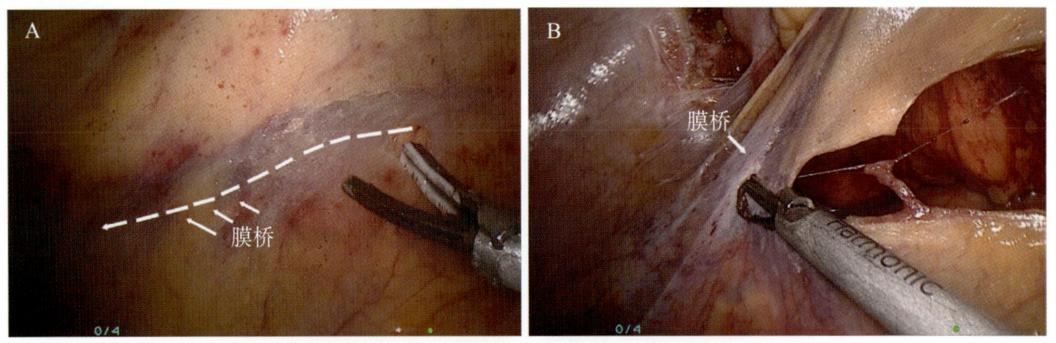

图 6-115　沿膜桥切开，完全游离右半结肠

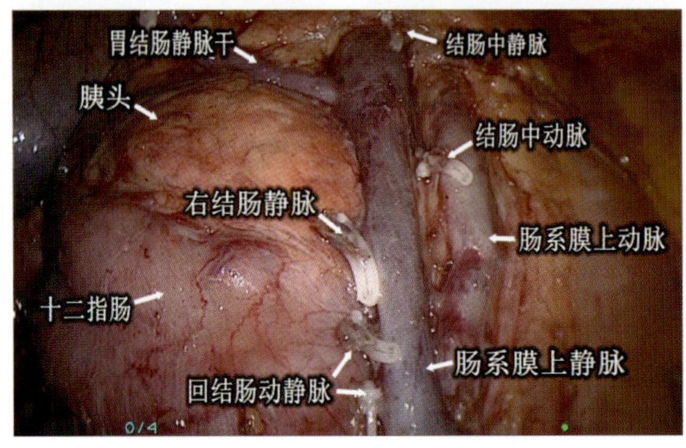

图 6-116　清扫完毕手术场景

四、讨论

研究显示，CME 手术能有效降低肿瘤 5 年复发率，提高 5 年生存率。CME 手术的要点是：①高位结扎滋养血管，以达到最多的淋巴清扫。②锐性分离，寻找并维持胚胎解剖学外科平面，保证脏层筋膜光滑、完整无缺损。但是，右半结肠癌 CME 手术淋巴结清扫的内侧界到底应该在 SMA，还是在 SMV，或者是两者之间，一直没有定论。因此，有必要建立一套明确规定内侧界的右半结肠癌 CME 标准术式，以最大限度地提高疗效。

从结肠系膜胚胎发育过程及淋巴结引流规律来看，右半结肠引流淋巴结分布于肠管滋养动脉周围，手术的清扫范围应以动脉为导向，在滋养动脉的根部进行清扫。1977 年，日本结直肠癌学会对结肠引流淋巴结进行了编号，将回结肠动脉根部淋巴结、右结肠动脉根部淋巴结、结肠中动脉根部淋巴结、肠系膜下动脉根部淋巴结分别命名为 NO.203、NO.213、NO.223、NO.253 淋巴结，属于 D3 手术的清扫范围。文献报道进展期右半结肠癌第三站淋巴结转移率在 0～5.8%，甚至达到 11%。因此，日本的《结直肠手术指南》规定，结肠癌 D3 清扫必须裸化并根部结扎其灌注血管，整块清扫周围淋巴结。按照这个规定，仿照胃癌 D2 淋巴结清扫、直肠癌 TME 手术的淋巴清扫原则，右半结肠癌 CME 术的内侧界需要到达 SMA 中线。我们看到，日本、欧洲、美国很多专家，包括国内的池畔教授都是按照这个原则来手术的。然而，SMA 的裸化和清扫势必会损伤肠系膜的部分自主神经，导致严重的术后腹泻以及胃肠功能紊乱，同时也会大大增加淋巴漏的风险。日本有一项研究显示，右半结肠的淋巴引流很少跨越 SMV 前方向左引流，提示不论 SMA 在 SMV 的后方还是在 SMV 的左侧，可能都无须裸化 SMA。目前，学术界绝大部分学者仍然将以 SMV 作为右半结肠癌切除的内侧界。显然，这种做法与结肠淋巴引流的规律是不相符的，也与胃癌、直肠癌等消化道肿瘤的淋巴结清扫原则不一致。另外，有研究表明，即使没有淋巴结转移的Ⅱ期结肠癌患者，也能从扩大的淋巴结清扫中获益。

我们认为，右半结肠 CME 手术应该清扫回结肠动脉根部、右结肠动脉根部、结肠中动脉根部淋巴结，也就是说它的切除内侧界应该为 SMA 中间，这既符合淋巴结的引流规律，与胃癌、直肠癌的手术原则一致，同时，也符合日本、欧洲的指南规定。在手术安全性方面，从我们 40 余例手术经验看，术中出血的风险并没有比较经典的 SMV 入路增加。SMA 入路的一个明显优点是在裸化血管的时候，由于 SMA 前方多数没有血管跨越，因此很少会像 SMV 入路那样容易损伤前方跨越的血管导致出血。很多学者担心打开 SMA 血管鞘清扫容易损伤自主神经导致术后严重的腹泻。我们早期的手术的确进行血管鞘内的清扫，这 26 病例中有 2 例发生术后胃肠功能紊乱，经治疗后得到缓解，对照经典的 SMV 入路没有统计学差异。该手术的另一个常见并发症是术后淋巴漏的问题。我们早期进行鞘内清扫的数据看，术中淋巴漏的发生率达到 40%左右；而鞘外清扫淋巴漏的发生率在 15%左右，术中应用生物胶水封堵淋巴管是预防淋巴漏的可靠办法。所以，我们现在的做法是，不打开 SMA 动脉鞘，常规进行鞘外淋巴结清扫，这样既能降低手术难度，提高手术安全性，又能减少术后胃肠功能紊乱的发生。术后淋巴结清扫方面，我们的数据显示，平均清扫 SMV 中线左侧淋巴结约 4 枚，发现转移淋巴结 1 枚，有效提高了手术的淋巴结清扫范围以及肿瘤根治程度，从而有望改善患者的预后。

因此，以 SMA 中线为内侧界的右半结肠 CME 手术符合右半结肠系膜的解剖学理论、淋巴结引流规律以及欧洲、日本的指南建议，有可能成为右半结肠癌的标准化、规范化手术和质量控制标准，从而改善患者的预后。从我们的经验看，该手术方式能很好地达到肿瘤根治性切除的目的，同时并不明显增加手术风险，具有可行性、安全性。

（刁德昌）

第五节 “互”字式腹腔镜右半结肠切除术

目前右半结肠癌根治术两个热点的概念就是 CME 和 D3 手术。以此为中心，延伸出了许多种入路和做法，那么在概念纷杂的今天，怎样能找到一个既简单易记又确切实用的办法呢？

欧美学者提出的“信封样结构”及将游离间隙比喻成“angel hair”等，可以看到文化和信仰均影响着外科医师对手术及解剖学结构的领悟。受到日本学者提出的 Toldt's 融合筋膜像汉字“互”字的启发，通过运用汉字“互”标示右半结肠切除术中的几个重要的解剖学结构，便于理解和记忆手术的主要操作流程。这也是基于 CME 理论及其所描述的“信封样结构”的东方式理解吧。

“互”字式游离理念的设计:通过对“互”字每个笔画和相关区域的阐释,确立了游离的起点和止点,明确了切开线、游离面,从点、线、面上立体地解释了“互”字在此手术中代表的含义,同时也强调“互”字中间的“口”正是十二指肠包绕胰腺的区域,其与周边筋膜相互独立的区域,该区域的解剖学也自然成为本手术的重点及难点。

一、适应证和禁忌证

1. 适应证 盲肠、升结肠及结肠肝曲部位的肿瘤。

2. 禁忌证 ①肿瘤合并急性梗阻。②既往手术史,腹腔广泛粘连。③重度肥胖者。④6 个月内有心肌梗死或有不稳定性心绞痛的病史。⑤严重的肺部疾病。

二、麻醉、体位、戳卡位置及手术站位

1. 麻醉 气管插管全身麻醉,可加用连硬外麻醉。

2. 体位 患者采用仰卧分腿位。

3. 套管放置位置 采用 5 孔法。

三、手术具体步骤及要点

(1)“互”字式第一刀:下方一“横”(图 6-117)。

要点:将小肠自回盲部翻向头侧,显露小肠系膜根;助手夹持阑尾及小肠系膜向腹侧提拉,辨识右侧髂总血管与右侧输尿管交界处,在其上方 1.0 cm 处切开小肠背侧系膜。游离界限:外侧到达盲肠外侧腹膜,内侧到达腹主动脉前方小肠系膜附着处(亦即十二指肠水平部),沿 Toldt's 间隙向头侧游离,游离层面在 gerota 筋膜之上。

(2)自尾侧向头侧拓展游离平面,寻找“互”字中的撇折“∠”,以其代表十二指肠降部及水平部(图 6-118)。

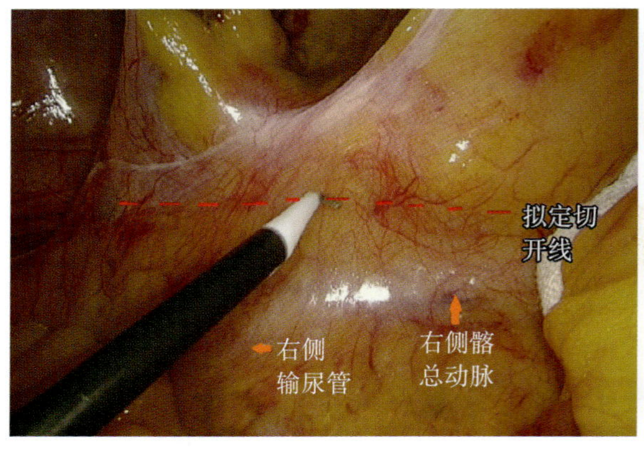

图 6-117 下方一“横”

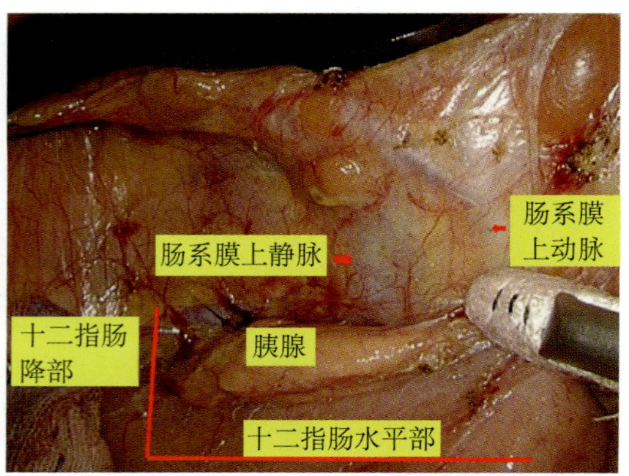

图 6-118 “互”字中的撇折“∠”

要点：自下腔静脉腹侧掀起十二指肠水平部，而后将十二指肠水平部自结肠系膜上松解下来（此步骤并非必须将十二指肠完全掀起，有时是分离的过程中顺势而为，应该在游离过程中随时调整视角进行判断，防止误损伤十二指肠水平部），此处为 Toldt's 筋膜内外侧不为相通的部位，需切开 Toldt's 融合筋膜才能显露胰腺及沿此平面游离十二指肠降部。沿十二指肠和胰腺表面向内侧头侧继续游离，内侧显露可见肠系膜上动静脉停止游离，此处的游离目的是将肠系膜上动、静脉从背侧显露。

（3）“互”字式第二步：以“互”字上横“一”标示胃结肠韧带（图 6－119）。

要点：根据肿瘤位置在胃网膜血管弓内或者弓外切开，回盲部及升结肠肿瘤在弓外切开，不清扫 6 组淋巴结；肝曲肿瘤在胃网膜血管弓内切开，清扫 6 组淋巴结。

（4）离断胃结肠韧带血管之后，需要显露胰腺，以横撇“フ”中“一”标示胰腺（图 6－120）。

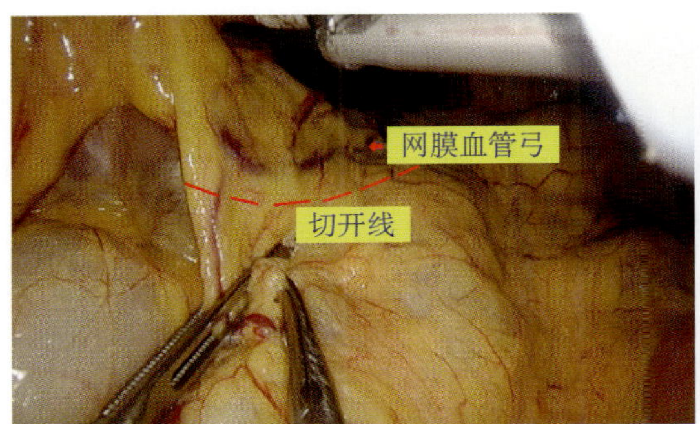

图 6－119　以“互”字上横“一”标示胃结肠韧带

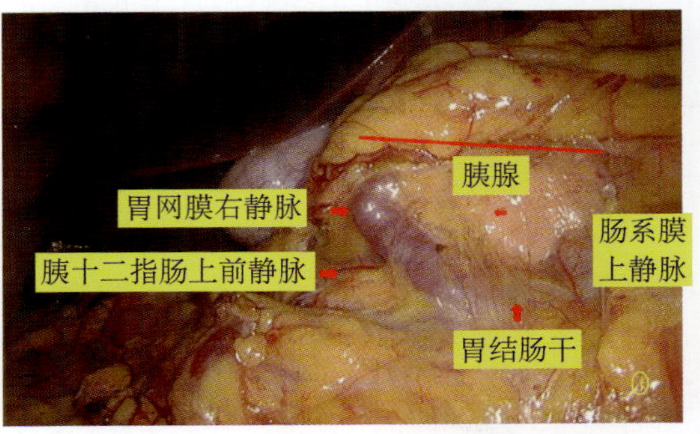

图 6－120　以横撇“フ”中“一”标示胰腺

要点：其目的为了提示胰腺的显露在本术式中的作用，以胰腺为解剖标识点显露胃结肠干各属支血管，暂不予以处理，待内侧会师后再行离断，游离转向内侧。

（5）“互”字式第三步：血管的处理（图 6－121）。

要点：回结肠血管蒂与肠系膜上血管交角处切开结肠腹侧系膜，因背侧间隙已经拓展完成，可沿预定切开线全层切开。

（6）结肠中血管的处理（图 6－122）。

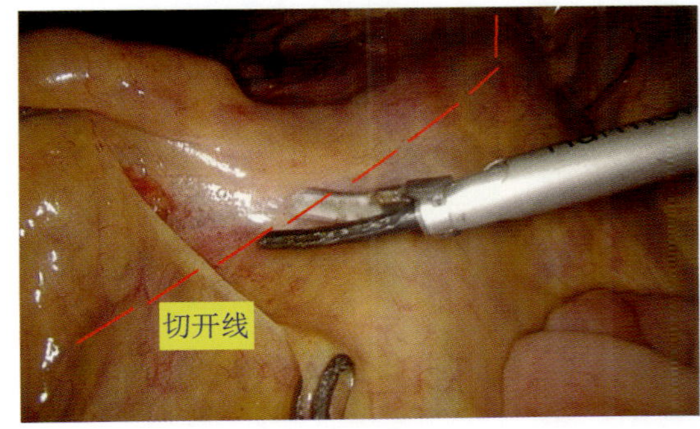

图 6－121　回结肠血管与肠系膜上血管交角处切开结肠腹侧系膜

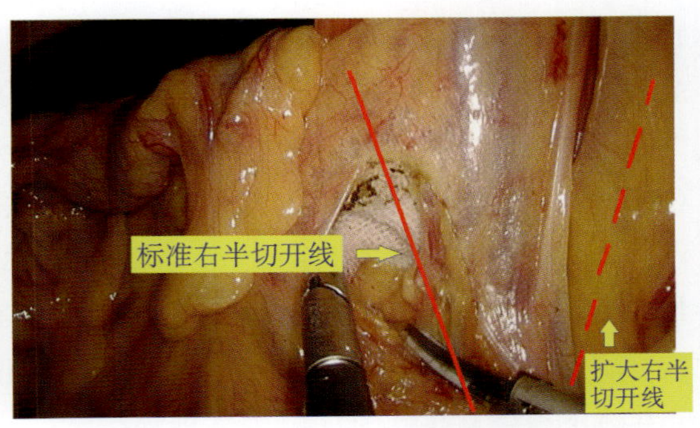

图 6－122　结肠中血管的处理

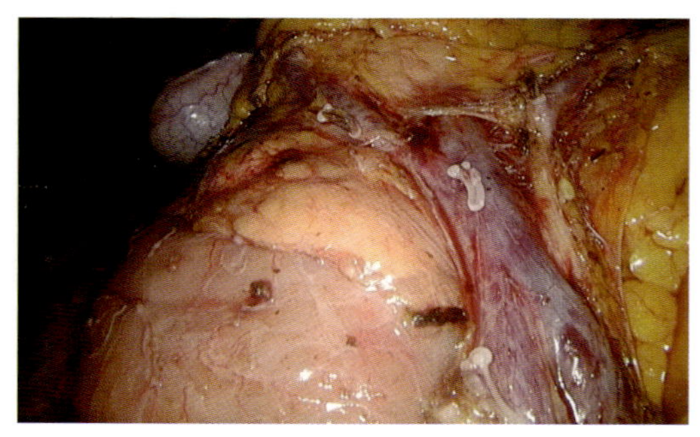
图6-123 以横撇“フ”中“丨”标示肠系膜上静脉

要点：根据肿瘤位置不同，选择切除范围。回盲部及升结肠肿瘤在结肠中血管右侧切开，保留结肠中血管的左支，肝曲肿瘤在结肠中血管左侧切开，在结肠中动脉根部离断。

（7）属支血管的处理：以横撇“フ”中“丨”标示肠系膜上静脉（图6-123）。

要点：因结肠后方系膜已被游离，此时可沿回结肠血管和肠系膜上血管交角全层切开结肠系膜，以外侧游离显露的肠系膜上动静脉为指示，此时血管的处理会很轻松，因头侧胃结肠干各属支已经解剖显露，在回结肠血管处理以后，该手术剩下需要处理的也只有5～6 cm长的外科干了。

鉴于本术式实际上就是外侧入路的衍生术式，必然面对一个无法回避的问题，那就是肿瘤的“no touch”原则，针对于此，我们试图用“互”字左外侧的区域表述肿瘤生长的区域，此处操作可待血管处理完毕后进行。

解释：回盲部及升结肠肿瘤，不首先切开盲肠外侧腹膜，将小肠背侧系膜切开后，沿Toldt's间隙直接上行显露十二指肠，不在外侧做更多游离。

四、讨论

自从1991年Jacobs报道第1例腹腔镜结肠切除手术后，经过20多年的发展，腹腔镜结肠癌切除术无论从根治性及安全性方面均已得到了多项随机临床试验的论证随着高清腹腔镜的出现和外科医师技艺的精湛，手术已经不再单纯局限在切除的层面，大家开始在胚胎学发生的角度去重新审视局部解剖学结构，包括CME技术、日本学者的D3原则，还有膜解剖技术等，其目的均是为了获得肿瘤的最大根治，还有就是做到术中少出血甚至无出血的手术。

那么，在概念纷杂的今天，怎样能找到一个即简单易记又确切实用的办法呢？基于欧美学者提出的“信封样结构”及将游离间隙比喻成“angel hair”等，可以看到文化和信仰均影响着外科医师对手术及解剖学结构的领悟。同时通过大量的临床实践也发现右半结肠游离过程中，在十二指肠包绕胰腺的区域其膜性结构相对独立，如何能进入到正确的解剖间隙，如何能和其他间隙融会贯通，对初学者来说是很难掌握和无法理解的，受到日本学者提出的Toldt's融合筋膜像汉字“互”字的启发，通过运用汉字“互”标示右半结肠切除术中的几个重要的解剖结构，这也是基于CME理论及其所描述的“信封样结构”的东方式理解吧。

本文作者通过对“互”字每个笔画和相关区域的阐释，确立了游离的起点和止点，明确了切开线、游离面，从点、线、面上立体地解释了“互”字在此手术中代表的含义，同时也强调“互”字中间的“口”正是十二指肠包绕胰腺的区域，其与周边筋膜相互独立的区域，该区域的解剖也自然成为本手术的重点及难点。

而“互”字左外侧的区域则为肿瘤生长的区域，本着肿瘤的非接触原则，此处操作可待血管处理完毕后进行。但笔者认为初始游离阶段如果能从外周完全掀起右侧结肠，可避免后期此处处理的重复动作，期待日本一项关于肿瘤“no touch”的随机对照研究 JCOG1006 的结果。

此概念为单中心经验的总结，完全从下外侧、上外侧游离右半结肠，最后在中间血管区域会师，定义“互”字型可便于记忆和理解，但难免有个人理解偏差及牵强附会的可能，尚需临床资料的完善和整理，也期待不同入路的随机对照研究。

（谢忠士）

第六节　完全中间入路腹腔镜右半结肠切除术

2009 年，德国学者 Hohenberger 基于肿瘤外科学和胚胎学原理，首次提出完整结肠系膜切除术(complete mesocolic excision, CME)。与传统 D3 手术相比，CME 更强调：①锐性分离结肠系膜平面(mesocolic plane)与壁层平面(parietal plane)，保持结肠系膜的完整。②沿肿瘤引流血管根部解剖，廓清区域与中央淋巴结。③根部离断结肠供血血管，扩大肠管纵行切除范围。该术式能有效地清除淋巴结内特殊染色< 2 mm 的微转移，以及淋巴结内< 0.2 mm 的游离肿瘤细胞簇，降低复发率和肿瘤相关病死率，改善结肠癌预后。

施行 CME 有两种手术入路，即外周入路(lateral access)和中间入路(medial access)。开腹手术多采用外周入路，而腹腔镜下 CME 多通过中间入路实现。CME 术中横结肠系膜的完整游离必须进入系膜间间隙(intermesenteric space, IMS)。术中可通过打开胃结肠韧带进入 IMS，自胰腺下缘上下联合解剖，亦可通过横结肠后间隙(transverse retrocolic space, TRCS)自下而上拓展进入 IMS。中间入路可分为：联合中间入路和完全中间入路。前者在团队之前发表的研究成果中已有报道。后者主要包括传统的单纯完全中间入路、“翻页式”完全中间入路，以及以右结肠静脉(right colic vein, RCV)为解剖学标志进行操作的循 RCV 的中间入路。本节主要介绍完全中间入路。

一、手术适应证

适用于盲肠、升结肠及结肠肝曲癌

二、手术禁忌证

（1）肿瘤广泛浸润周围组织器官(或)和融合包绕重要血管。

（2）全身状况不良，不能耐受手术者。

三、传统完全中间入路(completely medial approach，CMA)

1. CMA 特点　CMA 以回结肠动脉(ileocolic artery, ICA)和静脉(ileocolic vein, ICV)的解剖学投影为手术起始点，沿肠系膜上静脉(superior mesenteric vein, SMV)主线解剖血管。拓展

横结肠后间隙(transverse retrocolic space, TRCS),侧方至右结肠后间隙(right retrocolic space, RRCS),经 TRCS 自下而上进入系膜间间隙(inter mesenteric space, IMS),自下而上解剖结肠中血管与 Henle 干,自下而上解剖胰腺下缘。

2. 具体手术步骤

(1) 手术起步:以 ICA 与 ICV 解剖投影为起步点(图 6-124、6-125)。

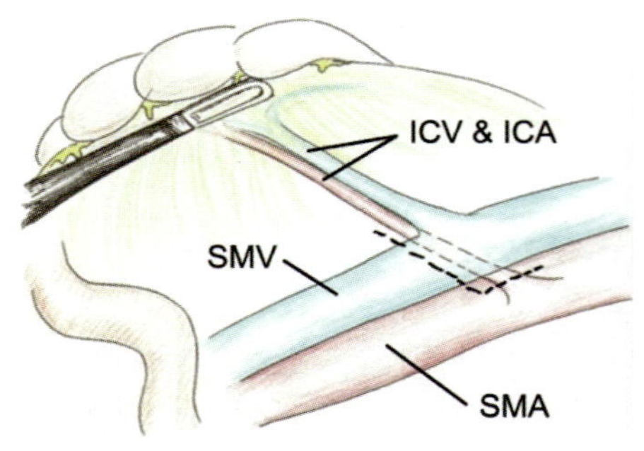

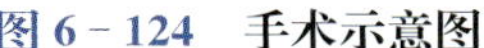

图 6-124 手术示意图

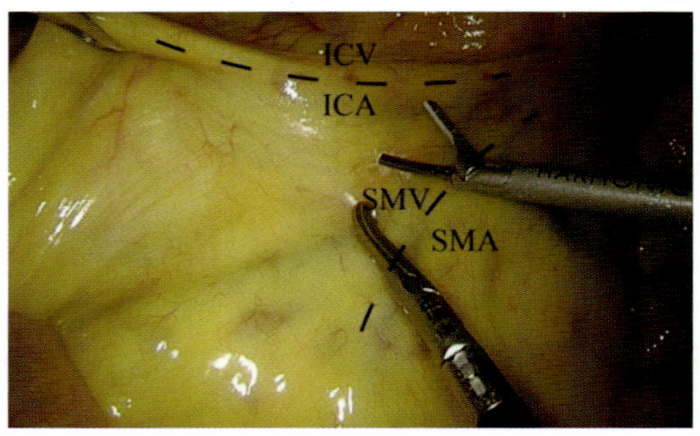

图 6-125 手术图

(2) 右结肠后间隙(RRCS)的寻找与拓展:锐性拓展结肠系膜层面,确保肾前筋膜与结肠系膜脏层筋膜完整(图 6-126)。

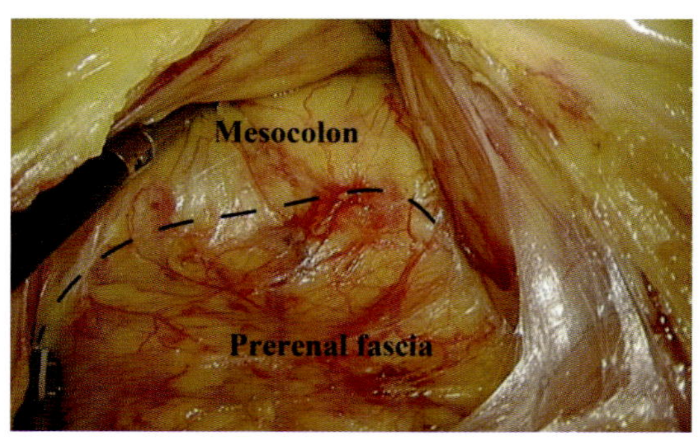

图 6-126 拓展右结肠后间隙

(3) 寻找 SMV 和 SMA 与 ICV 和 ICA,沿血管根部清扫淋巴结(图 6-127、6-128)。

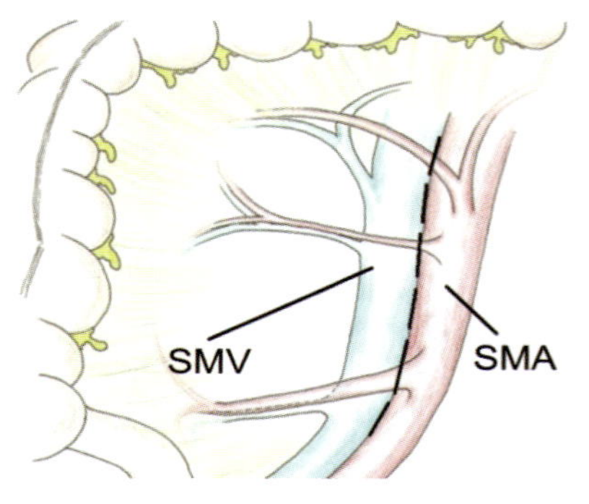

图 6-127 手术示意图

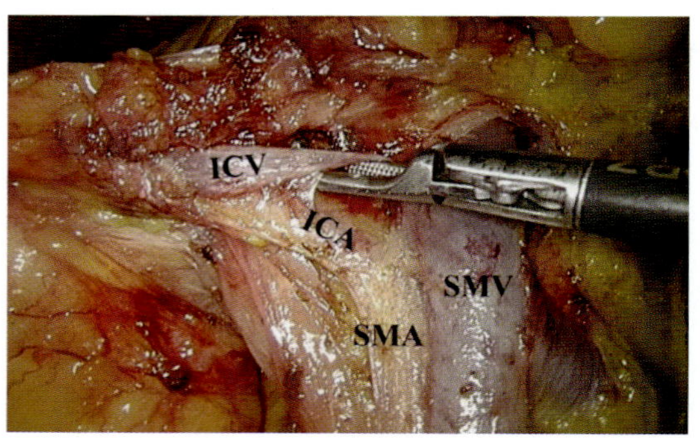

图 6-128 手术图

（4）由下往上拓展横结肠后间隙（TRCS），使之与 RRCS 相通，确保结肠系膜完整。以 SMV/SMA 为主线清扫外科干，沿途寻找右结肠动静脉（RCA/RCV）、结肠中动脉右支（RMCA）。多数患者 RCA 缺如，RCV 汇入胃结肠共同干（图 6－129）。Henle 干及其属支的解剖：Henle 干多由（RCV）、胃网膜右静脉（RGEV）及胰十二指肠上前静脉（ASPDV）汇合而成。此例患者存在变异，结肠中静脉（MCV）亦汇入之。Henle 干的出现提示胰腺下缘已经非常接近，此时应朝前上方向解剖，做好胰腺下缘的“爬坡”准备；胃网膜右静脉（RGEV）的出现则提示应做好进入系膜间间隙（IMS）的准备，沿此静脉左缘解剖，可较易进入 IMS（图 6－130）。

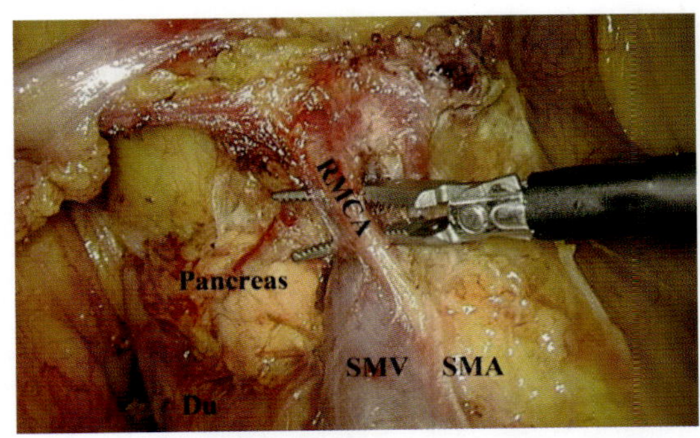

图 6－129 SMV/SMA 为主线清扫外科干

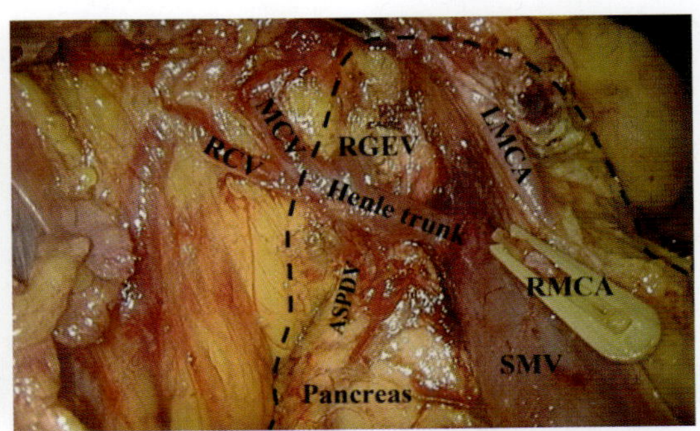

图 6－130 Henle 干及其属支的解剖

（5）拓展 TRCS，于血管根部离断 RMCA，完整游离结肠系膜（图 6－131）。

（6）幽门下淋巴结（NO.6 淋巴结）的清扫：对于盲肠及升结肠癌，需清扫回结肠、右结肠及结肠中血管根部淋巴结。而对于进展期横结肠肝曲癌，还需清扫幽门下淋巴结。打开腹膜外间隙（extraperitoneal space, EPS），完成右半结肠的游离（图 6－132～6－134）。

（7）手术切除标本：结肠系膜完整切除，系膜脏层完整光滑，手术质量达到 West 分级系统 C 级标准（图 6－135）。

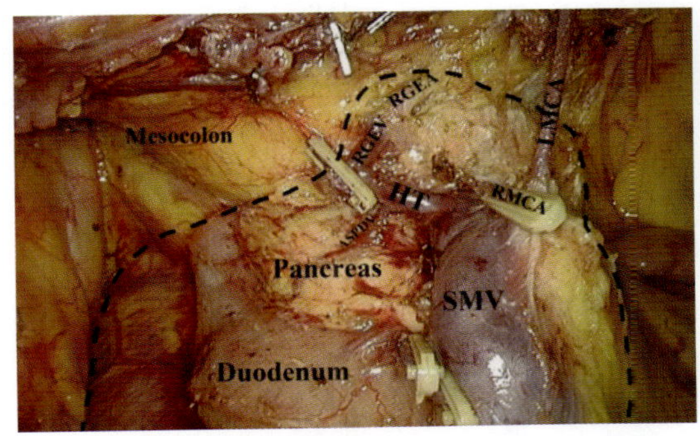

图 6－131 血管根部离断结肠中动脉右支

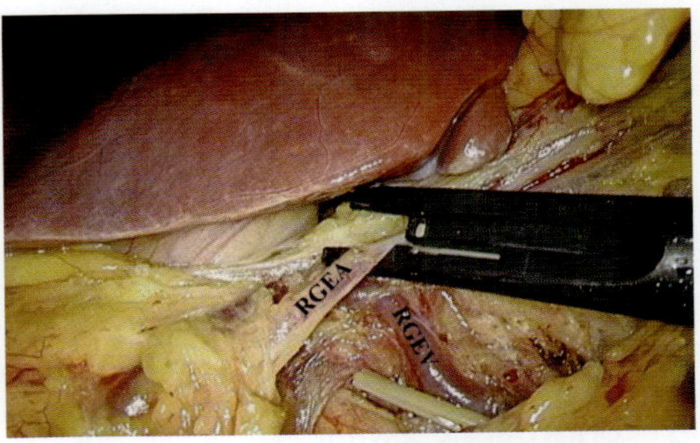

图 6－132 幽门下淋巴结清扫

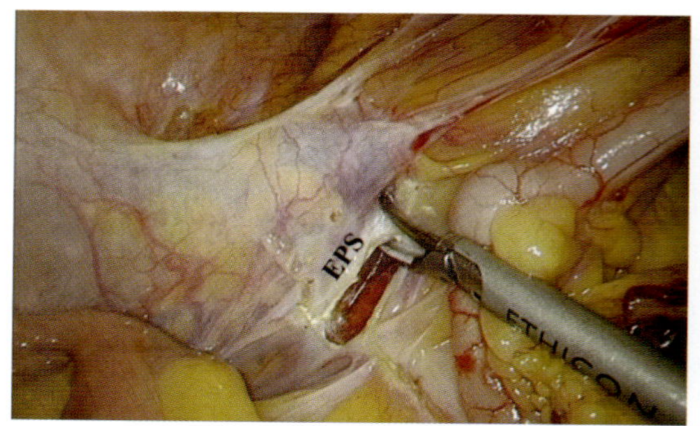

图 6－133　打开腹膜外间隙

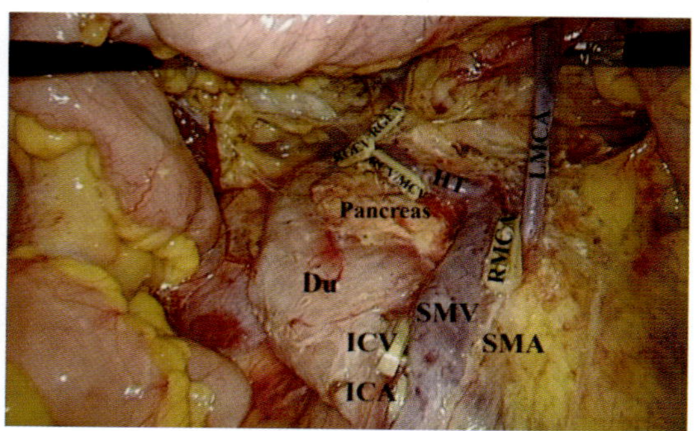

图 6－134　完成 CME 与淋巴结清扫后术野

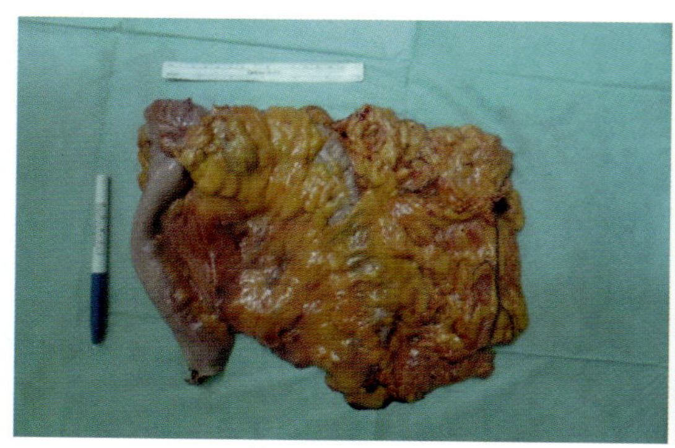

(A) 结肠系膜平面正面观

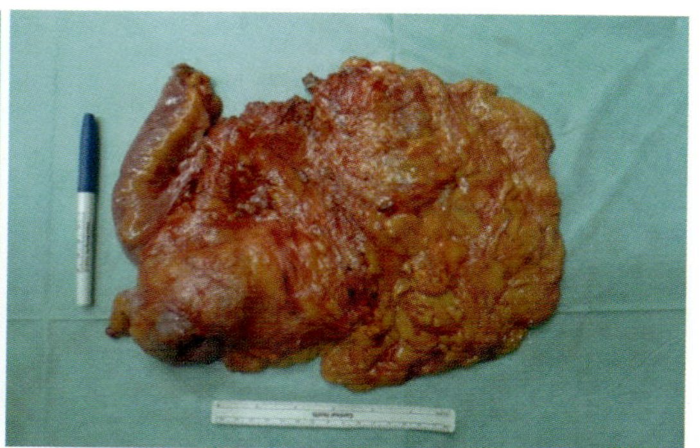

(B) 结肠系膜平面反面观

图 6－135　手术切除标本

3. CMA 解剖学基础及优势　腹腔镜 CME 右半结肠的游离是基于一个外科平面以及肠管和 3 个无血管的潜在外科间隙。即游离右半结肠时的肾前筋膜(PRF)平面，以及邻近的 RRCS、TRCS 和 IMS。IMS 位于大网膜后层和横结肠系膜之间，经横结肠系膜根后方可与 TRCS 交通，因此横结肠系膜的游离必须进入 IMS。TRCS 直接向头侧拓展进入 IMS 即可完整切除横结肠系膜。

CMA 从下往上游离结肠系膜，一气呵成，更符合 CME 原则。同时可避免 HMA 中反复上下翻转肠管及系膜，造成上下解剖层次不同而不能达到 CME 要求；在清扫胰腺下缘淋巴结时可直视下处理胰腺下缘的小血管分支，减少出血。本团队研究结果显示：相比 HMA, CMA 能明显缩短中央血管结扎时间以及腹腔镜手术时间。血管并发症，尤其是胰十二指肠血管并发症显著减少。这表明，CMA 入路是腹腔镜右半结肠 CME 的更好选择。

四、“翻页式”完全中间入路(completely medial access by “page-turning” approach, CMAPA)

1. CMAPA 特点　CMAPA 是在 CMA 基础上加以改进的一种手术入路，强调以“由点到线，由线到面”的手术策略。所谓的“点”，即以回结肠血管解剖学投影为起步点；“线”是指以

SMV 为主线解剖血管，清扫淋巴结；而“面”是指 RRCS 或 TRCS 的无血管外科平面。这一策略将手术的起步、肠系膜上静脉的裸化、沿途血管的高位结扎和根部淋巴清扫，再到外科平面的探寻拓展等过程都顺势连贯，一如平时翻书时的动作特点。

2. 具体手术步骤

（1）从左向右寻找结肠系膜并掀开，沿 SMV 解剖血管，从左向右进入 TRCS，再向右进入 RRCS，向上自胰腺下缘进入小网膜囊，呈翻页式推进（图 6－136）。

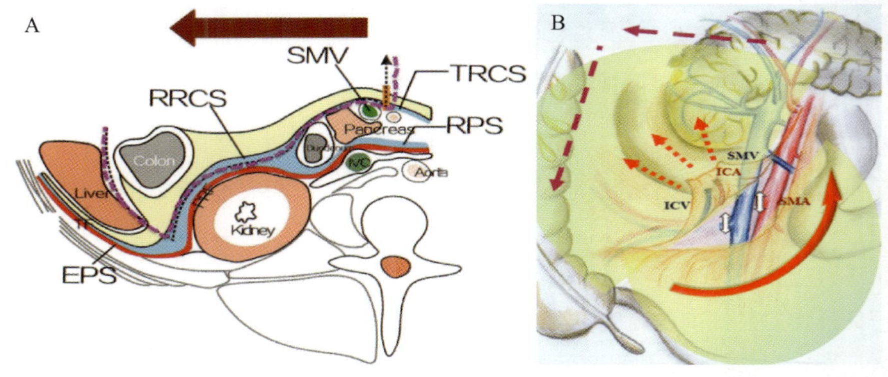

图 6－136　“翻页式”右半结肠 CME 术入路及解剖间隙方向示意图

（2）“翻页式”右半结肠癌手术步骤：遵循“由点到线，由线到面”的手术策略。

1）点：以回结肠血管解剖投影作为手术起步点，在其下缘打开结肠系膜（图 6－137）。

2）线：以 SMV 主线清扫外科干，依次高位结扎各属支血管，清扫血管根部淋巴结（图 6－138）。

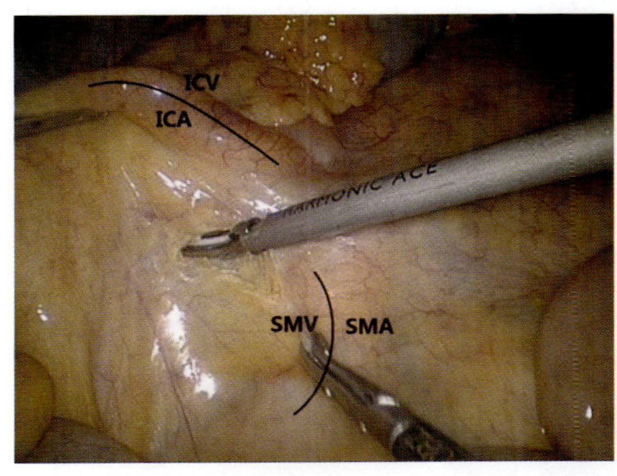

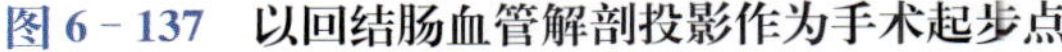

图 6－137　以回结肠血管解剖投影作为手术起步点

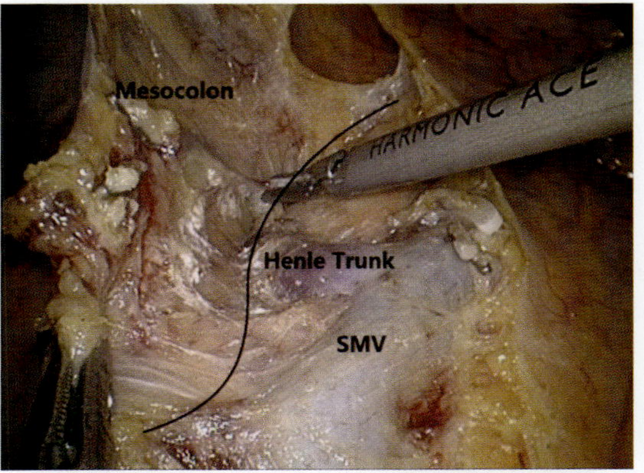

图 6－138　以 SMV 主线清扫外科干

3）面：从左向右拓展 TRCS，呈“翻页式”推进（图 6－139）。

4）完成 CME 与淋巴结清扫后术野（图 6－140）。

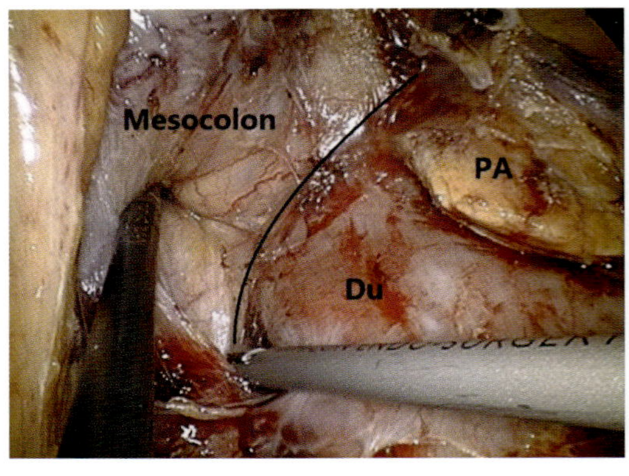

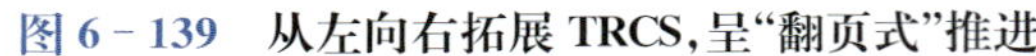
图 6－139　从左向右拓展 TRCS，呈“翻页式”推进

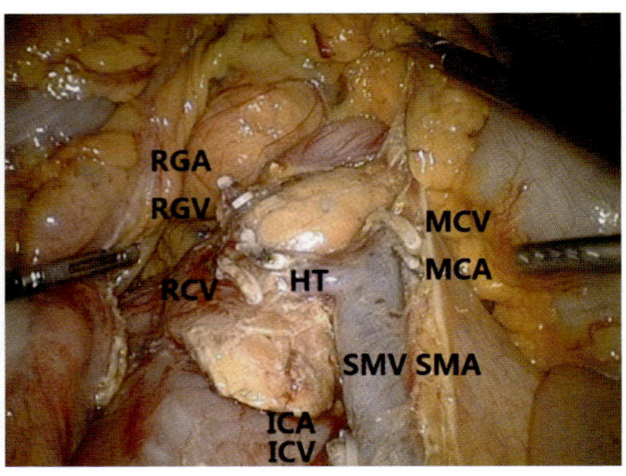

图 6－140　完成 CME 与淋巴结清扫

3. CMAPA 优势

（1）沿结肠系膜层面从左向右拓展，向右、向上拓展 TRCS 和 RRCS，避免了单纯采用完全中间入路时的“杠杆”效应。

（2）相比从下往上入路，CMAPA 能缩小镜头与操作杆间的盲区，扩大手术视野。

（3）游离肠段及接触肿瘤前先处理血管，更符合“无瘤”原则。

（4）对变异血管，尤其是外科干和 Henle 干及其属支的处理更为安全，避免遭遇不同变异造成的出血或误伤。

（5）手术操作方向始终由内到外，由下到上，配合容易，避免术中损伤。

三、循 RCV 的中间入路(medial approach along right colic vein)

1. 循 RCV 中间入路特点　绝大多数 RCV 汇入 Henle 干，循 RCV 的中间入路解剖法是术中寻找 Henle 干的推荐径路。循 RCV 中间入路采取由外到内的手术径路，在显露 Henle 干后，沿 RCV 解剖学层面，拓展横结肠后间隙。该径路在打开结肠系膜、清扫外科干方面与完全中间入路基本一致，而在 Henle 干的解剖上更精细、更安全，以期明确其血管变异，减少手术风险。手术技巧上强调解剖学层面优先，血管则自然显露。

2. 具体手术步骤

（1）以 ICA 与 ICV 解剖学投影为手术起步点，进入并拓展 RRCS，清扫外科干：以 SMV 为主干，从下到上依次处理外科干各属支（图 6－141～144）。

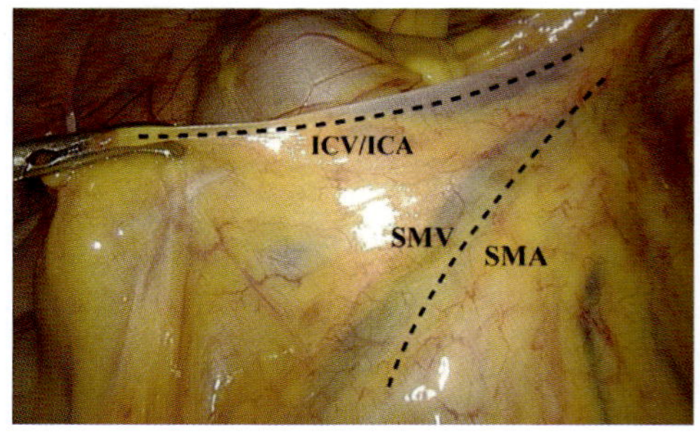

图 6－141　以 ICA 与 ICV 投影为手术起步点

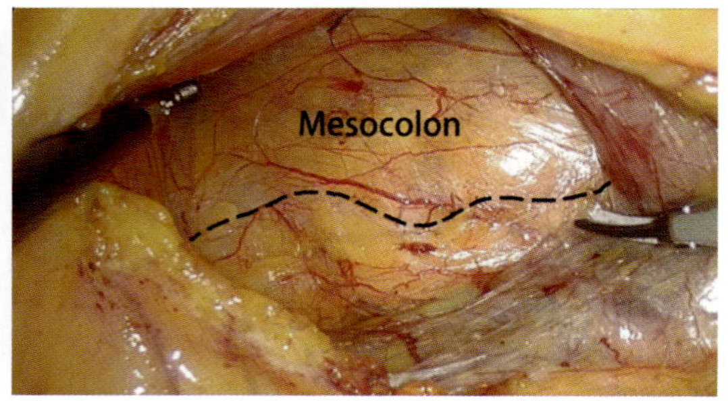

图 6－142　进入并拓展 RRCS

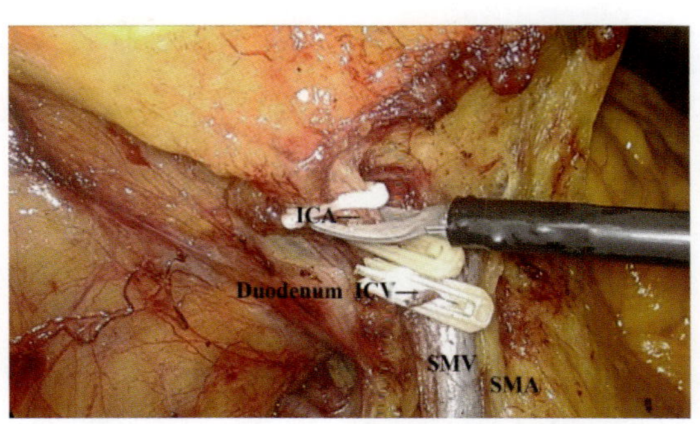

图 6-143 清扫外科干

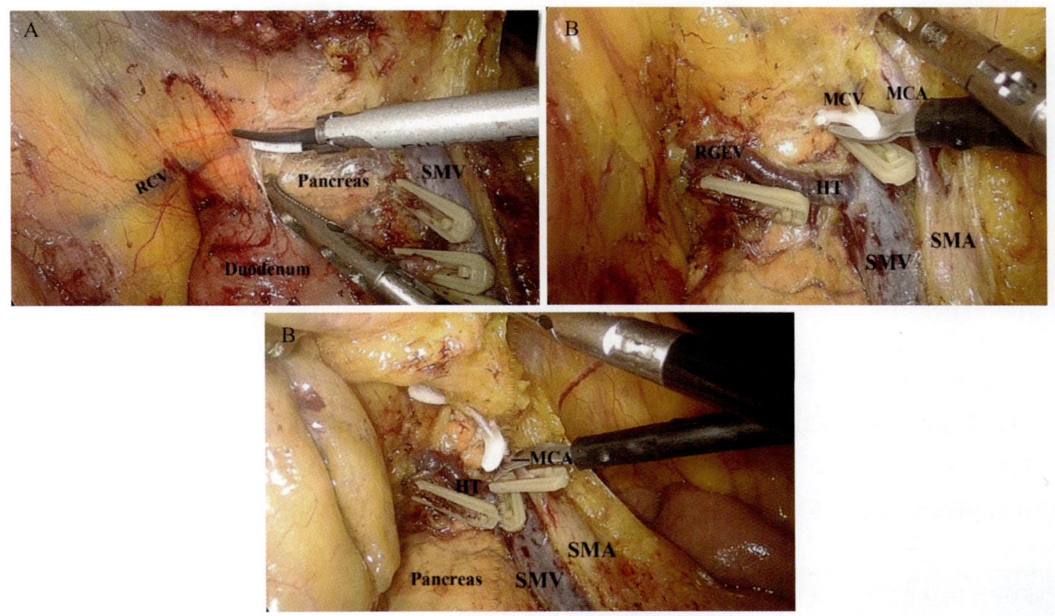

图 6-144 从下到上依次处理外科干各属支

（2）打开胰腺下缘层面：Henle 干与结肠中血管是横结肠系膜游离的主要刚性障碍，两者均位于胰腺下缘，平均相差 1 cm。MCA/MCV 位于 Henle 干的左下侧，易于识别；Henle 干位置较深，易被 MCA/MCV 特别是 MCV 遮掩。因此，笔者通常先解剖并离断结肠中血管，此时打开胰腺下缘层面更为容易，更易于 Henle 根部的暴露，增加了手术安全性（图6-145）。打开胰腺下缘层面；循 RCV 寻找 HT：绝大多数 RCV 最终汇入 HT，在完成外科干的清扫，显露十二指肠后，可沿 RCV 走向拓展 TRCS，即可于胰头下缘处找到 Henle 干，离断 RCV（图 6-146）。

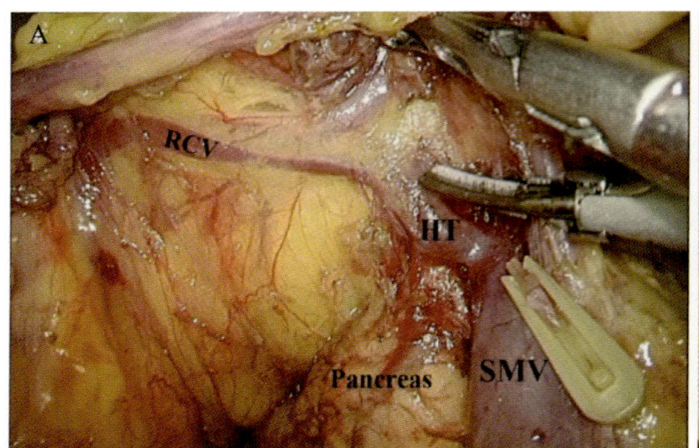

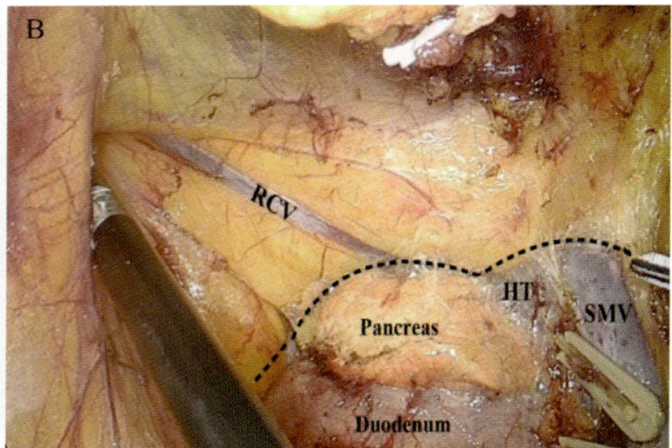

图 6-145　打开胰腺下缘

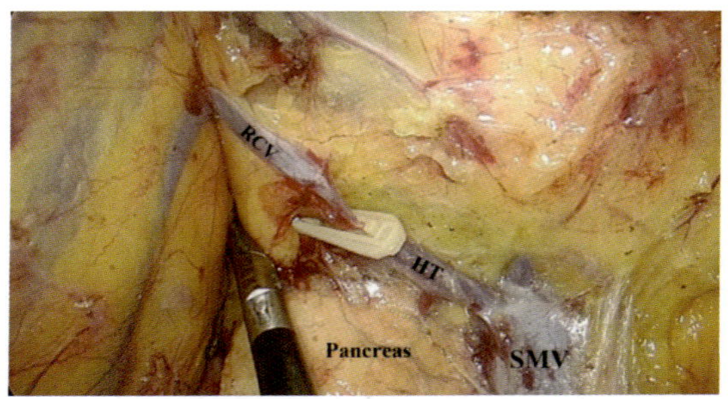

图 6-146　离断 RCV

（3）依次离断 HT 各属支：建议分支解剖并离断 HT 各属支，而非从根部离断 HT，同时保留 RGEV，确保胃大弯处血液回流及血供，在保证肿瘤根治性的基础上，减少手术创伤。依次离断 HT 各属支（6-147-A）；对于 HT 属支较为粗壮者（图 6-147-B），更应强调 HT 各属支的分支解剖和离断，否则容易导致难以控制的出血。此例中 HT 属支较为粗壮。

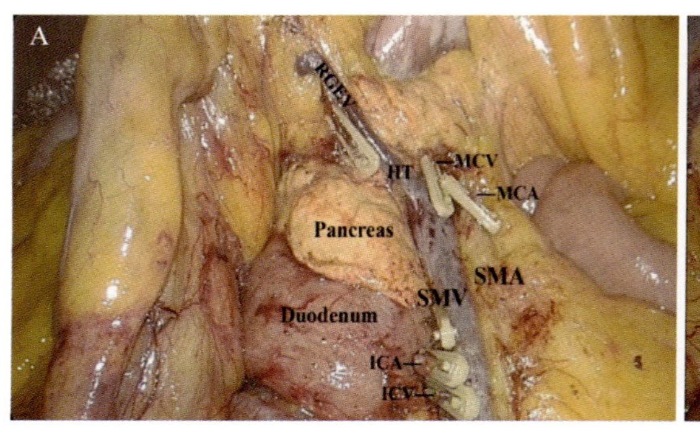

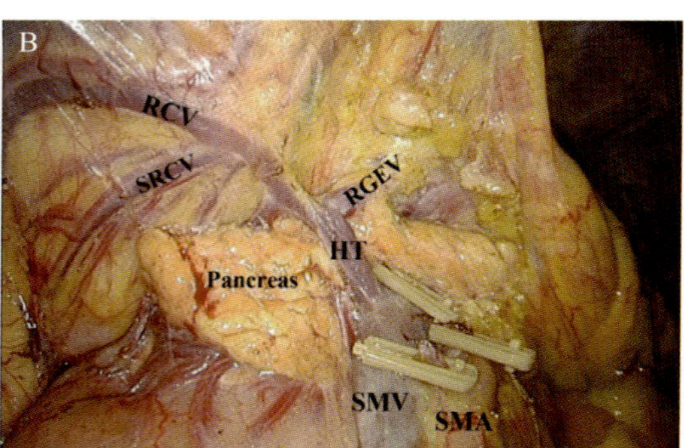

图 6-147　离断 HT 各属支

3. 循 RCV 中间入路的优势

（1）沿 SMV 从下往上解剖至胰腺下缘，先解剖 MCA/MCV，离断之后更容易在胰腺下缘层面的打开。

（2）更易于暴露 Henle 的根部，有利于充分显露 Henle 干各分支。

（3）强调对 Henle 干进行分支解剖而非直接行根部离断，增加手术的安全性。理由如下：①Henle 干粗短，近远端夹子处理后，根部离断的空间小，夹子易滑脱，如处理不当将导致 SMV 致命大出血，增加手术风险。②ASPDV 有 2～3 个分支，且紧贴胰腺表面，往往最后汇入 Henle 干，如根部离断，有超声刀直接离断 ASPDV 之额外风险。如患者 ASPDV 较粗壮，则容易导致胰腺表面出血，腔镜下控制困难。③回盲部、升结肠肿瘤的右半结肠切除无须常规清扫幽门下淋巴结。常规根部离断 Henle 干，亦断离了 RGEV，无意中扩大了手术范围，潜在手术并发症增加。

四、讨论

如何精准寻找 TRCS、解剖 Henle 干是腹腔镜右半结肠切除术的关键。完全中间入路解剖法是腹腔镜右半结肠癌根治术的主要方法。我们团队提出并实践了上述 3 种完全中间入路，从手术技巧而言，强调层面优先，血管自然显露。总体而言，完全中间入路腹腔镜右半结肠切除术在手术技巧上具有一定难度，对于仍处于学习曲线早期的外科医师推荐循 RCV 的完全中间入路。此入路在处理 Henle 干及其属支时较为容易。此外，右半结肠解剖结构复杂，血管变异多见，没有一种术式可以适用于所用患者，术中须根据患者解剖变异情况，选择合适的手术入路，个性化治疗，以期提高手术质量。

（冯　波）

第七节　腹腔镜右半结肠完整系膜切除术——4 步法

一、适应证

（1）盲肠、阑尾、升结肠及结肠肝曲的恶性肿瘤（包括横结肠近端癌）。

（2）TNM 分期为Ⅰ、Ⅱ期根治性切除和Ⅳ期姑息性切除的病例，对Ⅲ期行根治性切除仍存疑虑的病例。

二、禁忌证

（1）肿瘤学禁忌证：结肠癌周围脏器的严重浸润，如浸润十二指肠和肾脏；不能达到充分减压的肠梗阻病例。

（2）患者本身禁忌证：全身情况差，伴发其他严重疾病，无法耐受麻醉及手术者。

三、麻醉方式

采用气管插管全身麻醉。从加速康复外科理念考虑，建议加用连硬外麻醉。

四、体位及手术方式

（1）体位为“大”字位。

（2）手术方式：包括腹腔镜右半结肠切除和扩大右半结肠切除。

（3）手术范围：切除末段 10～15 cm 回肠、盲肠、阑尾、升结肠和右侧 1/3 的横结肠。在根部切断回结肠动静脉、右结肠动静脉、结肠中动脉右支和胃结肠静脉干结肠支，完整切除相应的系膜内的血管与淋巴组织。切除与横结肠相连的对应的大网膜组织。

扩大右半结肠切除范围还包括结肠中动静脉根部、胃网膜右动静脉根部切断清扫淋巴组织。切除胃血管弓内大网膜组织。

五、套管放置

采用 5 孔法。

六、手术步骤

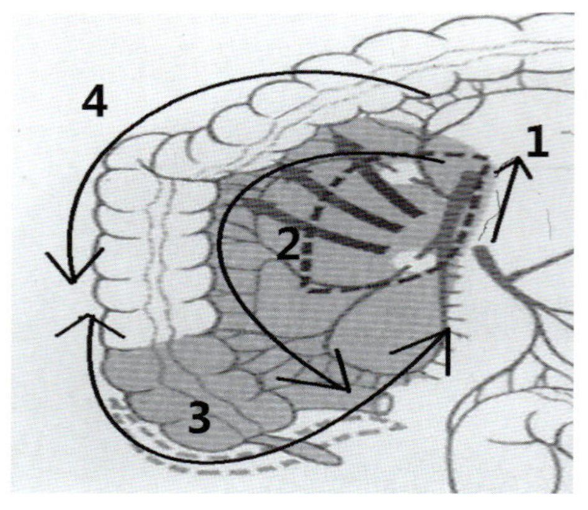

图 6－148　**4 步法手术顺序**

手术入路：采用中间-侧方入路，笔者总结为“4 步法”（图 6－148）。

1．第一步：整块清除外科干淋巴结、胰头前及第六组淋巴结，进入分离胰十二指肠前间隙　首先是在肠系膜上静脉外科干左侧断离右半结肠供应动脉，清除 203 和 213 组淋巴结。其次强调在胰体下缘结肠中动脉左侧无血管区开始解剖分离，清除 223 组淋巴结；此过程可能会遇到横跨肠系膜上静脉前方的回结肠动脉及右结肠动脉，顺着其解剖至根部，清除根部周围的主淋巴结和脂肪组织。

具体操作：找到回盲部，沿着右前方的升结肠系膜找到斜行走向的 SMV 主干和向右侧分支、隆起而搏动的回结肠血管蒂。牵引回结肠血管蒂，沿回结肠血管下缘 2 cm 处作为起点切开（图 6－149），显露 SMV，紧贴 SMV 前方切开结肠系膜和静脉鞘（图 6－150），并在鞘内沿其走行方向头侧解剖，越过十二指肠水平段前方和胰腺钩突前方，到达胰颈下缘。沿途定位肠系膜上血管的右侧分支：回结肠血管、Henle 胃结肠干和中结肠血管蒂。依次解剖并离断回结肠血管、右结肠血管和中结肠血管右支，并清除沿 SMV

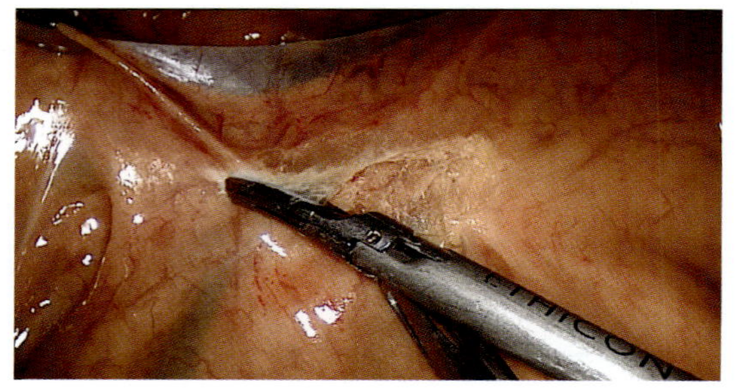

图 6－149　**沿回结肠血管下缘作为起点**

分布的淋巴结(图 6－151、6－152)。沿 Henle 干解剖、显露右结肠静脉与胃网膜右静脉，根部结扎、切断右结肠静脉，以胃网膜右静脉为标志，彻底清扫第 6 组淋巴结(图 6－153)。做扩大根治术时，离断胃网膜静脉和动脉，做弓内切除。第一步完成了整个手术的大部分工作，占有绝对的比重。

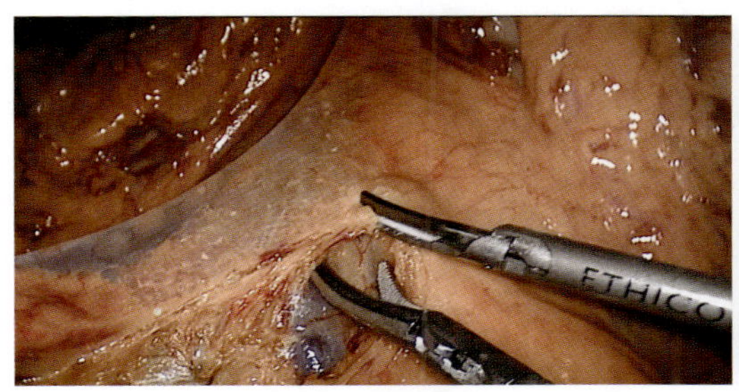

图 6－150　显露 SMV

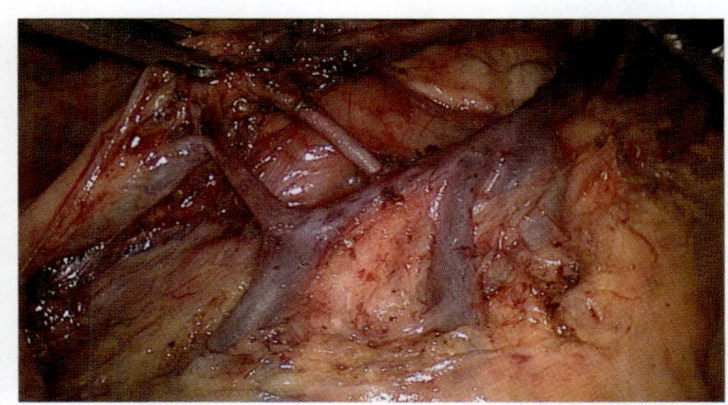

图 6－151　解剖 SMV 属支血管

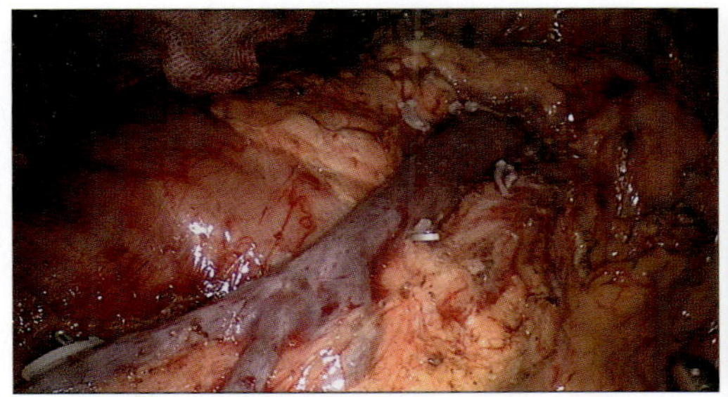

图 6－152　清除沿 SMV 分布的淋巴结

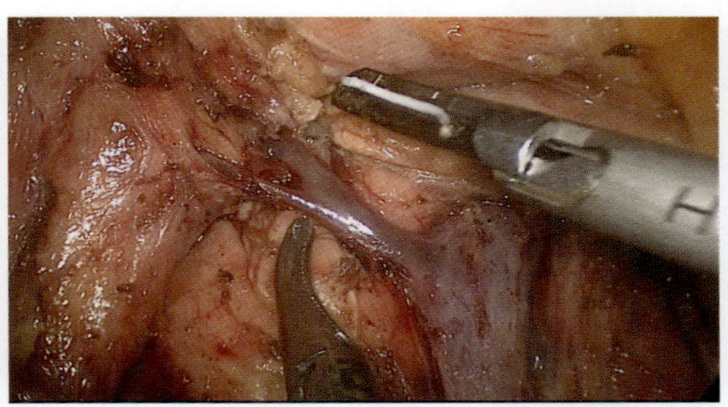

图 6－153　胃网膜右静脉为标志，彻底清扫第六组淋巴结

操作要点：第一步最最关键的要点就是要直接进入 SMV 静脉鞘，这可以为后续沿着血管的彻底清扫淋巴结打下基础。在解剖 Henle 干时，助手一定要牵起结肠中动脉，展开横结肠系膜，给予很好的张力和暴露。

2. 第二步：进入、游离 Toldt's 筋膜　沿回结肠静脉切开回肠系膜进入右结肠系膜后叶与肾前筋膜(Gerota 筋膜)间的 Toldt's 间隙。在此间隙内向头侧锐性分离至肝区，暴露并保护右侧输尿管、生殖血管和十二指肠降段、水平段；向内侧游离胰十二指肠前筋膜，显露胰腺钩突、胰头部并清除胰头前淋巴结；向左侧继续离断附着于胰头、钩突、胰颈表面的横结肠系膜根部进入网膜囊，并于结肠中血管根部离断处贯通；向外侧则游离到升结肠系膜与侧腹壁相互愈着的黄白交界线。此过程强调沿 Toldt's 间隙行锐性分离，保证右半结肠系膜后叶和 Gerota 筋膜的完整；沿胰十二指肠前筋膜剥离和沿弓下(或弓上)切除足够的胃结肠韧带，真正做到右半结肠及其系膜的完整切除(图 6－154)。

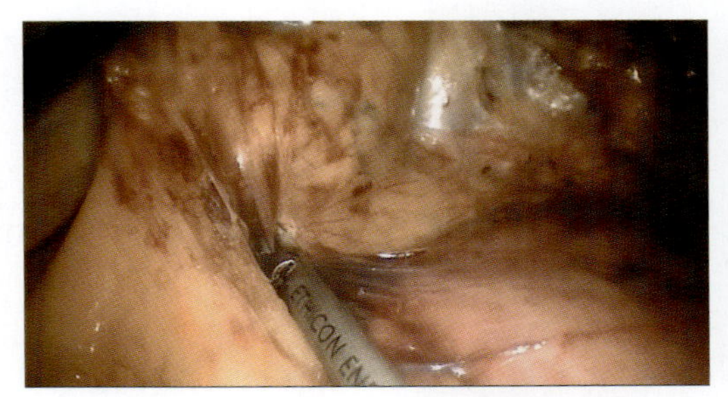

图 6－154　沿 Toldt's 间隙行锐性分离

操作难点：如何在众多的层面中找到正确的平面，关键是保留十二指肠前筋膜，沿着这一层面顺势向外侧拓展。

3. 第三步：切开回结肠返折腹膜及结肠侧腹膜 助手牵起阑尾向头侧牵拉，沿着侧腹膜切开回结肠反折腹膜至肝区，向尾侧到达小肠系膜根部下缘水平，并松解一小段小肠系膜，以显露十二指肠为标准。上述操作结束后，在结肠系膜上形成一个大的"C"形切口，末段回肠、盲肠、升结肠、横结肠右侧半的系膜完全从后腹膜上游离下来。此步骤较为简单，不存在操作难点（图6－155）。

4. 第四步：切除右侧大网膜，切开肝结肠韧带 切开横结肠中部胃结肠韧带附着点，沿网膜弓下方向右侧切开胃结肠韧带；扩大右半切除时距离肿瘤15 cm以上横结肠左中1/3交界处切开胃结肠韧带附着点。自此，挑起整个右半结肠，清晰显示出右半结肠后叶对立面腹后壁3个"阶梯状"的筋膜平面，完成完整右半结肠系膜分离（图6－156）。

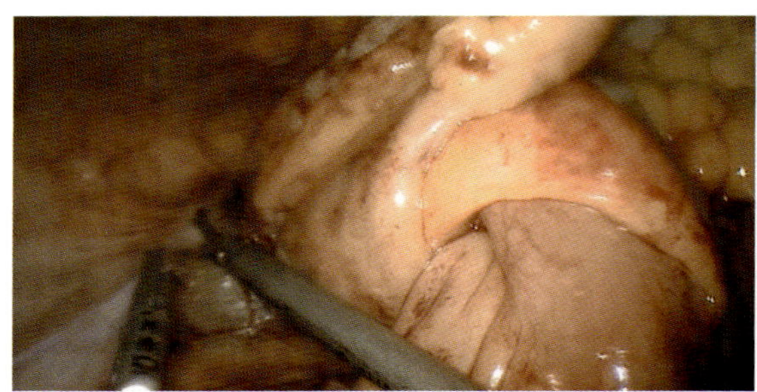

图6－155 切开回结肠返折腹膜及结肠侧腹膜

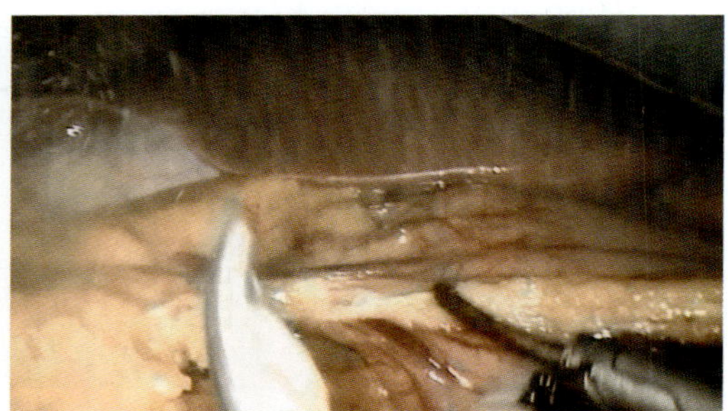

图6－156 切除右侧大网膜，完成完整右半结肠系膜分离

四、讨论

我们总结了近400例"4步法"腹腔镜右半结肠完整系膜切除手术的经验，认为该方法可以最大限度地清扫淋巴结，减少手术中对肿瘤的触碰和翻动，更符合肿瘤无瘤原则。针对肠系膜上静脉血管的裸化能更好地应对各种血管变异，手术路径的合理设计缩短了手术时间，减少了术中出血及术后并发症的发生率，并使得腹腔镜外科医师对右半结肠完整系膜切除术的学习曲线大大缩短。

（刘忠臣 卢列盛）

主要参考文献

1. 池畔. 选择尾侧入路. 中华胃肠外科杂志，2016，19(8)：875—877.
2. 丁卫星. 腹腔镜下右半结肠切除术适应证选择和规范实施. 中国实用外科杂志，2011，31(6)：536—540.
3. 韩亮，刘磊，王辉. 腹腔镜根治性右半结肠癌切除术不同手术入路的比较. 华中科技大学学报（医学版），2015，(4)：464—467.

4. 康向朋，刘忠臣. 浅谈中德右半结肠癌 CME 手术的统一和差异. 中华结直肠疾病电子杂志，2014，(4)：248—252.
5. 林峰，李勇. 腹腔镜右半结肠癌根治术. 中国实用外科杂志，2011，31(9)：861—866.
6. 严俊，应敏刚，周东，等. 腹腔镜右半结肠切除中间入路与侧方入路的前瞻性随机对照研究. 中华胃肠外科杂志，2010，13(6)：403—405.
7. 张森，冯波，马君俊，等. "翻页式"完全中间入路腹腔镜右半结肠癌完整结肠系膜切除术. 中华消化外科杂志，2015. 14(12)：1026—1030.
8. 张森，冯波. 完整结肠系膜切除术在结肠癌中的应用. 外科理论与实践，2016，(01)：83—86.
9. 赵丽瑛，李国新，张策，等. 腹腔镜下右半结肠血管解剖及血管并发症分析. 中华胃肠外科杂志，2012，15(4)：336—341.
10. 赵丽瑛，张策，李国新. 胃结肠静脉干解剖学研究的系统评价及其临床意义. 中国实用外科杂志，2012，32(9)：753 - 757.
11. 郑波波，王楠，吴涛，等. 改良中间入路与传统中间入路在腹腔镜右半结肠切除术中的比较研究. 中华胃肠外科杂志，2015(8)：812—816.
12. 郑民华，蒋渝，郁宝铭，等. 腹腔镜直乙结肠切除术. 腹部外科杂志 1995，8(1)：18—19.
13. 郑民华，马君俊. 腹腔镜右半结肠完整结肠系膜切除术. 中华腔镜外科杂志(电子版)，2015，(1)：1—4.
14. 郑民华，朱倩林. 中间入路腹腔镜辅助结肠切除术 150 例临床分析. 腹部外科，2008，21(1)：17—19.
15. 中华医学会外科学分会腹腔镜与内镜外科学组，中国抗癌协会大肠癌专业委员会腹腔镜外科学组. 腹腔镜结直肠癌根治手术操作指南(2008 版). 中华胃肠外科杂志，2009，12(3)：310—312.
16. 邹瞭南，李洪明，万进. 腹腔镜尾侧入路右半结肠癌根治性切除的安全性、可行性及临床应用价值. 中华结直肠疾病电子杂志，2016，5(3)：238—243.
17. 邹瞭南，熊文俊，李洪明，等. 尾侧入路腹腔镜右半结肠癌根治术疗效分析. 中华胃肠外科杂志，2015，8(11)：1124—1127.
18. Alsabilah J, Kim WR, Kim NK. Vascular structures of the right colon: incidence and variations with their clinical implications. Scand J Surg, 2017, 106(2):107—115.
19. Benz S, Tam Y, Tannapfel A, et al. The uncinate process first approach: a novel technique for laparoscopic right hemicolectomy with complete mesocolic excision. Surg Endosc, 2016,30(5):1930 - 1937.
20. Bertelsen CA, Neuenschwander AU, Jansen JE, et al. Disease-free survival after complete mesocolic excision compared with conventional colon cancer surgery: a retrospective, population-based study. Lancet Oncol, 2015,16(2):161 - 168.
21. Bokey L, Chapuis PH, Chan C, et al. Long-term results following an anatomically based surgical technique for resection of colon cancer: a comparison with results from complete mesocolic excision. Colorectal Dis, 2016,18(7):676 - 683.
22. Chow, CF, Kim SH. Laparoscopic complete mesocolic excision: West meets East. World J Gastroenterol, 2014,20(39):14301 - 14307.
23. Coffey JC. Surgical anatomy and anatomic surgery-clinical and scientific mutualism. Surgeon, 2013,11(4):177 - 182.
24. Coffey JC ,Culligan K,Walsh LG,et al. An appraisal of the computed axial tomographic appearance of the human mesentery based on mesenteric contiguity from the duodenojejunal flexure to the mesorectal level. Eur Radiol, 2016,26(3):714 - 21.
25. Culligan K, Sehgal R, Mulligan D, et al. A detailed appraisal of mesocolic lymphangiology — an immunohistochemical and stereological analysis. J Anat, 2014,225(4):463 - 472.
26. Culligan K, Walsh S, Dunne C, et al. The mesocolon: a histological and electron microscopic characterization of the mesenteric attachment of the colon prior to and after surgical mobilization. Ann Surg, 2014,260(6):1048 - 1056.
27. Decanini C, Milsom JW, Böhm B, et al. Laparoscopic oncologic abdominoperineal resection. Dis Colon Rectum, 1994,37(6):552 - 558.

28. Descomps P, De Lalaubie G. Les veines mésentériques. Anat Physio Norm Pathol Homme Anim, 1912,48:9.
29. Feng B, Lu AG, Zheng MH, et al. Completely medial versus hybrid medial approach for laparoscopic complete mesocolic excision in right hemicolon cancer. Surg Endosc, 2014,28(2):477 - 483.
30. Feng B, Sun J, Ling TL, et al. Laparoscopic complete mesocolic excision (CME) with medial access for right-hemi colon cancer: feasibility and technical strategies. Surg Endosc, 2012,26(12):3669 - 3675.
31. Fujita J, Uyama I, Sugioka A, et al. Laparoscopic right hemicolectomy with radical lymph node dissection using the no-touchisolation technique for advanced colon cancer. Surg Today, 2001,31(1): 93 - 96.
32. Galizia G, Lieto E, Vita FD, et al. Is complete mesocolic excision with central vascular ligation safe and effective in the surgical treatment of right-sided colon cancers? A prospective study. Int J Colorectal Dis, 2014,29(1):89 - 97.
33. Hohenberger W, Weber K, Matzel K, et al. Standardized surgery for colonic cancer: complete mesocolic excision and central ligation — technical notes and outcome.. Colorectal Dis, 2008, 11(4): 354 - 364; discussion 364 - 365.
34. Ibukuro K, Tsukiyama T, Mori K, et al. Peripancreatic veins on thin-section (3 mm) helical CT. AJR Am J Roentgenol, 1996,167(4):1003 - 1008.
35. Jacobs M, Vere Ja J, Goldstein H. Minimally invasive colon resection. Surg Laparosc Endosc Percutan Tech, 1991,1:144 - 150.
36. Jin G, Tuo H, Sugiyama M, et al. Anatomic study of the superior right colic vein: its relevance to pancreatic and colonic surgery. Am J Surg, 2006,191(1):100 - 103.
37. Killeen S Kessler H. Complete mesocolic excision and central vessel ligation for right colon cancers. Tech Coloproctol, 2014,18(11):1129 - 1131.
38. Kobayashi H, Ueno H, Hashiguchi Y, et al. Distribution of lymph node metastasis is a prognostic index in patients with stage Ⅲ colon cancer. Surgery, 2006,139(4):516 - 522.
39. Kotake K, Honjo S, Sugihara K, et al. Number of lymph nodes retrieved is an important determinant of survival of patients with stage Ⅱ and stage Ⅲ colorectal cancer. Jpn J Clin Oncol, 2012,42(1):29 - 35.
40. Lange JF, Koppert S, van Eyck CH, et al. The gastrocolic trunk of Henle in pancreatic surgery: an anatomo-clinical study. J Hepatobiliary Pancreat Surg, 2000,7(4):401 - 403.
41. Lee SJ, Park SC, Kim MJ, et al. Vascular anatomy in laparoscopic colectomy for right colon cancer. Dis Colon Rectum, 2016,59(8):718 - 724.
42. Matsuki M, Tanikake M, Kani H, et al. Dual-phase 3D CT angiography during a single breath-hold using 16-MDCT: assessment of vascular anatomy before laparoscopic gastrectomy. AJR Am J Roentgenol, 2006,186(4):1079 - 1085.
43. Mcdaniel KP, Charnsangavej C, Dubrow RA, et al., Pathways of nodal metastasis in carcinomas of the cecum, ascending colon, and transverse colon: CT demonstration. AJR Am J Roentgenol, 1993,161(1):61 - 64.
44. Milsom JW, Böhm B, Decanini C, et al. Laparoscopic oncologic proctosigmoidectomy with low colorectal anastomosis in a cadaver model. Surgical Endosc, 1994,8(9):1117 - 1123.
45. Miyazawa M, Kawai M, Hirono S, et al. Preoperative evaluation of the confluent drainage veins to the gastrocolic trunk of Henle: understanding the surgical vascular anatomy during pancreaticoduodenectomy. J Hepatobiliary Pancreat Sci, 2015,22(5):386 - 391.
46. Ogino T, Takemasa I, Horitsugi G, et al. Preoperative evaluation of venous anatomy in laparoscopic complete mesocolic excision for right colon cancer. Ann Surg Oncol, 2014,21 (Suppl 3): S429 - 435.
47. Park IJ, Choi GS, Kang BM, et al. Lymph node metastasis patterns in right-sided colon cancers: is segmental resection of these tumors oncologically safe? Ann Surg Oncol, 2009,16(6):1501 - 1506.
48. Rosenberg R, Engel J, Bruns C, et al. The prognostic value of lymph node ratio in a population-based collective of colorectal cancer patients. Ann Surg, 2010,251(6):1070 - 1078.
49. Sakaguchi T, Suzuki S, Morita Y, et al. Analysis of anatomic variants of mesenteric veins by 3-

dimensional portography using multidetector-row computed tomography. Am J Surg, 2010,200(1):15－22.
50. Sobin LGM, Wittekind C. International Union against cancer TNM classification of malignant tumours. 7th ed. Hoboken: WileyBlackwell, 2009.
51. Sondenaa K,Quirke P,Hohenberger W,et al. The rationale behind complete mesocolic excision (CME) and a central vascular ligation for colon cancer in open and laparoscopic surgery: proceedings of a consensus conference. Int J Colorectal Dis, 2014,29(4):419－428.
52. Tsai HL,Lu CY,Hsieh JS,et al. The prognostic significance of total lymph node harvest in patients with T2－4N0M0 colorectal cancer. J Gastrointest Surg, 2007,11(5):660－665.
53. West NP, Morris EJ, Rotimi O, et al. Pathology grading of colon cancer surgical resection and its association with survival: a retrospective observational study. Lancet Oncol, 2008,9(9):857－865.
54. West NP, Hohenberger W, Weber K, et al. Complete mesocolic excision with central vascular ligation produces an oncologically superior specimen compared with standard surgery for carcinoma of the colon. J Clin Oncol, 2009,28(2):272－278.
55. Wiggers T, Jeekel J, Arends JW, et al. No-touch isolation technique in colon cancer: a controlled prospective trial. Br J Surg, 1988,75(5):409－415.
56. Yamaguchi S,Kuroyanagi H,Milsom JW,et al. Venous anatomy of the right colon: precise structure of the major veins and gastrocolic trunk in 58 cadavers. Dis Colon Rectum, 2002,45(10):1337－1340.
57. Takii Y, Shimada Y, Moriya Y, et al. A randomized controlled trial of the conventional technique versus the no-touch isolation technique for primary tumor resection in patients with colorectal cancer: Japan Clinical Oncology Group Study JCOG1006. Jpn J Clin Oncol, 2014,44(1):97－100.

第七章　腹腔镜横结肠癌根治性切除术

腹腔镜结直肠癌手术历经多年的发展，其优势已得到外科同行们的广泛认同,尤其是全结肠系膜切除概念的提出，进一步规范了结肠系膜切除并使淋巴清扫最大化。

横结肠癌由于病例数相对较少，且横结肠与肝、胰、脾、胃等重要脏器相邻，手术范围大，解剖层次复杂，步骤繁多，因此腹腔镜横结肠癌根治术具有一定的难度。

一、适应证

横结肠中段癌。

二、禁忌证

（1）肿瘤侵犯周围器官，如胃、胰腺。

（2）横结肠癌并发肠梗阻、穿孔。

（3）腹腔严重粘连。

（4）全身情况差，不能耐受手术者。

三、术前准备

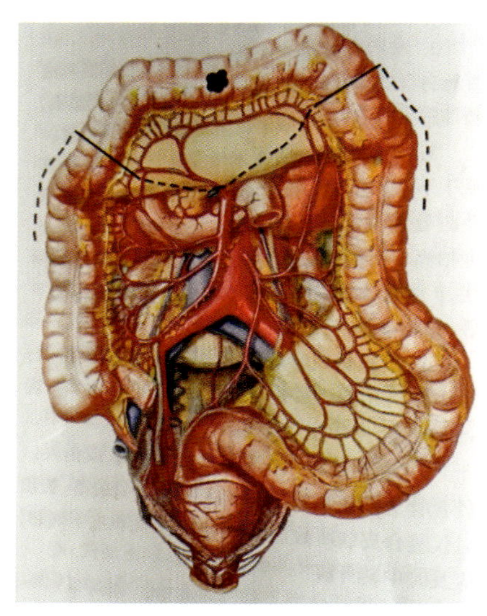

图 7 - 1　手术切除范围

（1）基础疾病的控制：高血压、糖尿病、冠心病、肺气肿等基础疾病控制在平稳状态。

（2）纠正贫血和低蛋白血症：血红蛋白应纠正至≥90 g/L，血白蛋白应纠正至≥35 g/L。

（3）肠道准备：术前一天流质饮食，予以口服泻药。

四、麻醉

气管插管全身麻醉。

五、手术切除范围

见图 7 - 1。

六、手术步骤

气管插管，全身麻醉。仰卧体位，两腿分开呈“人”字固定。术者先站位于患者左侧，第一助手位于患者右侧，扶镜者位于患者两腿之间。穿刺孔位置采用 5 孔法，脐下 4 cm 置入 10 mm Trocar 作为腔镜孔，左锁骨中线与剑突脐连线中点横线的交点置入 12 mm Trocar 为主操作孔，两侧髂前上棘与脐连线中点及右锁骨中线肋缘下 3 cm 分别置入 5 mm Trocar 作为辅助操作孔。常规探查腹腔之后采用中间入路的手术方式。

在十二指肠水平部下方打开浆膜向中间延续至肠系膜上动脉（SMA）左侧折向上行至胰腺下缘（图 7－2－A）。清扫 SMA 前方的脂肪淋巴结缔组织，打开肠系膜上静脉鞘完全显露肠系膜上静脉（SMV）（图 7－2－B）。

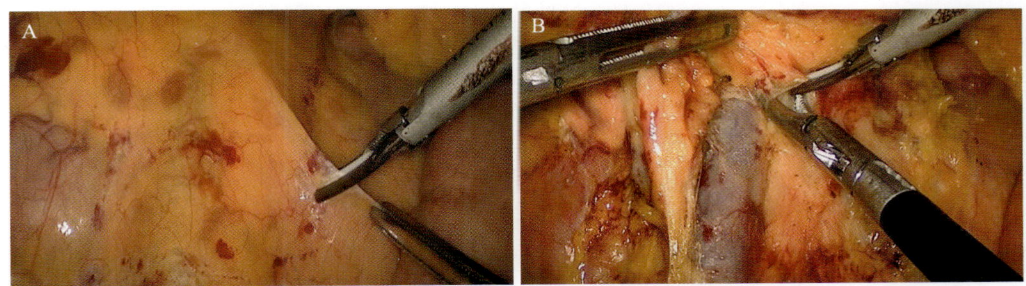

图 7－2 在十二指肠水平部下方打开浆膜，并逐渐显露 SMV

向右侧进入胰十二指肠筋膜下间隙（图 7－3－A），沿 SMA 分离解剖出中结肠血管，根部清扫淋巴结（223 组淋巴结）后自根部离断中结肠动静脉（图 7－3－B、C）。分离解剖出 Henle's 干、离断右结肠静脉，保留胃网膜右静脉（图 7－6）。

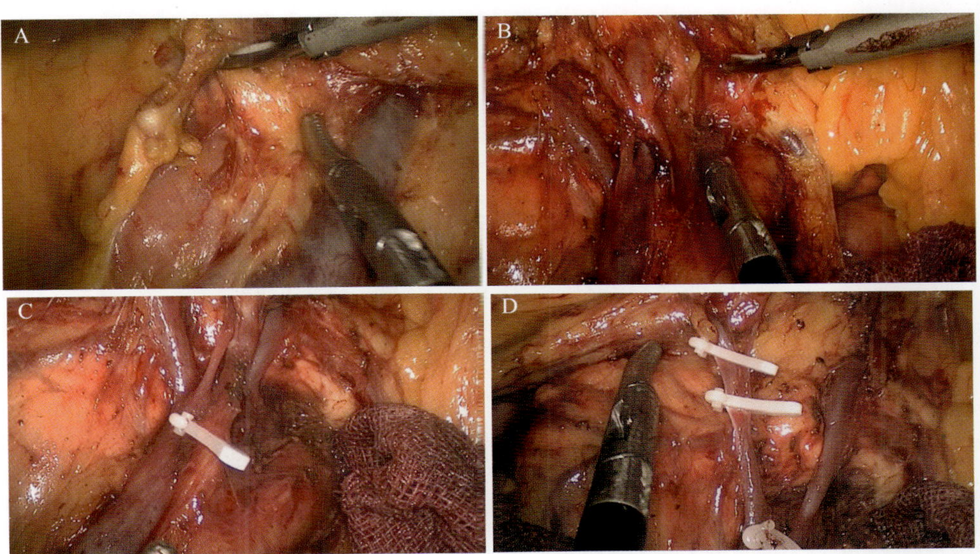

图 7－3 解剖出中结肠血管，根部清扫淋巴结（223 组淋巴结），随后离断中结肠动静脉

胰腺下缘上坡胰前间隙并向前推进分离胰胃间隙，离断横结肠系膜根部胰腺附着处（图 7－4）。

分离进入右侧 Toldt's 间隙，向上、向外分离拓展，上至结肠肝曲韧带、向外至升结肠外侧融合筋膜（图 7－5）。

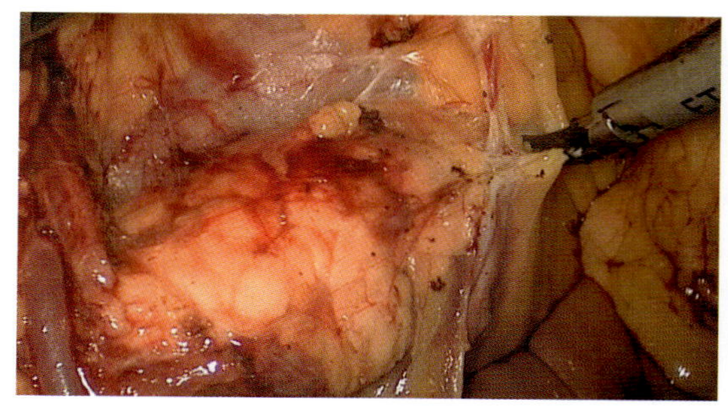

图 7－4　离断横结肠系膜根部胰腺附着处

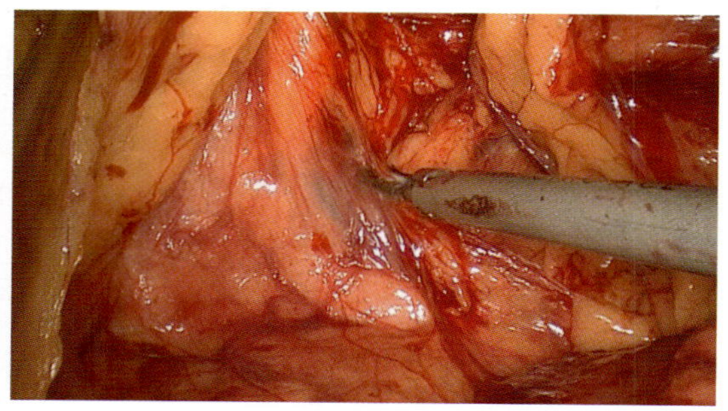

图 7－5　继续分离进入右侧 Toldt's 间隙

术者换位于患者右侧，分离左半结肠。提起肠系膜下静脉，在其上方打开浆膜上至胰腺下缘、下至肠系膜下动脉根部，分离进入左侧 Toldt's 间隙，向上、向外分离拓展，上至胰尾下缘、向外至降结肠外侧融合筋膜（图 7－6）。转向结肠上区。

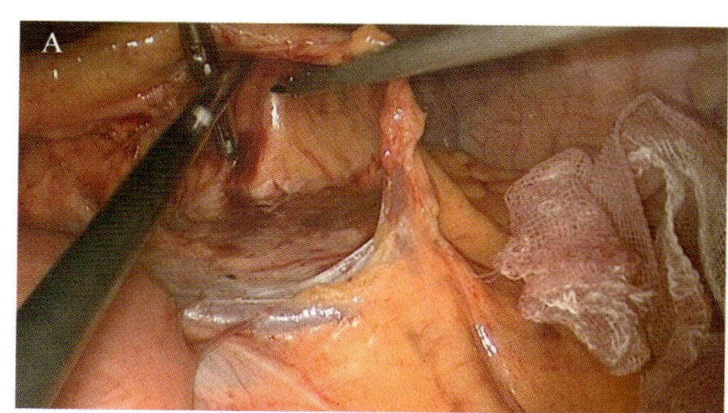

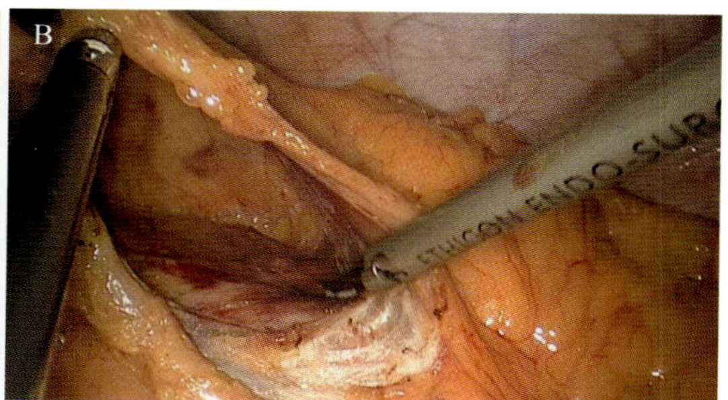

图 7－6　分离进入左侧 Toldt's 间隙

打开胃结肠韧带，切除整个大网膜（图 7－7－A）。向右外切断结肠肝曲韧带，离断升结肠外侧融合筋膜，与下方分离间隙汇合（图 7－7－B）；向左外切断结肠脾曲韧带，离断降结肠外侧融合筋膜，与下方分离间隙汇合（图 7－7－C），完全游离横结肠、肝曲和升结肠、脾曲和降结肠。

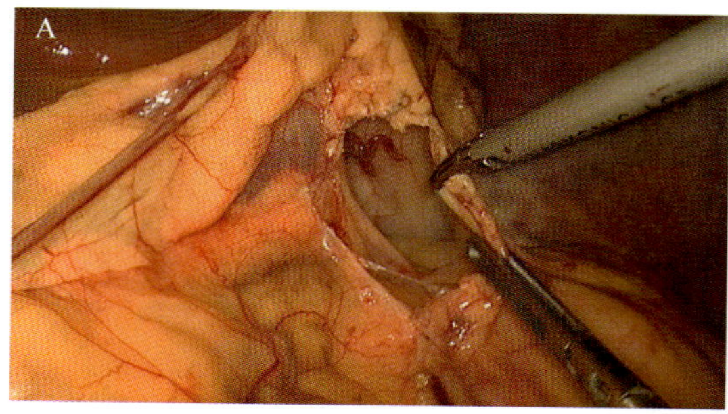

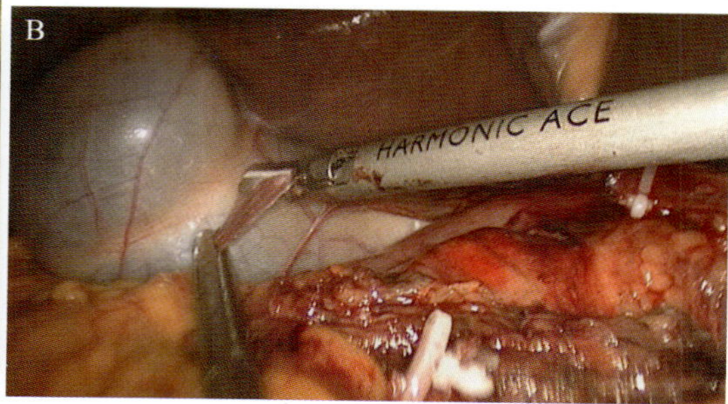

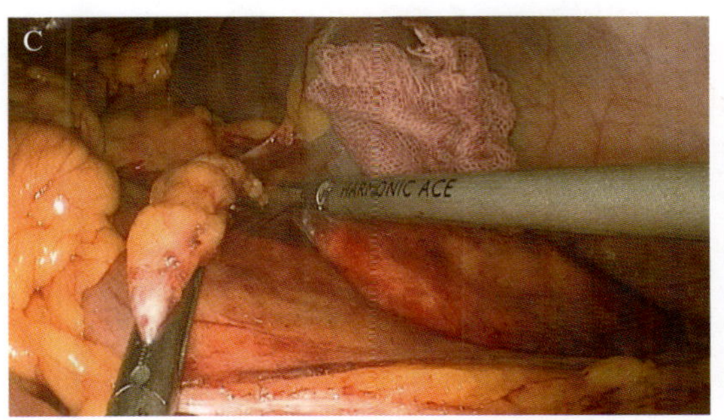

图 7-7 打开胃结肠韧带，向右外切断结肠肝曲韧带，向左外切断结肠脾曲韧带

上腹部正中 6 cm 切口进腹，切口保护套保护切口，将横结肠提出体外完成经典横结肠 CME 切除，升结肠与降结肠端侧吻合放回腹腔，重建气腹排列肠管，肝下、右结肠旁沟以及脾窝、左结肠旁沟各放置引流管一根。

七、讨论

标准的横结肠中段癌病例数相对较少，病灶稍偏向肝曲或脾曲临床经常习惯按右半结肠癌或左半结肠癌处理。标准的横结肠癌根治术需要同时解剖肝曲和脾曲，充分游离升结肠和降结肠，游离范围较大。淋巴清扫的重点主要在中结肠血管根部的 223 组淋巴结。血管的处理要求：自根部离断中结肠血管，右侧需保留回结肠血管，左侧需保留直肠上血管及部分乙状结肠血管。术者站位于患者两腿之间或可同时兼顾中间及左右两侧的操作；我们习惯先站位于患者的左侧按照右半结肠癌根治的方法完成右侧及中结肠血管根部的操作，再换位到患者的右侧完成左侧的操作，亦可方便地完成全部手术。

（傅　赞　胥子玮）

主要参考文献

1. 梁贤文，王胜忠，彭勃，等. 腹腔镜下横结肠癌根治术 36 例临床分析. 实用癌症杂志，2015，27(2)：206—207.
2. 肖宝来，蒋雪峰，胡小苗，等. 腹腔镜下横结肠癌全结肠系膜切除术的临床应用. 腹腔镜外科杂志，2016，21(10)：764—767.
3. 肖宝来，田夫，蒋雪峰，等. 腹腔镜辅助横结肠中段癌根治术的临床应用研究. 安徽医药，2015，19(7)：1320—1322.
4. Hohenberger W, Weber K, Matzel K, et al. Standardized surgery for colonic cancer: complete mesocolic excision and central ligation-technical notes and outcome. Colorectal Dis, 2009, 11(4): 354 - 364.

第八章　腹腔镜左半结肠根治性切除术

第一节　腹腔镜中间入路左半结肠根治性切除术

近年来，随着腹腔镜技术蓬勃发展，腹腔镜技术在结肠癌手术中的运用也得到了一系列临床随机对照研究的证实，其可行性、安全性、近远期疗效得到初步肯定。在2017版《结直肠癌NCCN指南》中，腹腔镜结肠癌根治术可应用于除T4b以外的结肠癌。左半结肠癌约占结肠癌的15%，病例数相对少，腹腔镜下左半结肠切除术做到理想CME存在较大难度，主要表现在膜解剖平面复杂，肠管切除范围、血管离断及淋巴结清扫范围存在争议，如何安全暴露胰腺及游离结肠脾曲。本中心腹腔镜左半结肠切除术多采用中间入路，因其更符合无瘤原则，即由中央血管区寻找正确膜解剖学平面（Toldt's间隙），优先处理中央血管并清扫附属淋巴结，再由内向外、由下向上拓展手术平面，最后顺势在结肠脾曲游离过程中延续中间入路为主，外侧入路及横结肠上缘横向入路为辅的"三路汇合"方式，完成CME下左半结肠切除术。既达到肿瘤根治性切除，又避免脾脏、胰腺等重要脏器损伤。

一、适应证与禁忌证

适用于结肠脾曲，降结肠和乙状结肠癌。但最终适应证是要根据腹腔镜术中探查结果决定，预计腹腔镜进行困难的病例要及时中转为开腹手术。

二、麻醉、体位、戳卡位置及手术站位

1. 术前准备和麻醉　与普通开腹手术相同。

2. 体位　采用平卧分腿位，右上肢内收，左上肢可内收或外展，在进行降结肠下段和乙状结肠操作时可采用头低脚高30°角位置，同时适当向右侧倾斜15°角左右（图8-1）。在进行脾曲和横结肠的处理时可采用头高脚低位30°角位置，同时适当向右侧倾斜15°角左右（图8-2）。

3. 穿刺器套管位置　采用5孔法。

三、手术具体步骤及要点

1. 肿瘤定位问题　腹腔镜下对于比较早期的肿瘤病变部位的确定比较困难，目前定位的方

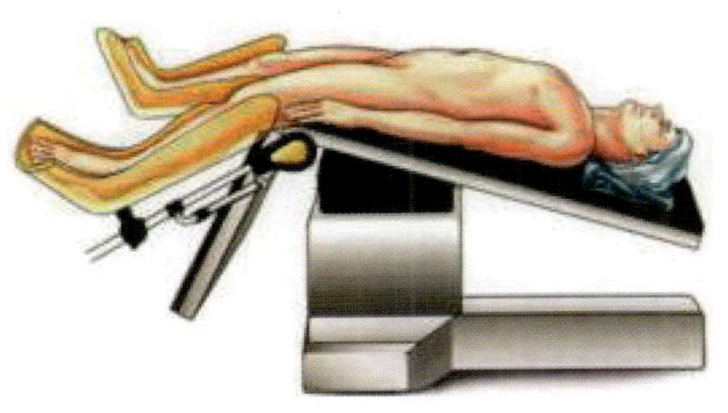

图 8-1 体位 1

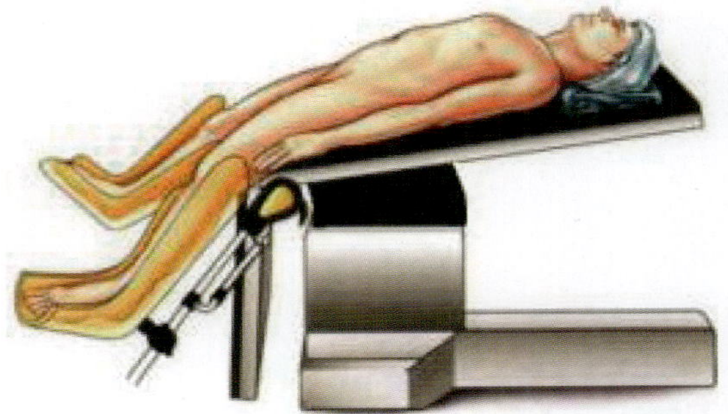

图 8-2 体位 2

式主要有：①术中肠镜直接定位，比较明确，但容易出现肠胀气影响视野，如果内镜操作者少打气体或和腹腔镜医师配合好也可避免胀气问题。②术前肠镜检查时于肿瘤肛侧肠管内标记金属夹，拍片低位，但须于术前 2 天内进行。另外一种办法可以在手术前 1 天进行内镜下使用印度蓝染色标记。

2. 腹腔探查 腹腔镜进入腹腔后，先查看腹腔肠管表面、大网膜、左右肝脏，以及腹腔腹壁侧、膈肌和盆腔表面有无种植结节。在各穿刺器安置好后，在肠钳等的帮助下，借助体位改变，依次探查盆腔、卵巢和小肠系膜，同时暴露左侧后腹腔及其左半结肠系膜，之后依次探查直肠上段、乙状结肠和降结肠、脾曲及横结肠，并探查肿瘤。多数肿瘤在腹腔镜是可以探查到的，但较早期的肿瘤无法探查到时可借助术中结肠镜或术前的定位来确定肿瘤位置。

3. 手术具体步骤及要点

（1）中间入路：采用中间入路的方式开始切开乙状结肠右侧系膜，助手左手钳夹直肠上段提向腹侧，右手钳夹肠系膜下中动脉三干投影区的系膜并拉向腹侧和头侧，充分暴露乙状结肠系膜右侧(图 8-3)，用超声刀切开乙状结肠系膜，从骶岬部逐步沿着髂血管中央和腹主动脉表面向头侧延伸并在靠近肠系膜下动脉根部时转向左侧(图 8-4～8-6)。

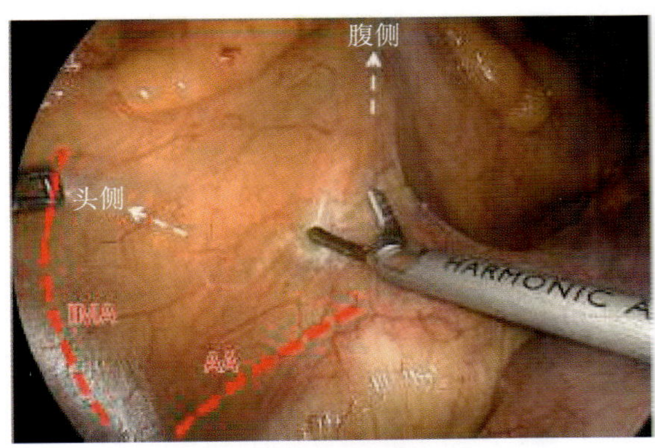

图 8-3 暴露乙状结肠系膜右侧

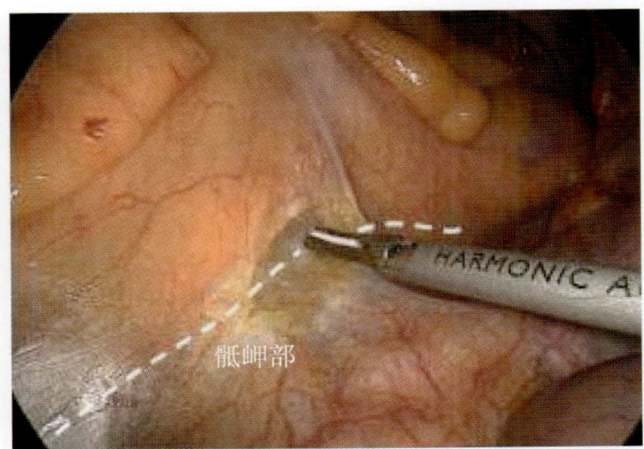

图 8-4 拟切开路径

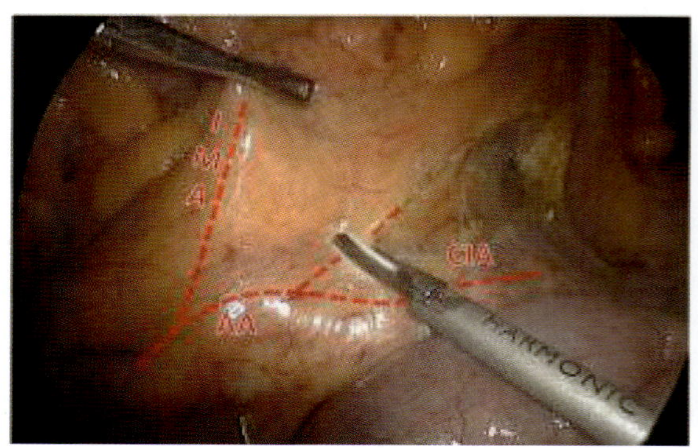

图 8-5　沿髂血管中央和腹主动脉表面

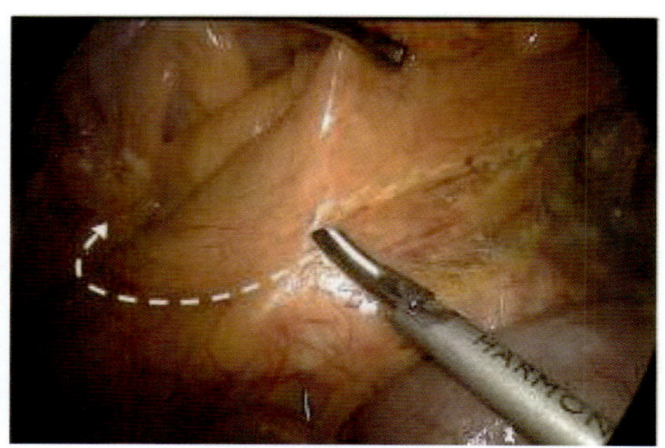

图 8-6　近 IMA 根部转向左侧

（2）左半结肠腹膜后 Toldt's 间隙的游离：在切开内侧乙状结肠系膜之后，可见系膜的部分疏松组织，此时，主刀可用左手器械轻轻剥离上提乙状结肠系膜或者让助手向腹侧拉紧牵拉系膜的器械，使得乙状结肠系膜切开部分更加暴露，同时主刀用超声刀沿着间隙做钝性剥离或锐性剥离（图 8-7、8-8），如果易于剥离或有时可以看到疏松的铅丝状的组织说明进入了正确的平面，继续向左侧及头尾侧拓展分离（图8-9、8-10），有时可清晰地看到 Toldt's 间隙下的输尿管及其外侧的生殖血管。或者看到左侧下方的左髂总动脉及其跨过血管的输尿管（图 8-11）。向头侧分离直肠系膜下动脉下方，左外侧尽量分离至近左侧腹壁处。

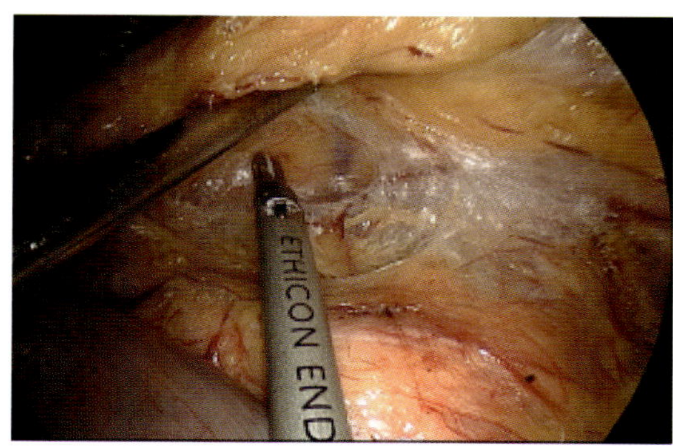

图 8-7　钝性分离左侧 Toldt's 间隙

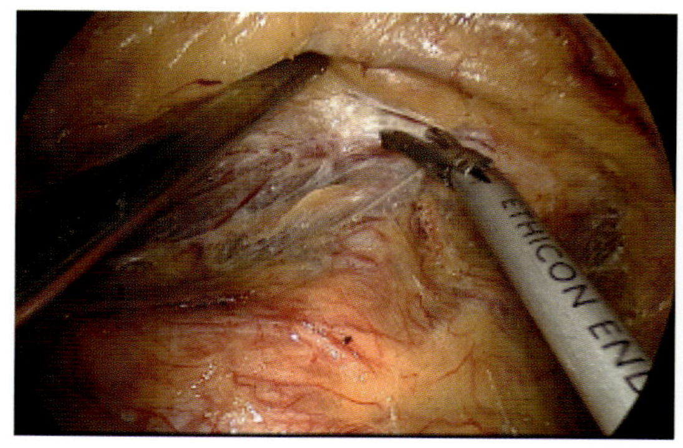

图 8-8　锐性分离左侧 Toldt's 间隙

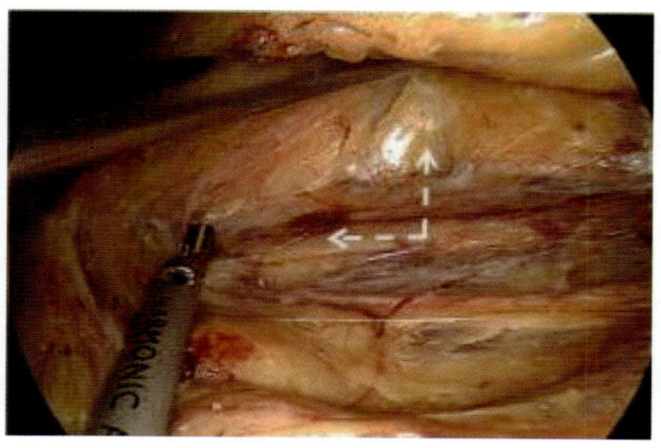

图 8-9　继续向头侧、左侧拓展分离

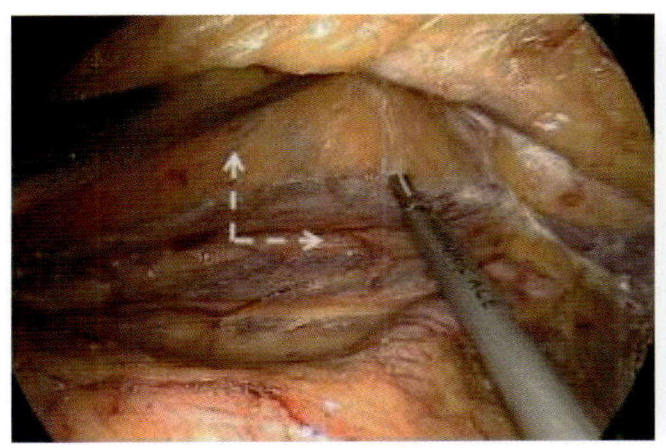

图 8-10 继续向尾侧、左侧拓展分离

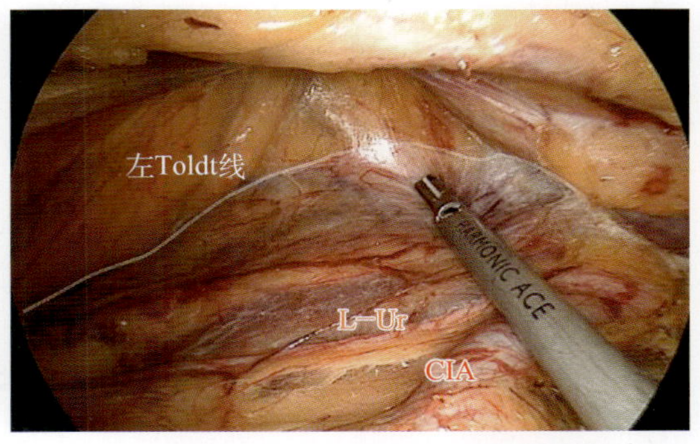

图 8-11 分离左侧 Toldt's 间隙显露输尿管、生殖血管及左髂总动脉等

（3）裸化肠系膜下血管：在游离左侧腹膜后的 Toldt's 间隙后，助手将肠系膜下血管向腹侧提起并拉向尾侧，使得肠系膜下动脉处于紧张状态便于主刀游离肠系膜下血管。主刀左手用分离钳抓取肠系膜下动脉根部周围组织，右手用超声刀仔细分离肠系膜下动脉周围的淋巴结和脂肪组织（图 8-12），同时逐步向肠系膜下动脉远侧分离裸化血管（图 8-13），并在裸化过程中可以找到左结肠动脉（图 8-14）及肠系膜下静脉（图 8-15）。应该注意，在分离腹主动脉的髂血管分叉处，可见到肾前筋膜覆盖的灰白色的呈网状的上腹下神经丛自尾侧向头侧分布，并分布至肠系膜下动脉根部周围形成。在分离过程中必须注意保护这些神经丛（图 8-16）。

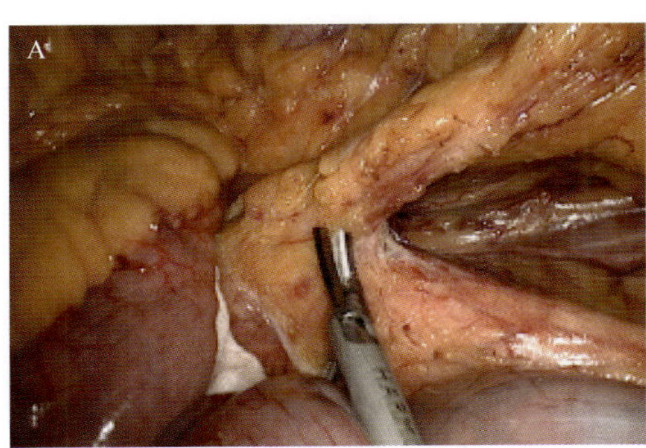

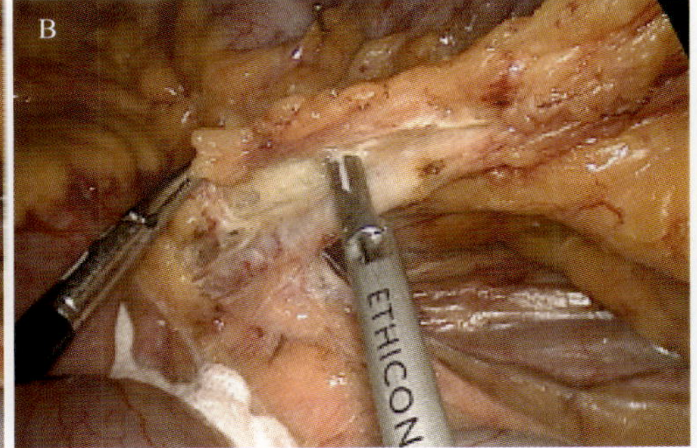

图 8-12 清扫 IMA 根部淋巴结(No. 253)

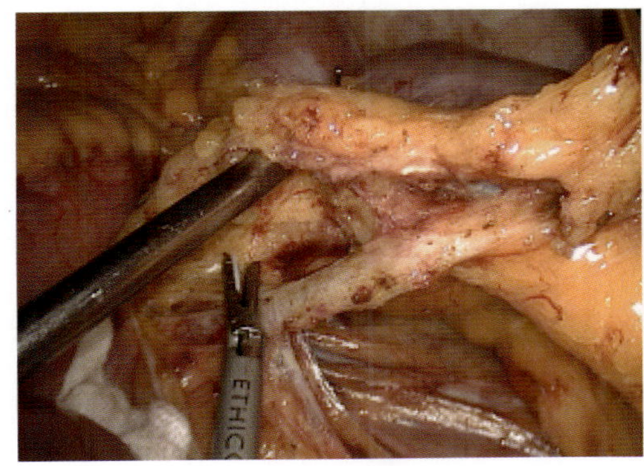

图 8-13 向 IMA 远侧分离裸化

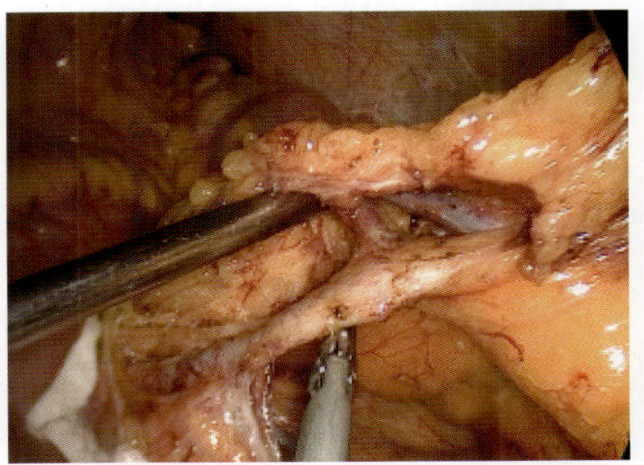

图 8-14 逐步显露左结肠动脉根部

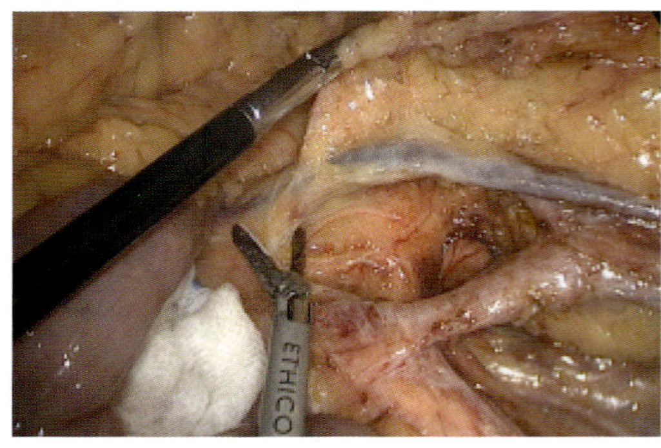

图 8－15　显露肠系膜下静脉

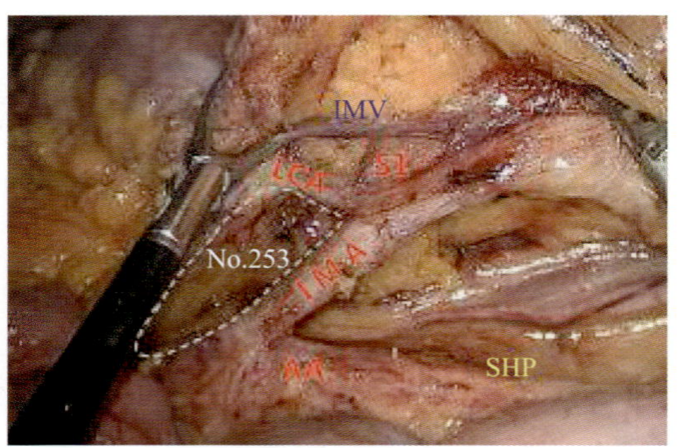

图 8－16　No. 253 淋巴结及神经丛

（4）分离切断左结肠动脉：在沿着肠系膜下动脉向远侧裸化过程中，可以找到第 1 个分支，这个分支多为左结肠动脉。继续向远侧裸化肠系膜下动脉，直至第 1 支的乙状结肠血管分支出现，之后，在肠系膜下动脉根部向左侧清扫根部周围左侧的脂肪组织和淋巴结组织之后，在旁开约 1 cm 处可见蓝色的肠系膜下静脉。同时在静脉的内侧可以和之前分离的后腹膜 Toldt's 相通。确认左结肠动脉后，予以夹闭切断（图 8－17）。

（5）分离乙状结肠第 1 分支血管，沿着肠系膜下动脉继续分离和裸化，在远侧可见分支到乙状结肠的动脉，这是第 1 支乙状结肠血管（图 8－18），根据肿瘤位置和切除肠管的范围决定是否夹闭和切断这支动脉（图 8－19），同时分离与肠系膜下动脉相伴行的肠系膜下静脉，并在拟行系膜裁剪处夹闭并切断肠系膜下静脉（图 8－20）。

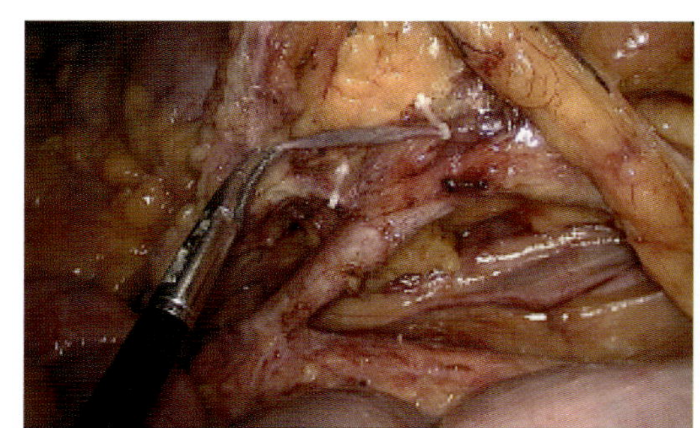

图 8－17　确认左结肠动脉并夹闭切断

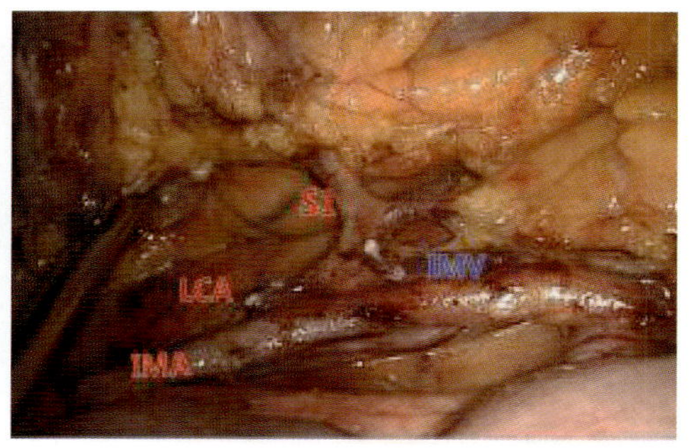

图 8－18　显露乙状结肠血管

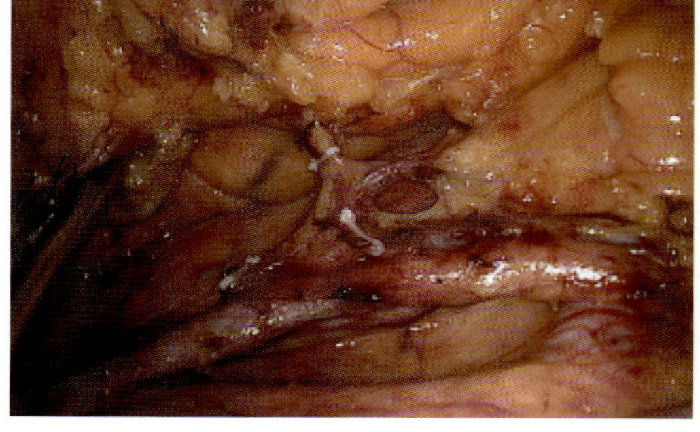

图 8－19　依据切除范围决定结扎该动脉

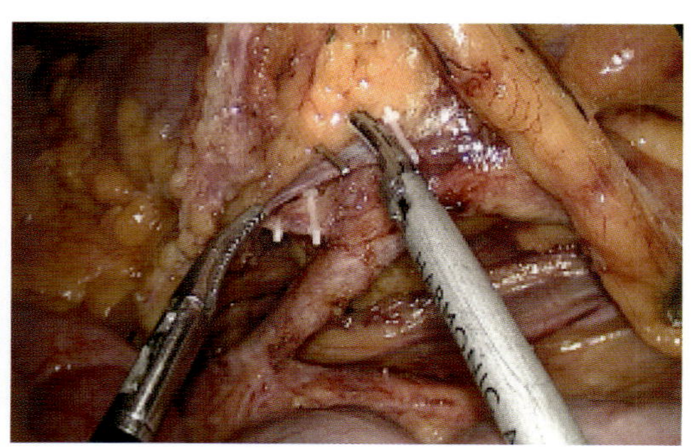

图 8－20　切断肠系膜下静脉远心端

（6）肠系膜下静脉根部处理：于前述游离肠系膜下动脉根部之外上侧继续向头侧和外侧扩大 Toldt's 间隙，向头侧沿空肠起始部外侧游离直至肠系膜下静脉起始部并游离血管于其根部夹闭切（图 8-21～8-24）。

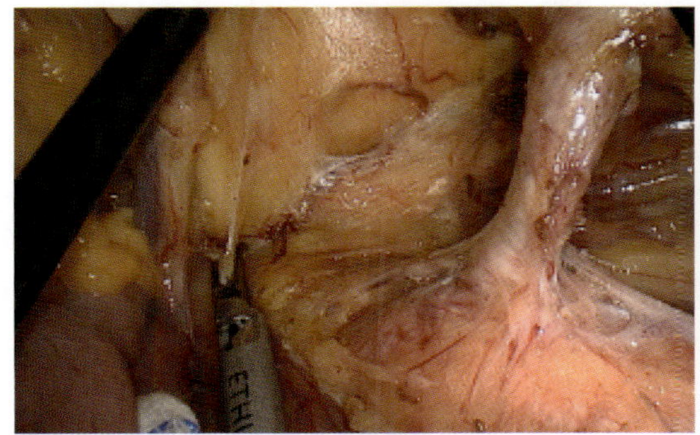

图 8-21　沿肠系膜下动脉根部向头侧游离

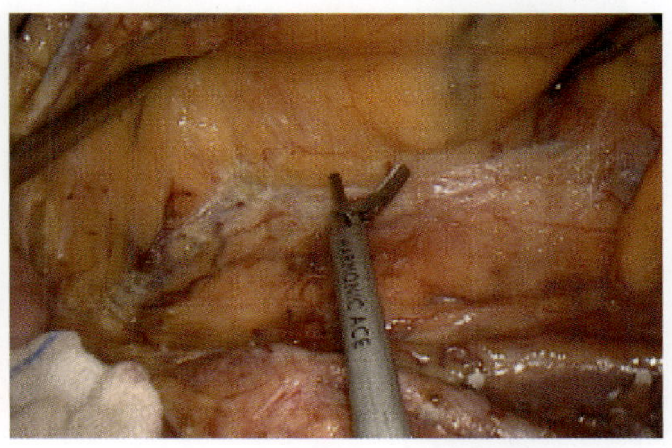

图 8-22　向外侧扩大 Toldt's 间隙

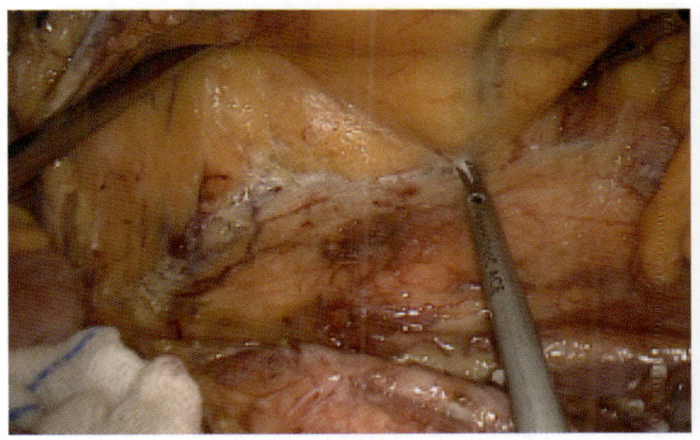

图 8-23　向外侧扩大 Toldt's 间隙

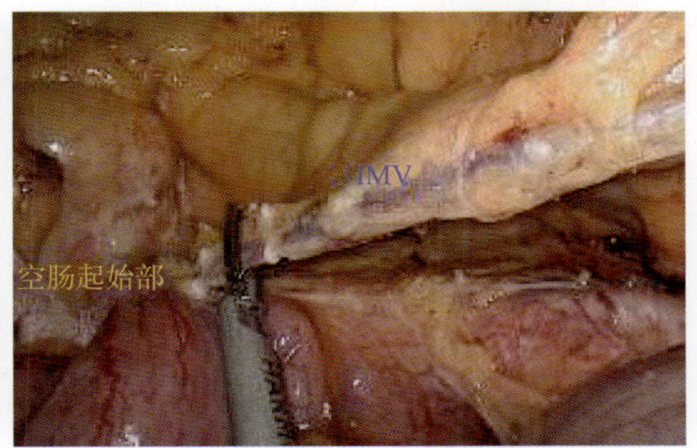

图 8-24　胰腺下缘水平处理 IMV

（7）肾脂肪囊周围的腹膜后 Toldt's 间隙的分离：在切断肠系膜下静脉之后，调整患者体位，使患者处于头高脚低右侧倾斜位，同时助手丙把抓钳提起并展开降结肠系膜，主刀继续沿着原来的 Toldt's 间隙向头侧和外侧游离，并逐渐将整个左肾脂肪囊暴露，向头侧直至看到胰腺组织。向外侧逐渐分离至降结肠外侧之结肠旁沟（图 8-25）。

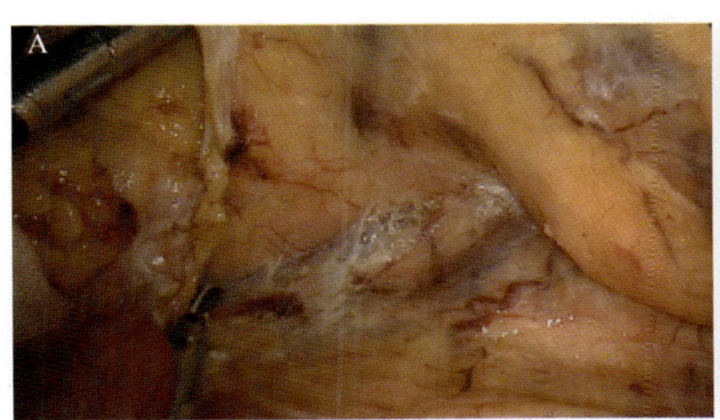

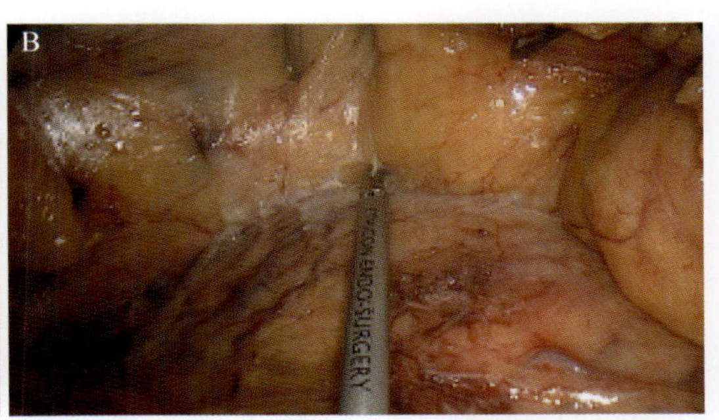

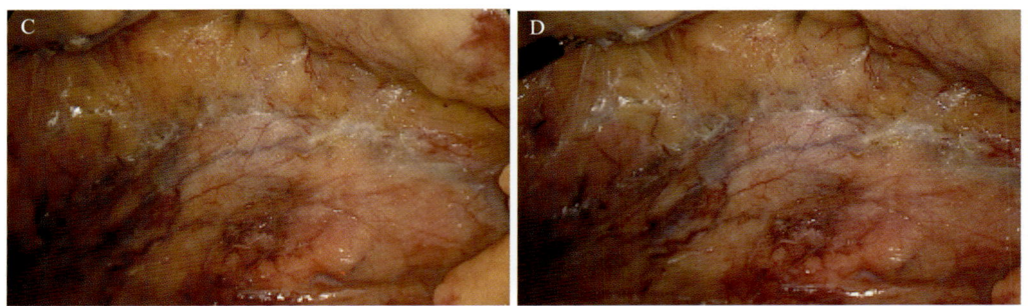

图 8-25　分离 Toldt's 间隙

(8) 胰腺的显露：在显露胰腺组织之后，沿胰腺背侧下缘分离第 3 层、第 4 层大网膜在胰腺的附着点，并沿着胰腺表面向胰尾部游离，逐渐将胰腺背膜(大网膜第 3 层第 4 层)游离。显露中下部的胰体尾部(图 8-26、8-27)。

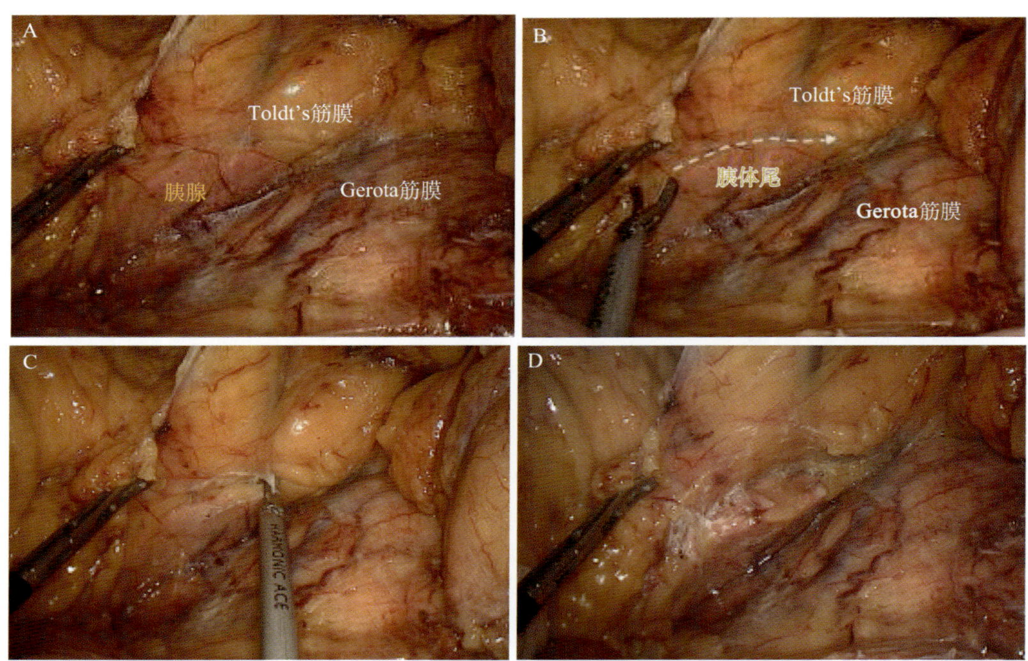

图 8-26　沿胰腺背侧下缘分离大网膜在胰腺的附着点

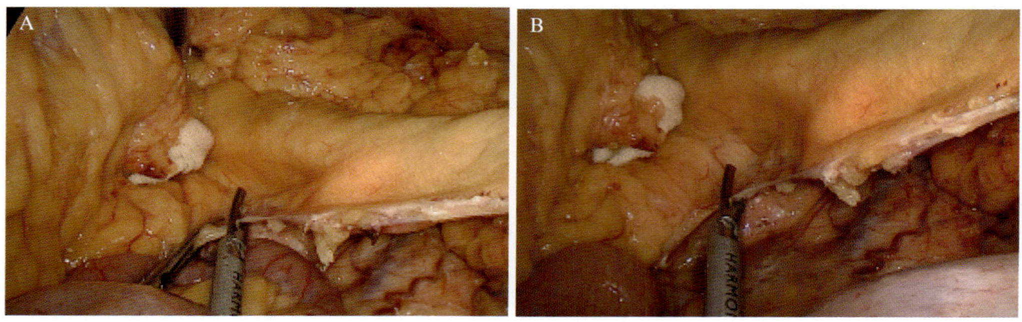

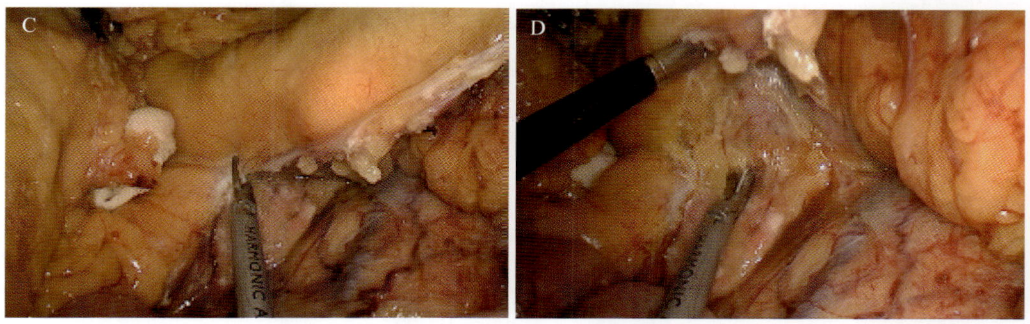

图 8-27 游离胰腺背膜、显露胰体尾部中下部

（9）降结肠外侧的游离：在完全游离降结肠及乙状结肠内侧系膜并处理肠系膜下动静脉之后，主刀左手和助手将降结肠和乙状结肠拉向右侧，使得降结肠旁沟的腹膜紧张，沿着结肠旁沟的自尾侧向头侧逐步游离直至脾曲附近，分离找到膈结肠韧带并切断（图 8-28）。

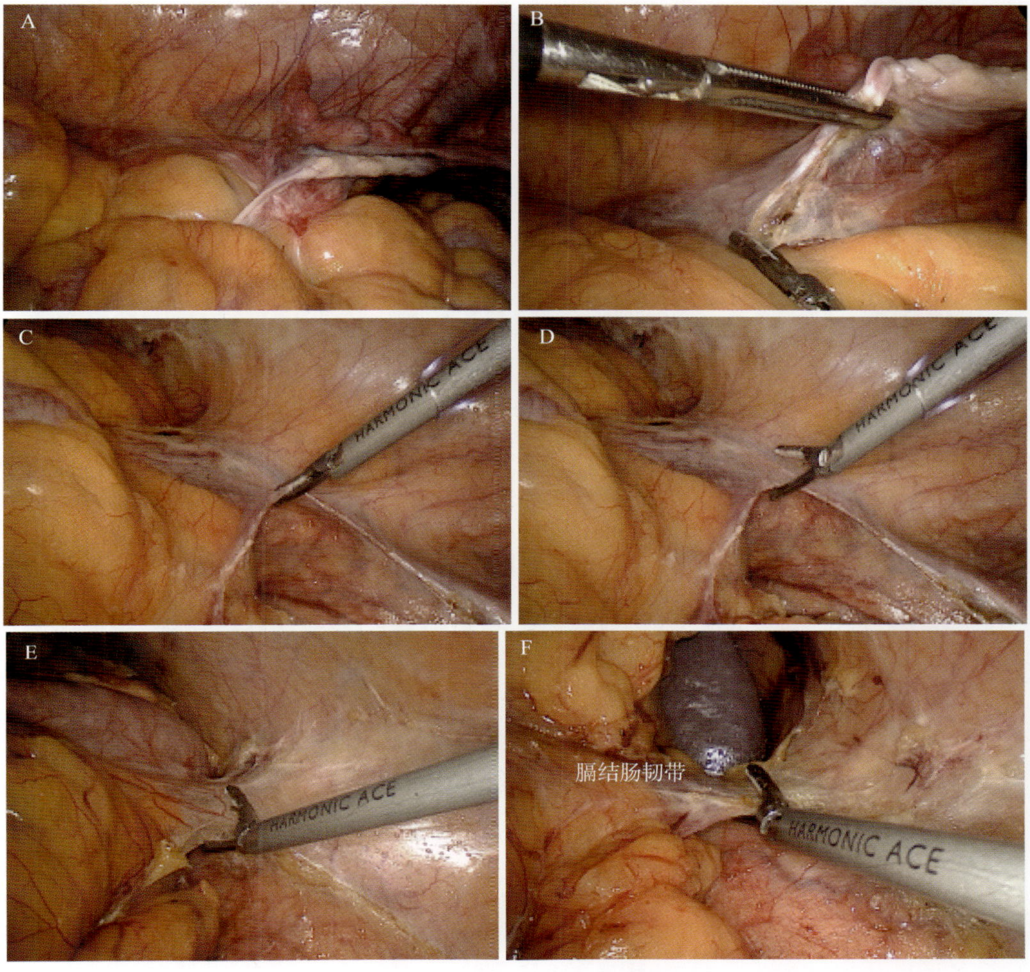

图 8-28 自尾侧向头侧游离降结肠外侧至脾曲，切断膈结肠韧带

（10）大网膜的处理：患者采取头高脚低右侧倾斜位，扶镜手换位置站在患者的两腿之间（图 8－29）。主刀左手夹持胃壁，助手两手展开大网膜，找到胃大弯侧血管弓，于横结肠中部在血管弓外切开大网膜，逐步向脾下极区靠近（图 8－30）。在靠近脾下极区时有时会碰到来自脾门的供应大网膜的血管应予以夹闭切断。下拉整个横结肠，显露横结肠系膜，根据横结肠长度决定是否向右侧拓展大网膜的游离，以便横结肠容易被拖出切口外。

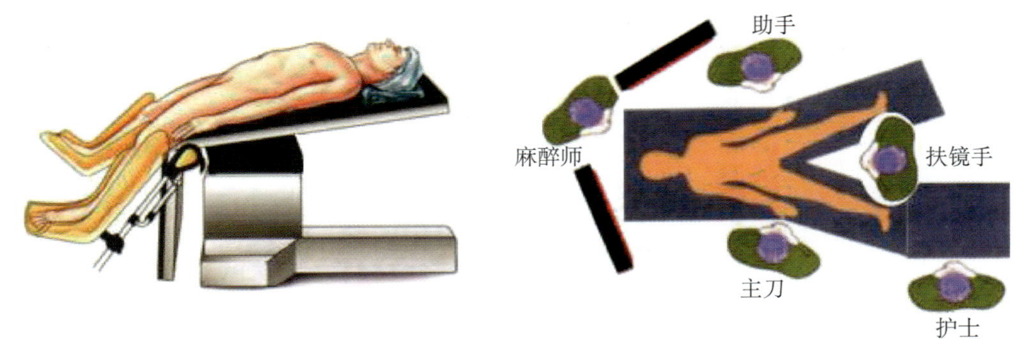

图 8－29　术中体位及人员站位换位

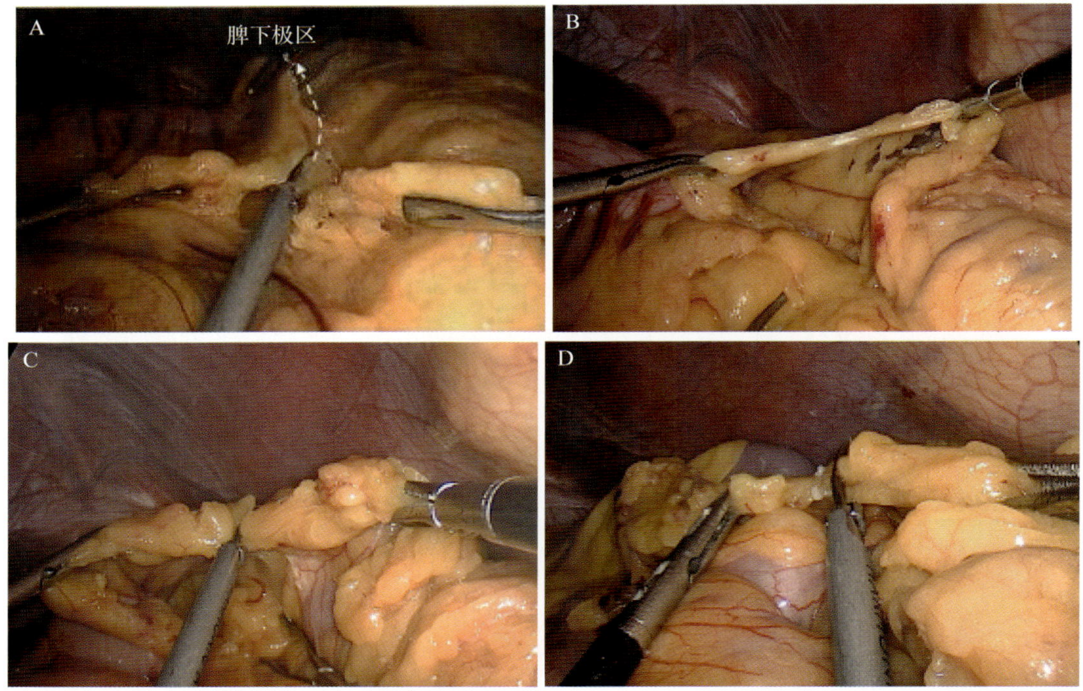

图 8－30　横结肠中部切开大网膜至近脾下极区

（11）横结肠系膜的游离　展开横结肠系膜之后，可以看到菲薄的横结肠系膜，沿着胰腺下缘向胰尾侧游离，将整个胰体尾下缘游离并与之前游离的腹膜后 Toldt's 间隙相通。游离过程中注意靠近胰尾脾下极时有时可见到来自脾门的血管，予以夹闭并切断（图 8－31）。此时，助手将结肠脾曲部向下适当牵拉，进一步暴露脾曲和胰尾部，仔细游离，可以看到脾结肠韧带，予以切除。这样就完全游离结肠脾曲，将结肠脾曲移除(图 8-32)，检查脾和后腹膜区域，检查其完整性及是否有出血。

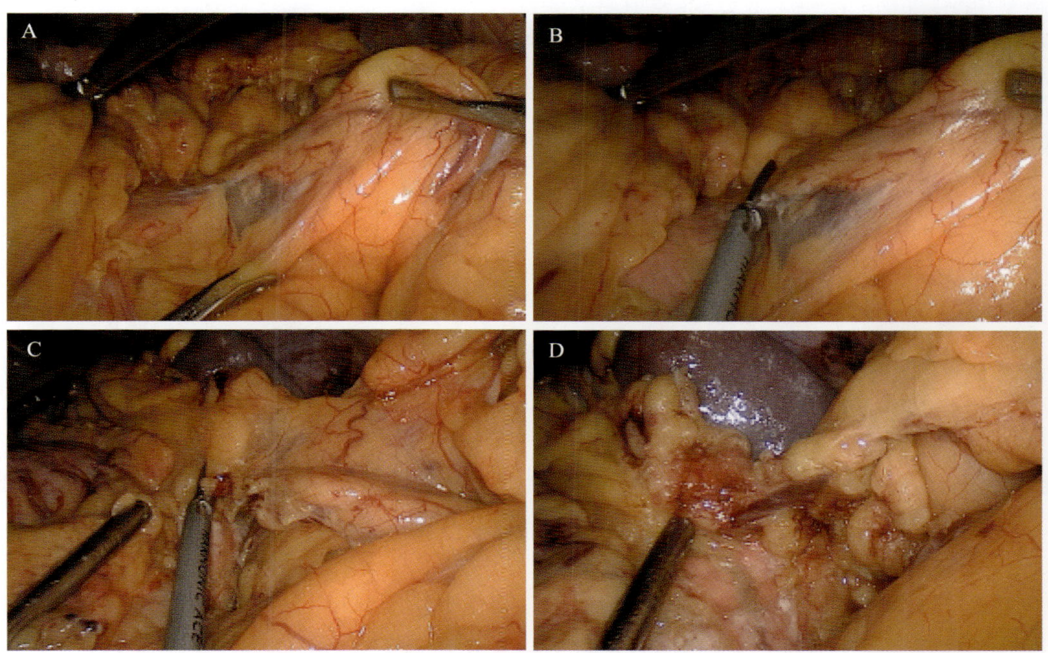

图 8-31 沿胰腺下缘向脾下极分离横结肠系膜，注意来自脾门的血管

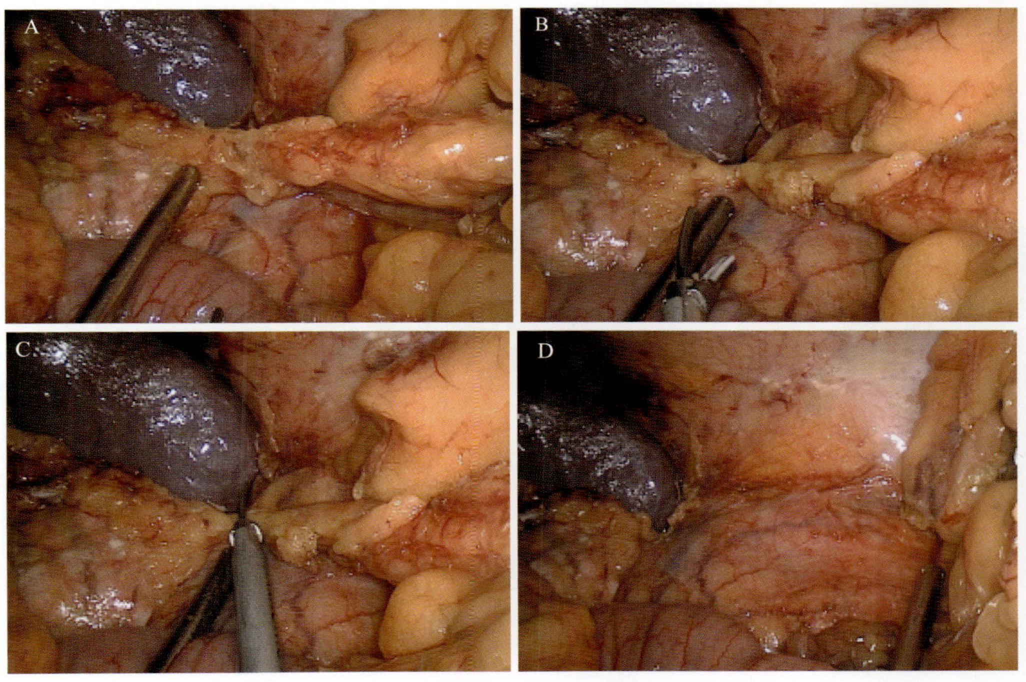

图 8-32 切断脾结肠韧带，完全游离结肠脾曲

（12）结肠系膜的裁剪：在整个游离完左半结肠及其系膜之后，患者体位改为平卧位，再次确认原来的肿瘤远切缘定位处，根据血管供应情况决定裁剪位置，按预定线裁剪结肠系膜逐渐向结肠壁靠近，注意保护好边缘血供，同时检查远侧乙状结肠游离度和血供。以便将左半结肠易于被拖出切口外（图 8－33）。

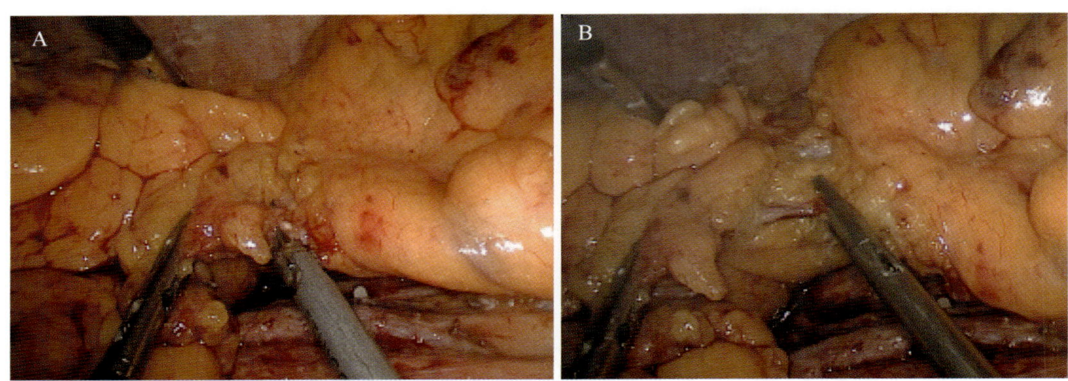

图 8－33　结肠系膜的裁剪

（13）腹壁切口：取上腹脐上约 3 cm 处的腹部正中切口，长约 5 cm，逐层切开，进入腹腔，用卵圆钳将左半半结肠拖出切口外，在拖出过程中可以先将大网膜拖出，之后是结肠，注意动作轻柔，避免撕扯，保护好游离好的血管和系膜及结肠。标本拖出体外后，按横结肠，降结肠顺序摆放好，找到肿瘤，注意无瘤操作，进一步游离大网膜，在肿瘤远侧结肠预定切除线处用荷包钳夹闭并切断远侧降结肠，置入吻合器钉舱，将横结肠与远侧结肠行端侧吻合，在预定横结肠切断处用闭合器夹闭并切断结肠，移除标本，同时加固缝合段端和吻合口，检查血供情况后放入腹腔内（图 8－34）。

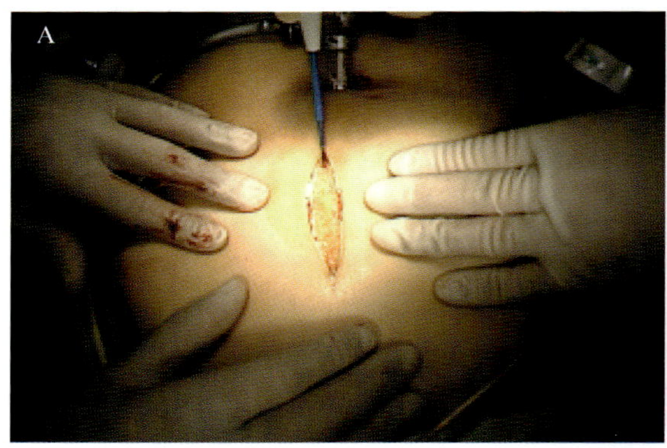

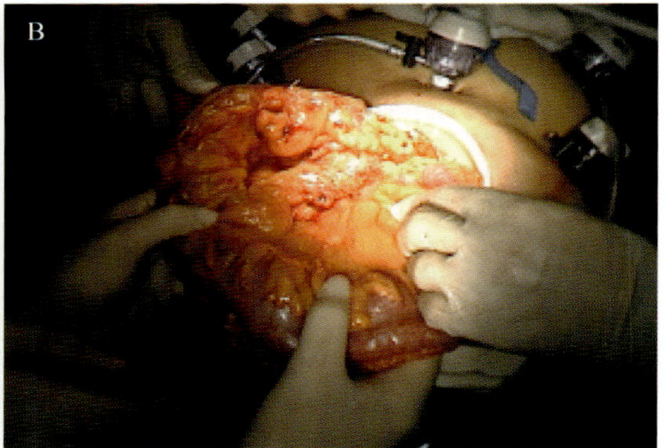

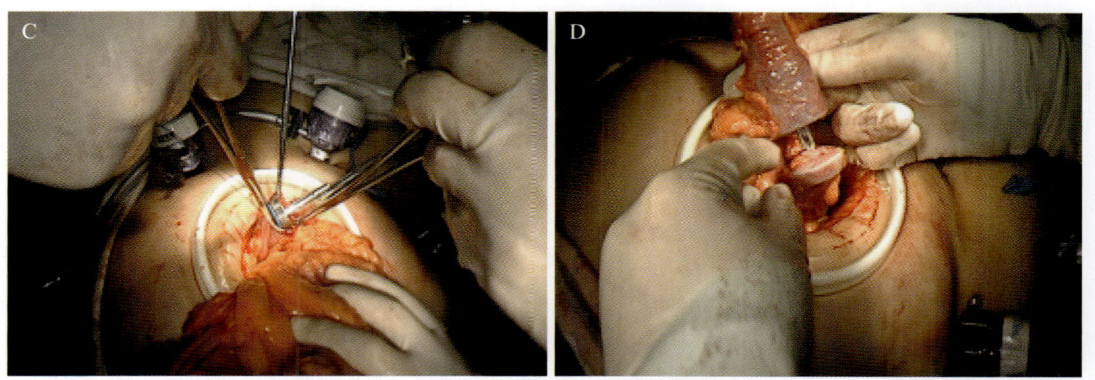

图 8-34 取上腹部正中切口并行结肠体外吻合

（14）检查吻合后的腹腔情况：将吻合后的肠管放入腹腔后，重新建立气腹后，检查整个术野是否有出血，冲洗术野，完善止血后，将吻合后的结肠放入原结肠位置，同时注意肠管有无扭转并再次检查肠管和吻合口区域的血运和张力情况。并于结肠外侧旁沟放置一根引流管，经腹壁左下方穿刺孔引出并固定。逐层关闭腹壁切口及各穿刺孔，手术完成。标本放置好，检查其完整性并拍照，最后送病理检查（图 8-35）。

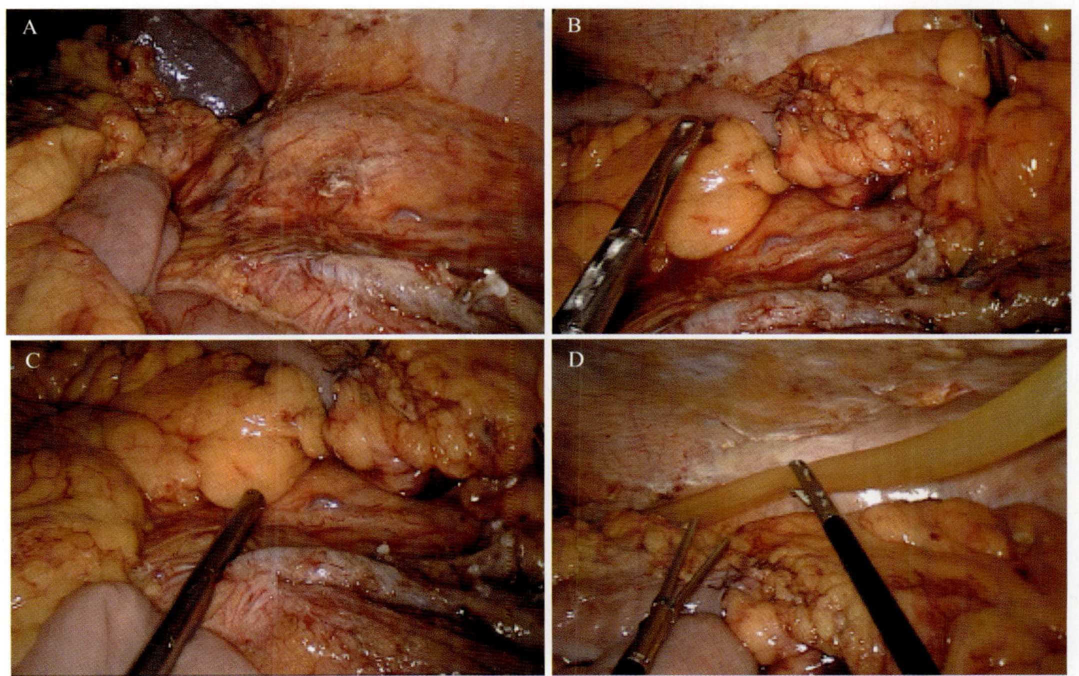

图 8-35 冲洗、检查术野并镜下放置引流管

四、腹腔镜左半结肠切除术的技术关键点及手术体会

1. 体位的调节 结肠手术由于小肠的干扰，尤其是左半结肠受到的干扰比较大，系膜和血

管的暴露受到一定的影响，所以手术过程中根据手术步骤，依靠体位的改变来帮助暴露能起到比较好的效果。比如，裸化肠系膜下动脉时采用头低脚高右侧倾斜位。内侧入路游离肾周围的Toldt's间隙时采用平卧头稍高右侧倾斜位，游离脾曲时采用头高脚底位置。

2. 肠系膜下动脉周围的淋巴结清扫问题 左半结肠切除术必需保留肠系膜下动脉主干，但由于肠系膜下血管根部淋巴结（NO.253）是左半结肠肿瘤主要的转移区域，既往回顾性研究分析提示左半结肠癌253组淋巴结转移率分别为结肠脾曲癌（2.4%）、降结肠癌（4.1%），所以此区域的淋巴结清扫至关重要，腹腔镜下如果不保留肠系膜下动脉主干，清扫淋巴结相对容易，但在保留肠系膜下动脉的前提下进行淋巴结清扫，术者要有比较娴熟的腹腔镜操作技术，同时要有良好的团队配合精神。在清扫过程中仍然建议先游离左半结肠腹膜后的Toldt's间隙后，在助手的帮助下，将肠系膜下动脉向尾侧腹侧拉紧便于主刀进行周围的淋巴结清扫。主刀可以用功能面沿着肠系膜下动脉表面活动，但要注意力度和接触时间，肠系膜下动脉鞘不建议打开，这样可以减少风险。沿着主干向远侧分离自然可以找到左结肠动脉或乙状结肠动脉第1分支。

3. 胰腺的暴露步骤 左半结肠的手术尤其是脾曲的游离，在分离左半结肠腹膜后Toldt's间隙向头侧的游离过程中，由于解剖的关系，如果不注意很容易顺着间隙分离到胰腺后间隙，所以，在分离过程中辨别胰腺的位置很重要。Toldt's间隙游离到胰腺下缘水平即应该终止，之后在胰腺的表面下缘水平切开横结肠系膜在胰腺的附着处（横结肠系膜的腹侧叶以及与之融合的大网膜第四层，大网膜第3层），将左侧横结肠系膜在胰腺的附着处游离后，为下一步切开大网膜暴露胰腺提供方便。

4. 脾曲的游离方法 左半结肠的切除难点之一就是脾曲的游离，因为脾曲位置深在，周围关系密切，如果分离不清楚容易造成周围脏器的损伤。所以在游离结肠脾曲上需要讲究一定的策略和方法。

5. 切口的选择 在整个左半结肠游离之后，辅助切口的选择也是比较重要的一点，个人建议选择脐上正中的位置，这个位置对绝大多数游离后的左半结肠都可以拖出体外来，选择切口前，术者可以在腹腔镜下判断游离后的左半结肠的长度，可以适当上下移动位置，考虑选择正中位置是为了减少手术后切口的并发症。

（杨春康　官　申）

第二节　腹腔镜外侧入路根治性左半结肠切除术

左半结肠肿瘤发病率低，以降结肠肿瘤为例，包括结肠脾曲肿瘤在内，仅占所有结肠肿瘤的5%～6%。腹腔镜左半结肠切除术因手术实践经验相对较少，手术操作范围较广，解剖层面相对复杂，脾曲游离难度大，对腹腔镜手术初学者不易掌握。腹腔镜左半结肠切除手术需利用腹腔镜局部放大的优势，清晰显露解剖层次和细微结构，进行精准的筋膜间隙分离与血管根部的精细解剖，同时可选择术者熟练操作的手术入路，使手术更安全便捷，符合肿瘤根治的原则。我们根据自身的临床实践经验，对外侧入路的腹腔镜左半结肠切除手术的手术解剖及技术要求进行总结。

一、适应证与禁忌证

1. 适应证 适用于近脾曲 10 cm 以内横结肠、结肠脾曲、降结肠及乙状结肠的恶性肿瘤。

2. 禁忌证

（1）肿瘤学禁忌证：肿瘤直径>6 cm 和（或）与周围组织广泛浸润；肿瘤腹膜广泛种植、淋巴结广泛转移；左半结肠恶性肿瘤的急症手术（如急性梗阻、穿孔等）。

（2）患者自身禁忌证：腹腔严重粘连；重度肥胖者；全身情况差，伴发其他严重疾病，无法耐受麻醉及腹腔镜手术者。

二、麻醉、体位、戳卡位置及手术站位

1. 麻醉 气管插管全身麻醉，可加用连硬外麻醉。

2. 体位 患者仰卧、分腿位，也可根据肿瘤位置取小截石位，右上肢内收，术中根据需要适当调整，手术开始后可调整体位至头低脚高倾斜 30°角，并左高右低，游离结肠脾区时调整为头高脚低位。

【手术具体步骤及要点】

手术入路：采取由外向内、由下而上的外侧入路。

1. 游离降结肠、乙状结肠后外侧 向右牵引乙状结肠系膜，以乙状结肠系膜与左侧壁腹膜间粘连带为起点，沿黄白交界线（Toldt's 线）薄层切开即进入左侧 Toldt's 间隙（图 8－36）。

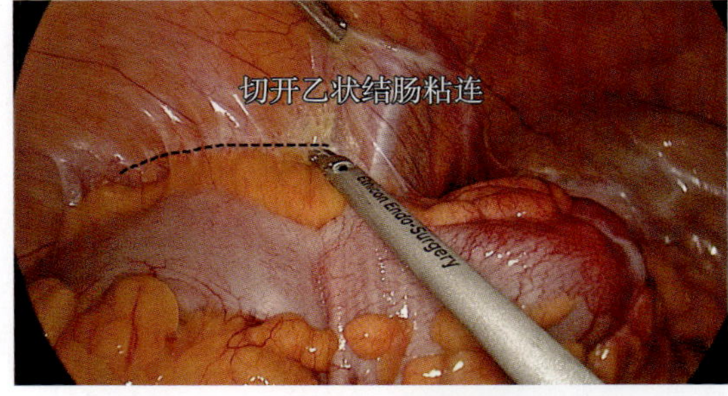

图 8－36 进入左侧 Toldt's 间隙

向上、向下继续切开乙状结肠外侧腹膜，仔细拓展 Toldt's 间隙（图 8－37），注意保持左半结肠系膜及肾前筋膜的完整性以避免损伤左输尿管和外侧的左生殖血管（图 8－38）。

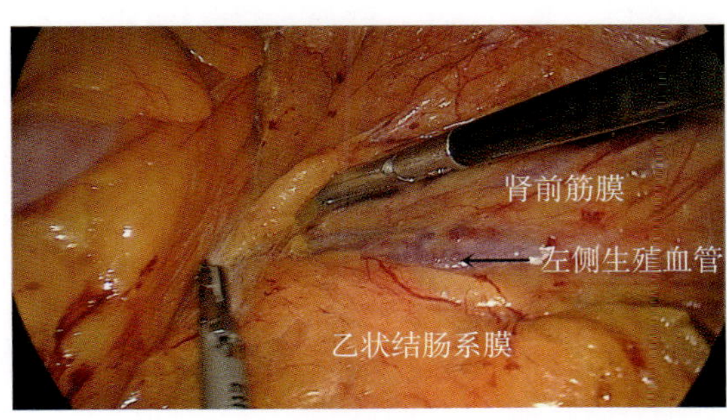

图 8－37 拓展左侧 Toldt's 间隙

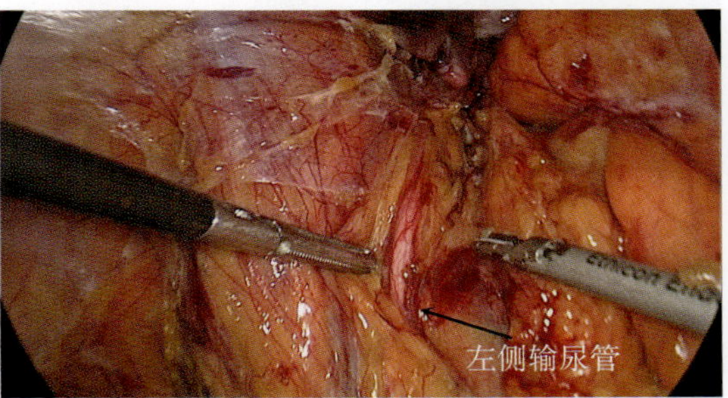

图 8－38 注意保护左侧输尿管

继续沿左侧 Toldt's 间隙向头侧游离降结肠外侧缘至结肠脾曲(图 8－39)。游离至脾下极时，牵拉力量要适当，避免撕裂脾下极。在胰尾表面先后切开膈结肠韧带和部分脾结肠韧带(图 8－40)。

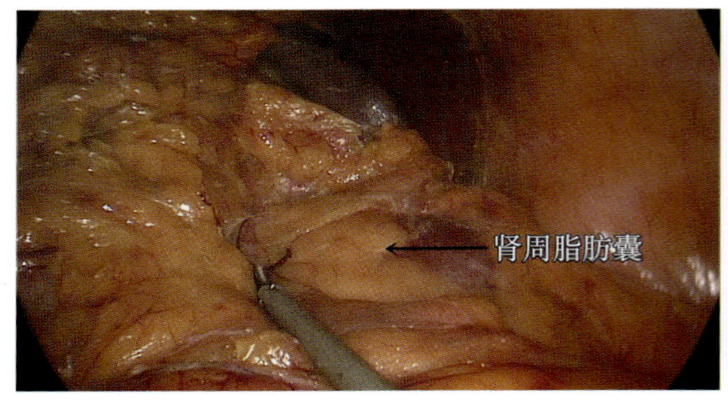

图 8－39　向头侧拓展 Toldt's 间隙

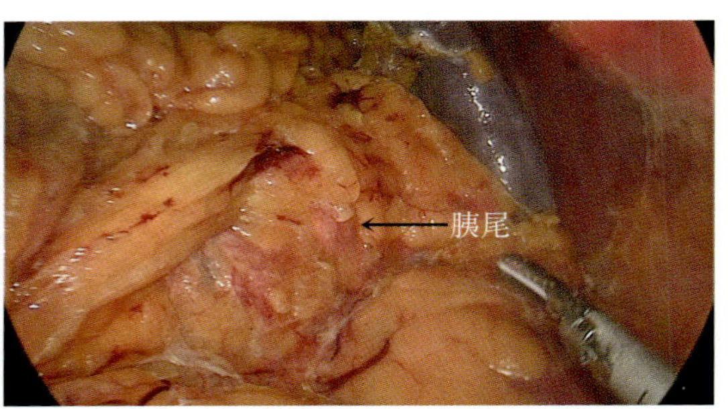

图 8－40　显露胰尾

2. 游离胃结肠韧带、脾结肠韧带　沿胃大弯抓持网膜，将大网膜展平，切断胃结肠韧带，进入大网膜囊(图 8－41)。向右分离横结系膜与胃后壁间粘连至幽门下区(图 8－42)。

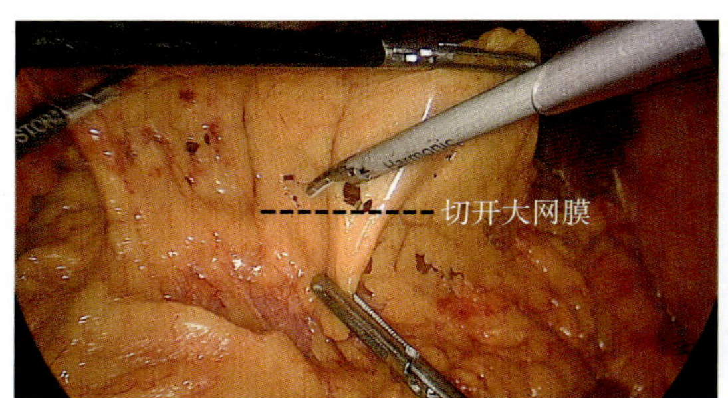

图 8－41　切断胃结肠韧带

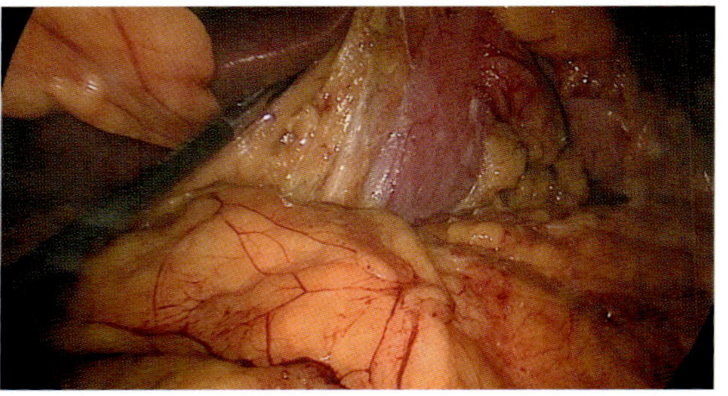

图 8－42　幽门下区

向左侧切断剩余的脾结肠韧带，与外侧平面汇合(图 8－43)，至完全游离结肠脾曲(图 8－44)。

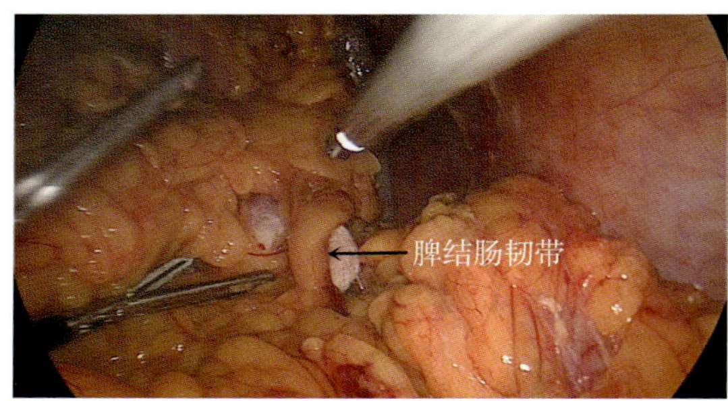

图 8－43　切断剩余的脾结肠韧带

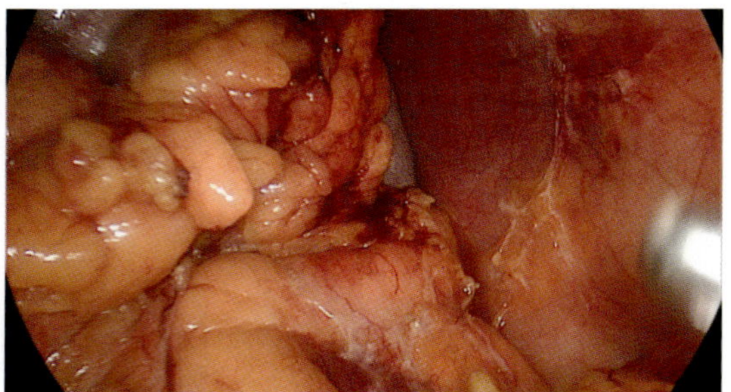

图 8－44　完全游离结肠脾曲

若行扩大左半结肠切除，则于血管弓内游离，离断所有胃网膜左血管分支，直至根部切断胃网膜左血管并切断脾结肠韧带。

3. 切开乙状结肠系膜中线侧,扩展 Toldt's 间隙 沿着右侧髂总血管表面黄白交界线骶髂水平作为入刀点切开(图 8-45),进入了左侧 Toldt's 间隙(图 8-46)。

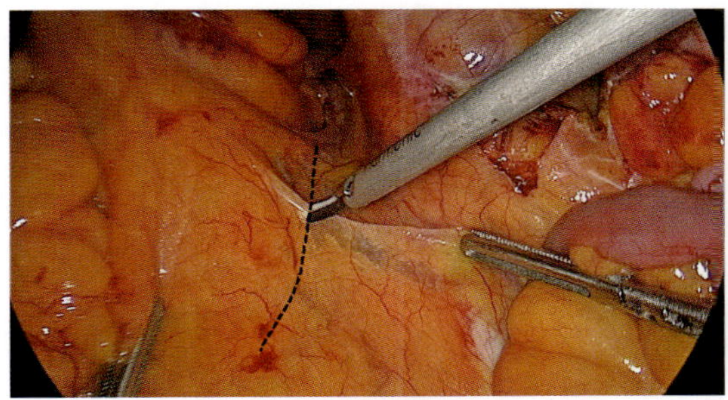

图 8-45 沿虚线切开

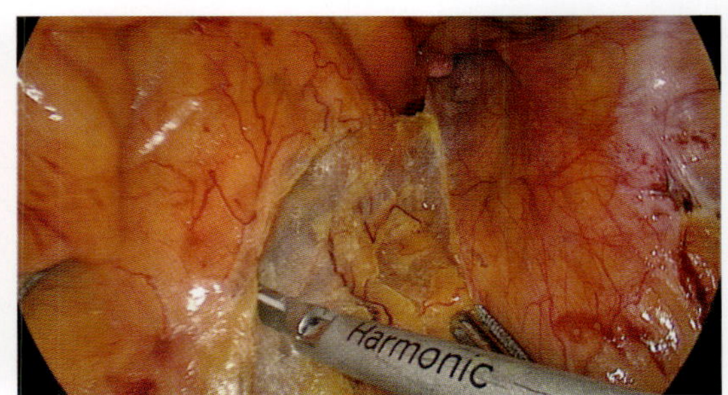

图 8-46 进入左侧 Toldt's 间隙

将左内侧 Toldt's 间隙继续向头侧、外侧、尾侧扩展并逐渐与左外侧汇合(图 8-47),分离范围从中央与左外侧 Toldt's 间隙汇合,自尾侧向头侧达肠系膜下动脉根部(图 8-48)。

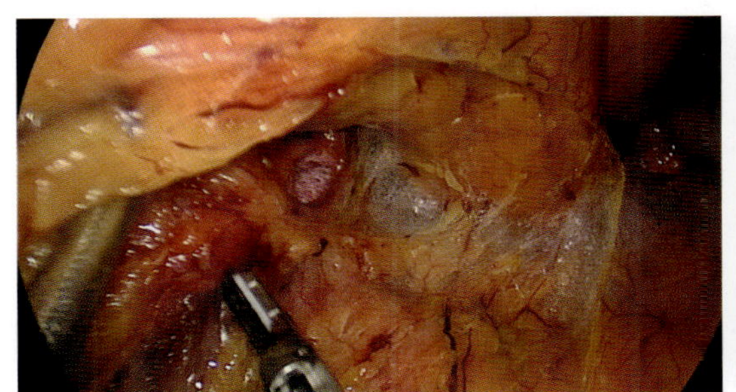

图 8-47 拓展 Toldt's 间隙与左外侧汇合

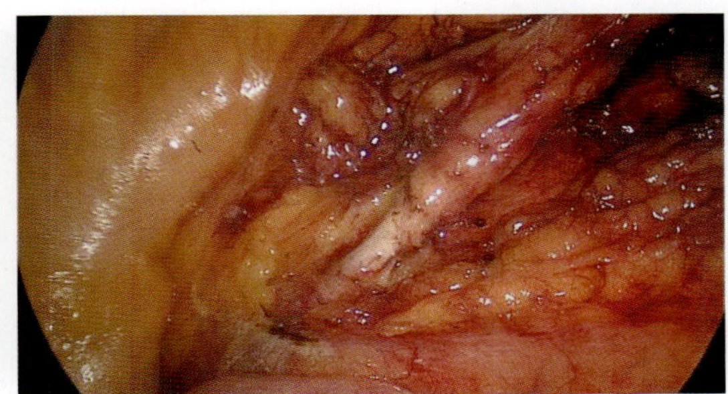

图 8-48 肠系膜下动脉根部

4. 肠系膜下动静脉的处理及淋巴结清扫 于肠系膜下神经丛远心端骨骼化分离肠系膜下动脉(图 8-49),于根部距离腹主动脉 10 mm 处裸化肠系膜下动脉,并在根部结扎切断(图 8-51),注意保持左半结肠系膜及肾前筋膜的完整性以避免肠系膜下神经丛、左输尿管与左生殖血管损伤。

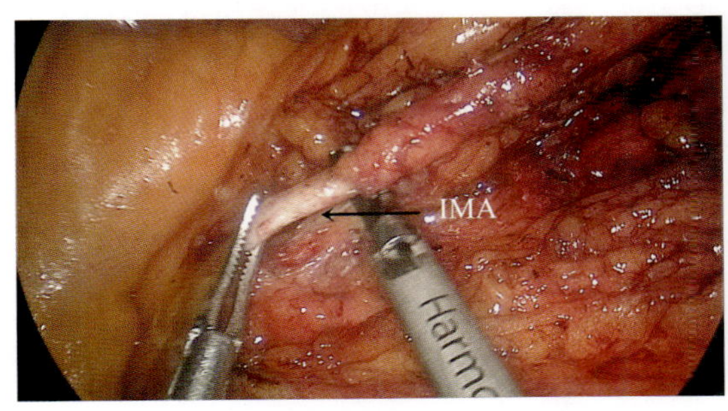

图 8-49 裸化肠系膜下动脉、清扫淋巴结

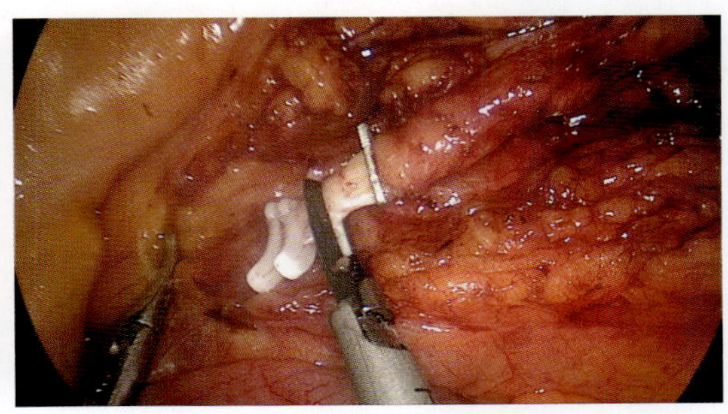

图 8-50 离断肠系膜下动脉

完成肠系膜下动脉根部的清扫(图 8－51)。继续向头侧及外侧分离左 Toldt's 间隙，内达十二指肠空肠曲(图 8－52)。

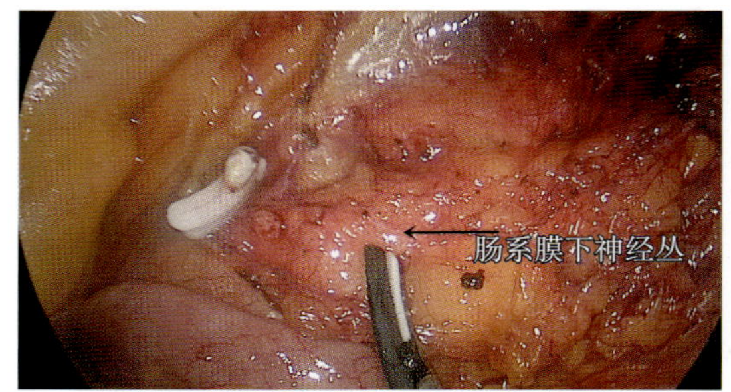

图 8－51　完成肠系膜下动脉根部清扫

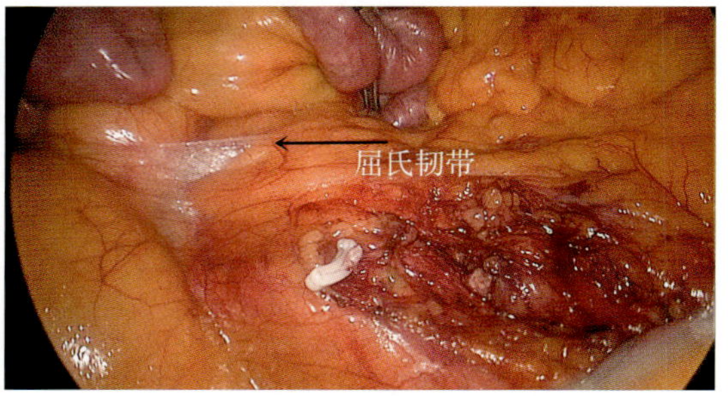

图 8－52　向头外侧拓展 Toldt's 间隙

向上近胰腺下缘显露肠系膜下静脉(图 8－53)，于根部离断肠系膜下静脉(图 8－54)。

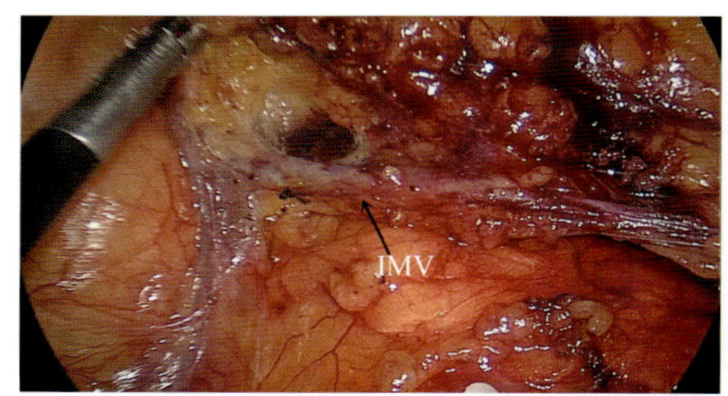

图 8－53　显露肠系膜下静脉

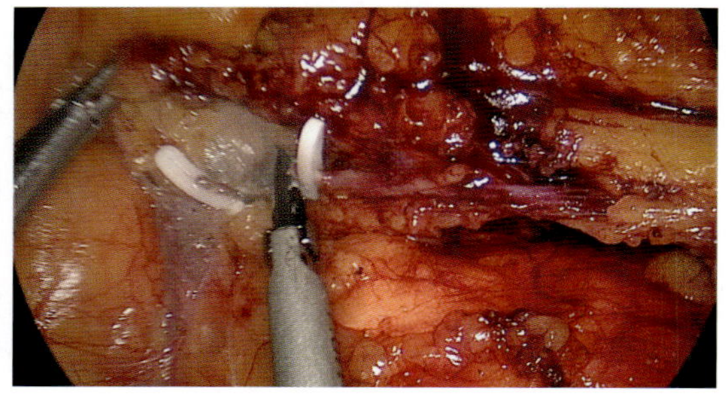
图 8－54　根部离断肠系膜下静脉

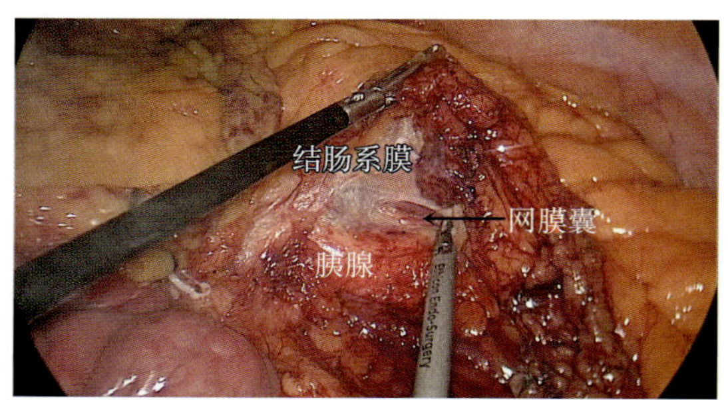

图 8－55　切断横结肠系膜根部进入网膜囊

5. 切开横结肠系膜处理中结肠血管并清扫淋巴结　由曲氏(Treitz)韧带上方胰体表面开始，向左、向外侧沿胰腺表面切断横结肠系膜根部进入网膜囊(图 8－55)。向右侧将横结肠系膜沿胰体表面剪开至胰颈下缘，根据病灶位置也可夹闭、切断中结肠血管及左支，清扫其周围淋巴结。

6. 游离直肠上段后外侧　将直肠向头侧并腹侧牵引，游离直肠后间隙(图 8－56)。注意辨认盆筋膜脏壁两层之间的融合间隙，保持直肠后系膜光滑及保持壁层筋膜的完整，避免损伤腹下神经和骶前静脉丛(图 8－57)。

再以直肠后方间隙为指引分别切开直肠左右侧腹膜(图 8－58、8－59)。

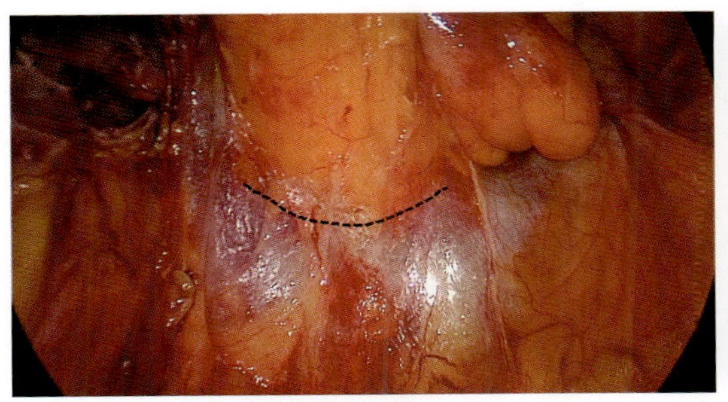

图 8-56 沿虚线切开

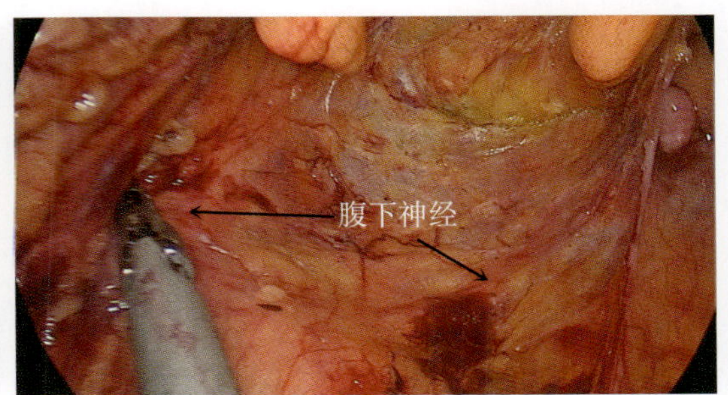

图 8-57 保护腹下神经

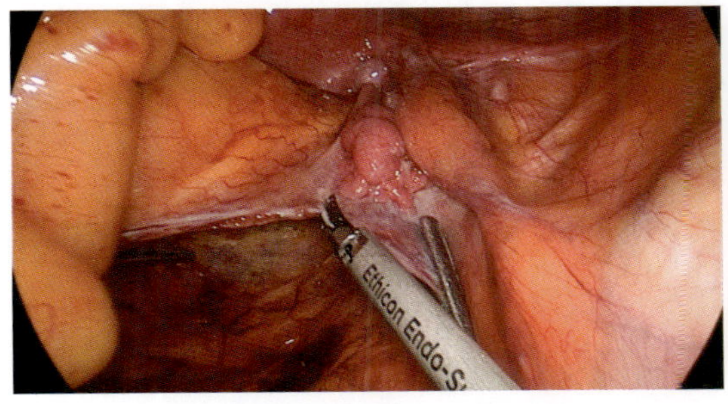

图 8-58 切开直肠右侧腹膜

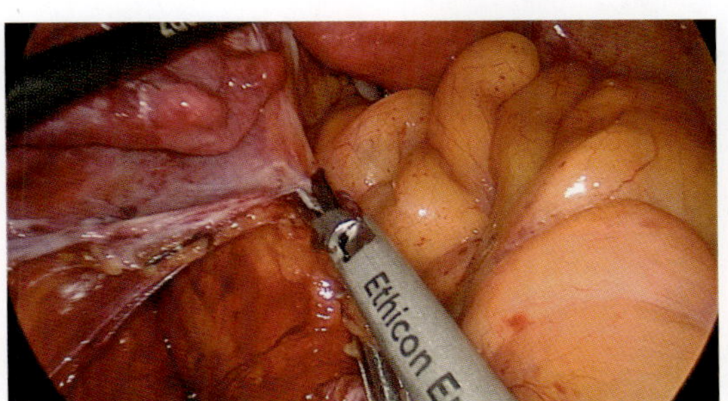

图 8-59 切开直肠左侧腹膜

至此，横结肠左侧半、结肠脾曲、降结肠、乙状结肠和直肠上段及其系膜已经完全游离。若肿瘤位于降乙交界处或乙状结肠上段，选择经肛吻合时，应于直肠、乙状结肠交界处用超声刀游离系膜裸化肠管，用切割闭合其切断闭合肠管(图 8-60、8-61)。

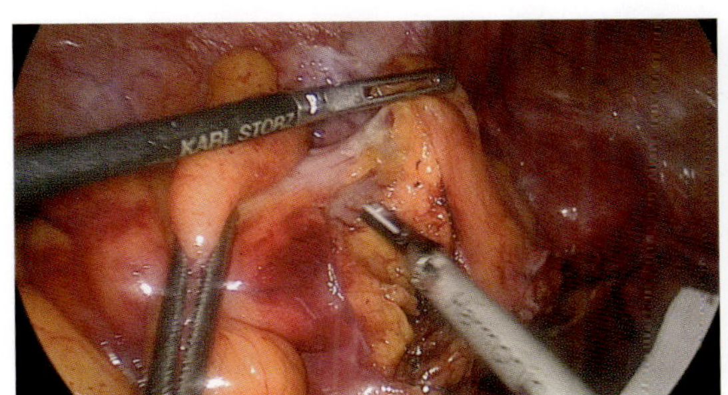

图 8-60 裸化肠管

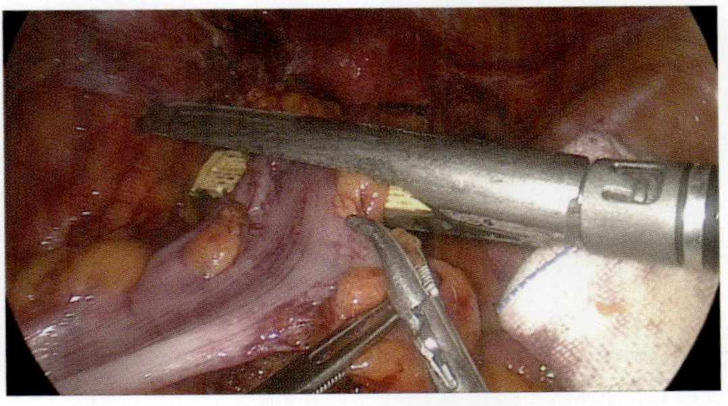

图 8-61 闭合离断直肠

7. 标本取出及吻合 终止气腹，患者调整至平卧位。若肿瘤位于降结肠或结肠脾曲，则可取左中上腹经腹直肌切口约 5 cm(图 8-62)，取出游离的左半结肠标本，仔细辨认中结肠血管、左结肠血管断端及其周围淋巴结，游离系膜至预切除肠管处，保证远近端切缘距肿瘤 10 cm 以上，行端端或侧侧吻合。

若肿瘤位于降乙交界处或乙状结肠上段，可于左中下腹经腹直肌切口约 5 cm，取出游离的左半结肠标本。游离系膜至预切除肠管处，保证近端切缘距肿瘤 10 cm 以上(图 8-63)。裸化肠管后离断肠管、移除标本，近端肠腔内置入管状吻合器抵钉座（图 8－64），将其放入腹腔，关闭切口，重新建立气腹。在腹腔镜监视下经肛门置入吻合器(图 8－65)，与近端肠管抵钉座对合后完成吻合(图 8－66)。经肛充气吻合口测漏(图 8－67)。

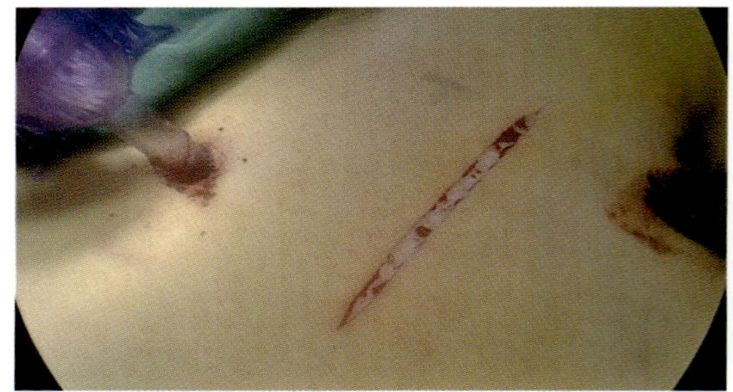

图 8－62　左侧经腹直肌切口

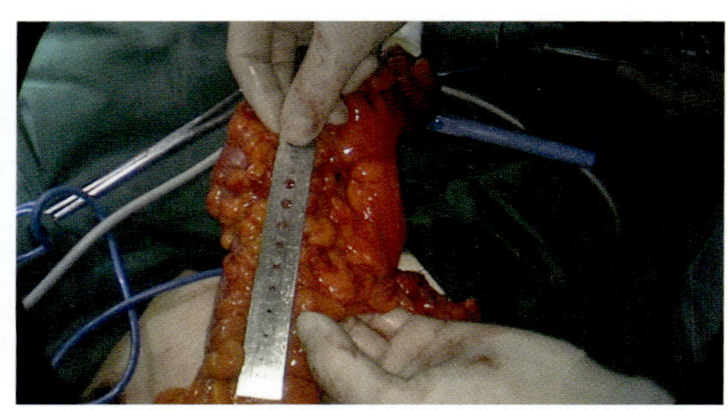

图 8－63　肿瘤上缘 10 cm 离断肠管

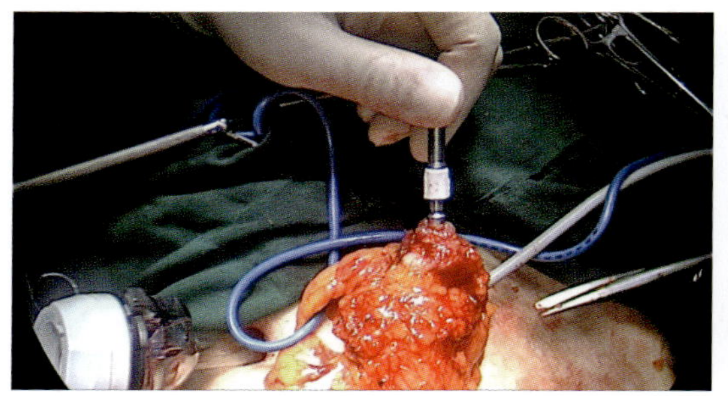

图 8－64　置入吻合器抵钉座

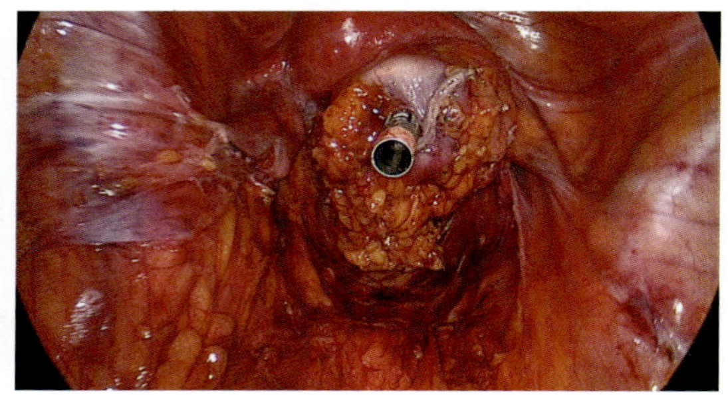

图 8－65　经肛门置入吻合器

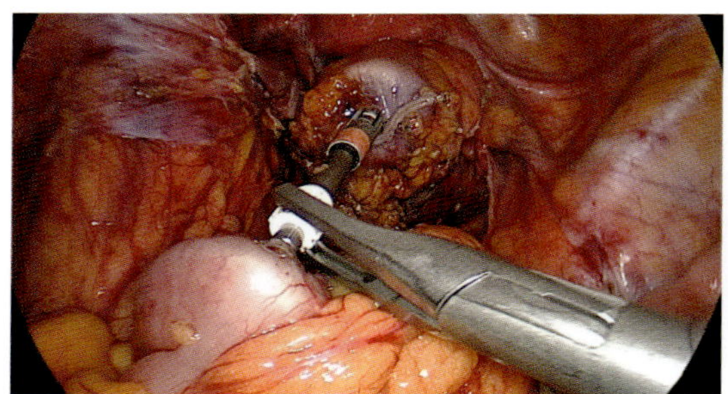

图 8－66　腔镜下吻合

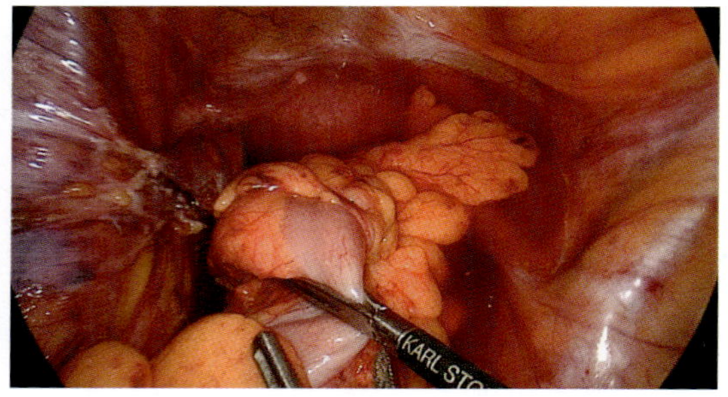

图 8－67　充气实验检查吻合口

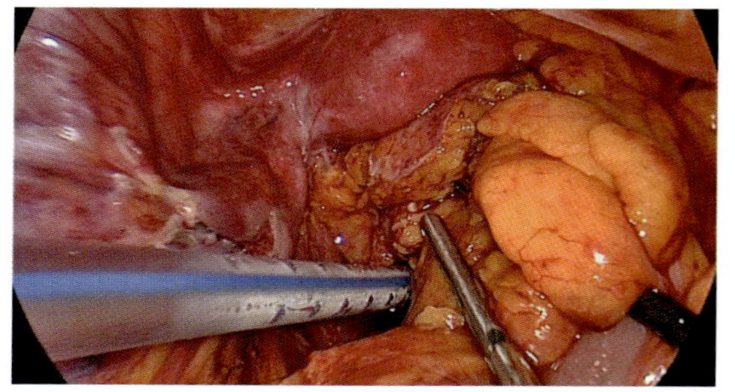

图 8－68　放置双套管一根于骶前

8. 术野处理　检查创面有无活动性出血，肠管有无扭转、有无张力、内疝等。冲洗腹腔，于左结肠旁沟吻合口旁放置双套管一根自左下腹穿刺孔引出(图 8－68)。

三、讨论

自从 20 世纪 90 年代腹腔镜技术应用于结直肠肿瘤以来，腹腔镜结直肠肿瘤手术日渐成熟并已经广泛开展。腹腔镜左半结肠切除手术已成为治疗左半结肠肿瘤的重要手段，其应遵循与开腹手术相同的基本原则，即无瘤原则与 CME 原则。根据 Hohenberger 的观点标准左半结肠 CME 应符合以下标准：保持切除肠管的系膜完整。即在结肠系膜脏壁层间游离；高位血管结扎；彻底清扫滋养血管根部淋巴结；足够的肠管切除范围。为了保证手术的安全与便捷，如何选择手术入路是临床实践中遇到的实际问题。现阶段腹腔镜左半结肠切除多采用从内到外、自下而上的中间入路解剖策略，因为中间入路更符合肿瘤根治原则，操作简便，解剖清晰，有利于维持正确的外科平面。但对于初学者及肠系膜根部肥厚的患者亦有一定困难，可能存在解剖层次过深、肠系膜下血管出血、输尿管损伤的风险。因此采用外侧入路左半结肠切除亦是不错的选择，先自外向内游离乙状结肠、降结肠、结肠脾曲后间隙，再自内向外解剖与外侧平面汇合，此种手术入路的优势在于可减少在肠系膜血管周围操作的难度，减少由于技术不熟练造成的出血等并发症，寻找输尿管相对简单，对于初学者的两大难题“肠系膜血管和输尿管的解剖”，通过外侧入路可以更快、更安全地解决。

为了顺利完成手术，术者与助手的站位及套管针的位置与数量不必拘泥于一种形式，遇到肥胖、术中粘连、手术视野暴露困难等情况应及时更换术者站位、调整患者体位或增加套管针数目以保证手术顺利安全地完成。

具体操作为从乙状结肠及降结肠与侧腹壁的粘连带开始切开 Toldt's 线进入左半结肠系膜与肾前筋膜之间的 Toldt's 间隙，自外向内、自下向上拓展左侧 Toldt's 间隙，暴露左侧输尿管及生殖血管。沿左侧肾周脂肪囊表面自下向上分离 Toldt's 间隙至胰腺体尾部下缘，因左侧 Toldt's 间隙与胰后间隙相通，向头侧扩展 Toldt's 间隙易进入胰腺后间隙，它和网膜囊不在同一解剖层面，因此分离左侧 Toldt's 间隙至胰腺下缘时需仔细辨认胰腺下缘，不可向胰腺后方拓展间隙，切开结肠脾曲与侧腹壁粘连，以胰腺作为解剖分离平面的标志，自外向内将结肠脾曲与胰体尾分离，暴露胰体尾部。自外向内切断部分脾结肠韧带，可在胰尾及结肠脾曲间置入一块小纱布起引导作用，切开胃结肠韧带进入网膜囊(如肿瘤位于结肠脾曲需胃网膜血管弓内游离胃结肠韧带)，以小纱布为引导切断剩余的脾结肠韧带(如肿瘤位于结肠脾曲需切断胃网膜左血管)，将脾曲完全游离。然后自中间入路切开乙状结肠系膜根部腹膜，解剖出肠系膜下动脉，清扫其根部的淋巴脂肪组织后离断，注意保护肠系膜下神经丛，向外侧稍加分离即可很方便地与外侧已充分游离的 Toldt's 间隙相汇合。为彻底清除 253 淋巴结需自肠系膜下静脉,根部离断，患者体位可采用头高足低右侧倾斜位，将小肠翻转至右下腹，可以方便地暴露肠系膜下静脉根部结扎后切断。结扎切断结肠中动脉的左支(如肿瘤位于结肠脾曲需于结肠中动脉根部切断，清除其根部淋巴结)；游离直肠后间隙，确认肿瘤位置，确定肠管切断线，裸化肠管，远端肠管可在腹腔镜下闭合切断。可作左侧经腹直肌小切口，将左半结肠及其系膜提出腹腔，将肿瘤连同近远端肠管及系膜完整切除，消化道重建可选择腹腔镜下行端端吻合。

(朱志强)

主要参考文献

1. 蔡东汉,官国先,刘星,等.左半结肠癌淋巴结转移规律的临床分析.中华胃肠外科杂志,2016,19(6):659—663.
2. 池畔,王枭杰.左半结肠切除术的争议和基于膜解剖的脾曲游离技巧.中华结直肠疾病电子杂志,2017,6(4):284—289.
3. 中华人民共和国卫生和计划生育委员会医政医管局.结直肠癌诊疗规范(2015年版).中国实用外科杂志,2015,53:881—894.
4. Bertelsen, Kirkegaard-Klitbo, Nielsen, et al. Pattern of Colon Cancer Lymph Node Metastases in Patients Undergoing Central Mesocolic Lymph Node Excision: A Systematic Review. Dis Colon Rectum, 2016,59(12):1209 - 1221.
5. Bilgin IA, Aytac E, Erenler I, et al. Robotic mesocolic excision with a 'top to down no-touch' technique for right colon cancer-a video vignette. Colorectal Dis, 2017,19(9):866 - 867.
6. Gravante G, Elshaer M, Parker R, et al. Extended right hemicolectomy and left emicolectomy for colorectal cancers between the distal transverse and proximal descending colon. Ann R Coll Surg Engl, 2016, 98(5): 1.
7. Guillou PJ, QuirkeP,et al. Short-term endpoints of conventional versus laparoscopic-assisted surgery in patients with colorectal cancer (MRC CLASICC trial): multicentre, randomised controlled trial. Lancet, 2005,(5):14 - 20;365(9472):1718 - 1726.
8. Hohenberger W, Weber K, Matzel K, et al. Standardized surgery for colonic cancer: complete mesocolic excision and central ligation-technical notes and outcome. Colorectal Dis, 2009,11(4):354 - 364; discussion 364 - 355.
9. Ke J, Cai J, Wen X, et al. Anatomic variations of inferior mesenteric artery and left colic artery evaluated by 3-dimensional CT angiography: Insights into rectal cancer surgery-A retrospective observational study. Int J Surg, 2017,41:106 - 111.
10. Kim NK, Kim YW, Han YD, et al. Completemesocolic excision and central vascular ligation for colon cancer: Principle, anatomy,surgical technique, and outcomes . Surg Oncol, 2016,25(3):252 - 262.
11. Malakorn S, Sammour T, Bednarski B, et al. Three Different Approaches to the Inferior Mesenteric Artery during Robotic D3 Lymphadenectomy for Rectal Cancer. Ann Surg Oncol, 2017,24(7):1923.
12. Matsuda T, Sumi Y, Yamashita K, S et al. Anatomy of the Transverse Mesocolon Based on Embryology for Laparoscopic Complete Mesocolic Excision of Right-Sided Colon Cancer. Ann Surg Oncol, 2017.
13. Matsumura A, Hatakeyama T, Ogino S, et al. Two Cases of Colorectal Cancer with Tumor Thrombus in the Inferior Mesenteric Vein. Gan To Kagaku Ryoho, 2015,42(12):2224 - 2226.
14. Okazaki T, Hasegawa S, Urushihara N, et al. Toldt's fascia flap: a new technique for repairing large diaphragmatic hernias. Pediatr Surg Int, 2005,21(1):64 - 67.
15. Petz W, Ribero D, Bertani E, et al. Suprapubic approach for robotic complete mesocolic excision in right colectomy: Oncologic safety and short-term outcomes of an original technique. Eur J Surg Oncol, 2017.
16. Shaikh IA, Suttie SA, Urquhart M, et al. Does the outcome of colonic flexure cancers differ from the other colonic sites? Int J Colorectal Dis 2012,27(1):89 - 93.
17. Sondenaa K, Quirke P, Hohenberger W, et al. The rationale behind complete mesocolic excision (CME) and a central vascular ligation for colon cancer in open and laparoscopic surgery: proceedings of a consensus conference. Int J Colorectal Dis, 2014,29(4):419 - 428.
18. Subbiah R, Bansal S, Jain M, et al. Initial retrocolic endoscopic tunnel approach (IRETA) for complete mesocolic excision (CME) with central vascular ligation (CVL) for right colonic cancers: technique and pathological radicality. Int J Colorectal Dis, 2016,31(2):227 - 233.

19. Tanabe H, Takase T, Inaishi T, et al. Surgical treatment for rectal cancer with abnormally expanded inferior mesenteric vein resulting from pancreatic arteriovenous malformations. Surg Case Rep, 2015,1(1):23.
20. VeldkaInp R, Kuhry E, Hop WC, et al. Colon cancer laparoscopic or open resection study group (COLOR). Laparoscopic surgery versus open surgery for colon cancer: short-term outcomes of a randomised trial. Lancet Oncol, 2005,6(7):477-484.
21. Veldkamp R, Gholghesaei M, Bonjer HJ, et al. Laparoscopic resection of colon Cancer: consensus of the European Association of Endoscopic Surgery (EAES). Surg Endosc, 2004,18(8):1163-1185.
22. Watanabe, Itabashi, Shimada, et al. Japanese Society for Cancer of the Colon and Rectum (JSCCR) guidelines 2010 for the treatment of colorectal cancer . Int J Clin Oncol, 2012,17(1):1-29.

第九章　保留左结肠动脉和直肠上动脉的腹腔镜乙状结肠癌根治术

经典的乙状结肠癌根治术，特别是进展期患者，均在肠系膜下动脉的根部进行结扎切断，以获得更好的中央组和中间组淋巴结的清扫，提高肿瘤的根治水平。但肠系膜下动脉根部结扎后，即截断左结肠动脉、乙状结肠动脉和直肠上动脉的血液供应。临床研究表明，影响手术成功最关键的因素是吻合口的愈合情况，而影响吻合口愈合的重要因素之一就是血运情况。如患者出现血管解剖变异，降结肠切缘近端和直肠切缘远端血液供应不良，术者不得不游离脾曲寻找血运良好的肠段与直肠进行吻合，往往需要游离结肠脾曲甚至切除部分降结肠。因此，在腹腔镜下行保留左结肠动脉和直肠上动脉的乙状结肠癌根治术，对吻合口血供的保留有重要意义。

一、适应证

适用于中段乙状结肠癌。一般降、乙状结肠交界处癌按降结肠癌处理，乙状结肠、直肠交界处癌按直肠癌处理。

二、禁忌证

（1）肿瘤学禁忌证：肿瘤直径＞10 cm和（或）广泛侵犯周围组织器官，合并有急性肠梗阻、穿孔等。

（2）患者本身禁忌证：全身情况差，合并有严重的心、肝、肺及肾等脏器疾病无法耐受麻醉或手术，腹腔广泛粘连，重度肥胖，合并易引起出血的基础性疾病。

三、术前准备

（1）术前检查了解全身各脏器功能及肝、肺、腹膜后，以及肠系膜淋巴结转移情况。

（2）控制影响手术的相关疾病，如高血压病、糖尿病和冠心病等。

（3）纠正贫血和低蛋白血症，必要时术前1周加用肠内营养。

（4）术前有慢性支气管炎、阻塞型肺气肿等呼吸系统并发症，术前应评估呼吸功能并行呼吸功能锻炼，必要时加用雾化吸入促进排痰。

（5）患者如有泌尿系统症状，术前应行膀胱镜检查或泌尿系造影检查，排除肿瘤侵犯泌尿道可能，必要时术前留置输尿管导管，便于术中辨认输尿管。

（6）肠道准备：术前1天流质饮食，术前晚口服泻药。

四、麻醉

气管插管全身麻醉，可加用连硬外麻醉。

五、体位

截石位，两侧髋关节微曲、外展45°角，膝关节屈30°角，双下肢高度低于或与腹部平齐，臀部垫高，右上肢内收(方便主刀和扶镜手站位)，左上肢根据需要采取内收或外展位，手术开始后调整体位至头低脚高30°角。

六、术者站位、套管放置及主要手术步骤

1. 术者站位 主刀医师和扶镜手在患术者右侧，第一助手站在主刀医师对面。

2. 套管放置 采用5孔法。

3. 主要手术步骤及要点

（1）游离肠系膜下血管及其淋巴结清扫：完成探查后，先分离乙状结肠与侧腹膜的生理性粘连，辨认腹主动脉分叉处，沿骶骨岬水平切开乙状结肠系膜右侧(图9-1)，寻找Toldt's间隙，在Toldt's间隙中分别向尾侧、头侧及左侧壁游离(图9-2)，尾侧达直肠及乙状结肠交界，头侧达肠系膜下动脉根部，左侧达Toldt's线，从而形成一个乙状结肠系膜与腹主动脉之间的隧道，沿该隧道继续向尾侧分离进入直肠后间隙，大约在骶3水平，注意保持左半结肠系膜及肾前筋膜的完整性以避免损伤腹系膜下神经丛、左侧输尿管及左侧生殖血管(图9-3)。仔细解剖IMA，显露出IMA主干，自IMA根部向其远侧端清扫周围淋巴脂肪组织，保留左结肠动脉(图9-4)，在IMA分出左结肠动脉远侧端依次离断2～5支乙状结肠动脉(图9-5)，直至其分为左右两支直肠上动脉进入直肠侧壁。继续沿Toldt's间隙向头侧、左侧分离即可寻及肠系膜下静脉(IMV)(图9-6)，清扫其周围淋巴结后于胰腺下缘离断IMV(图9-7)。离断IMV后继续向胰腺尾侧游离Toldt's间隙并紧贴胰腺下缘向脾曲切开结肠系膜，必要时需游离结肠脾曲以保证吻合口无张力。裁剪降结肠系膜要在靠近IMV的无血管区进行，避免损伤降结肠边缘血管弓。

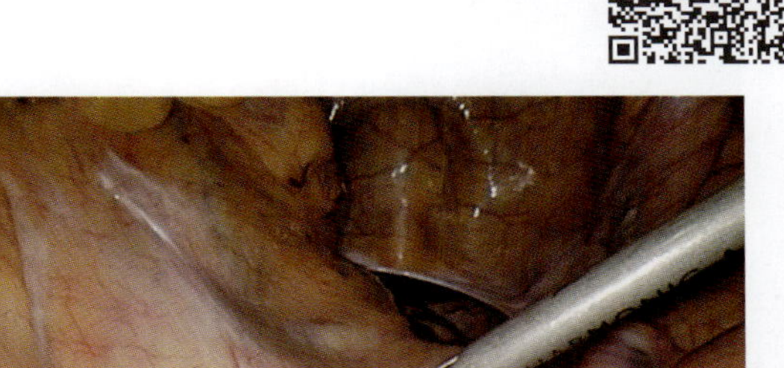

图9-1 沿骶骨岬水平切开乙状结肠系膜右侧

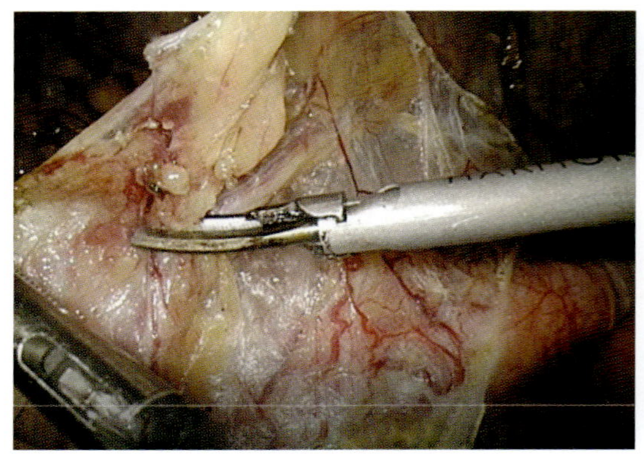

图 9-2　进入 Toldt's 间隙，并向向尾侧、头侧及左侧拓展

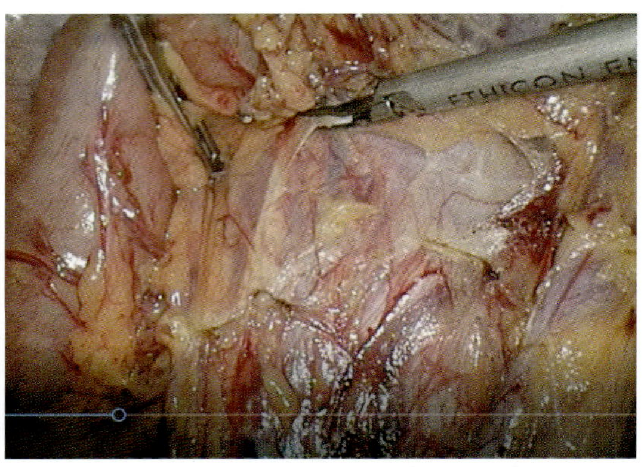

图 9-3　沿 Toldt's 间隙拓展，注意保护左侧输尿管及左侧生殖血管

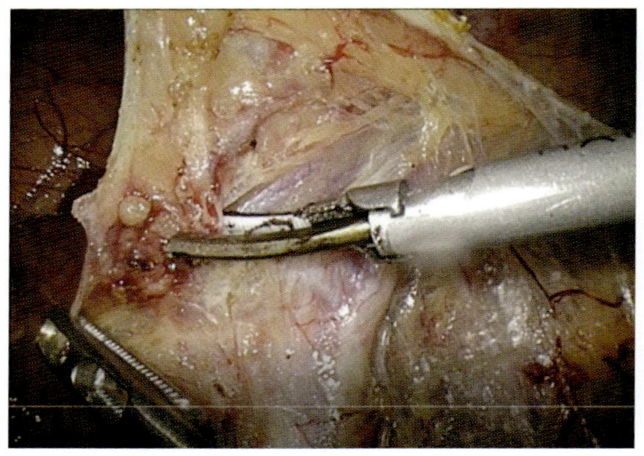

图 9-4　解剖裸化 IMA 主干，保留左结肠动脉

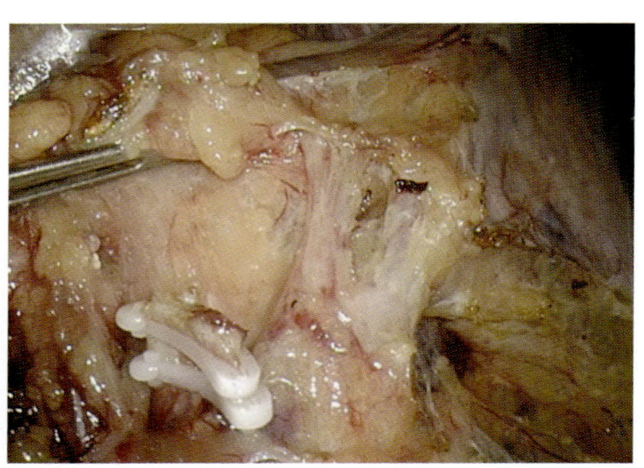

图 9-5　依次离断 2～5 支乙状结肠动脉

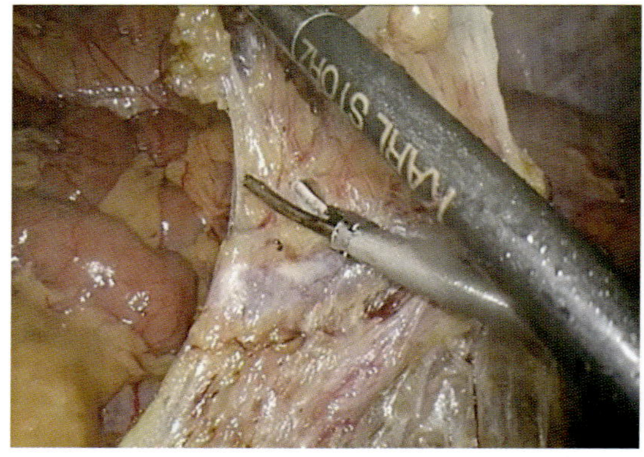

图 9-6　沿 Toldt's 间隙向头侧、左侧分离即可寻及肠系膜下静脉

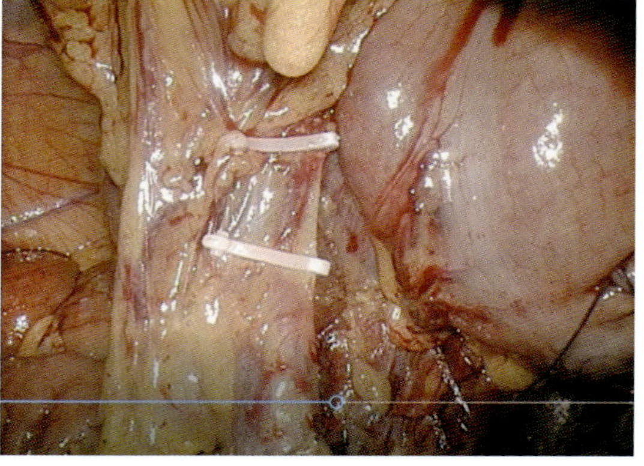

图 9-7　于胰腺下缘离断肠系膜下静脉

（2）游离乙状结肠、裁剪系膜：离断乙状结肠分支动脉和 IMV 后，可沿着乙状结肠左侧 Toldt's 线切开侧腹膜及左结肠旁沟后腹膜，若先前之“隧道”游离充分，Toldt's 线切开即可与之

前“隧道”相通。如若游离不充分，即可向右侧牵拉乙状结肠而充分暴露 Toldt's 间隙(图 9-8)，沿该间隙游离与原“隧道”会师即可完成整个乙状结肠的游离。如若发现乙状结肠较短，评估除肿瘤后肠段长度不够吻合时可游离结肠脾曲。

（3）切除肿瘤、重建消化道：若乙状结肠较长，估计可拖出腹腔外切除吻合时，可充分利用原镜孔行绕脐正中切口，切除肿瘤后行侧侧或端侧吻合(图 9-9)。注意切除肿瘤两端肠管各 10 cm。若不能拖出腹腔外吻合，在肿瘤下缘 10 cm 处裸化肠管后利用腔镜下直线切割闭合器离断，近端肠管预切点钛夹标记，保证离断后无张力吻合。切除肿瘤后近端肠管置入吻合器抵钉座，回纳腹腔，重建气腹。经肛门置入吻合器，与近端肠管完成吻合，注意勿扭曲肠管。如若发现吻合时张力较大，需进一步向头侧游离降结肠脾曲。完成吻合后，常规检查吻合器上两吻合圈是否完整，并放置引流管于吻合口旁，关腹。

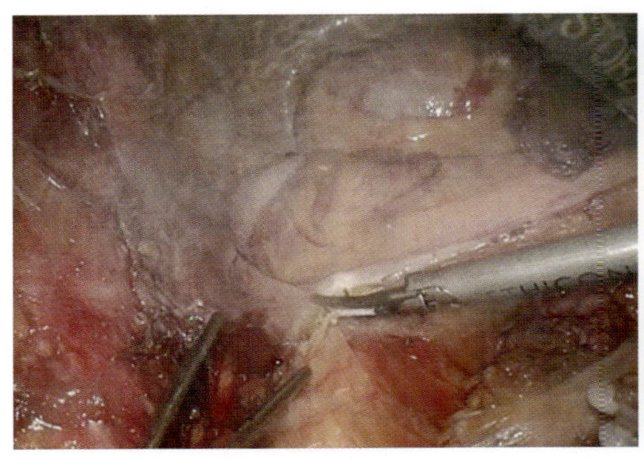

图 9-8 向右侧牵拉乙状结肠而充分暴露 Toldt's 间隙

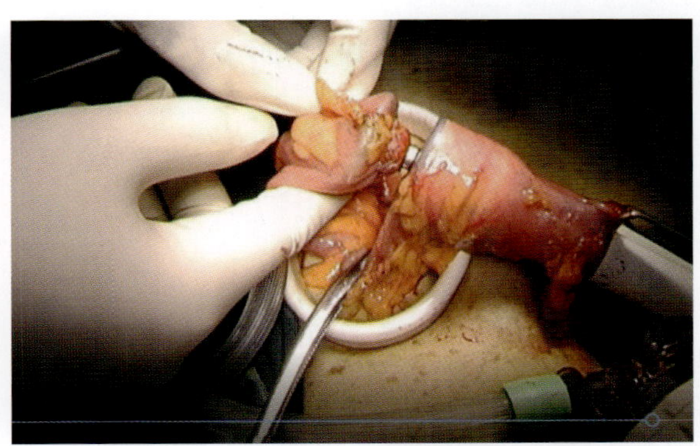

图 9-9 腹腔外切除肿瘤并在直视下行端侧吻合

七、手术关键点

（1）维持正确的解剖平面：在正确的层面（即 Toldt's 间隙）中走行，Toldt's 间隙为左结肠系膜和肾前筋膜之间的融合筋膜间隙。

（2）离断血管：IMA 发出乙状结肠分支动脉起始部离断血管并清扫血管周围淋巴脂肪组织。

（3）减少吻合口瘘发生率：保证吻合口血供、减少张力及避免感染是减少吻合口瘘发生率的主要条件，保留左结肠动脉和直肠上动脉，如发现吻合时吻合口有张力，需要充分游离肠管，并维持良好的营养状态和充分的术前准备。

八、讨论

乙状结肠癌淋巴结转移是目前公认的导致患者预后差的重要因素之一，因此淋巴结清扫范围和手术标本质量都会对患者预后产生影响。对局部进展期乙状结肠癌患者，我们通常推荐 D2 淋巴结清扫，即清扫结肠旁、中间组及肠系膜下动脉根部淋巴结。经典的乙状结肠癌根治术会在肠系膜下动脉根部离断结扎以保证更好的淋巴结清扫范围。Kanemits 等报道肠系膜下动脉高位结扎可延长患者生存期，术后病理证实，存在肠系膜下动脉根部淋巴结转移的患者 5 年生存率达 40%。Chin 等也有类似发现。这一手术操作简单，且能缩短手术时间，对松解降结肠并降低降结肠-直肠吻合口张力有一定帮助。但是从肠系膜下动脉根部结扎离断，同时也就将左结肠动脉、乙状结肠动脉及直肠上动脉的血液供应完全截断，减少降结肠-直肠吻合口血供。生理解剖学知识告诉我们，齿状线以上的直肠血供大部分来自直肠上动脉，而远端直肠肛管的血供主要依靠直肠中动脉和阴部内动脉，降结肠主要靠结肠中动脉左支和左结肠动脉供血。有文献报道，约有 12%的患者存在左结肠动脉的缺如。如果患者存在一定程度上的生理解剖结构的异常，左结肠动脉为降结肠，尤其是降结肠远端的优势供血动脉，这就要求我们必须最大限度保留该动脉，同时为了达到最佳肿瘤学根治效果，在清扫肠系膜下动脉旁淋巴脂肪组织时，彻底裸化并保留左结肠动脉和直肠上动脉，在乙状结肠动脉分支起始处结扎离断，这样不仅可以充分保证肿瘤学根治效果，同时也满足降结肠和直肠血供的生理解剖学要求，术后降结肠-直肠吻合口张力也没有增加。我们在清扫肠系膜下动脉根部淋巴脂肪组织并保留左结肠动脉和直肠上动脉时，手术时间和出血量并不比肠系膜下动脉根部直接结扎离断明显增加，而且术后病理证实淋巴结获取数两组相当，这与文献报道的相一致。

（李心翔　施德兵）

主要参考文献

1. Chin CC, Yeh CY, Tang R, et al. The oncologic benefit of high ligation of the inferior mesenteric artery in the surgical treatment of rectal or sigmoid colon cancer. Int J Colorectal Dis, 2008,23:783 - 788.
2. Dworkin MJ, Allen-Mersh TG. Effect of inferior mesenteric artery ligation on blood flow in the marginal artery-dependent sigmoid colon. J Am Coll Surg, 1996,183:357 - 360.
3. Horton KM, Fishman EK. 3D CT angiography of the celiac and superior mesenteric arteries with multidetector CT data sets: Preliminary observations. Abdom Imaging, 2000,25:523 - 525.
4. Kanemitsu Y, Hirai T, Komori K, et al. Survival benefit of high ligation of the inferior mesenteric artery in sigmoid colon or rectal cancer surgery. Br J Surg, 2006,93:609 - 615.
5. Lange MM, Buunen M, van de Velde CJ, et al. Level of arterial ligation in rectal cancer surgery: low tie preferred over high tie. A review. Dis Colon Rectum, 2008,51:1139 - 1145.
6. Seike K, Koda K, Saito N, et al. Laser Doppler assessment of the influence of division at the root of the inferior mesenteric artery on anastomotic blood flow in rectosigmoid cancer surgery. Int J Colorectal Dis, 2007,22:689 - 697.
7. Sekimoto M, Takemasa I, Mizushima T, et al. Laparoscopic lymph node dissection around the inferior mesenteric artery with preservation of the left colic artery. Surg Endosc, 2011,25:861 - 866.
8. Titu LV, Tweedle E, Rooney PS. High tie of the inferior mesenteric artery in curative surgery for left colonic and rectal cancers: a systematic review. Dig Surg, 2008,25:148 - 157.

第十章 腹腔镜直肠癌根治性手术

第一节 腹腔镜直肠癌 TME 手术的解剖要点

尽管腹腔镜结肠癌根治术的近远期疗效早已为多个随机对照研究所证实，但关于腹腔镜直肠癌根治术的随机对照研究结果却存在争议，CLASSIC、COLOR Ⅱ及 COREAN 研究等显示腹腔镜与开腹有相同的长期疗效。近期，两项随机对照研究 ACOSOG Z6051 及 ALaCaRT 却显示腹腔镜直肠癌可能不能达到与开腹直肠癌手术相同的手术质量，可能增加环周切缘阳性或系膜完整度下降的机会。但腹腔镜直肠癌根治术能否达到完整系膜切除很大程度上取决于医师的个人技巧、经验及手术量，由于腔镜下视角、牵引等显著改变，对腹腔镜下直肠周围解剖的重新认识也是获得良好手术质量的关键。有别于腹腔镜结肠癌根治术，腹腔镜直肠癌根治术的关键难点在于：直肠深筋膜完整性的维持及内脏自主神经的保护。本节就盆腔筋膜结构及自主神经的解剖做简要阐述。

一、TME 手术的经典理论

TME 手术的提出是继 Miles 提出直肠癌根治性切除概念后另一具革命性的直肠癌外科手术新概念，即从经典的强调充分淋巴结清扫与肠管切除转变为精细化的“筋膜间隙手术”概念。这一概念的最大意义在与强调直肠癌（包括结肠癌等其他恶性肿瘤可能亦如此）的转移主要发生在胚胎发育形成的包裹直肠系膜的“筋膜封套”中，完整切除这一“筋膜封套”，就能切除潜在的转移性淋巴结或癌结节，避免因残留直肠系膜脂肪于盆腔而带来的复发。Heald 本人在其早期文献中强调直肠系膜后方为直肠深筋膜（盆筋膜脏层）覆盖，手术应在盆筋膜脏层与壁层筋膜的神圣平面进行。而关于直肠前方的分离平面则存在争议，Heald 认为 Denonvilliers’ 筋膜（Denonvilliers’ fasciae, DVF）之后无可供外科手术分离的层面，应在 DVF 前方分离，并在双侧血管神经束（neurovascular bundle, NVB）的内侧切断该筋膜，被切除的 DVF 应是开口向头侧的倒“U”字型（图 10－1、10－2）。而 Lindsey 等提出可以在 DVF 后方进行直肠癌 TME 手术。

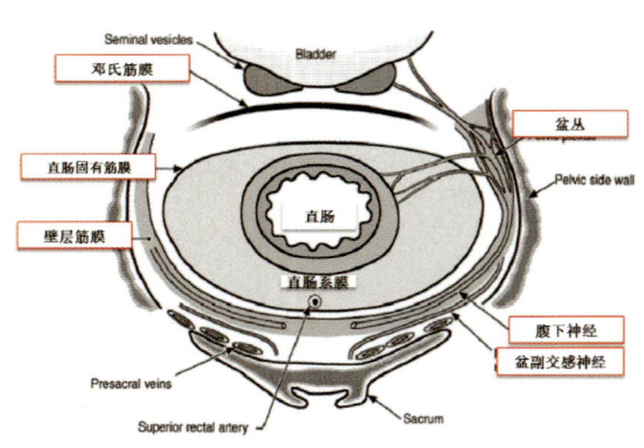

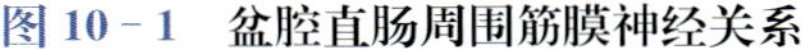
图 10－1 盆腔直肠周围筋膜神经关系

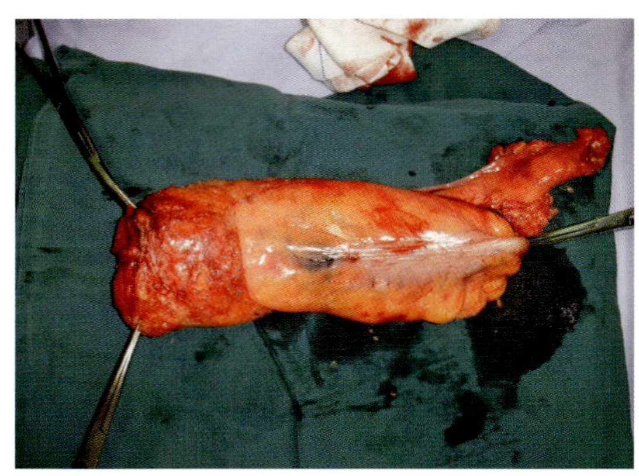
图 10－2 TME 手术后直肠系膜表面应完整光滑

二、直肠周围自主神经的解剖

与直肠癌 TME 手术相关的自主神经主要是供应后肠器官及盆腔脏器的交感神经及副交感神经。来自腰交感神经干的交感神经纤维在肠系膜下动脉两侧形成肠系膜下神经丛（inferior mesenteric plexus, IMP），该神经丛呈开口向头侧的“V”字形，其主干更多位于腹主动脉的左侧，肠系膜下丛发出分支沿肠系膜下动脉支配乙状结肠及直肠，因而在牵拉乙状结肠系膜时容易导致该神经丛主干向前“成角”，而容易受到误伤，该神经丛在肠系膜下动脉相对疏松，在左侧与肠系膜的致密关系亦不恒定，而肠系膜下动脉的头侧则少有神经分布。

肠系膜下神经丛向下延续并接受 L3、L4 来源的交感神经纤维后在腹主动脉分叉、骶骨岬前方形成下腹上神经丛（superior hypogastric plexus）。下腹上神经丛在骶骨岬下方向分出左右下腹神经（hypogastric nerve），下腹神经沿盆侧壁走向男性精囊腺及女性阴道后穹隆的后外侧，并在此与来自 S2～4 的副交感神经（亦含交感神经）分支汇合形成下腹下神经丛（inferior hypogastric nerve），亦称做盆丛（pelvic plexus）。并继而在盆侧壁成扇形分开，支配膀胱、男女实质器官及直肠。其中男性患者支配外生殖器的神经（勃起神经）与膀胱下动脉的末梢支——前列腺包膜支并行与前列腺的后外侧，被称为血管神经束（neurovascular bundle, NVB）（图 10－3）。自盆丛发出的副交感神经纤维亦可沿下腹神经、盆侧壁、输尿管上行，支配乙状结肠及肾脏。其中到结肠的上行副交感神经纤维亦呈扇形展开直接进入乙状结肠系膜，而非汇合至肠系膜下丛再沿动脉进行分布，这决定了保留这一部分神经纤维的难度，且保留这一部分神经对功能的影响亦不确定。损伤了肠系膜下丛、下腹上丛或下腹神经可导致射精功能障碍及性欣快感障碍。而损伤到 S2～4、下腹下丛可引起排尿困难、尿失禁、勃起功能障碍及排便功能障碍，损伤 NVB 主要导致勃起功能障碍。

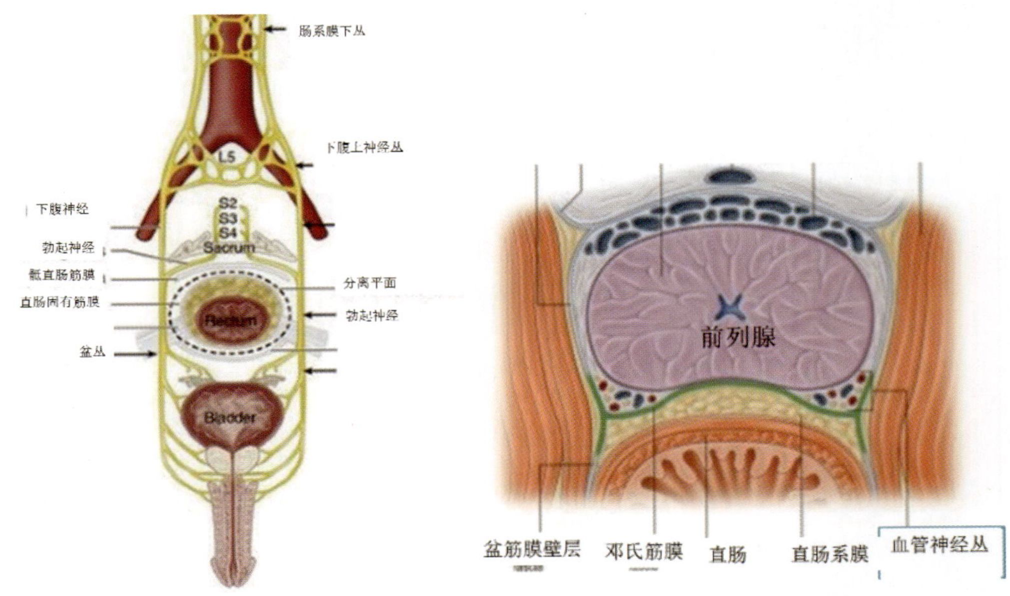

(A) 肠系膜下丛、下腹上丛与盆丛的示意图　　(B) 血管神经束示意图

图 10-3　直肠周围的神经

三、TME 经典理论面临的挑战:前外侧解剖间隙的不确定性

TME 经典理论的最大问题在于,对直肠系膜前侧间隙缺乏精准细致的描述,尤其是强调在 DVF 前方游离及认为该筋膜中止于 NVB,而实践中无论开腹或腔镜手术,均难以准确判断 DVF 与 NVB 的交界线(图 10-4-A～10-4-C),也难以在直肠前侧间隙分离之前辨认清楚 NVB 的准确位置及完整边界。Heald 在新近的书稿中也承认仅仅在行俯卧位(折刀位)经肛提肌外腹会阴联合切除(ELAPE)手术时,才能准确定位及直视观察到完整的 NVB(图 10-4-D)。

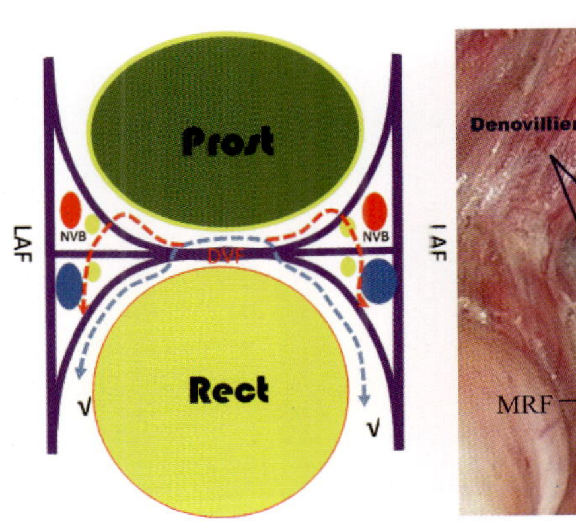

(A) DVF 向侧方延续,不易确定确切的 DVF 切断点

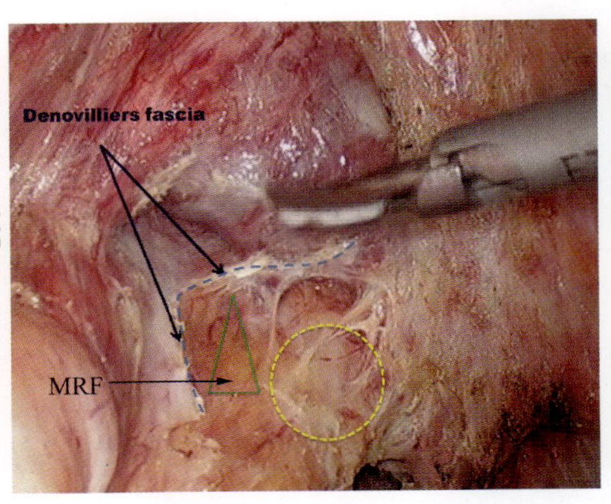

(B) DVF 切断后(虚线),其外侧后方仍有白色致密筋膜覆盖(黄圈)

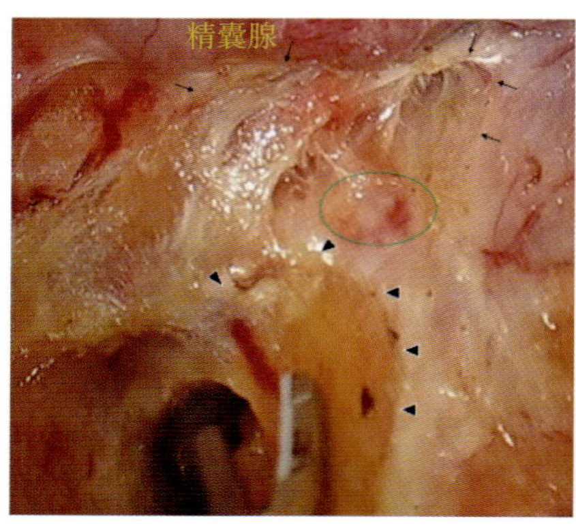

(C) 箭头示 DVF 前层切断处，三角示 DVF 后层切断处，绿圈为 DVF 后页

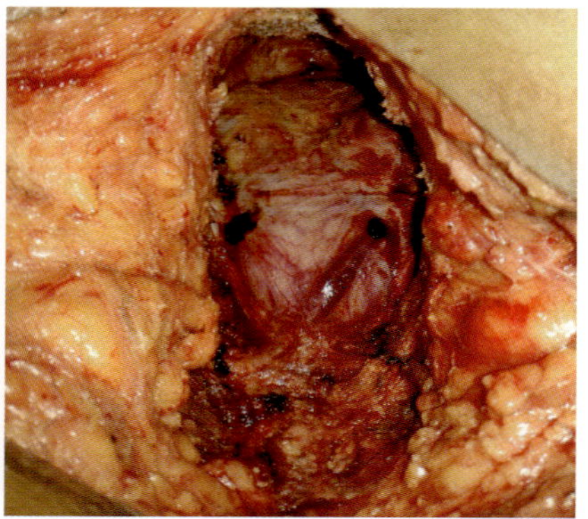

(D) 俯卧位 ELAPE 术后能清晰见到前列腺及外侧的 NVB

图 10-4 直肠前外侧解剖间隙的不确定性

DVF 是位于腹膜反折与会阴体之间的致密纤维平滑肌组织，最早于 1837 年为法国外科医师 Charles-Pierre Denonvilliers 提出。关于该筋膜的胚胎起源，是单层、双层或多层结构，是否中止于 NVB，手术分离平面与 DVF 的关系等目前文献报道存在诸多争议。无论这些争论的是非曲直，笔者认为有两点是可获公认，也是与手术紧密相关的：①DVF 的远端(尾侧)与前列腺被膜致密粘连，除非 DVF 自身为肿瘤累及，否则直肠远端前间隙的分离应在 DVF 后方，尽管也有文献认为应在 DVF 前后页间的疏松间隙分离，但多个综述指出这一观点可能源于解剖学将 MRF 错误的定义为 DVF 后页有关。②DVF 并未终止于 NVB, Denonvilliers 最初的描述中 DVF 在两侧与包绕“精囊腺下静脉丛”(即 NVB)的致密纤维组织融合(it merges with the dense cellular tissue which surrounds and sheathes the inferior vesical venous plexus)。近年，多个组织学研究显示 DVF 在侧方 Y 型或扇型展开包绕位于前列腺外后方的 NVB(图 10-4-A)。最新提出的“压力理论”指出胚胎发育的 15～20 周间直肠与前列腺或阴道间形成疏松结缔组织层，这些组织在后期发育中被不断扩大的直肠及性器官压迫，中央部分融合，周边部位仍保留多层疏松组织结构，并包绕 NVB，因而 DVF 可以是单层、多层或碎片化结构(图 10-5)。DVF 与 NVB 的这种解

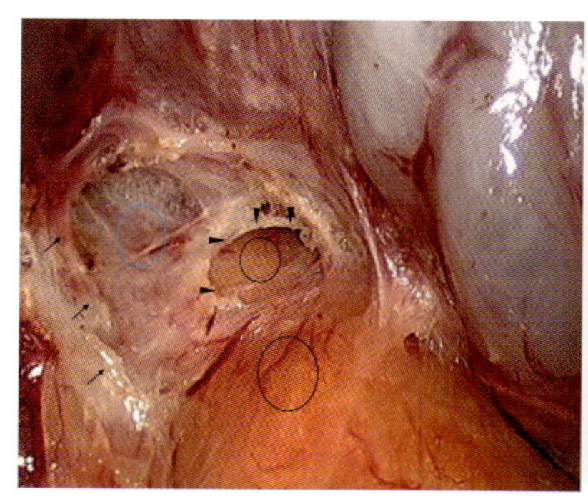

(A) 直肠前正中，DVF 分为多层，前页(箭头)及后页部分(三角形)已切断

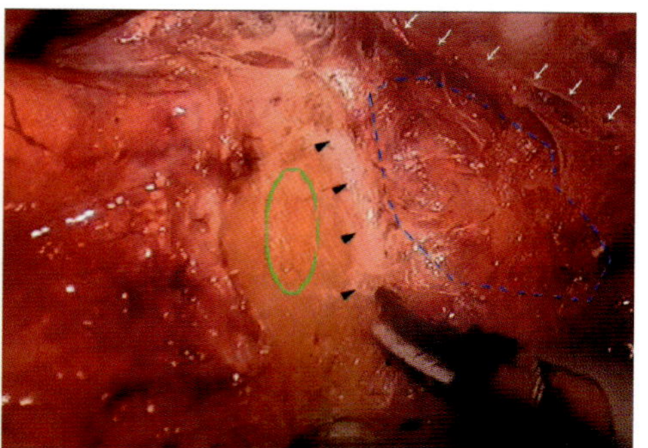

(B) 直肠右前侧，DVF 前页(白箭头)及后页(三角)已切开，可见两页间血管神经周围的脂肪组织

图 10-5 NVB 和 DVF 的解剖关系

剖关系决定了在 DVF 前方向侧方分离的过程中，过度的侧向分离容易导致 NVB 损伤，从而损伤患者的泌尿及性功能，如何准确判断 NVB 与 DVF 的分界线对于神经功能的保护至关重要。

四、盆筋膜的移行与远端直肠微血管供应

传统观点认为存在直肠中动脉与侧韧带，外科医师在 TME 手术实践中罕见遇到直径>2 mm 的血管从侧盆壁进入直肠系膜，新近的解剖学研究也证实直肠中动脉出现的概率<20%。尽管直肠中动脉的缺失，外科医师及解剖学研究均描述在直肠系膜侧方及前壁有多支细小血管进入，但关于这些细小血管对外科手术的指导意义缺乏描述。我们注意到这些支配中低位直肠系膜的细小血管主要来源于直肠前壁前列腺精囊腺交界处、盆侧壁盆丛神经处、前列腺外侧 NVB 后方及远端直肠后壁（图 10－6）。

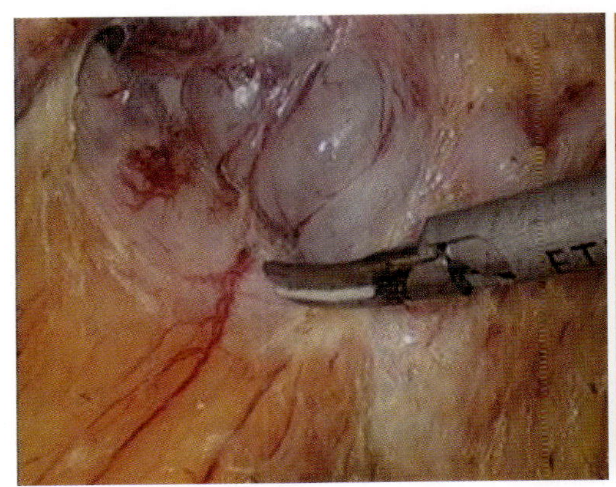

（A）前列腺精囊腺交界部（前列腺尿道支血管）

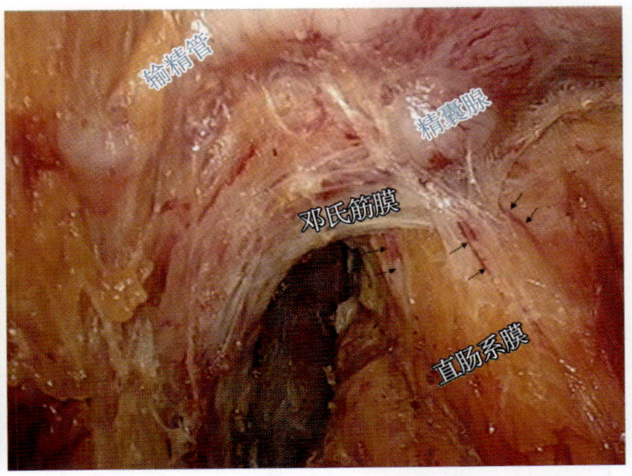

（B）精囊腺尾部后方

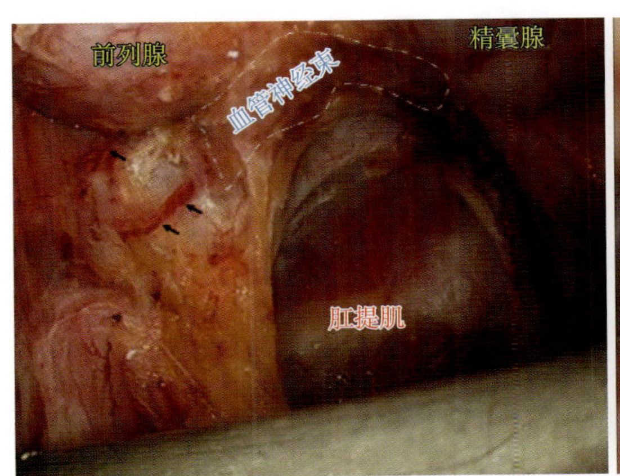

（C）血管神经束（前列腺包膜支）

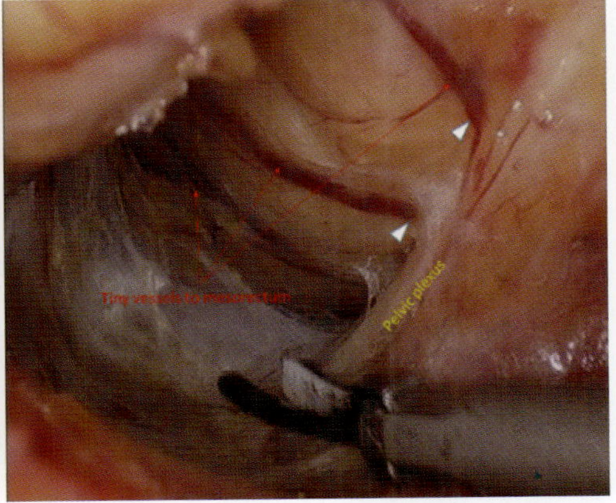

（D）盆丛神经外侧（可能多个起源，膀胱下、直肠中动脉等）

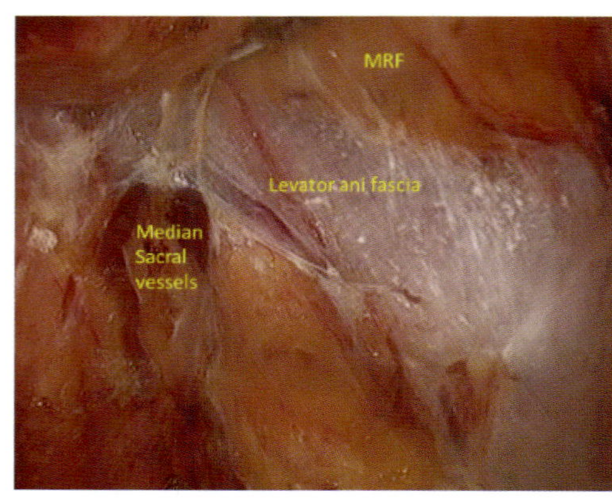

(E) 骶外侧血管(蓝箭头);盆丛外侧(红箭头)

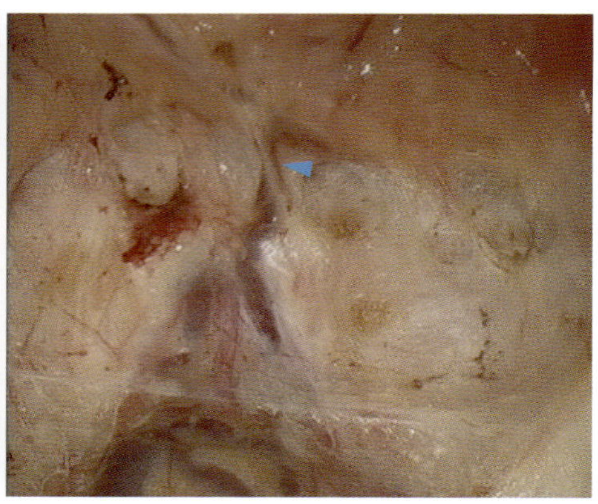

(F) 骶正中动脉

图 10－6　来源于不同部位且走行于筋膜表面的细小血管

我们进行了 14 个半骨盆的尸体解剖及血管灌注,发现这些细小血管主要来源于膀胱下动脉及其分支(前列腺尿道支、前列腺包膜支等)、直肠中动脉、骶外侧动脉及骶正中动脉(图 10－7－A、10－7－D 和 10－7－E)。这些细小血管手术中无须钳夹结扎,但其具有别于直肠上血管分支的显著特点:①均沿筋膜(MRF 或 DVF)表面平行走行,而非垂直注入直肠系膜(图 10－6、图 10－7－E)。②位于直肠系膜前壁(来源与前列腺尿道支血管及 NVB)的细小血管向头侧走行逐渐变细(图 10－7－A～10－7－C),而来自盆丛神经外侧向内侧走行于直肠系膜后表面,位于 S4 副交感干头侧的分支稍偏向头侧走行,位于其尾侧偏向尾侧(肛管方向)(图 10－7－D、10－7－E)。③这些细小血管仅仅当穿过盆丛或 NVB 后方可辨认,其盆壁筋膜以外部分可能因为在脂肪组织中穿行而非沿筋膜表面走行(且近乎垂直于盆侧壁筋膜走行方向),而不可辨认(图 10－7－A～10－7－E)。

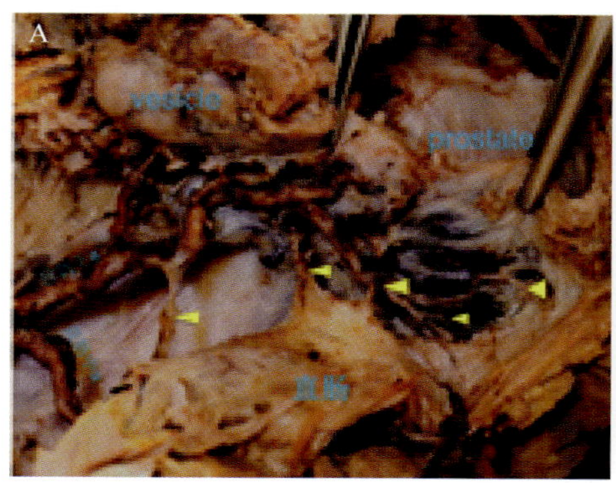

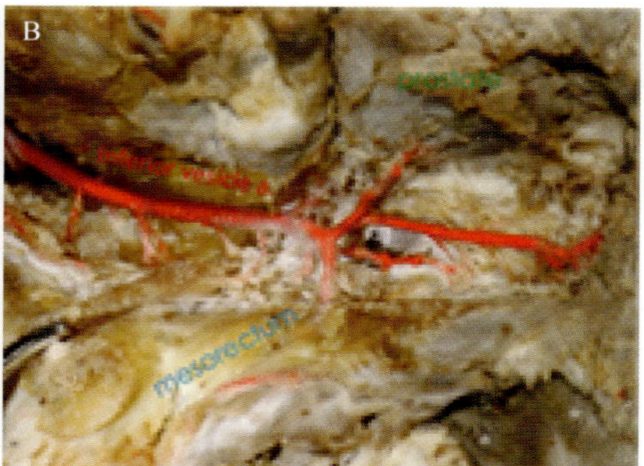

(A)/(B) 来自膀胱下动脉及分支的细小血管供应直肠系膜

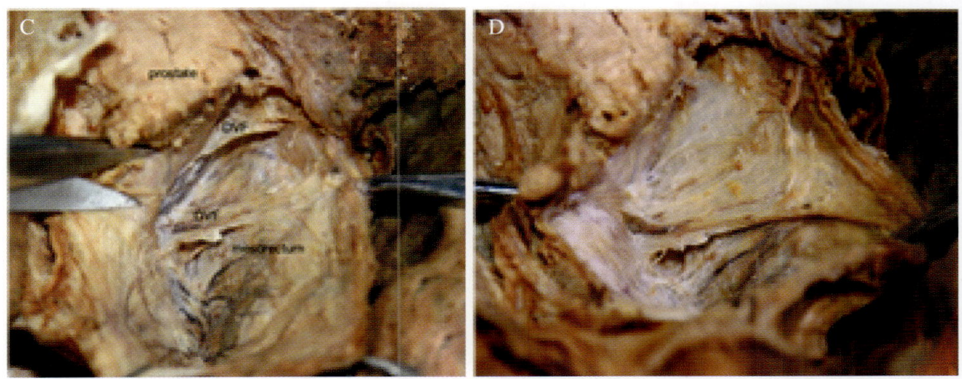

(C)/(D) 来自 NVB 的细小血管伴随筋膜及脂肪组织

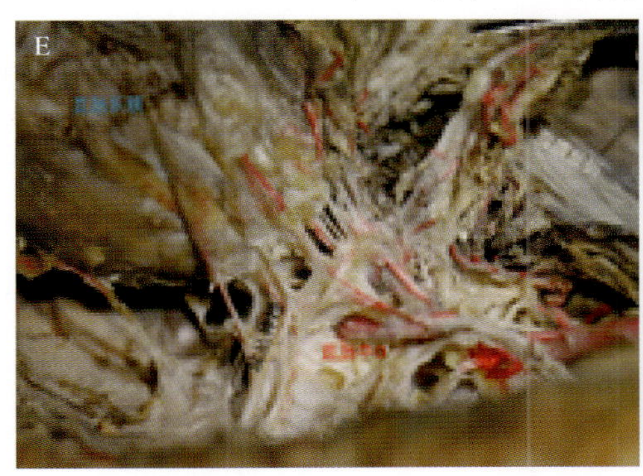

(E) 来自直肠中动脉供应直肠系膜的细小血管

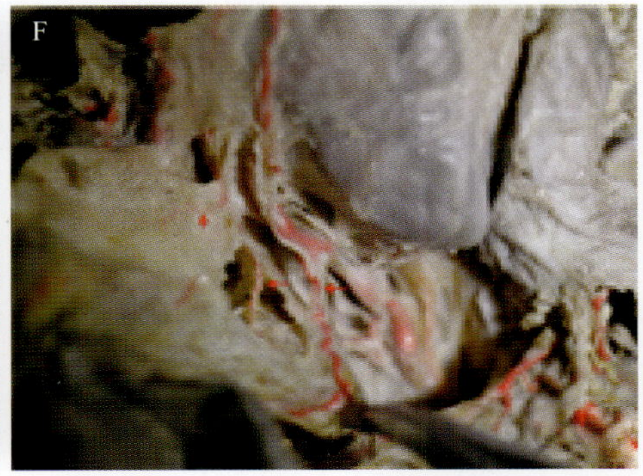

(F) DVF 对 NVB 的分层包裹(注意小血管周围的筋膜伴行)

图 10-7 直肠周围血管筋膜的尸体解剖

由于这些血管的关系,直肠系膜被致密地固定在了盆丛神经、前列腺精囊腺交界及前列腺外侧的 NVB 后方。手术过程中,与直肠系膜后外侧间隙及前列腺后方可采用钝性方法分离不同的是,在上述固定部位难以采用钝性方法快速推进解剖平面,主要原因可能源于细小血管起到的固定系膜作用,因而直肠前外侧间隙也成为直肠癌 TME 手术的关键困难点。

为充分理解这些细小血管的外科学意义,还必须结合其与盆筋膜的关系加以理解。与腹膜的移行关系类似,前腹壁的腹膜外筋膜、后腹膜下筋膜与盆壁筋膜实际上是统一的整体。根据日本高桥孝等提出的筋膜理论,腹膜外筋膜如同皮下浅筋膜分为两层,也可分为腹膜外筋膜浅层与深层,并向后腹壁移行延续为肾后与肾前,腹主动脉后方及前方筋膜(图 10-8)。其中腹膜外筋膜深层伴随肠系膜上、下动脉的不断分支移行演变为肠系膜内的脂肪及其表面的筋膜。理解这些筋膜时,勿将其理解为一层纸样的膜,而应是具有一定厚度的结构,包括脂肪组织及覆盖其表面的光滑的膜。而包绕腹主动脉前后的深(浅)层筋膜也向盆腔移行,分别覆盖于髂内血管及其分支的内外侧,两层筋膜在有血管或器官分隔时相互分离,反之则融合为一层筋膜(如前腹部的腹膜外脂肪融合并几近消失)。

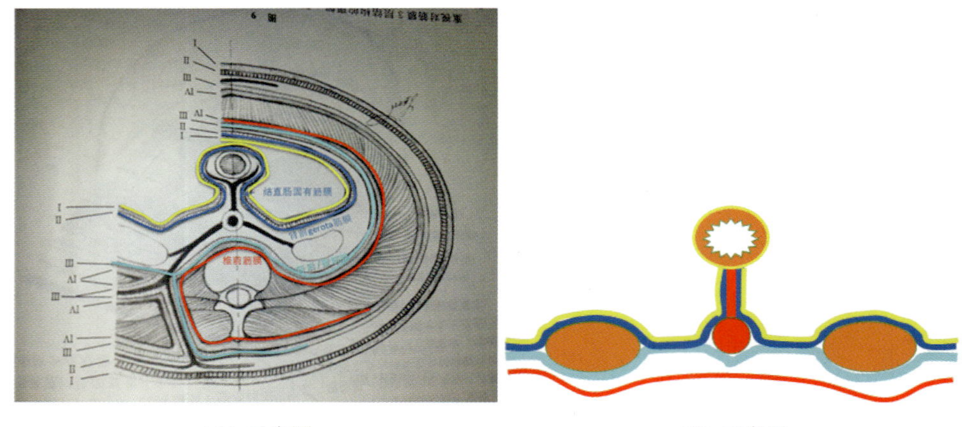

(A) 示意图　　(B) 示意图

图 10-8　腹膜(黄)、腹膜外筋膜深层(深蓝)、腹膜外筋膜浅层(浅蓝)及腹横筋膜(红)的移行关系

同理，覆盖于髂内血管(包括盆丛神经及 NVB)内侧的深层筋膜(即盆筋膜壁层)与 MRF 实为同一层筋膜的延续，在直肠后方，骶直肠筋膜可理解为壁层筋膜向 MRF 的移行过程形成的增厚筋膜(可能是由于骶尾骨向后弯曲之故)。

胚胎发育的 5 周至 4 个月后期，直肠的前侧方均为腹膜覆盖，因而有理由推测，上面提到的来源于前侧盆壁的细小血管很可能是在胚胎发育的更后期，以新生血管形式形成的。这些血管从盆前侧壁的主要血管发出时，理论上伴随着腹膜外筋膜深层的脂肪及筋膜的移行(包括后期发育的 DVF)，细小血管周围伴随微量脂肪与筋膜的这一推论在活体手术解剖过程中及尸体解剖中也可见到(图 10-7-B、10-7-C、10-7-F 和图 10-9)。

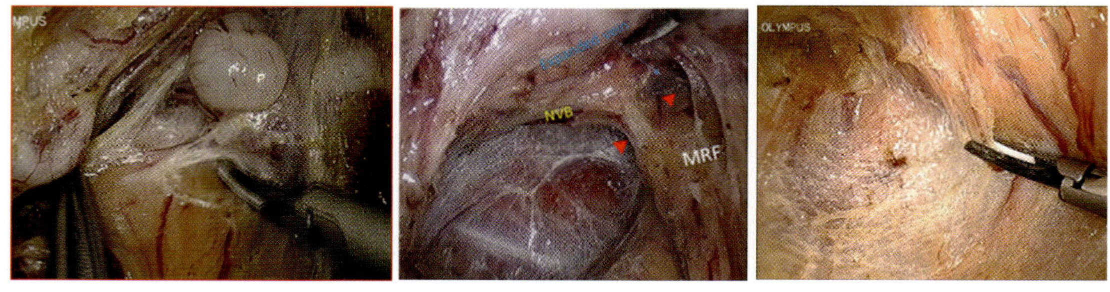

图 10-9　来自盆前壁(左中)及盆丛(右)的细小血管伴随筋膜(DVF-左、MRF-中右)及脂肪(中右)的移行

由于多支细小血管进入直肠系膜，使 TME 术理论上“假想完整”的 MRF 不断被中断。换言之，MRF(或 DVF)在多个“点”不断延续为包裹 NVB 及盆丛神经的筋膜(图 10-10)，这也能解释 Heald 等提到的“在切除的直肠标本上，系膜前外侧难以获得光滑的表面”。而且由于这种延续关系，若手术中始终以跟踪筋膜为解剖学辨识标志(当然通常外科医师会结合系膜弧度及筋膜辨认两点)，容易导致解剖平面错误地进入到血管神经束或盆丛神经中，我们提出的这一理论的核心意义在于：这些细小血管是 NVB 或盆丛神经与直肠系膜两者间的界面标示，能更准确地定义直肠 TME 手术的前-侧解剖平面。

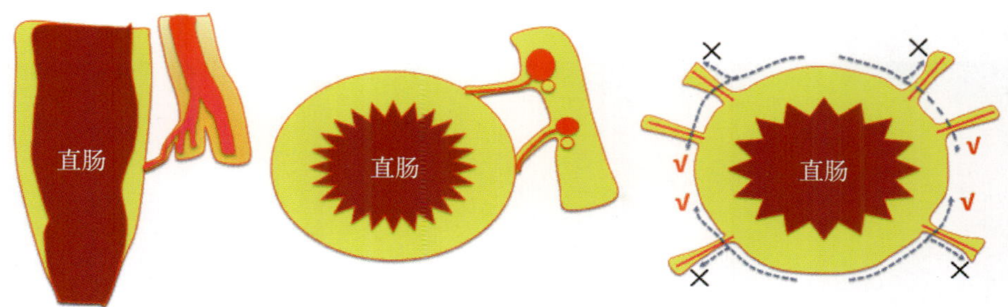

"√"正确分离平面,"×"错误分离平面

图 10-10 来自侧、前盆壁的细小血管供应直肠系膜时伴随脂肪及筋膜组织,中断了直肠 MRF 的完整性及连续性

五、直肠癌腹腔镜 TME 手术解剖平面的关键要点

1. 筋膜间隙辨认的理想标志 尽管盆筋膜壁层和直(结)肠深筋膜均可作为解剖辨认的标示,但直(结)肠深筋膜是最理想的辨认标示。由于任何筋膜均是一定厚度的疏松结缔组织,后腹膜下筋膜(深层或壁层筋膜)也包括了覆盖后腹壁大血管前方的疏松结缔组织,下腹神经及下腹下丛等均在其间走行,加之在乙状结肠及降结肠后方还有融合筋膜(胚胎期结肠系膜后方腹膜与肾前腹膜的融合)覆盖于后腹膜下筋膜前,因而以壁层筋膜为标志容易导致神经疏松及层面错误,更常用的解剖标志应是直(结)肠深筋膜(图 10-11)。

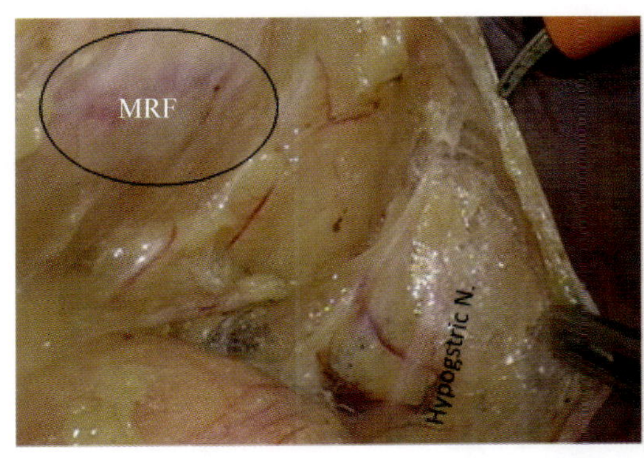

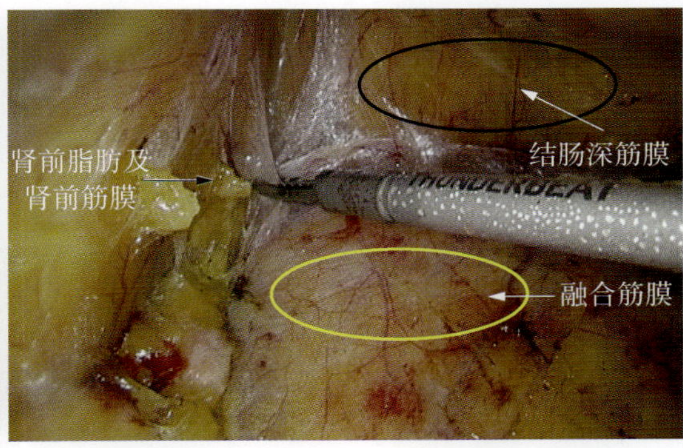

图 10-11 应以直(结)肠深筋膜为标志

2. 直肠后间隙的准确进入 助手分别牵拉直肠上血管及上段直肠系膜,将直乙肠系膜呈平面展开,保持足够向前方的张力,采用电刀切开腹膜后,气体会自动充斥直肠后间隙(图 10-12),切开腹膜后,可牵拉下腹神经,紧贴 MRF 向远端分离,在骶尾转弯处切开骶直肠韧带时,适当偏后,可顺利地进入肛提肌上间隙,而沿骶直肠筋膜分离势必进入直肠系膜内部(本身为同一结构)。

3. 肠系膜下动脉处理的血管及神经相关问题 肠系膜下动脉的处理可在根部、距根部 1.5~2.0 cm 处及左结肠动脉发出后 3 个平面进行。考量更合理的切断平面是必须虑及以下几

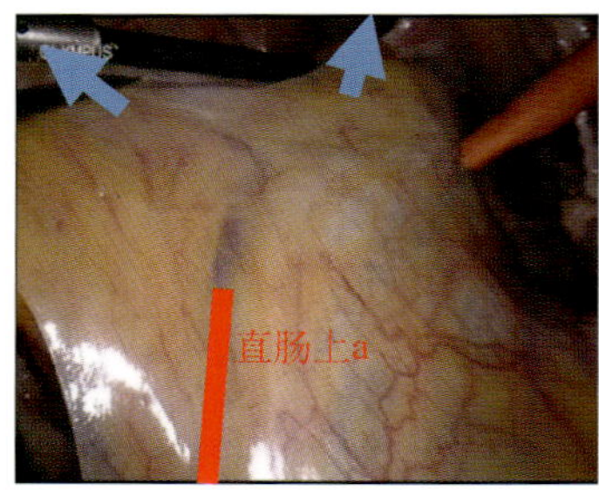

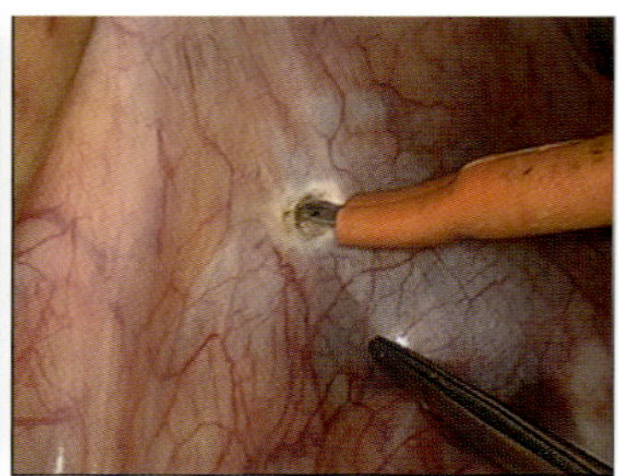
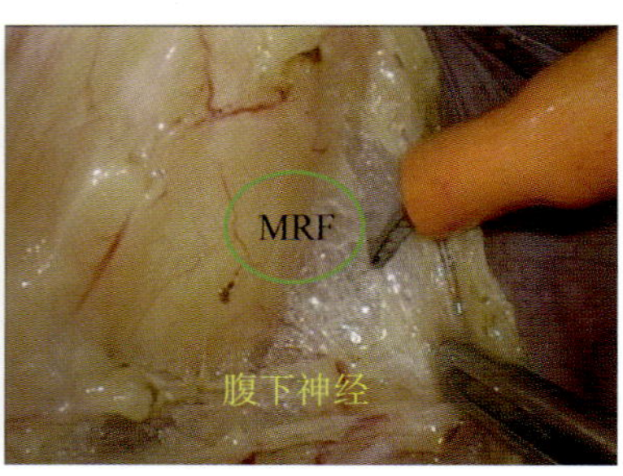

图 10-12　乙状结肠系膜的牵拉与直肠后间隙的正确进入

个问题(图 10-13)：①左结肠动脉的发出点，肠系膜下动脉的第一个分支通常可距肠系膜下动脉 1.6～8.5 cm，而第一个分支分出后也可再分出 1～2 支的乙状结肠动脉才延续为左结肠动脉(图 10-13-D)，而这些来自第一分支的乙状结肠动脉可与左结肠同时分出，也可在分叉点后 0～5 cm 的任何位置发出。这些变异的存在影响肠系膜下动脉切断点的准确选择。②肠系膜下丛与肠系膜下动脉关系的致密程度不一。③肠系膜下丛在肠系膜下动脉的左侧发出分支支配乙状结肠及直肠，因而在牵拉的情况下可导致肠系膜下丛主干向前“成角”。

在肠系膜下动脉处理时，推荐采取下列措施，可更好地保护神经及实现高位结扎：①采用“头侧”入路(图 10-13-C)，优先提起肠系膜下静脉并分离其后的结肠后间隙，不仅可提前辨认清肠系膜下丛左侧主干的走行，以利于保护，而且可以帮助辨认左结肠动脉的走行，方便施行保留左结肠动脉的手术。②在肠系膜下动脉的头侧首先显露该动脉，这是因为肠系膜下丛的“V”形分布特点。③鞘内分离肠系膜下动脉至距根部 2 cm 左右切断或保留左结肠动脉。④若在根部鞘内处理肠系膜下动脉，因为在更高位置切断走行肠管的神经，以保护肠系膜下丛(图 10-14)。

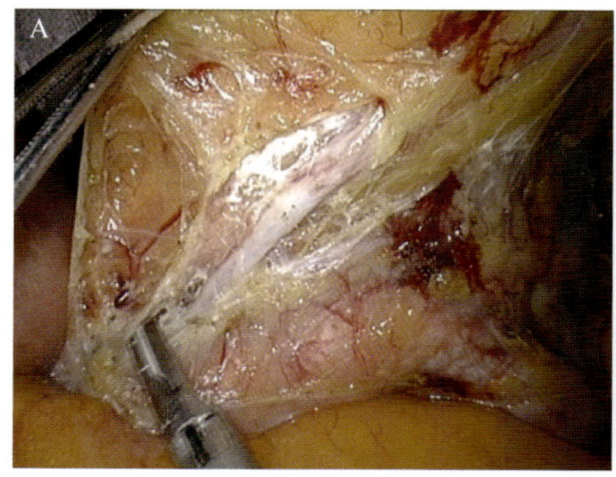

(A) 肠系膜下动脉鞘内处理血管

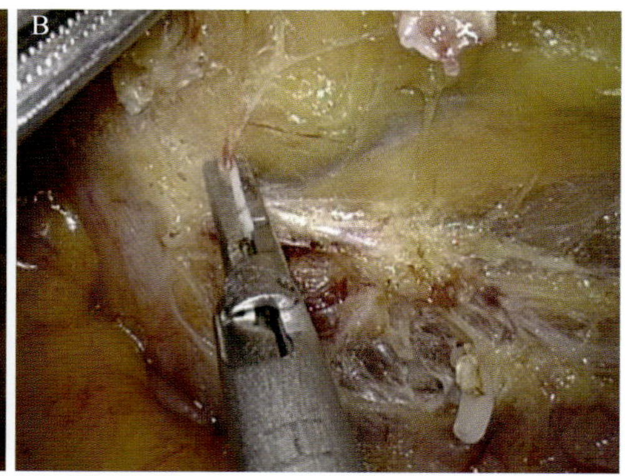

(B) 位于肠系膜下动脉左侧的肠系膜下丛主干，关系与血管致密，但血管的头侧无神经丛结构

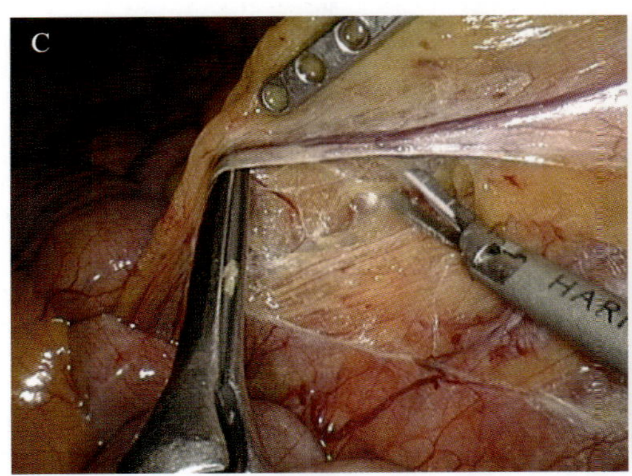

（C）头侧入路有利于显露肠系膜下丛及左结肠血管投影

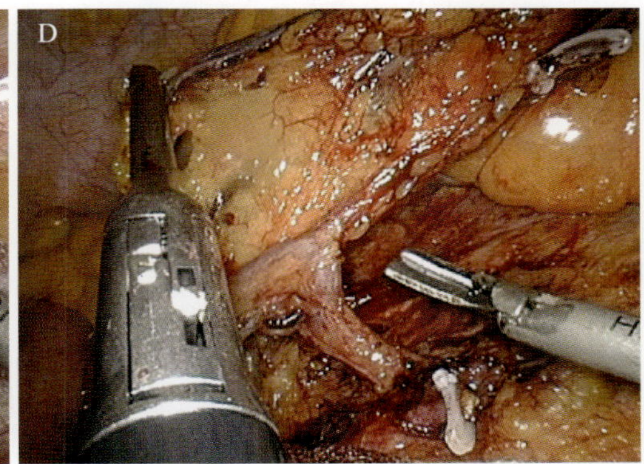

（D）左结肠动脉分叉后 4.6 cm 发出乙状结肠动脉

图 10－13　肠系膜下动脉的处理

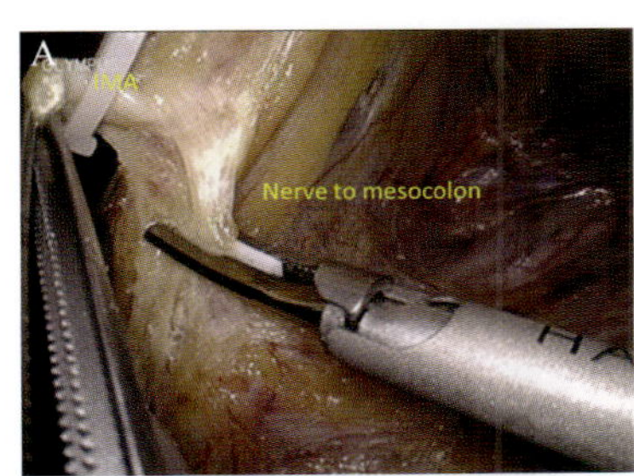

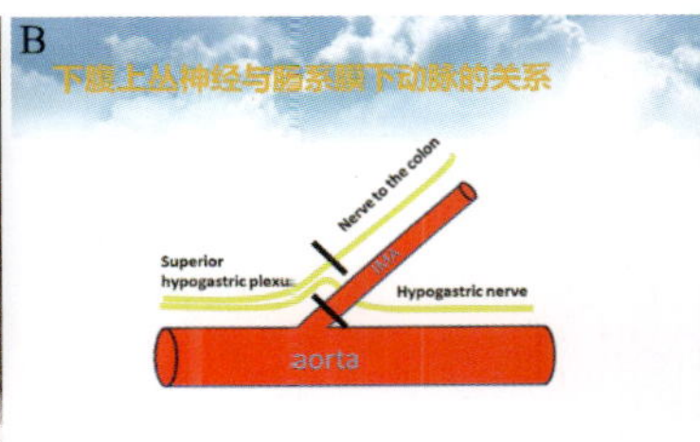

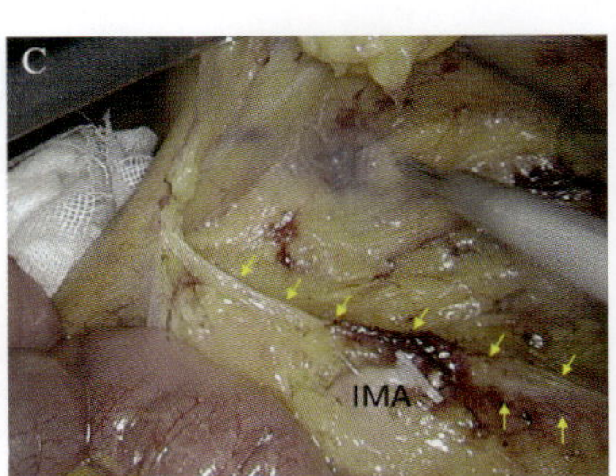

图 10－14　肠系膜下丛的牵拉成角，高位切断走向肠管的神经可保护神经丛

4. 肠系膜下静脉处理的相关问题　对于直肠恶性肿瘤，肠系膜下静脉周围罕有淋巴结转移，故通常无须在左结肠静脉分出点头侧切断其主干。但对于乙状结肠较短，需要游离结肠脾曲时，高位切断肠系膜下静脉对延长系膜有意义。在部分患者肠系膜下静脉主干可有 Riolan 动脉弓伴行，此时结肠脾曲的 Griffith 点上边缘弓（Drummond 弓）发育可能不健全（总体 20%左右不健全），因尽量予以保留。

5. 降结肠后间隙的游离　降乙结肠系膜的深筋膜覆盖系膜脂肪，并与直肠深筋膜相延续。其后为融合筋膜，为两层腹膜的融合，融合筋膜后方为肾前筋膜。降结肠的游离宜在融合筋膜与结肠深筋膜之间进行。各层筋膜表面均有纤小血管走行，可方便地辨认筋膜层次。为达到良好的牵拉，助手可自结肠系膜后将乙状结肠牵拉向左下前方向，而主刀则将降结肠系膜向头侧、前方牵拉（图 10－15）。

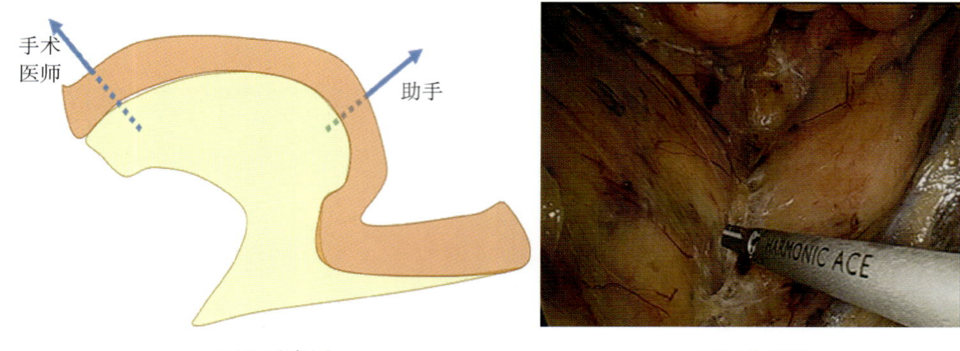

(A) 示意图　　(B) 手术图

图 10－15　降结肠后间隙游离的牵拉暴露方法

6. 盆丛神经的辨认　进入肛提肌上间隙后，沿肛提肌表面向两侧扩大疏松间隙，可见走行于直肠系膜后表面的细小血管。副交感神经干(S2、S3、S4)之间的间隙在部分患者也非常疏松，容易导致错误判读而损伤 S3、4 神经干，此时上述细小血管的根部(近心端消失处)即为盆丛神经与直肠系膜的分离界面。如图 10－16，左中为同一幅图，很容易认为分离平面在蓝色虚线处，但细小血管的根部提示分离平面在红色虚线处，右图为分离后的结果，绿箭头示盆丛神经，蓝箭头示已切断之血管，红箭头示细小血管根部。

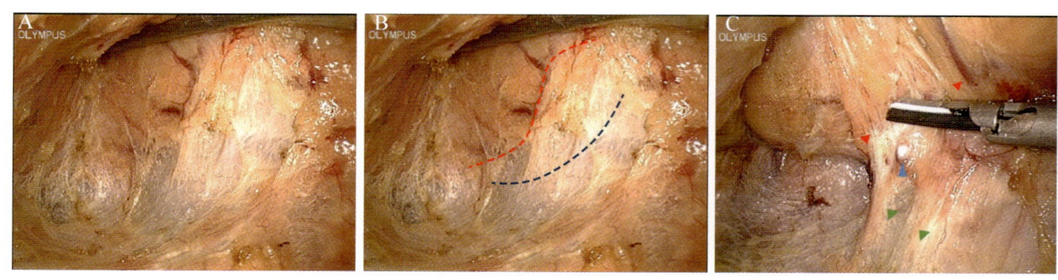

图 10－16　小血管有助于盆丛神经的辨认

7. 精囊腺/前列腺后间隙的精准进入　助手分别牵拉直肠系膜及盆前壁，主刀牵拉切开的盆侧壁腹膜或下腹神经，形成倒"Y"型牵拉关系，沿 MRF 分离至近盆丛时，偏向膀胱侧切开腹膜，轻推膀胱侧脂肪，可见到输精管或直肠侧向头侧走行的细小血管，沿此平面轻轻剥离，可顺利地进入 DVF 前方，此处 DVF 常非常菲薄，难以与 MRF 辨别(图 10－17)。

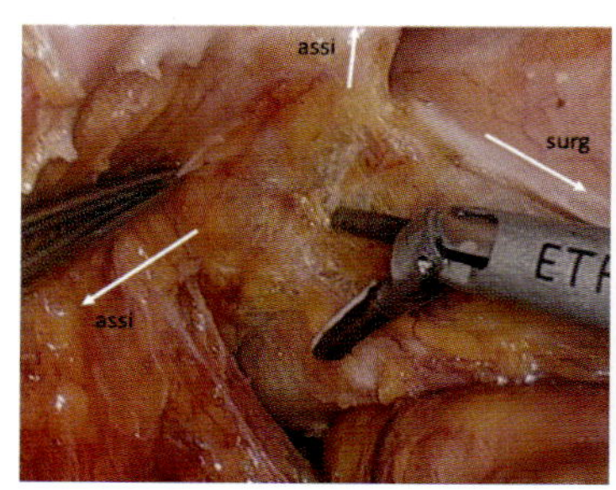

(A) 前间隙暴露的倒 Y 型牵拉

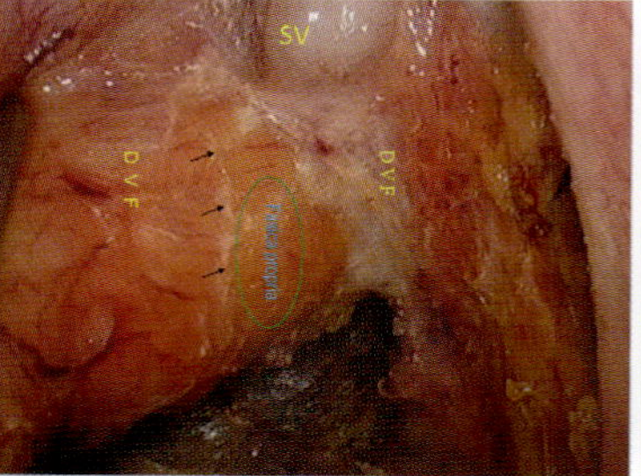

(B) 菲薄的 DVF 与 MRF 的关系

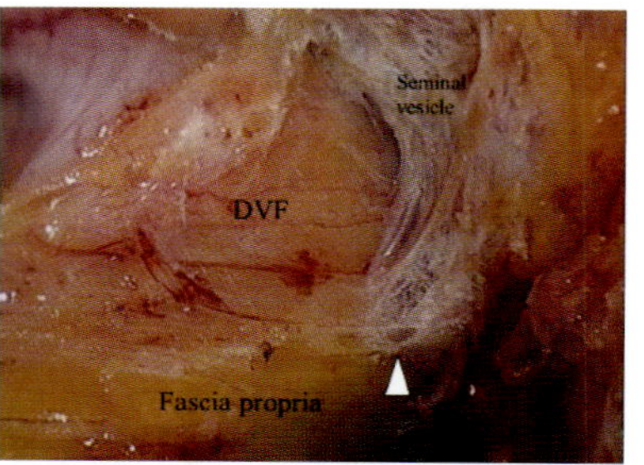

(C) DVF 在其表面血管的根部平面切断

图 10－17　直肠前间隙的精准进入及 DVF 的切断

8. DVF的切断平面 沿DVF表面轻轻剥离，能见到自精囊腺尾部走行直肠的细小血管沿DVF表面走行，在血管的近根部切断DVF，并继续向内侧在细小血管的根部平面切断DVF(图10-17-C)。

9. 远端直肠前间隙的进入 在直肠前正中前列腺精囊腺交界处切断DVF，轻轻剥离，即可见到无脂肪覆盖的直肠肌层。存在这样一个裸区的原因可能是因为没有细小血管自前列腺后壁发出支配直肠，也就没有脂肪组织进入补充此处的直肠系膜脂肪。该裸区的进入对于NVB后方分离提供重要的平面标志(图10-18)。

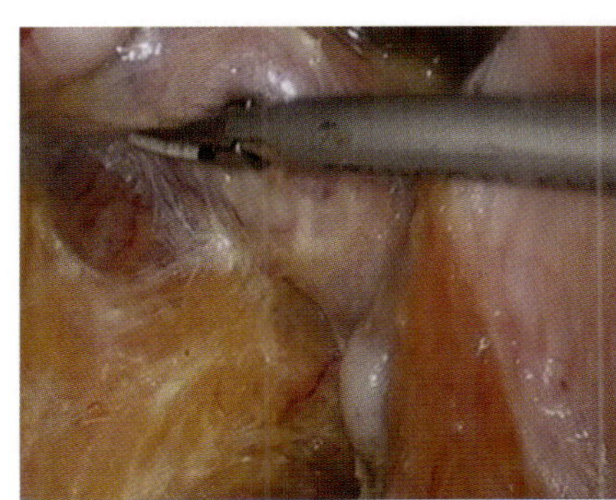
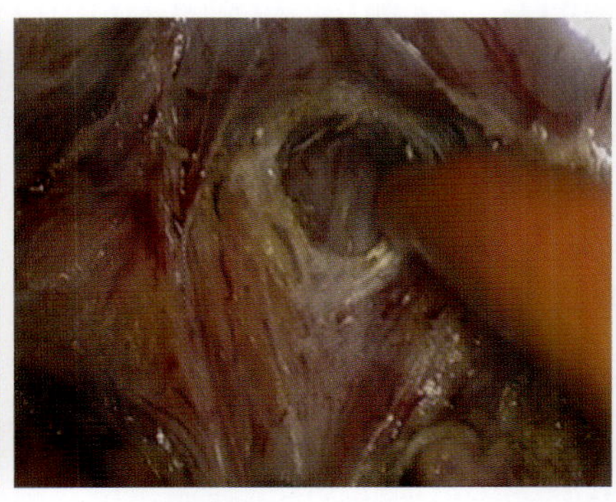

图10-18 末段直肠远端前正中为无系膜脂肪的裸区

10. 远端直肠前侧分离平面的维持 NVB后方的分离是远端直肠分离的最难点，也是最常出血及导致神经损伤的部位，优先进入直肠裸区后，能便于看到NVB走向直肠系膜的细小血管(图10-17、10-6-C)，由于牵拉的关系，NVB有时向直肠侧凸起，可能被错误地当作直肠系膜而进入，导致出血与神经损伤。如图10-19-A中，圆圈处实为NVB内脂肪组织，但其筋膜看似与MRF延续，图10-19-B中显示正确(绿)与错误(蓝)的分离平面，图10-19-C中筋膜表面的细小血管可帮助直视NVB与MRF的交界可知，细小血管的根部有助于辨别NVB的后边界，切断细小血管后，即切断了直肠系膜与NVB的“铆钉”，再钝性剥离，并交替进行，可实现MRF与NVB间的精准游离。当然，在这个部位，熟练掌握Heald提出的“分离平面位于黄白组织交界的黄色侧”，也是保证正确平面的重要方法，白色组织的实质是DVF，但不少患者NVB远端的后侧，DVF缺如或变得非常菲薄，而分离平面两侧均为黄色的脂肪，加之腔镜下牵拉张力相对不足，这些细小血管可作为替代的重要解剖标志。

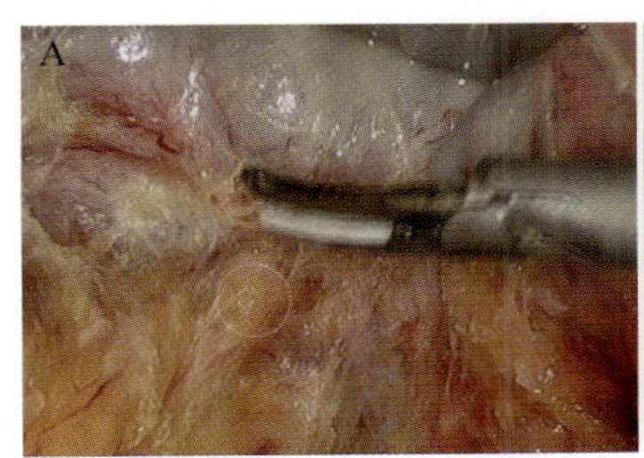

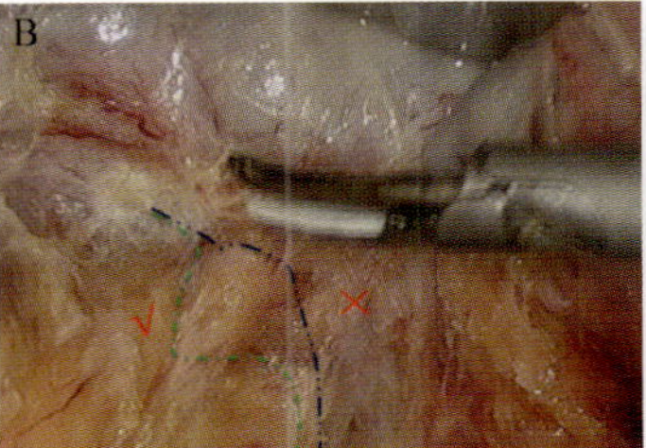

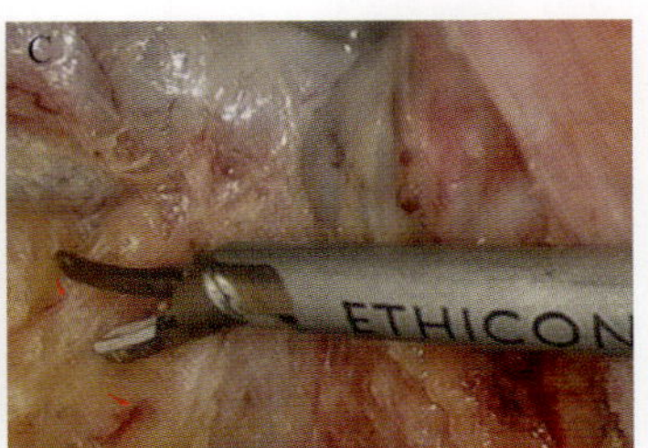

图10-19 远端直肠前侧分离平面的维持

总之，人体的筋膜结构层次由于胚胎的胚层发育特点是延续的、整体的，仔细理解这些筋膜结构的移行及其与血管的关系，可帮助我们认识直肠周围的筋膜、血管及神经解剖的关系，掌握更为精准的解剖分离平面，提高手术质量、改善预后及患者生活质量。

（王自强）

第二节　以血管为中心中间入路腹腔镜全直肠系膜切除术

目前，TME 是治疗直肠癌标准方式。该术式提供了显著的肿瘤学获益，减少了局部复发及增加 5 年存活率。腹腔镜结直肠癌手术自从 1990 年引入后稳步发展，而腹腔镜 TME（Lap TME）是直肠癌理想的微创外科手术方式。与开腹手术相比，腔镜手术具有类似的手术安全性，切除完整性及预后。

直肠 TME 手术首要原则是寻找解剖学外科平面，保证直肠筋膜脏层完整无缺损，因此在膜解剖基础上发展了腹腔镜外侧入路和中间入路。对于手术经验丰富者，可采用外侧入路达到正确的层面，但易误入肾后间隙。目前应用较多的是中间入路解剖法，即以骶骨岬水平或肠系膜动脉根部为起始，沿着腹主动脉向上打开直乙结肠系膜，寻找解剖层面，进而裸化肠系膜血管根部，清扫血管根部淋巴结。肿瘤根治手术的另一个原则是优先处理血管，包括血管周围淋巴脂肪组织的清扫及血管的离断，遵循先静脉后动脉，以降低术中肿瘤血行转移的概率，对于 TME 手术需脉络化肠系膜下动脉及伴行血管，并首先离断肠系膜下静脉。此外，在保证肿瘤根治的前提下，保护吻合肠管的供应血管如左结肠动脉也日益重要，越来越多证据显示左结肠血管的离断可能增加术后吻合口瘘的概率。传统的腹腔镜中间入路 TME 手术多遵循先层面后血管的顺序，在实际操作中会出现因直肠系膜后方早期分离 Toldt's 间隙导致系膜游离，术中左结肠血管及肠系膜下静脉暴露、肠系膜下动脉根部淋巴结清扫困难等情况。因此，我们在遵循 TME 手术原则，同时结合直肠癌血管淋巴清扫的需要，改变了既往层面→血管的传统中间入路手术顺序，提出先处理血管再扩展层面的概念，即先解剖血管径路，在处理血管同时拓展直肠后间隙层面，这是以血管为中心中间入路的腹腔镜 TME 手术中心概念。以下介绍该术式的具体操作步骤。

一、适应证与禁忌证

1. 适应证　术前直肠磁共振成像（MRI）和/（或）直肠腔内超声内镜检查考虑临床分期为 cT1 - cT3 期和 N 阴性的直肠癌或下段乙状结肠癌。术前直肠磁共振成像（MRI）和（或）直肠腔内超声内镜检查考虑环周切缘（circumferential resection margin, CRM）可疑阳性和/（或）N 阳性且距肛缘≤12 cm 的中低位直肠癌，建议在行新辅助放化疗后再行手术治疗。

2. 禁忌证　肿瘤学禁忌证：环周切缘阳性或可疑阳性的病例，包括直肠癌周围脏器的严重浸润，盆腔内巨大肿瘤，不能达到充分减压的肠梗阻病例；患者本身禁忌证：全身情况差，伴发其他严重疾病，无法耐受麻醉及手术者。

二、麻醉、体位、戳卡位置

1. 麻醉 气管插管全身麻醉，可加用连硬外麻醉。

2. 体位 截石位。手术后调整至头低足高 30°角，向右侧倾斜 15°角。

3. 套管放置位置 采用 5 孔法。

三、手术具体步骤及要点

（1）插入穿刺套管后，助手移动到患者的左侧，位于术者上方。患者取头低脚高位，倾斜 15～20°角，这样可以使小肠移动到上腹腔，显露小肠系膜根部（图 10－20），腔镜纱布推挡小肠（图 10－21）。

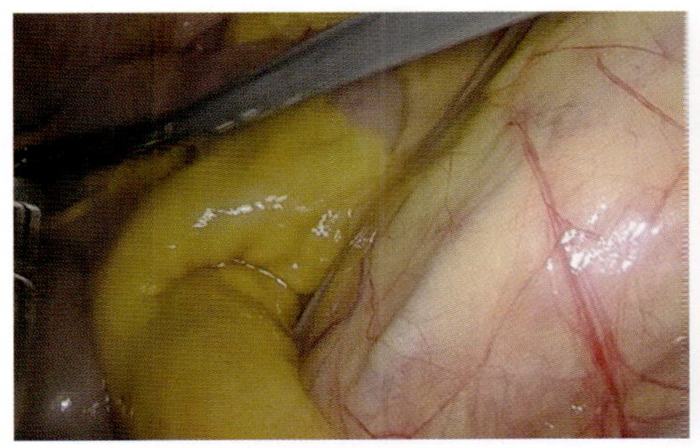

图 10－20 显露小肠系膜根部

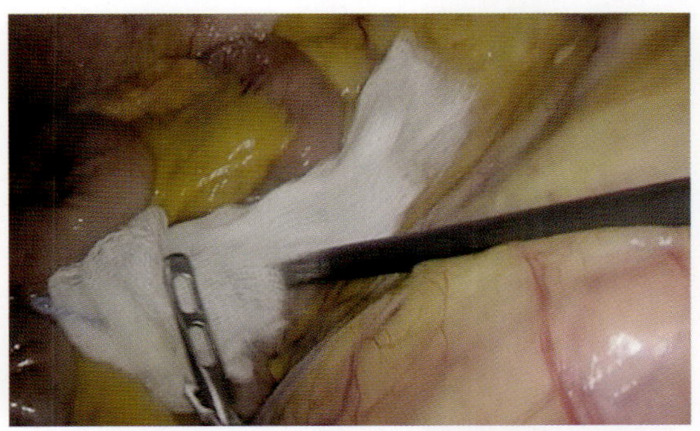

图 10－21 腔镜纱布推挡小肠

（2）将乙状结肠及直肠向左、向上牵拉，显露直肠右侧系膜，使得肠系膜下血管蒂和后腹膜之间形成一道沟槽样间隙，沿此线切开后腹膜，上至小肠系膜附着处下缘，下至骶骨岬（图 10－22、10－23）。

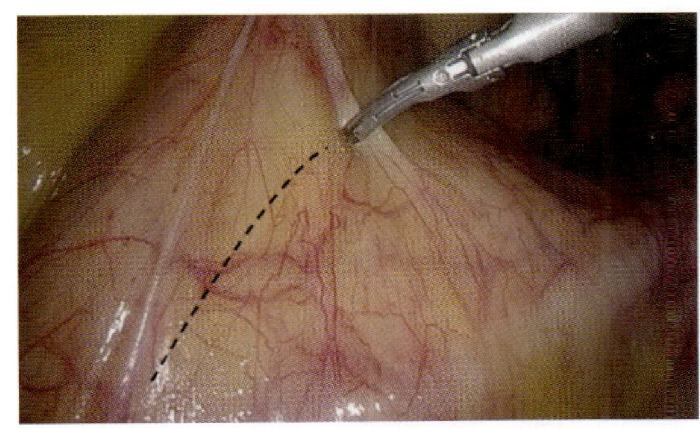

图 10－22 虚线所示间隙

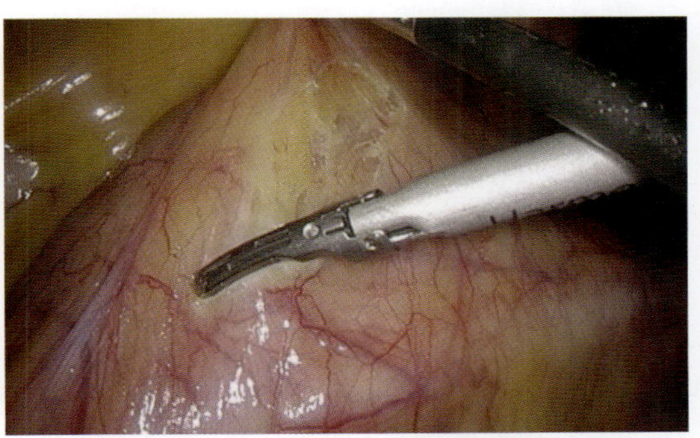

图 10－23 沿该间隙分离

（3）切开腹主动脉前方腹膜，提起该处腹膜，分离脂肪组织，直至见到白色肠系膜下动脉

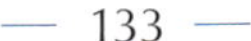

血管鞘(IMA)。确认肠系膜下动脉走行，并沿该血管鞘向远侧剥离脂肪淋巴组织(图 10－24～10－27)。

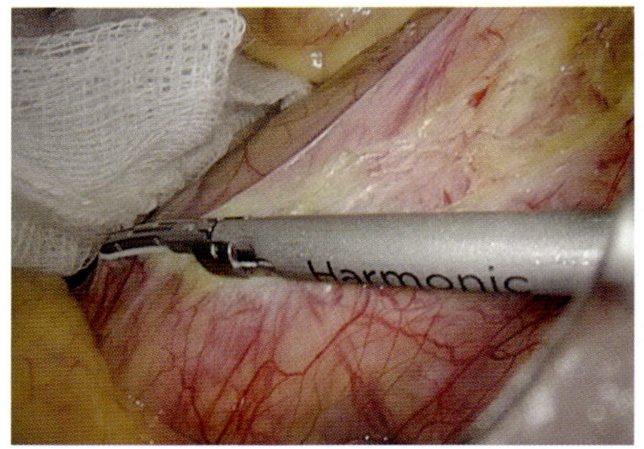

图 10－24　分离 IMA 根部前方腹膜

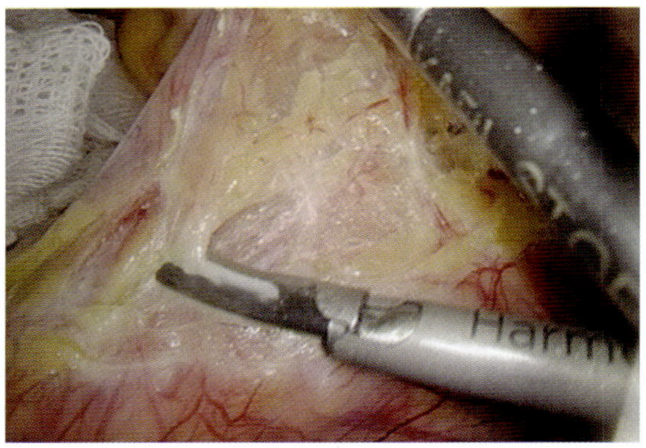

图 10－25　剥离 IMA 前方淋巴脂肪组织

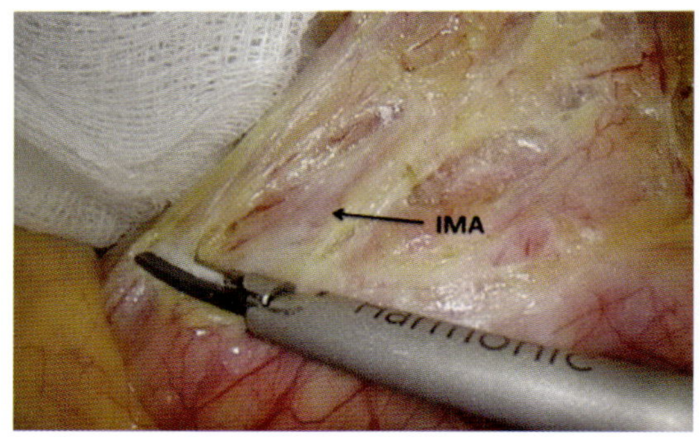

图 10－26　显露 IMA 血管根部

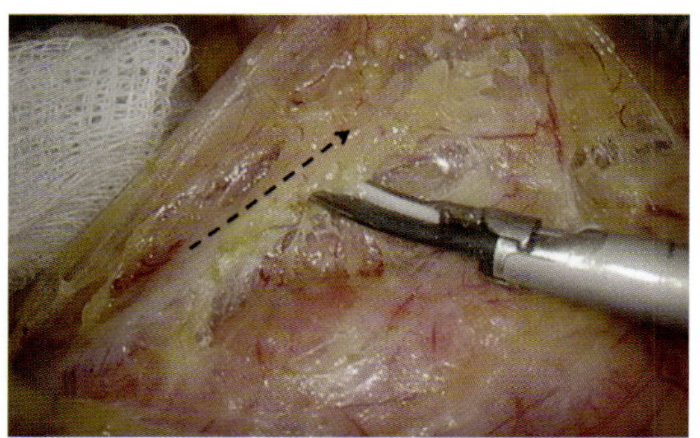

图 10－27　沿 IMA 剥离淋巴脂肪组织

(4) 向远侧分离至肠系膜下动脉发出左结肠动脉(LCA)处，该分支向左上近心端走行。沿左结肠动脉走行向近心端分离，清除左结肠血管、肠系膜下动脉、腹主动脉夹角间第 253 号淋巴结(图 10－28～10－31)。

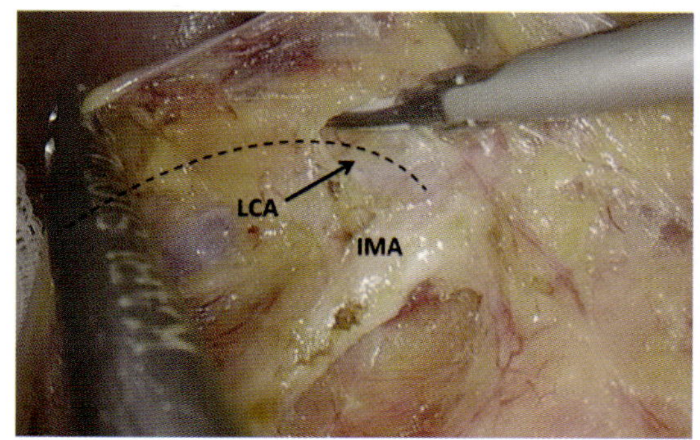

图 10－28　弧形标记为左结肠血管走形

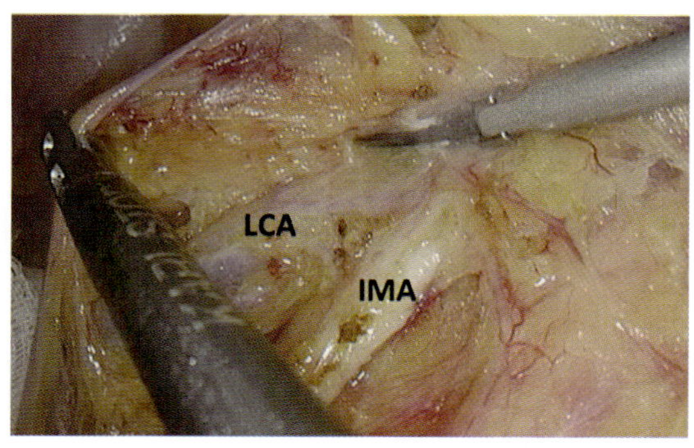

图 10－29　沿左结肠血管剥离血管

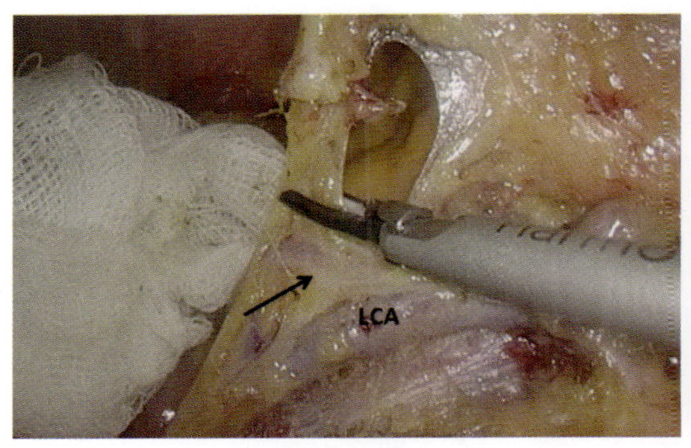

图 10－30 沿左结肠血管分离至下行支

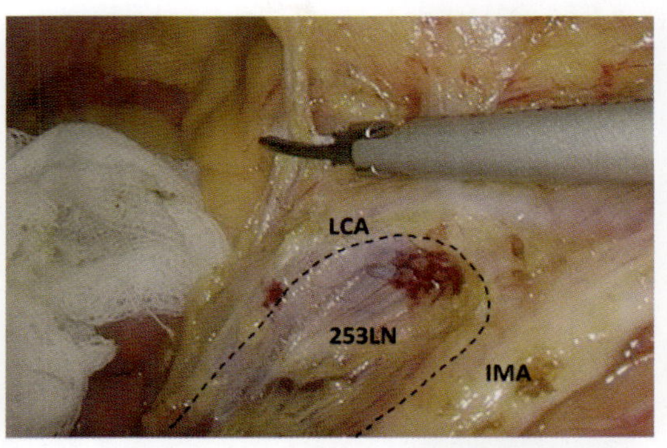

图 10－31 该区域为清扫的肠系膜下动脉和左结肠血管间第 253 淋巴结

（5）沿左结肠血管及肠系膜下动脉平面向远心端分离，一般可见肠系膜下静脉（IMV）位于左结肠血管下方或外侧经过，沿该层面拓展，剥离直肠上动脉（图 10－32）。

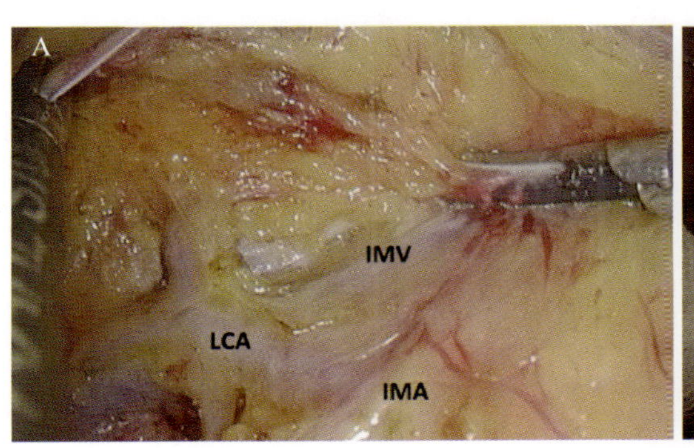

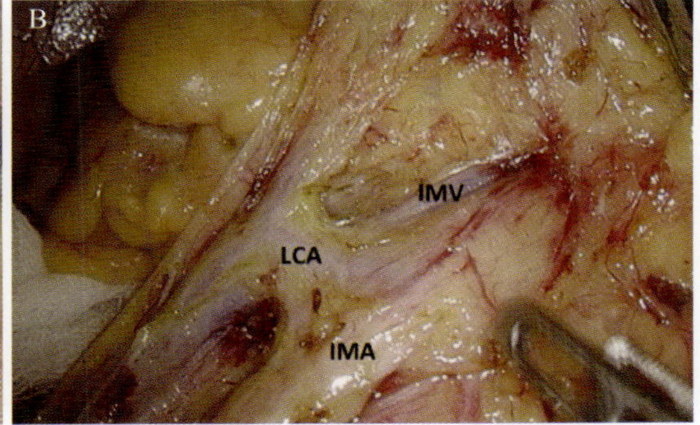

图 10－32 左结肠血管、扬系膜下动、静脉对应关系

（6）分离肠系膜下动脉后方间隙，分离间隙时注意贴近血管，保护上腹下神经丛（SHP）、左侧输尿管、左侧生殖血管（图 10－33）。

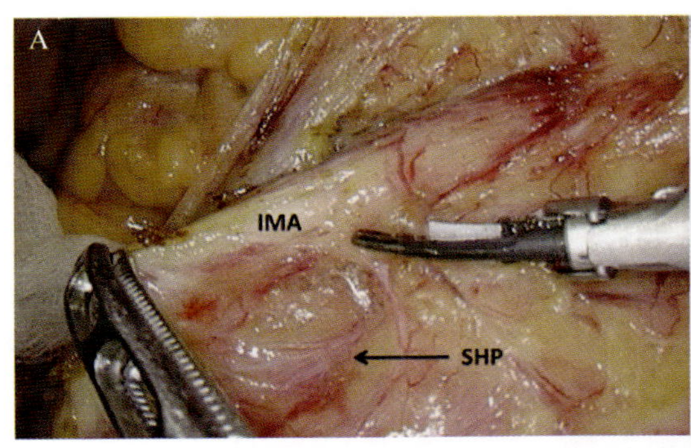

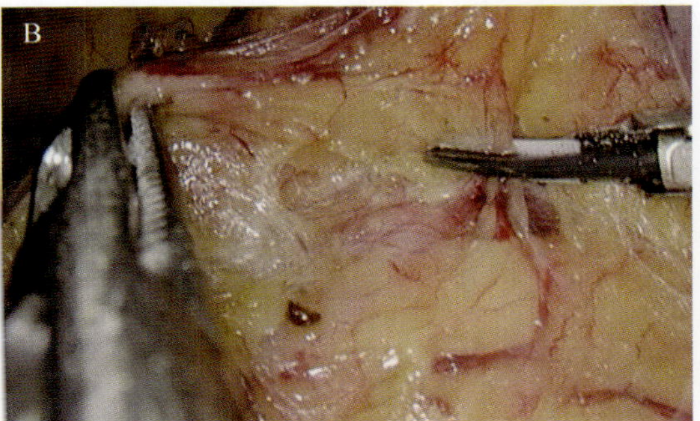

图 10－33 分离肠系膜下血管后方间隙

（7）依次离断肠系膜下静脉及直肠上动脉。直肠后 Toldt's 间隙清晰可见，并可见左侧输尿

管及生殖血管，沿该层面向外侧拓展至左侧结肠旁沟，注意保护上腹下神经丛（SHP）（图10－34）。

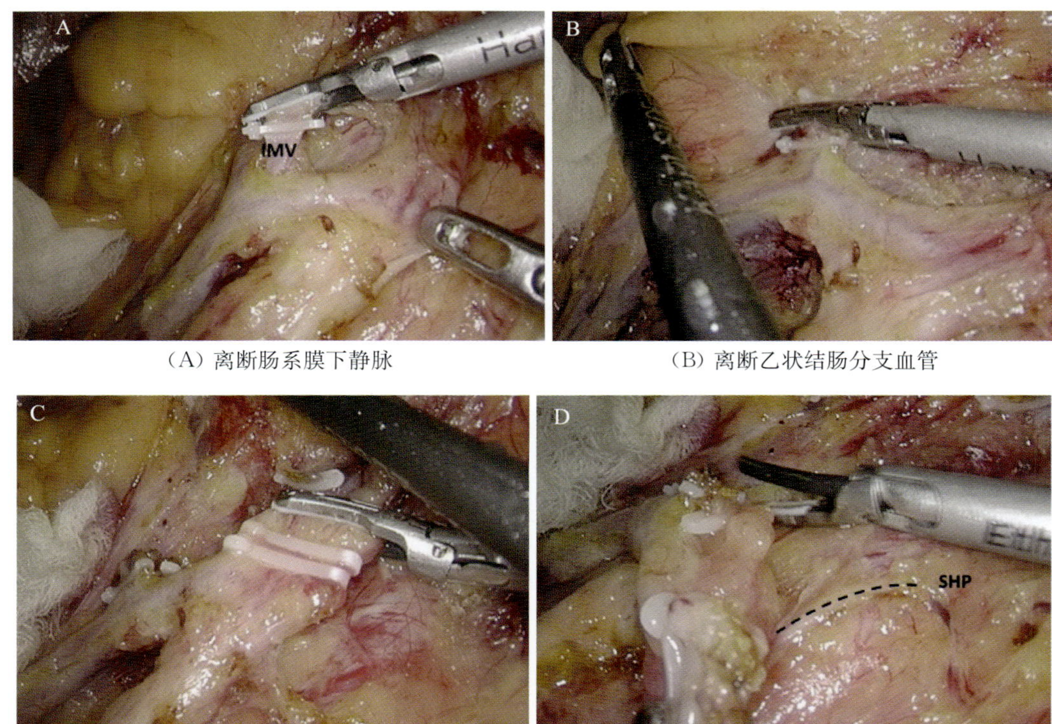

（A）离断肠系膜下静脉　　（B）离断乙状结肠分支血管

（C）离断直肠上动脉　　（D）注意保护上腹下神经丛

图 10－34　离断肠系膜下静脉及直肠上动脉

（8）解剖直肠后间隙。直肠后间隙又称为 Holy 间隙，是位于脏层筋膜与壁层筋膜之间的一无血管平面，内含有少量疏松结缔组织和支配盆腔脏器的自主神经，下界为骶直肠韧带，侧方为侧韧带。将离断的血管根部上提，同时持续向前及头侧牵拉直肠，在直肠系膜的脏层与壁层筋膜之间锐性解剖分离，准确进入直肠后间隙（腹下神经与直肠深筋膜之间）（图 10－35）。

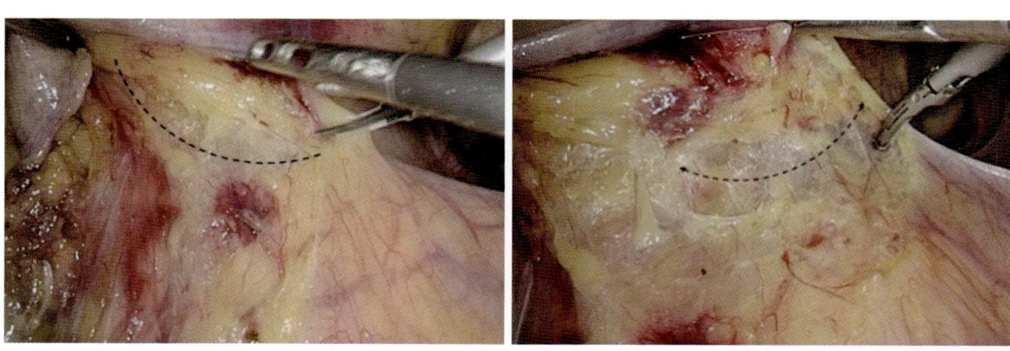

（A）虚线所示直肠后间隙　　（B）沿该间隙分离

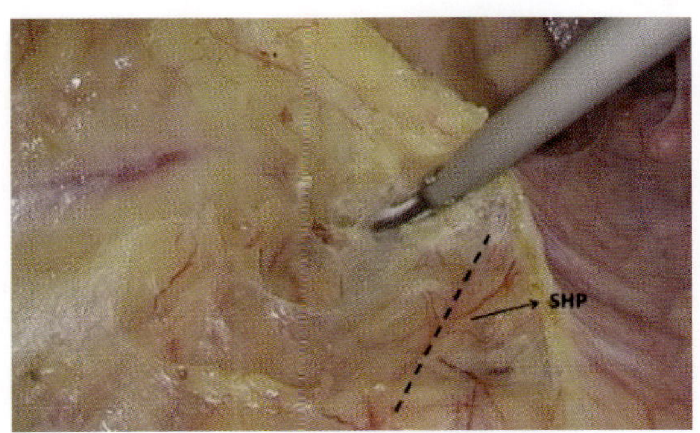

(C) 注意保护髂腹下神经

图 10－35 解剖直肠后间隙

交替进行直肠后间隙与直肠侧壁的分离，逐渐向下进行分离。可先沿直肠后行隧道式分离，再延展至外侧，沿标志线切开(图 10－36)。

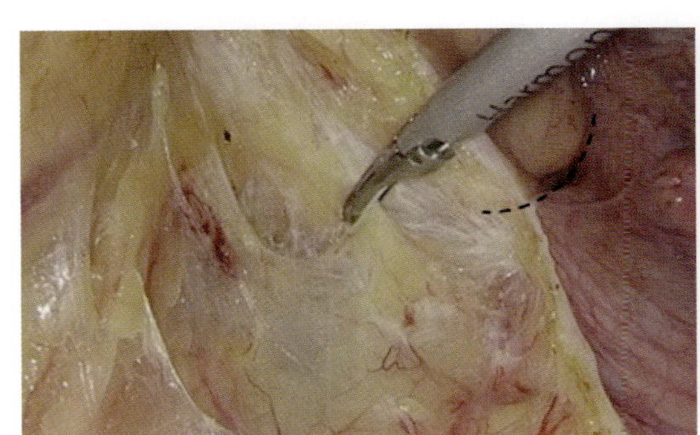
(A) 侧方沿直肠旁沟及腹膜返折分离

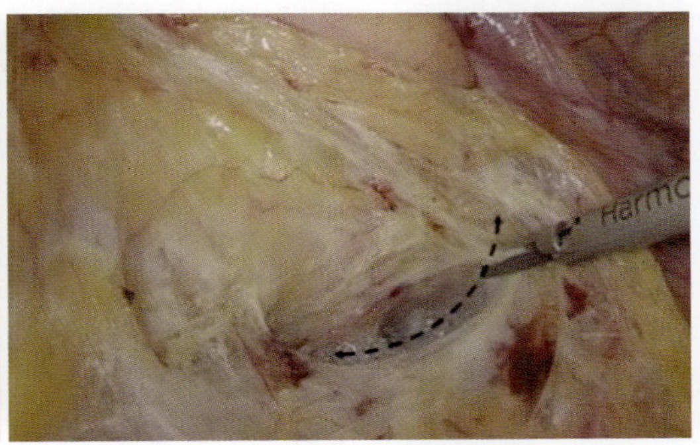
(B) 沿间隙行隧道样分离

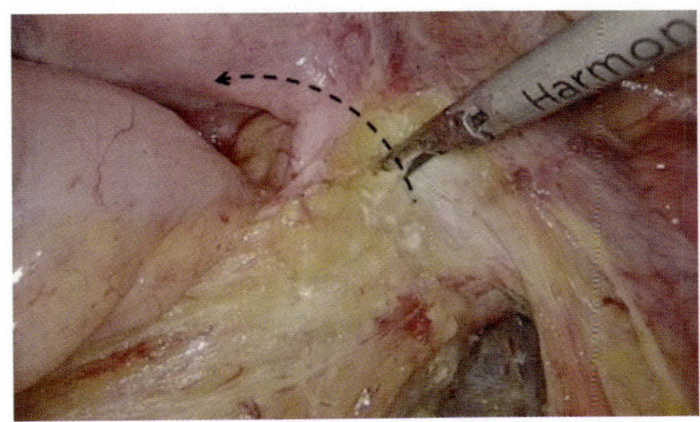

(C) 沿腹膜返折线向中线分离

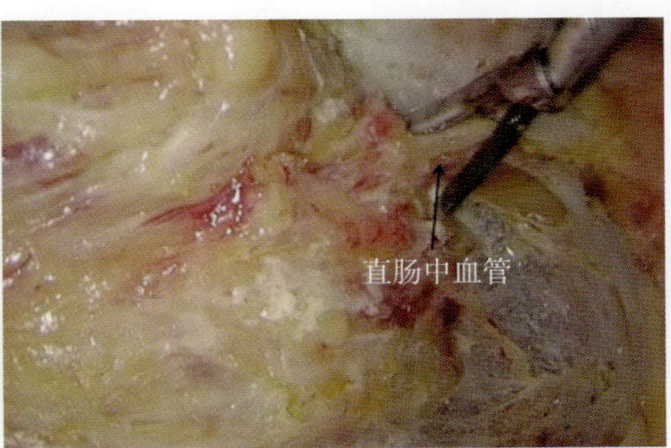

(D) 离断直肠侧韧带中直肠中血管

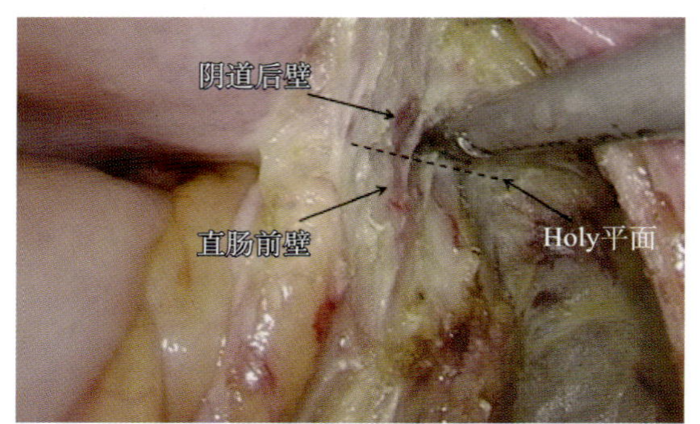

(E) 分离至前壁,可见直肠阴道间 holy 层面

图 10-36　分离直肠侧壁

(9) 直肠侧方间隙分离:沿黄白交界处打开侧腹膜,并延伸侧腹膜切口,助手将直肠向头侧及反向侧牵拉,助手与主刀之间形成良好的牵拉,保持足够张力,注意保护侧方的盆神经(图 10-37)。

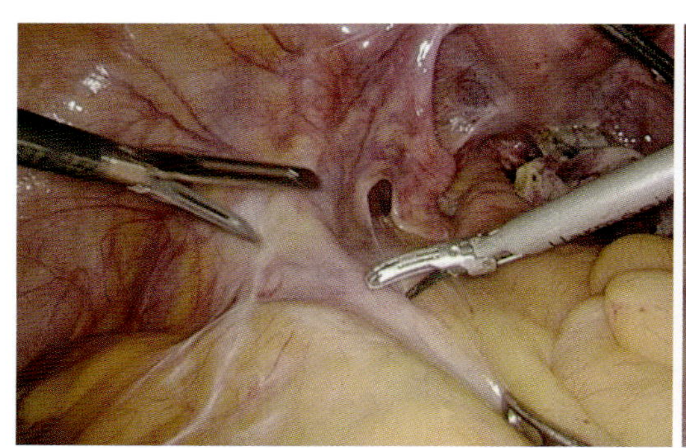

(A) 左侧沿黄白交界处打开侧腹膜

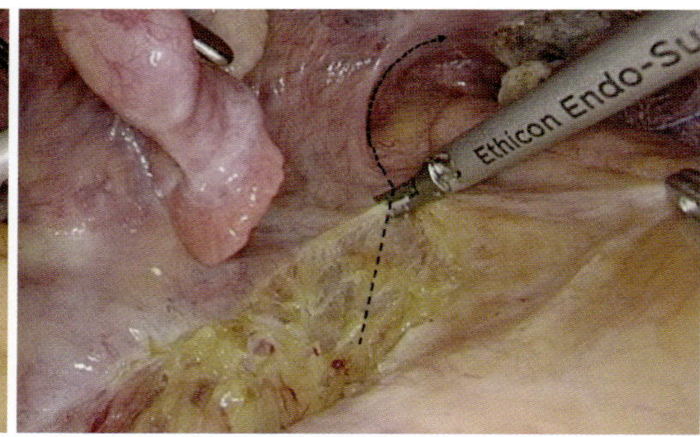

(B) 沿腹膜返折切开左侧腹膜

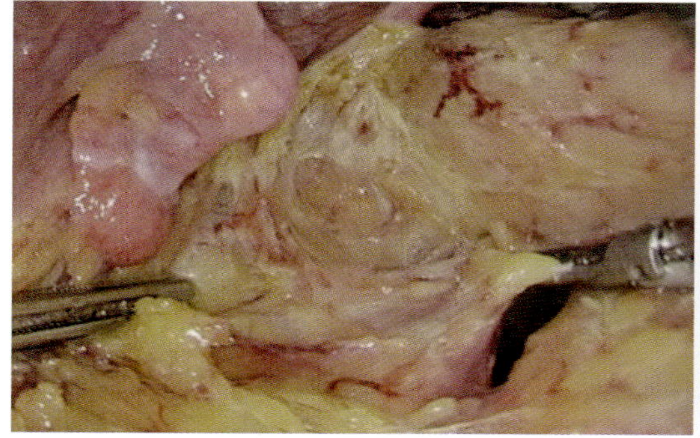

(C) 后方分离贯通

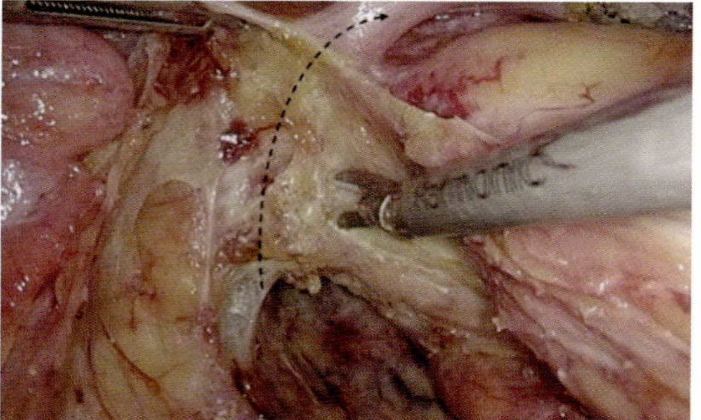

(D) 沿左侧腹膜返折处切开,离断左侧直肠侧韧带

图 10-37　直肠侧方间隙分离

(10) 肛提肌上间隙分离:向下分离相当于腹膜返折对应的直肠后间隙水平,感觉分离阻力,意味抵达骶骨直肠筋膜的部位,此时需要要把致密的骶骨直肠筋膜切开,切开后重新进入一疏松

间隙(肛提肌上间隙),继续往肛侧分离就可到肛提肌垂直平面,进入直肠后骶前间隙,分离该区域,此处可见到蔓状骶前静脉丛,避免损伤。直肠后方及两侧方分离到肛提肌裂孔边缘,其标志为可见环形包绕直肠的耻骨直肠肌,充分游离(图 10-38)。

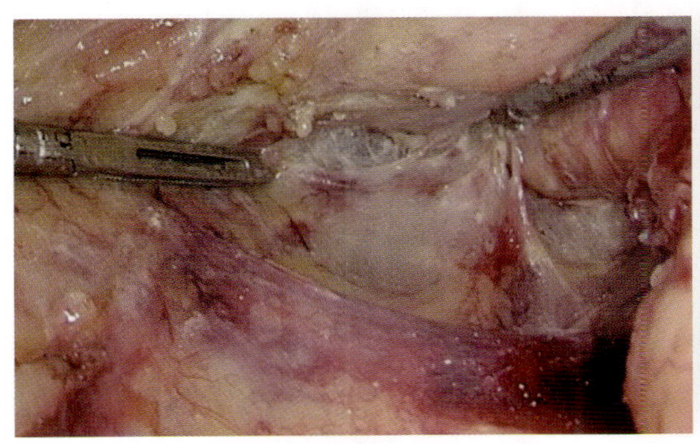

(A) 沿直肠后骶前间隙分离　　(B) 分离至耻骨直肠环

图 10-38　肛提肌上间隙的分离

(11) 直肠前间隙分离:通常在腹膜返折上 1.0 cm 弧形切开腹膜,在邓氏筋膜前方分离,男性在精囊腺底部切开邓氏筋膜,女性没有明显解剖学标志,一般在接近末段直肠系膜时全层切开邓氏筋膜(图 10-39)。

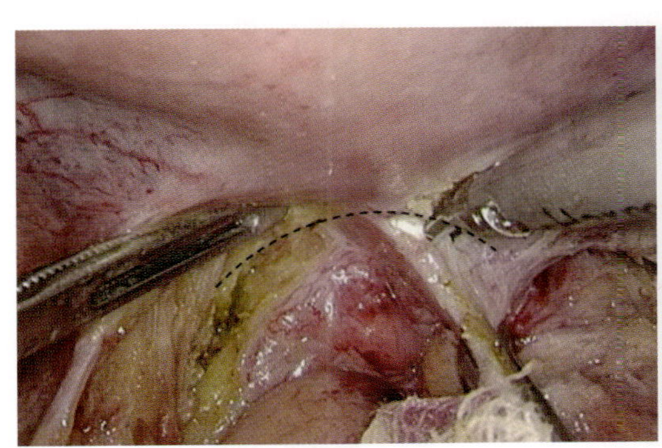

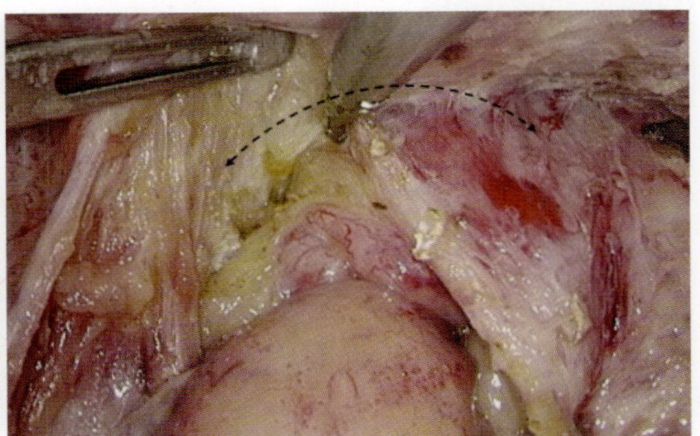

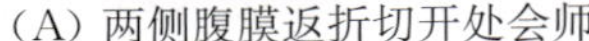

(A) 两侧腹膜返折切开处会师　　(B) 全层切开邓氏筋膜

图 10-39　直肠前间隙分离

(12) 直肠切断:通过肛检确定肿瘤下缘,可上钛夹标记,远端切缘距离肿瘤下缘 2~3 cm 以上。仔细分离直肠侧壁及后壁附属直肠系膜,避免损伤穿透肠壁。扩肛冲洗后,由主操作孔置入可旋转切割闭合器,夹持肠壁后调整闭合器角度,远端助手辅以无损伤钳协助将肠管完全置入闭合器切割范围内。激发闭合肠管,通常需两次闭合,应注意两次闭合需有重叠区域,以保证残端完全闭合(图 10-40)。

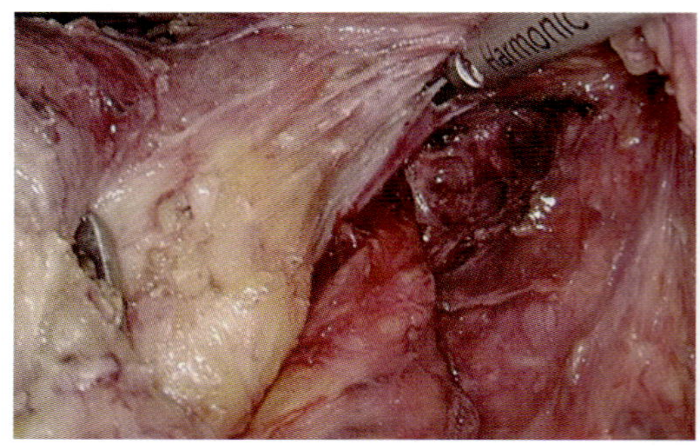

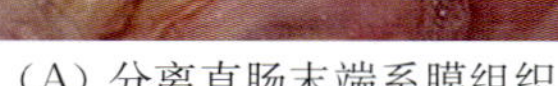
(A) 分离直肠末端系膜组织

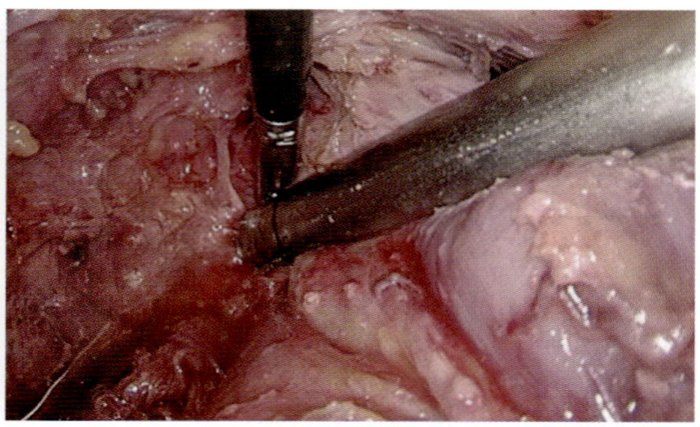
(B) 闭合器闭合直肠末端

图 10-40　直肠切断

(13) 游离及裁剪拟切除直肠系膜：提起直肠断端，沿左侧 Toldt's 线向近心端游离，充分游离乙状结肠及部分降结肠，分别提起远近端直肠及已离断的直肠血管蒂，形成如图 10-41-B 所示的三角平面，沿预切线游离拟切除的直肠系膜(图 10-41)。

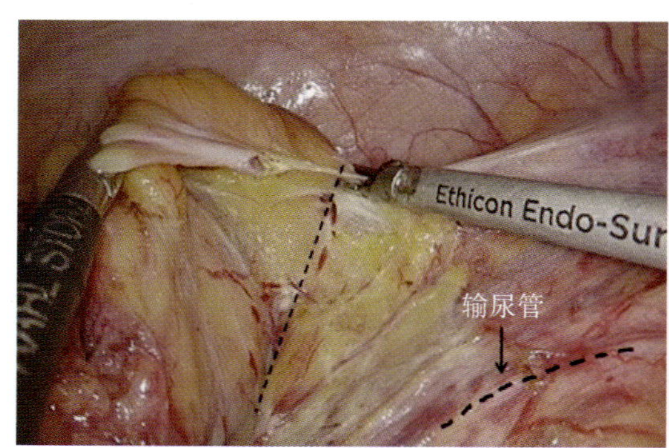

(A) 沿左侧 Toldt's 线游离线向近心端游离

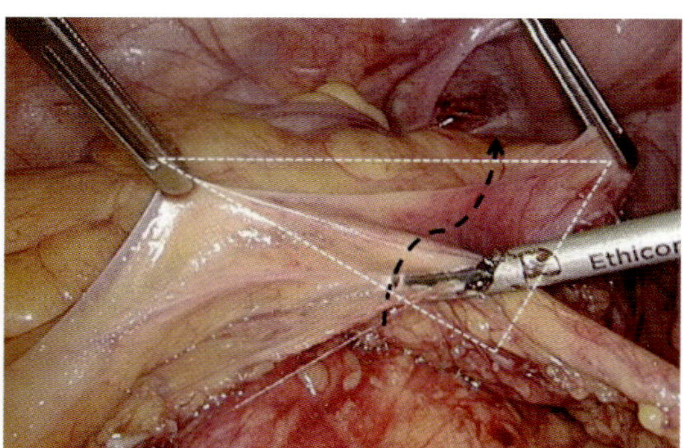

(B) 裁剪直肠系膜

图 10-41　游离及裁剪直肠系膜

(14) 标本取出：通常在脐下取 4～5 cm 切口，如需要预防性造口患者，可以充分利用造瘘切口，即右侧主操作孔，扩大并适当延长切口，借此孔取出游离标本，距离肿瘤近端约 10 cm 处离断肠管，移除标本(图 10-42)。

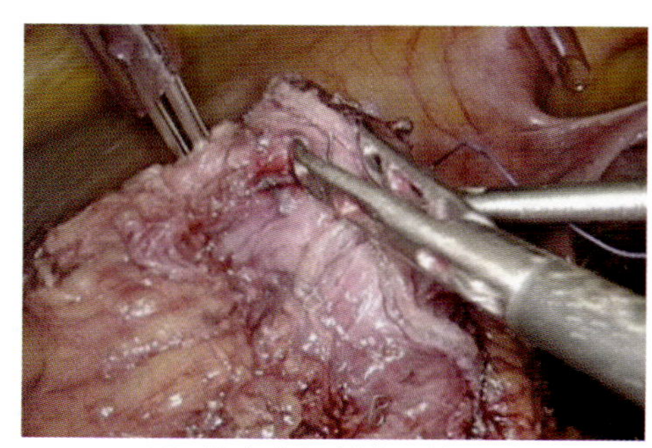
(A) 缝合直肠断端，预留尾线

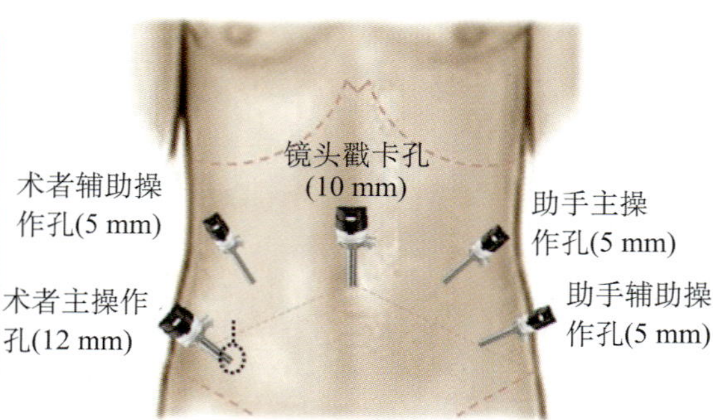

(B) 虚线所示扩大右侧主操作孔作为切口

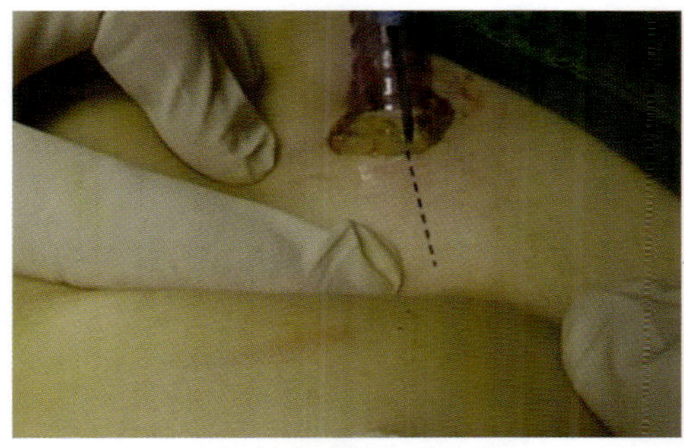
(C) 扩大右侧主操作孔

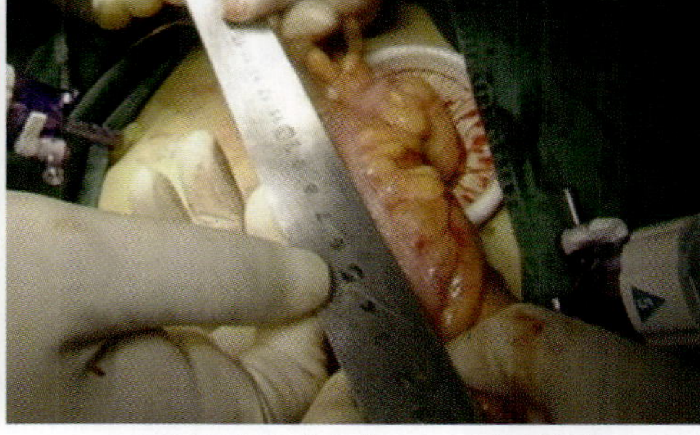
(D) 距离肿瘤上缘 10 cm 离断肠管

图 10 - 42 取出标本

（15）直肠吻合：扩肛，置入 29～33 mm 吻合器，穿刺部位尽量选择两次闭合交叉处，以减少术后吻合口瘘可能。激发前注意检查吻合肠管是否扭转，激发后可行直肠充气实验，明确是否存在吻合口漏，稀释聚维酮碘冲洗腹盆腔，置双套管一根于直肠后低位（图 10 - 43）。若术中判断肿瘤浆膜面累及，或腹腔种植，冲洗完毕后，常规按照 3 mg/m^2 剂量给予 2～3 支雷替曲塞，溶于 200 ml 生理盐水，行腹腔化疗，夹管 1～2 h 后开放引流。

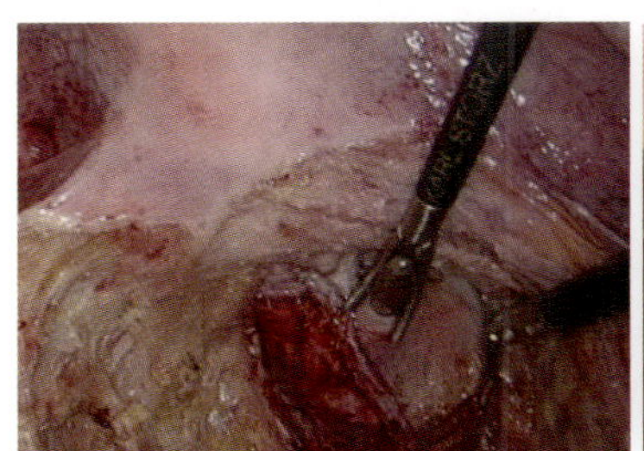
(A) 穿刺锥穿出位置

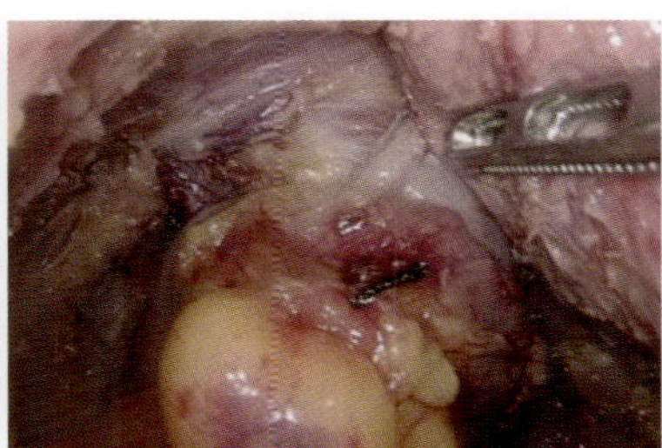
(B) 吻合后检查吻合口情况

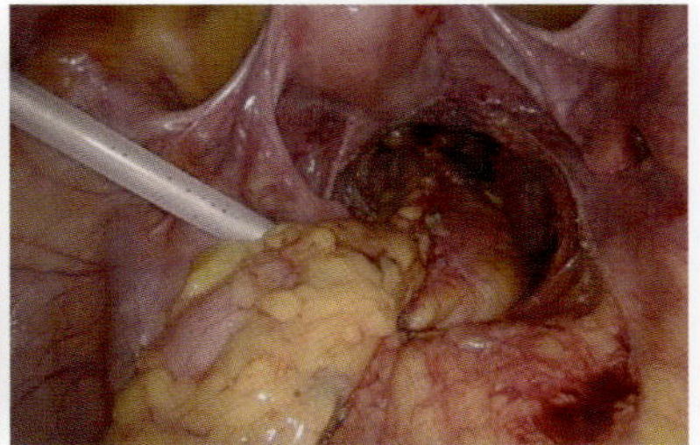
(C) 双套管一根置于直肠后低位

图 10 - 43 直肠吻合

四、讨论

直肠 TME 手术已经成为直肠癌根治的“金标准”，可有效降低直肠癌的局部复发。该理念强调：①沿肿瘤引流血管根部解剖，最大限度清扫淋巴结。②寻找并维持胚胎解剖学外科平面，保证脏层筋膜光滑、完整无缺损。腹腔镜下 TME 手术同样需要遵循开腹 TME 的基本原则，而且对直肠周围相关解剖学认识提出了更高要求。

首先是血管的处理和淋巴清扫范围。直肠 TME 手术中处理肠系膜下动脉的方式分为两种。一种是高位结扎，指在肠系膜下动脉自腹主动脉发出后的起始处结扎；一种是低位结扎，指在左结肠动脉起始的下方结扎。在腹腔镜下 TME 手术中，外科医师多倾向于游离肠系膜下动脉并于其根部行高位结扎，这样做可以简单有效地清扫高位淋巴结，并更快速地找到正确的解剖学间隙进行 TME 手术。但需要指出的是，手术方式的合理性并不仅仅以手术的操作简易评判，需要考量两个主要因素：①高位淋巴结清扫的必要性。②左结肠血管保留的必要性。

肠系膜下动脉根部淋巴结为直肠癌第 3 站淋巴结，既往两个独立研究发现第 3 站淋巴结转移与肿瘤 T 分期间的相关性，T1、T2、T3、T4 肿瘤第 3 站淋巴结转移率分别为 0%、0.4%、2.6%、2.9%和 0%、1.0%、2.6%、4.3%，复旦大学附属肿瘤医院的数据显示相应的转移概率则分别为：0%、0.95%、5.22%、6.12%，数据提示直肠癌淋巴结沿肠系膜下动脉向上转移的程度与肿瘤的局部浸润程度相关，第三站淋巴结癌转移多发生于 T3 和 T4 期肿瘤。此外，大约 6%的患者第 3 站淋巴结是唯一受侵及的淋巴结，即第 3 站淋巴结的跳跃转移。因此，对于 T1 和 T2 期的直肠癌，理论上低位结扎就足以达到肿瘤根治性切除的目的。但问题在于，目前并没有任何一种办法能够准确评估术前、术中肿瘤 T 分期以指导淋巴结的切除范围，加之跳跃转移及微转移可能性，因此，在术中对可根治性切除的直肠癌患者行第 3 站淋巴结的清扫是十分必要的。

肠系膜下动脉高位结扎后降结肠及乙状结肠的血供完全来自中结肠动脉和边缘动脉弓，虽然一些研究认为中结肠动脉和边缘动脉弓的血供足以维持远端结肠及吻合口的成活，但多数研究证实了肠系膜下动脉的高位结扎显著降低远端结肠及吻合口的血供。Seike 等人通过术中的测量发现约有 1/5 的患者高位结扎后出现显著的吻合口血供减少，并且以老年男性患者居多，低位前切除术组中更高，而保留左结肠动脉则可缓解这一情况。我们通过吲哚青绿术中造影也发现该现象，阻断左结肠血管后结肠近端吻合口及边缘动脉弓血流明显降低。此外，由于部分患者存在肠系膜上动脉和肠系膜下动脉间侧支循环的缺失，则可能导致术后严重的吻合口缺血，进而出现吻合口狭窄及吻合口瘘。因此，术中保留左结肠血管将有助于降低吻合口瘘的发生，特别是对于老年男性或者低位吻合患者。

权衡两者关系，由此发展了改良直肠癌术式，即在肠系膜下动脉发出左结肠动脉的下方结扎，并清扫左结肠动脉和肠系膜下动脉根部间的脂肪和淋巴结组织（253 淋巴结）。研究证实：保留左结肠动脉并联合第 3 站淋巴结清扫所收获的淋巴结数量与高位结扎所收获的淋巴结数量无统计学差异。然而需要指出，与高位结扎相比，腹腔镜下行保留左结肠动脉的 D3 根治术需要更长的手术时间。该手术方式的开展和普及需要术者手术技巧的提高，同样也需要简单合理的手术入路。

腹腔镜 TME 手术目前已发展了外侧入路和中间入路方式。外侧入路是由开腹手术引用至腔镜手术，但是术中易误入肾后间隙，应用较少。目前，应用较多的是中间入路。2004 年，欧洲内镜外科医师协会正式将其确定为腹腔镜结直肠切除术的推荐径路。经典的中间入路是指先从中线侧即肠系膜下动脉后侧进入 Toldt's 间隙，显露系膜后方神经从、输尿管、生殖血管，游离拓展该层面至侧腹膜先天融合处，然后游离结扎血管根部，逐步游离系膜并清除淋巴结，最后游离各部位肠段的方法。这是一种先层面后血管的手术方式，优势在于术野暴露充分、解剖平面清晰，出血量少，在切除肠管长度、肿瘤下切缘长度、淋巴结清除数目等方面与开腹组相当。然而在实际操作中特别是保留左结肠血管 D3 清扫时仍会遭遇困难，如早期分离直肠后 Toldt's 间隙可致系膜游离，局部解剖标志变形，可能会导致左结肠动脉暴露困难，进而无法保留左结肠血管及 253 淋巴结有效清扫困难等问题。

遵循 TME 手术原则，同时结合血管淋巴清扫的需要，我们改变了既往先层面后血管的手术顺序，提出先处理血管再扩展层面的概念，先解剖血管径路，在处理血管同时拓展直肠后间隙层面，这是以血管为中心中间入路的腹腔镜全直肠系膜切除术中心概念。首先以超声刀于乙状结肠系膜与后腹膜折返处打开后腹膜，但并不在此时进入并拓展 Toldt's 间隙，而是于肠系膜下动脉的投影根部切开腹膜并显露肠系膜下动脉血管销，并沿血管鞘剥离直至显露左结肠动脉根部。沿左结肠动脉根部及肠系膜下动脉平面上下拓展，由于血管后间隙未游离，所以局部解剖平面相对固定，较易显露左结肠血管、253 淋巴结、肠系膜下静脉以及直肠上和乙状结肠分支血管。血管脉络化后再清扫 253 淋巴结，先静脉后动脉的离断肠系膜下静脉及直肠上动脉。完成上述操作后，助手提起远端系膜血管断端，直肠后 Toldt's 间隙清晰可见，沿该间隙拓展完成余下 TME 手术。

相比传统中间入路，该手术方式的优势在于：①首先处理血管，符合肿瘤学原则，可最大限度地降低肿瘤血行转移可能。②因血管后间隙未游离，血管标志相对固定，首先沿血管层面解剖可较易寻找肠系膜下动脉主干、左结肠血管及肠系膜下静脉。③引流区域血管的显露，有利于相应区域淋巴脂肪组织的清扫，特别是 253 淋巴结。④左结肠血管的优先暴露，可增加保留该血管的概率，有助于减少术后吻合口瘘的发生。⑤血管剥离、离断、淋巴清扫、后间隙的显露都在后腹膜下筋膜前方进行，因此可明显减少后腹膜血管、输尿管、自主神经的损伤概率。⑥简化了手术流程，方式简单易上手，整个显露及清扫过程 10～15 min。

总之，随着高清与 3D 摄像系统的使用，精准解剖和裸化血管得以更好地实现，手术的精准性不断提高。在此基础上，合理的入路和清扫顺序对于完成高质量的 TME 手术显得尤为重要，以血管为中心中间入路腹腔镜全直肠系膜切除术提供了简化、安全的操作程序，更符合肿瘤根治手术原则，值得在临床上推广应用。

（梁　磊　马延磊　李心翔）

第三节　头侧中间入路腹腔镜直肠癌根治术

遵循 TME 原则的腹腔镜直肠癌根治手术已趋于规范、成熟，手术步骤亦已标准化，如中间入路、层面优先、神经保护、超低位保肛等。这些腹腔镜下直肠癌手术的关键技术，对于正确解剖层面的把握、血管神经和输尿管等重要脏器的保护以及淋巴结的清扫均具有重要意义，因此在近年来的腹腔镜技术推广过程中，已被广泛接受并应用。

以往腹腔镜下直肠癌根治手术，从手术入路上可以分为外侧入路和中间入路。外侧入路在传统开腹手术中较常采用，对于手术经验丰富者，采用此入路亦可达到正确的层面，缺点是初学者在解剖系膜时易误入肾后间隙。因此，目前应用较多的是中间入路解剖法。其手术起步是以骶骨岬水平或肠系膜动脉根部为起始，沿着腹主动脉向上打开直乙结肠系膜，进而裸化肠系膜血管根部，并寻找解剖层面和清扫血管根部淋巴结。但在此过程中，仍不免会遇到一些难点：如游离 IMA 根部时小肠影响视野，253 组淋巴结有效清扫的困难，左结肠动脉与肠系膜下静脉关系辨认不清，Toldt's 筋膜与 Gerota's 筋膜的解剖层面易走错，游离直肠后间隙时牵拉直肠往往张力不够，我们采用头侧中间入路法以解决上述问题。

一、适应证

适用于直肠恶性肿瘤的根治性手术。

二、麻醉、体位、戳卡位置及手术站位

麻醉：使用静脉吸入复合全身麻醉。

体位：截石位，头低脚高，左侧抬高，直至小肠自然往头侧、右侧移动。

戳孔布置：采用 4 或 5 孔法，观察孔选择脐上 3 cm，其余四孔与常规腹腔镜直肠手术相似，或者助手左手所用 5 mm 孔亦可取正中耻骨上 3 cm。

手术站位：主刀医师位于患者右侧，第一助手位于左侧，扶镜手位于患者右侧近头端。

三、手术步骤及要点

（1）术者将左手无损伤钳推开屈氏韧带处的空肠，并用超声刀或剪刀切断附着的筋膜及韧带（图 10－44），将小肠肠襻完全推至右上腹部，显露屈氏韧带和左侧结肠系膜、腹主动脉及肠系膜下血管。术者在腹主动脉前打开腹膜，进入左结肠后间隙，助手此时使用左手耻骨上戳孔中的无损伤钳，协同术者将结肠系膜向腹侧牵拉起来，使左侧结肠系膜产生充分张力，并将小肠挡在右侧腹部避免对腔镜下视野的影响。

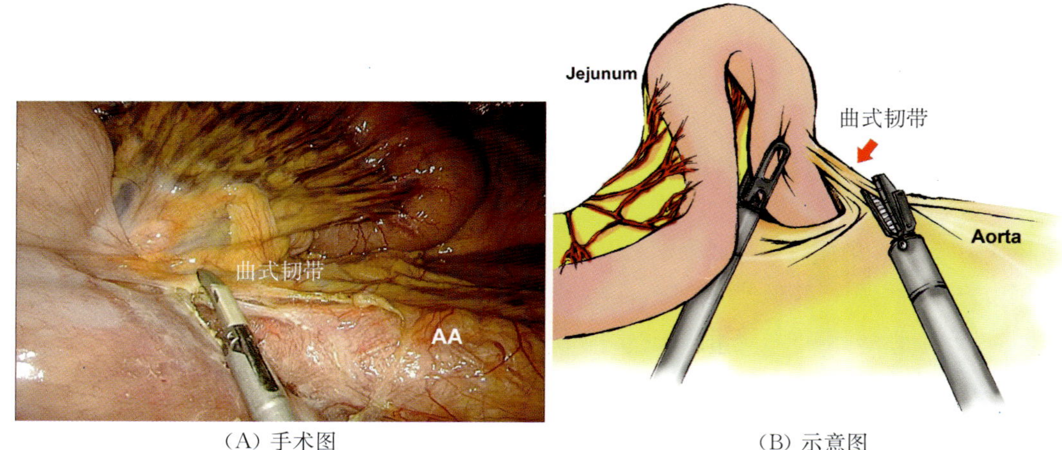

（A）手术图　　（B）示意图

图 10－44　推开屈氏韧带打开腹主动脉前腹膜

（2）术者在助手提供充分张力的显露下，将 Gerota's 筋膜推下来，保护左侧输尿管和生殖血管，并不断向外侧、头侧和尾侧拓展左结肠后间隙（图 10－45）。头侧至胰腺下缘，外侧至降结肠侧腹壁融合部，向尾侧顺势裸化 IMA 的上方，并清扫由 IMA、IMV，左结肠动脉和腹主动脉围成区域内的 253 组淋巴结（图 10－46）。

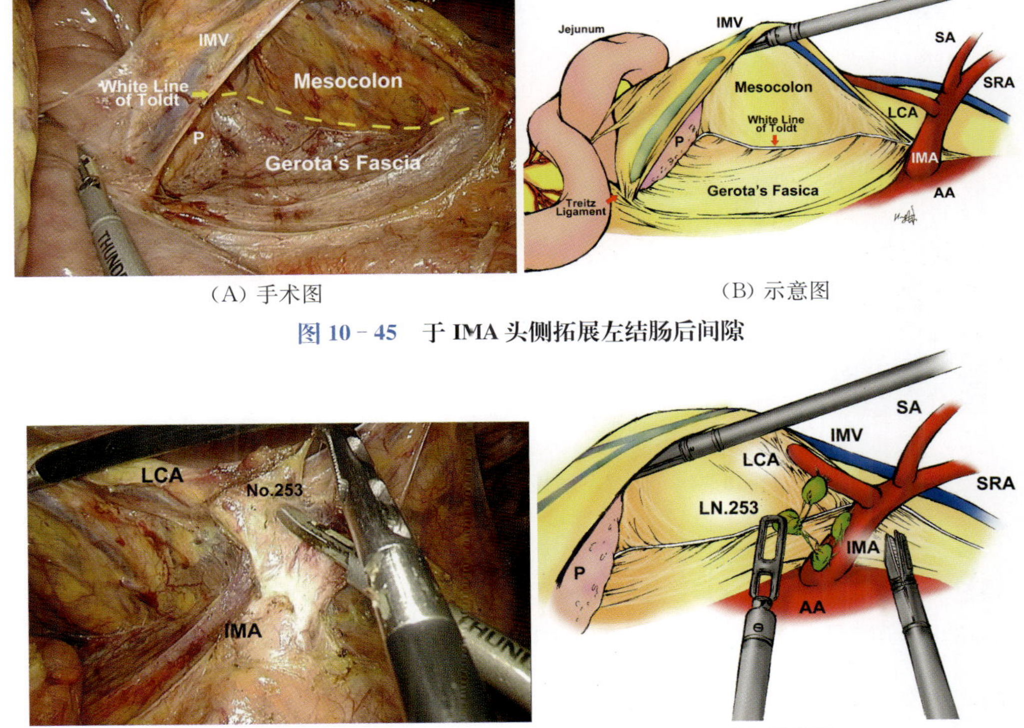

（A）手术图　　（B）示意图

图 10－45　于 IMA 头侧拓展左结肠后间隙

（A）手术图　　（B）示意图

图 10－46　清扫 253 组淋巴结

（3）助手向上外侧及下外侧牵拉降乙结肠和直乙结肠交界处的肠系膜，辨认腹主动脉分叉处，于骶骨岬水平或 IMA 根部起始，打开乙结肠系膜，进入并拓展乙结肠后间隙，并沿着腹主动脉向上剥离肠系膜，裸化 IMA 下方，清扫该处淋巴结。此时乙结肠后间隙和之前步骤 2 中已打开的左结肠后间隙完成会师，即整个间隙已完全贯通。

（4）由于左结肠后间隙和乙结肠后间隙已完全打开，层面显露清楚，IMA 和 IMV 根部、左结肠动脉等分支亦已完全裸化，IMV 与左结肠动脉的关系都显露得非常清楚（图 10－47），且肠系膜下

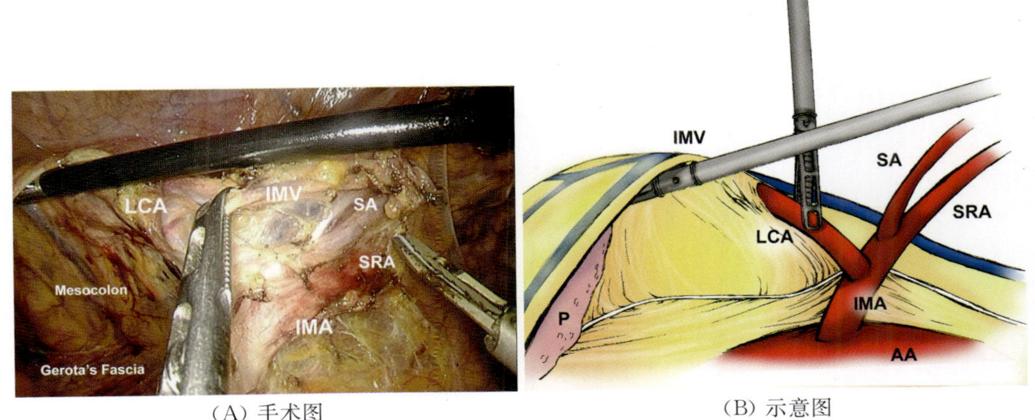

（A）手术图　　（B）示意图

图 10－47　IMV，IMA 与左结肠动脉的关系显露清楚

神经丛亦得到保护，所以可以从容结扎处理相关血管，并选择是否保留左结肠动脉（图 10－48）。

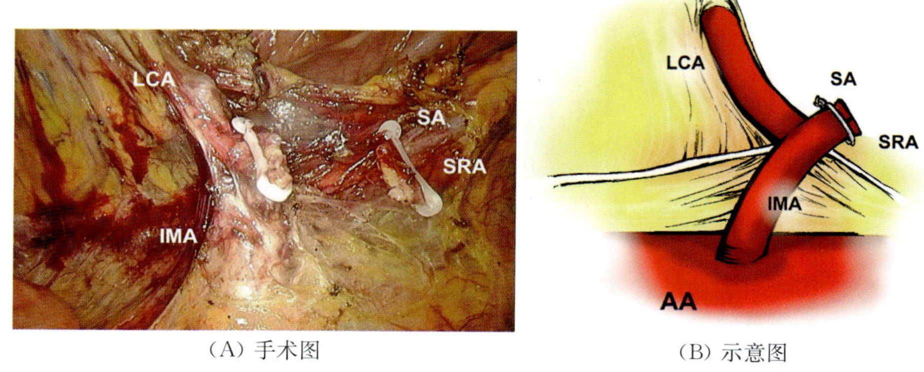

（A）手术图　　（B）示意图

图 10－48　保留左结肠动脉的 253 组淋巴结清扫

（5）由于左结肠、乙结肠后方整个间隙已经完全贯通连续，此时牵拉直乙结肠可如同“撑帐篷”一般，将整个直乙结肠完全撑起，产生足够的张力，使直肠后间隙的辨识和游离变得更为精准。而此后的游离直肠，完成 TME，并进行消化道重建的过程与经典腹腔镜直肠癌根治手术相似。

四、讨论

头侧中间入路的腹腔镜直肠癌根治术，解决了传统中间入路时可能遇到的一些困难，并具有以下优势和特点：①自屈氏韧带水平打开结肠系膜并牵拉，可有效阻挡小肠肠襻常有的对血管根部视野的影响。②IMA 血管根部的裸化，253 组淋巴结的清扫更加彻底、便捷。③整个间隙从头侧到尾侧均打开贯通，使 IMV 和左结肠动脉之间原本非常紧密的关系变得更易裸化和显露。④整个间隙打开后，使腔镜下对整个直乙结肠牵拉与对抗牵拉的效果充分显示，为后续直肠后间隙的分离提供更为充分的张力。⑤整个手术过程涉及较大范围的层面寻找与打开，以及血管周围淋巴结的清扫，可通过多种能量器械的合理使用加以实现。虽然这一手术入路较经典的中间入路增加了头侧入路间隙打开的步骤，可能在操作时间上会多 5～10 min，但这一步可使后续的血管根部清扫、直乙结肠牵拉、直肠间隙游离等变得更便捷、快速，因此总的手术时间并无显著延长。因此，其相比经典的中间入路会更有优势，值得推广。

（马君俊）

第四节　腹腔镜经括约肌间超低位直肠前切除术

经括约肌间超低位直肠前切除术（intersphincteric resection, ISR），作为一种极限保肛方式受到外科医师的重视。根据肿瘤位置及内括约肌切除位置，ISR 手术可分为完全 ISR 手术，次全

ISR 手术，部分 ISR 手术。这里和大家讨论的是腹腔镜部分 ISR 手术，它的特点：①腹腔镜下按 TME 原则完成直肠的游离，包括内外括约肌间直肠的游离。②直肠的离断是在腹腔镜监视下，在盆腔内应用腔内切割闭合器完成。③应用双吻合器吻合。

一、适应证

（1）肿瘤下缘距肛管直肠环<1 cm。

（2）术前超声内镜、MRI 提示无外括约肌侵犯依据。

（3）病理检查为高中分化腺癌。

（4）术前肛门括约肌功能正常。

（5）无肛外器官远处转移。

二、禁忌证

（1）术前即有排便控制功能不良。

（2）术前评估发现肿瘤已侵犯至肛门外括约肌或盆壁者。

三、体位和穿刺孔位置

体位采取截石位，套管改置采用 5 孔法。

四、手术步骤

1. 入路 采用内侧入路，从乙状结肠系膜与盆底腹膜交界处切开，自内向外分离。

（1）手术操作要点：助手抓住乙状结肠系膜向上、向前提起，术者左手钳子抓住盆底腹膜向右下方牵拉，使乙状结肠系膜与盆底腹膜绷紧，在乙状结肠系膜与盆底腹膜交界处切开，向头侧延伸（图 10－49）。

显露上腹下神经丛。以上腹下神经丛作为解剖学标志，在其表面分离，切断其进入乙状结肠系膜的分支，稍扩大 Toldt's 间隙（图 10－50）。

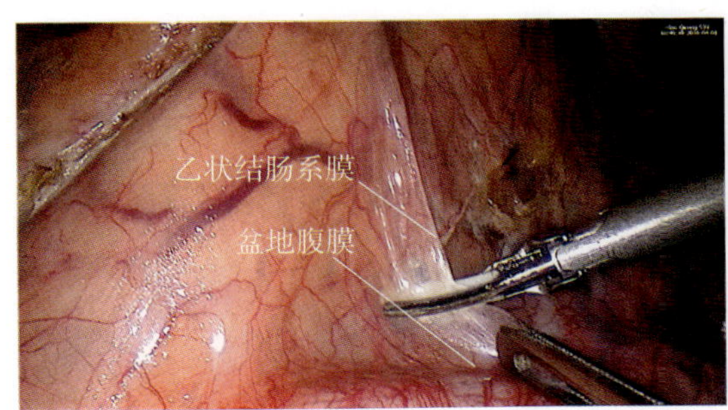

图 10－49 内侧入路，在乙状结肠系膜与盆底腹膜交界处切开

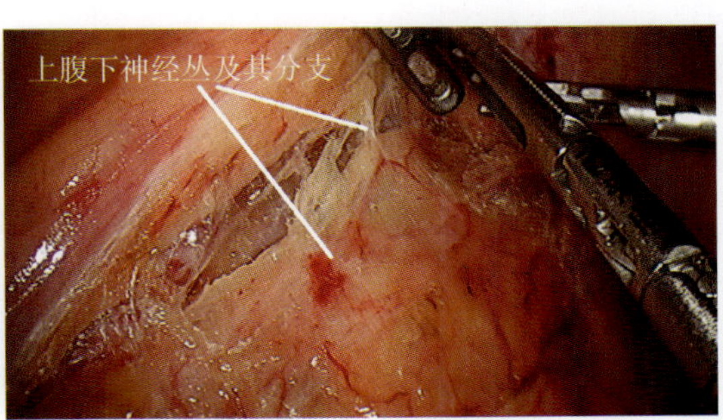

图 10－50 显示上腹下神经丛及其进入系膜分支

(2) 注意事项

1) 助手和术者要把乙状结肠系膜和盆底腹膜对抗牵拉,保持足够张力。

2) 以上腹下神经丛作为标志,在神经表面进行分离。

2. 肠系膜下动脉的处理及 253 淋巴结的清扫

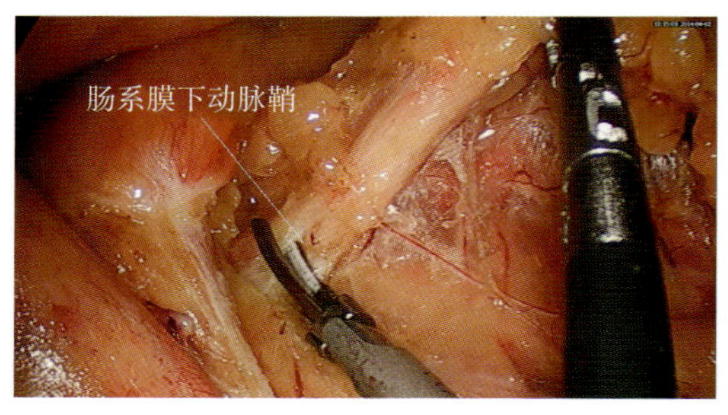

图 10-51 肠系膜下动脉与神经附着点下方切开动脉鞘

(1) 手术操作要点:肠系膜下神经丛左侧束部分神经纤维参与肠系膜下动脉血管鞘的构成,清扫 253 淋巴结时,首先在肠系膜下神经与肠系膜下动脉附着点处下方切开肠系膜下动脉血管鞘,把动脉和肠系膜下神经丛分开,在距腹主动脉 0.5 cm处断扎肠系膜下动脉,彻底清扫 253 淋巴结;然后把肠系膜下动脉断端提起,清楚显露肠系膜下神经丛,直视下切断进入乙状结肠系膜的神经分支,保留其下行的主干(图 10-51～10-53)。

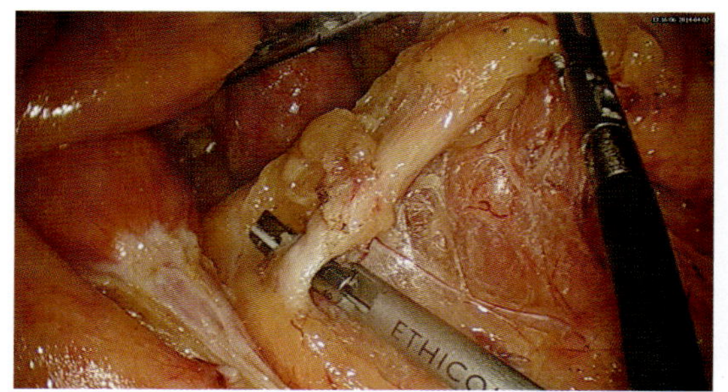

图 10-52 将肠系膜下动脉与肠系膜下神经分开

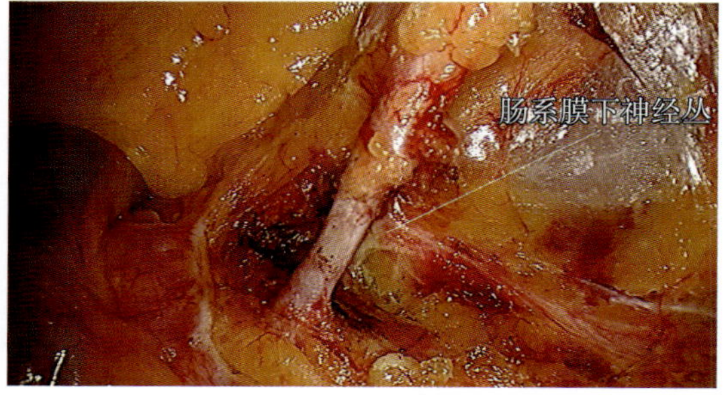

图 10-53 显示肠系膜下动脉与肠系膜下神经

(2) 注意事项

1) 肠系膜下神经丛左侧束部分神经纤维参与肠系膜下动脉血管鞘的构成,断动脉前先把动脉鞘打开,使之与神经丛分开,可避免肠系膜下神经丛损伤(图 10-54)。

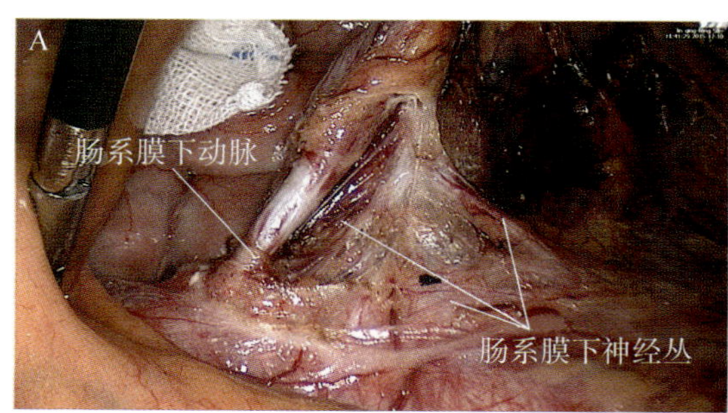

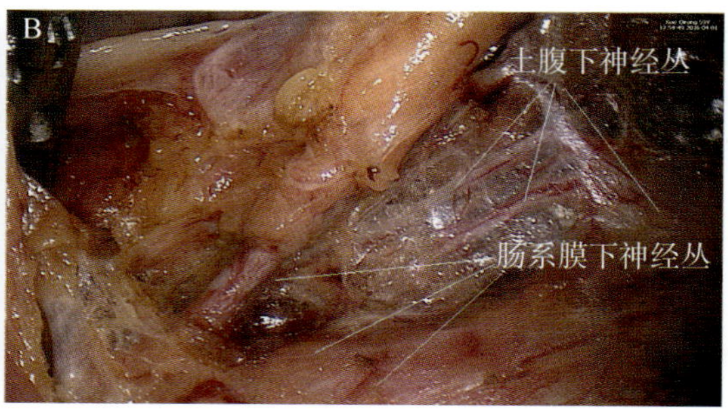

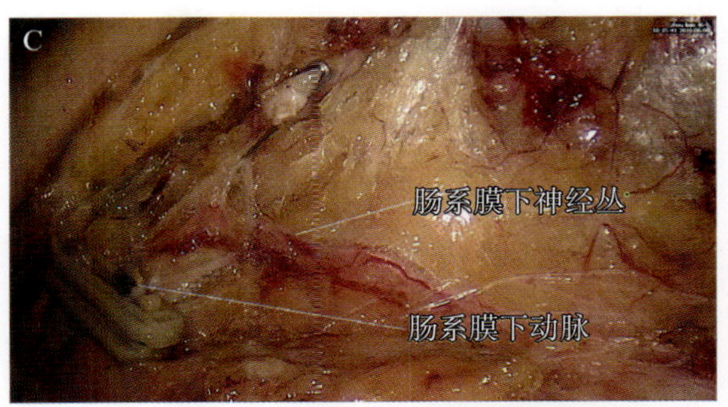

图 10-54 显示肠系膜下动脉与肠系膜下神经丛

2）多数术者习惯在神经附着点上方切断肠系膜下动脉，但这可能导致神经附着处与动脉发出点这段肠系膜血管周围的淋巴结残留（图 10-55）。

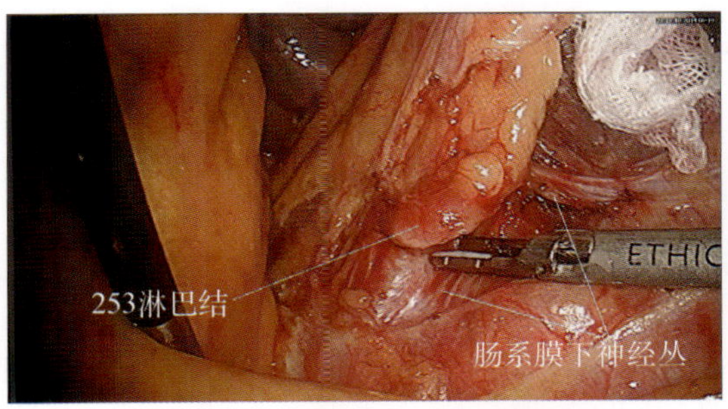

图 10-55 显示 253 淋巴结与肠系膜下神经关系

3）切开血管鞘时注意超声刀功能头不要直接接触血管，用力方向要顺着血管纵轴，否则容易导致肠系膜下动脉损伤甚至横断造成大出血，如图 10-56、10-57。

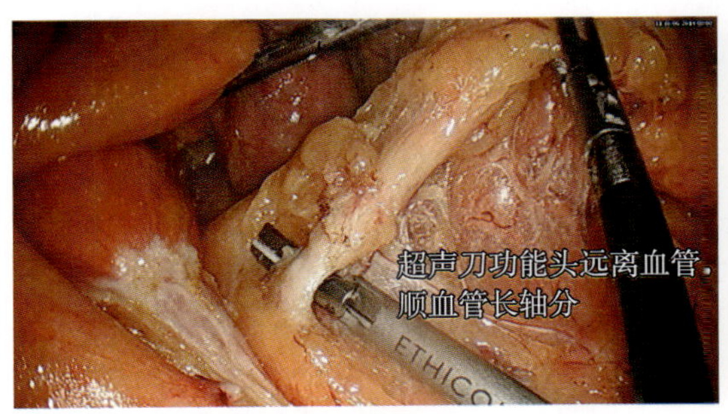

图 10-56 使用超声刀切开血管的正确操作

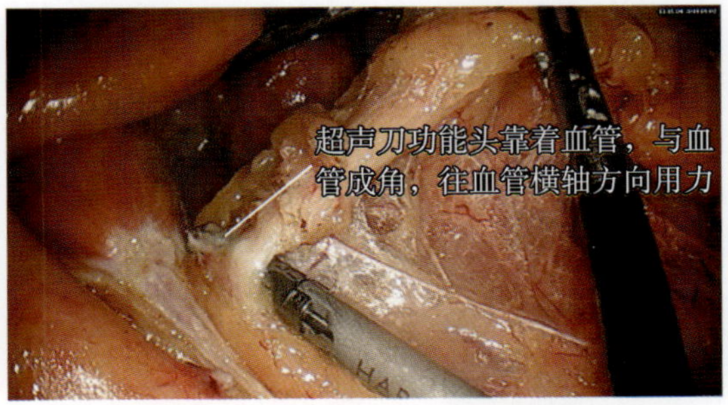

图 10-57 使用超声刀切开血管的错误操作

3. Toldt's 间隙的分离 肠系膜下动脉处理后，先进行 Toldt's 间隙的扩展再行肠系膜下静脉的处理及乙状结肠系膜裁剪，有利于系膜血管的显露及避免出血。

（1）手术操作要点：助手在骶骨岬上方把乙状结肠系膜向前方顶起，术者左手钳在肠系膜下动脉断端抓住乙状结肠系膜，或持一块折叠小纱布把乙状结肠系膜向前上方顶起，这样乙状结肠系膜呈帐篷样展开(图 10－58)。

术者右手持超声刀紧贴 Toldt's 筋膜依次把输尿管、生殖血管从 Toldt's 筋膜上分开(图 10－59)。

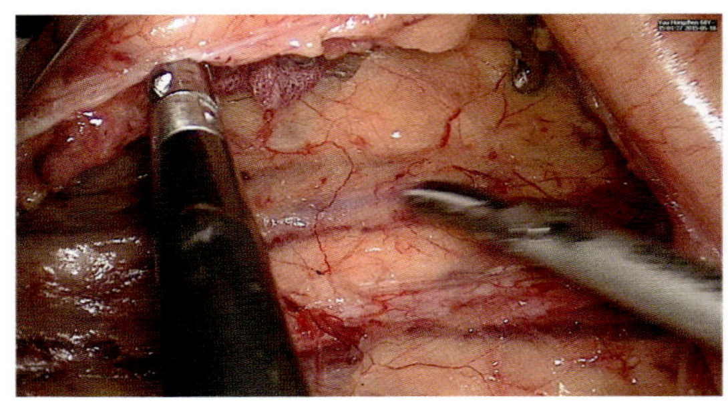

图 10－58　分离 Toldt's 间隙时,把乙状结肠呈帐篷样展开

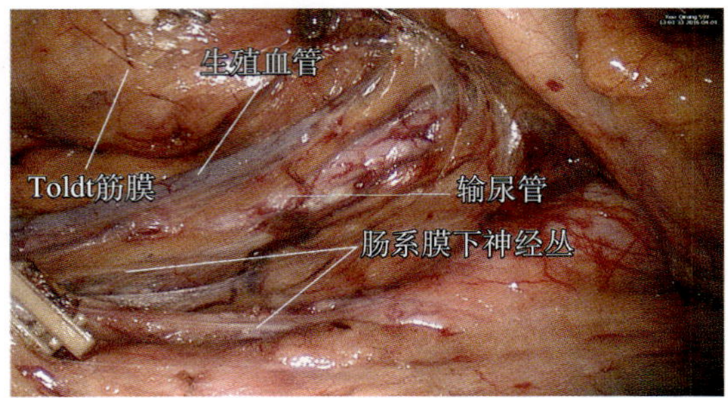

图 10－59　显示输尿管、生殖血管、肠系膜下神经丛

(2) 注意事项

1) 乙状结肠系膜要呈帐篷样充分展开,才能保持足够的张力。

2) 紧贴 Toldt's 筋膜进行分离,既要保持 Toldt's 筋膜的完整性,又要避免进入输尿管和生殖血管后方,造成输尿管和生殖血管损伤和出血。

4. 乙状结肠系膜的裁剪

(1) 手术操作要点:助手两把钳子在乙状结肠动脉两侧抓住乙状结肠系膜,术者左手钳子抓住已切断肠系膜下动脉断端,使乙状结肠系膜展开,绷紧,看清楚边缘血管弓,断扎乙状结肠动脉,直视下裁剪乙状结肠系膜(图 10－60、10－61)。

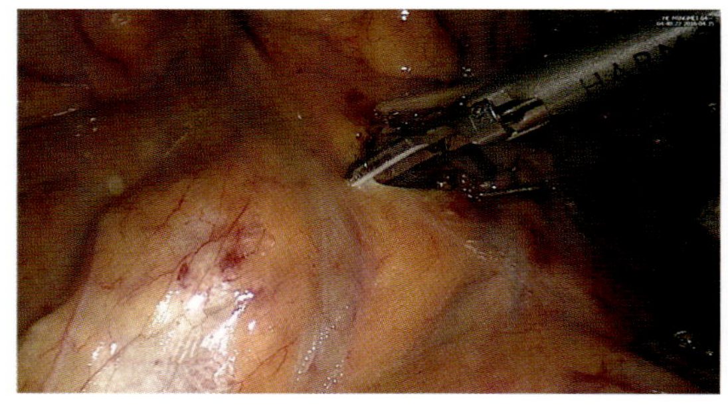

图 10－60　分离乙状结肠动脉

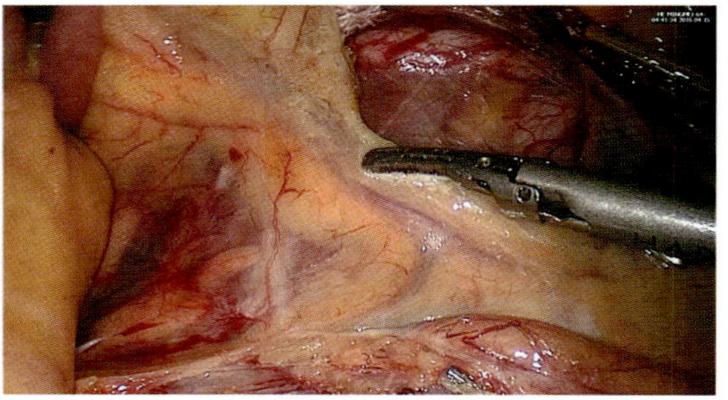

图 10－61　裁剪乙状结肠系膜

(2) 注意事项:乙状结肠系膜要充分展开绷紧,看清血管边缘弓,直视下裁剪,否则容易损伤边缘血管弓,特别是肥胖、系膜挛缩及粘连的患者更要小心。

5. 肠系膜下静脉的处理

(1) 手术操作要点:在近屈氏韧带下方分离出肠系膜下静脉,予切断;如乙状结肠较长,可清扫肠系膜下静脉周围淋巴结,保留主干及左结肠静脉,在左结肠静脉汇入点下方断扎肠系膜下静脉，有利于保留肠管的静脉回流（图 10－62）。

（2）注意事项：把肠系膜下静脉留在乙状结肠系膜裁剪后再断扎，有助于把乙状结肠系膜展开，绷紧，保持张力，避免裁剪系膜时损伤边缘血管弓。

6. 乙状结肠、降结肠外侧壁的分离

（1）操作要点：切开乙状结肠与腹壁的粘连带，切开侧腹膜与 Toldt's 间隙贯通，沿左结肠旁沟向头侧切开侧腹膜直到脾曲，视乙状结肠及降结肠长度决定是否游离脾曲（图 10－63）。

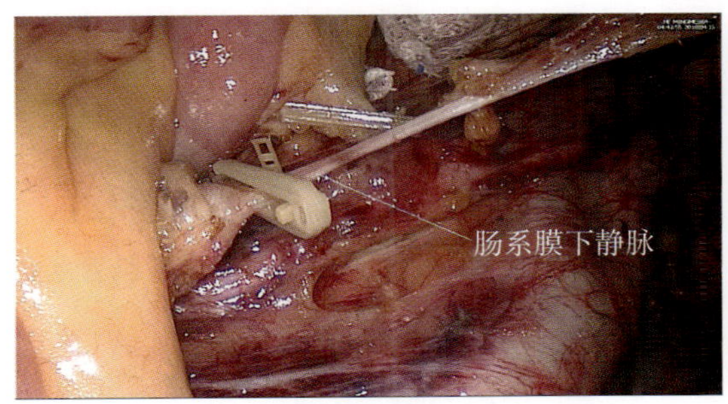

图 10－62　屈氏韧带下方断扎肠系膜下静脉

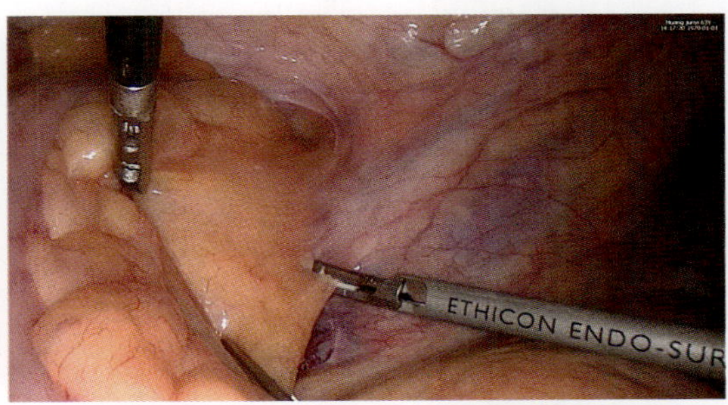

图 10－63　乙状结肠从侧腹壁上分开

（2）注意事项：从乙状结肠与腹壁的固定粘连处切开，先与 Toldt's 间隙贯通，可避免走错层面。

7. 直肠后间隙的分离

（1）手术操作要点：助手两把钳子一左、一右把直肠后壁向前顶起，术者左手钳子向后压住骶前筋膜，使两者间形成良好的张力，紧贴直肠深筋膜分离，准确进入直肠后间隙（腹下神经与直肠深筋膜之间（图 10－64）。

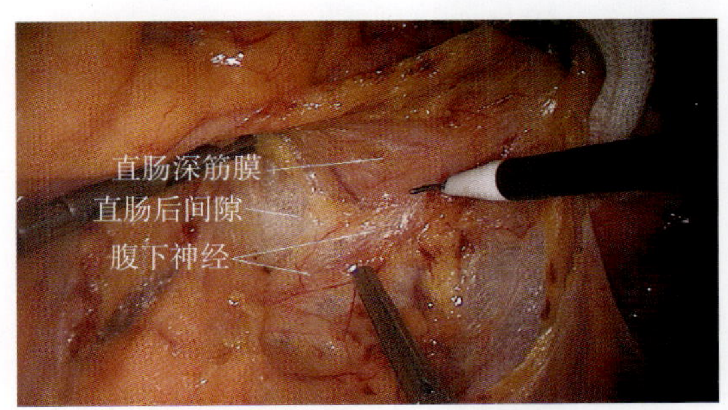

图 10－64　紧贴直肠深筋膜，在腹下神经表面分离

先找到两侧腹下神经，然后以腹下神经为解剖学标志，走行在直肠后间隙内向肛侧分离（图 10－65、10－66）。

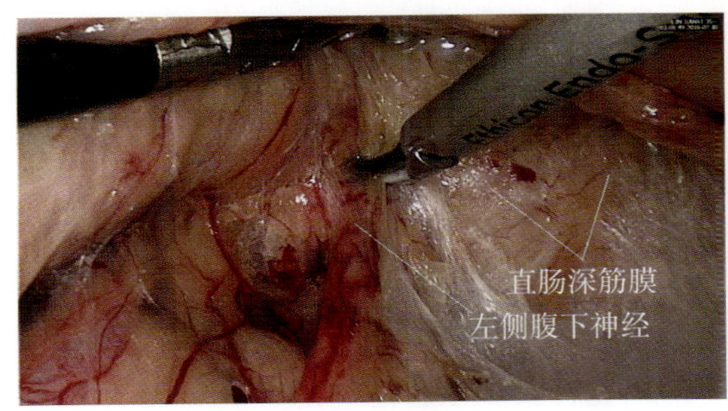

图 10－65　以腹下神经为标志分离直肠后间隙

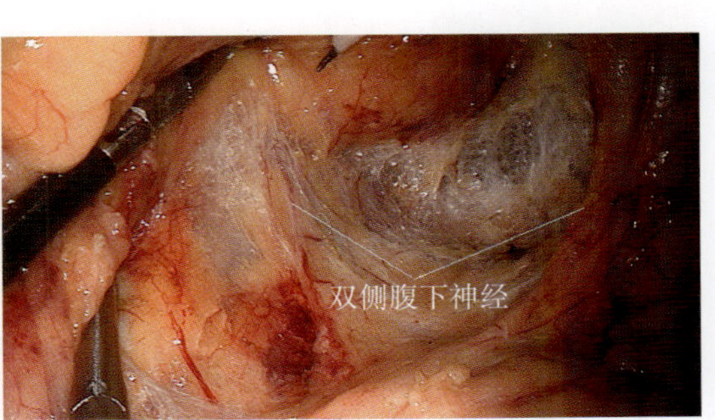

图 10－66　显示双侧腹下神经

直肠后壁分离到间隙消失，超声刀切削有阻力感时，相当于腹膜返折对应的直肠后间隙水平，这时就到骶骨直肠筋膜的部位；需要把致密的骶骨直肠筋膜切开，切开后重新进入一疏松间隙(肛提肌上间隙)，继续往肛侧分离就到肛提肌垂直平面(图 10－67、10－68)。

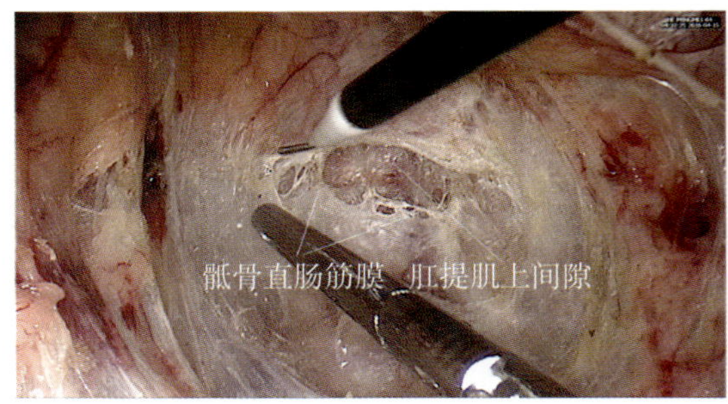

图 10－67　切开骶骨直肠筋膜进入肛提肌上间隙

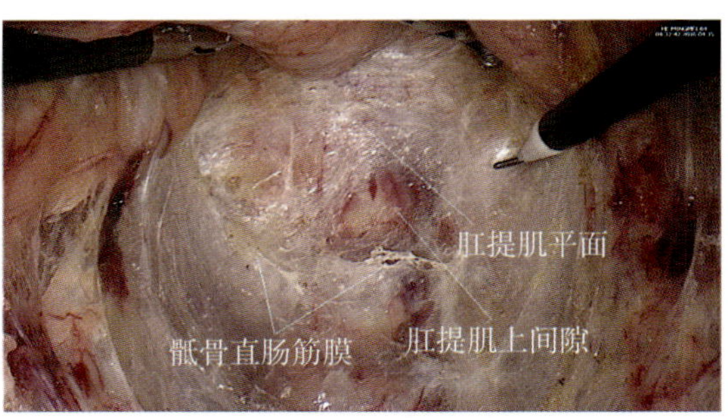

图 10－68　进入肛提肌上间隙后紧贴肛提肌垂直平面分离

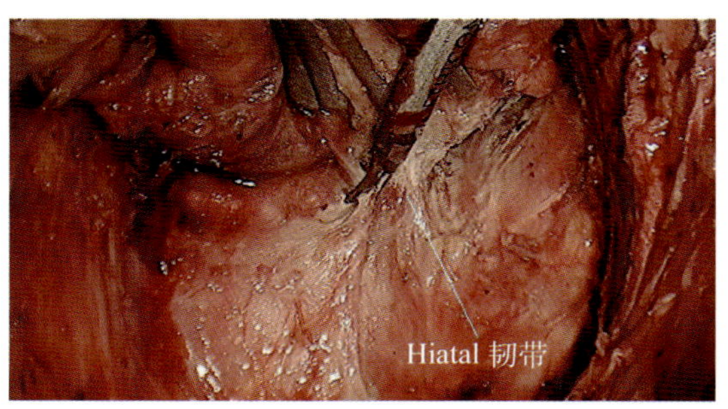

图 10－69　切断 Hiatal 韧带

紧贴肛提肌分离，直到 Hiatal 韧带；切断 Hiatal 韧带，使直肠与肛提肌分离(图 10－69)。

（2）注意事项

1）腹下神经的保护：直肠后壁存在两个间隙(直肠后间隙及骶前间隙，正确分离平面是在直肠后间隙分离，在骶骨岬水平进入直肠后间隙时，容易损伤腹下神经错误进入骶前间隙。在骶骨岬水平，腹下神经与直肠深筋膜紧贴在一起，特别由于直肠被助手向前牵拉，腹下神经同时也被悬吊起来；如果没有紧贴直肠深筋膜进行分离，分离时就可能切断腹下神经进入骶前间隙而不是直肠后间隙(图 10－70)。

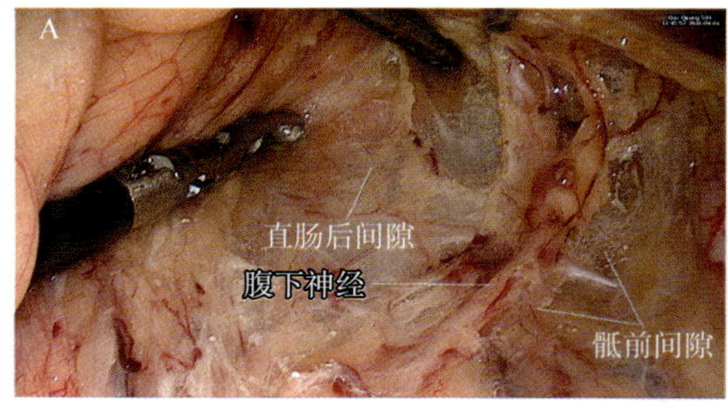

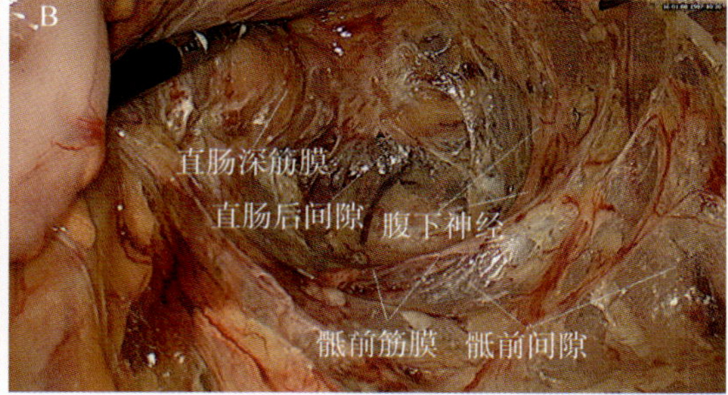

图 10－70　显示直肠后间隙、腹下神经、骶前间隙的关系

2）切开骶骨直肠筋膜时应稍微平行于骶骨切开，避免往直肠系膜方向切开，否则容易错误进入直肠系膜内，造成直肠系膜残留(图 10－71)。

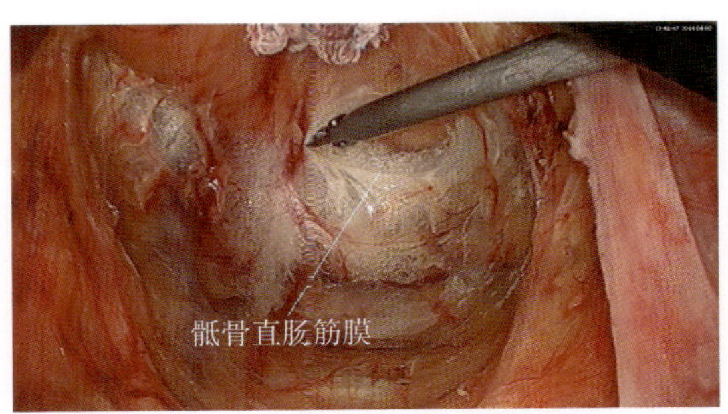

图 10－71 切开骶骨直肠筋膜

3）进入肛提肌上间隙后，骶骨平面与肛提肌平面呈近 90°角，所以分离时应紧贴肛提肌进行分离（图 10－72），否则容易导致直肠系膜残留（图 10－73）。

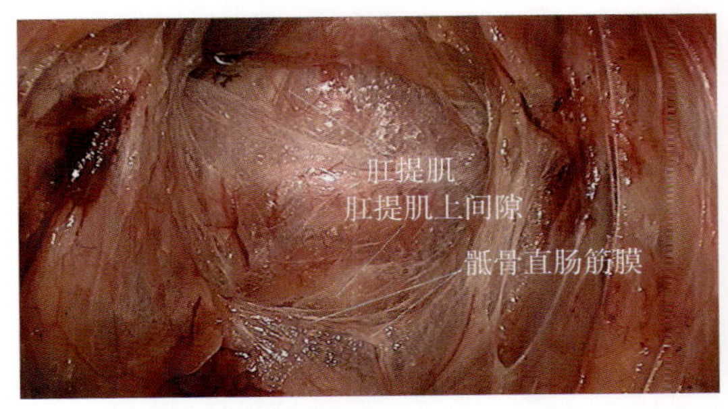

图 10－72 进入肛提肌上间隙后紧贴肛提肌垂直平面分离

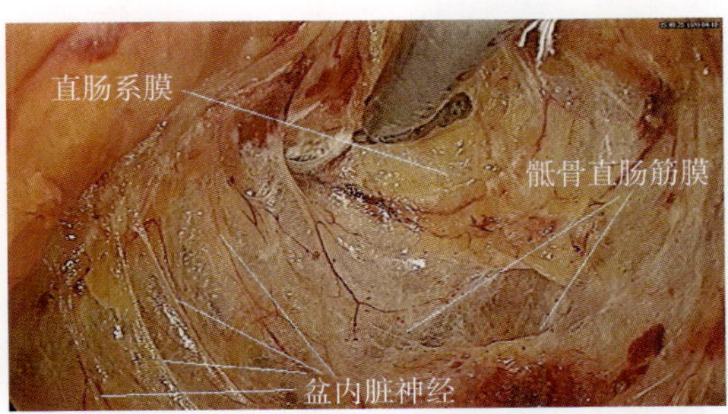

图 10－73 进入肛提肌上上间隙后错误进入直肠系膜内

8. 直肠前壁分离

（1）手术操作要点：助手用巴可钳抓住直肠或用带子绑住直肠往头侧牵拉，腹膜返折上 1.0 cm 切开腹膜，在邓氏筋膜前方分离，男性在精囊腺底部切开邓氏筋膜，女性没有明显解剖学标志，一般在接近末段直肠系膜时全层切开邓氏筋膜（图 10－74～10－76）。

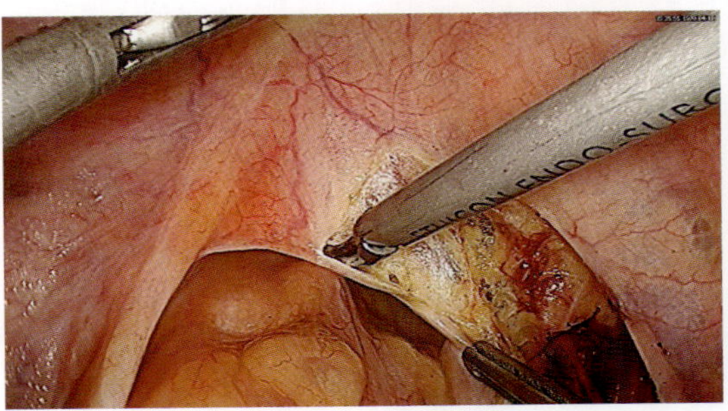

图 10－74 腹膜返折上 1.0 cm 切开

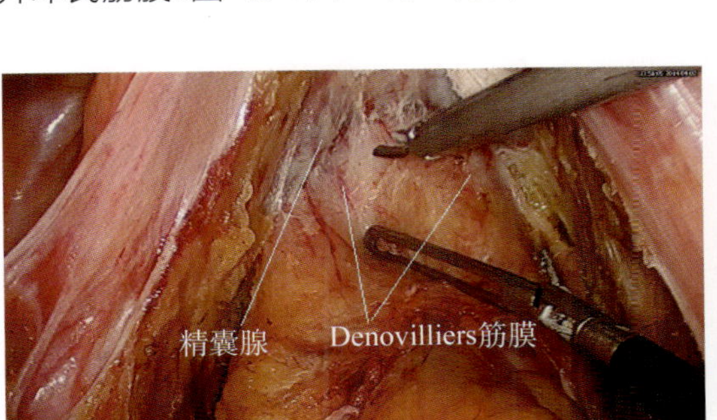

图 10－75 邓氏筋膜前方分离

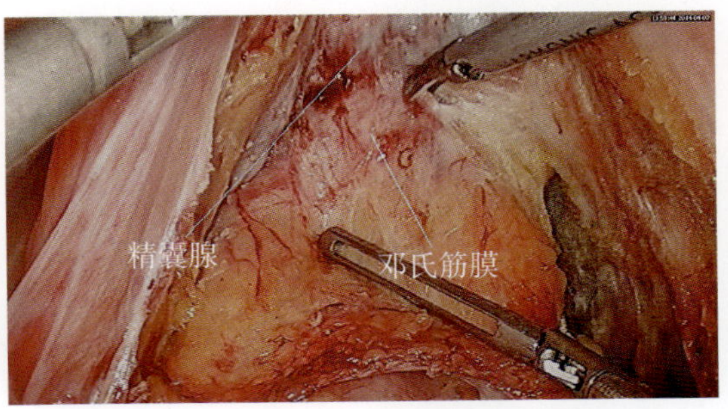

图 10－76 男性在精囊腺底部切开邓氏筋膜

（2）注意事项

1）直肠前壁在邓氏筋膜前方分离，有利于层面的维持，保证直肠系膜的完整性。

2）男性前壁分离到精囊腺底部要逐层切开邓氏筋膜，否则容易导致出血及神经血管束损伤，女性没有明显的解剖学标志，一般在接近末段直肠系膜时全层切开邓氏筋膜（图 10－77）。

9. 直肠侧方间隙分离

（1）手术操作要点：前壁显露精囊腺后，在游离右侧时，助手把直肠向头侧及左侧牵拉，助手与主刀之间形成良好的牵拉，保持足够张力，一般可清楚显露出疏松、透亮的层面（holy plane），在这疏松、透亮的层面分离，以盆神经为标志分离到肛提肌(图 10－78～10－80)。同样把直肠往右侧牵拉，分离左侧间隙。

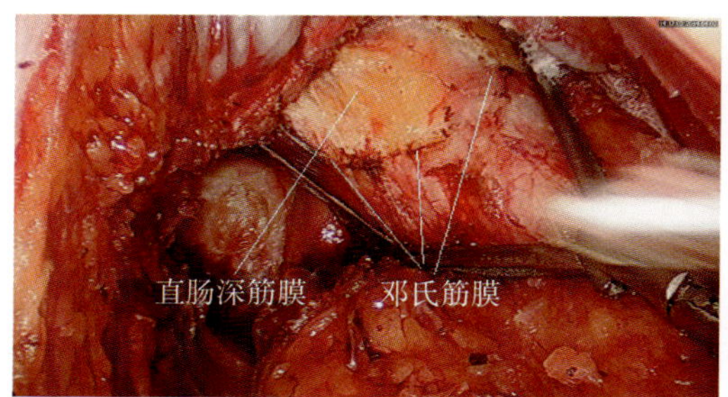

图 10－77　精囊腺底部切开邓氏筋膜

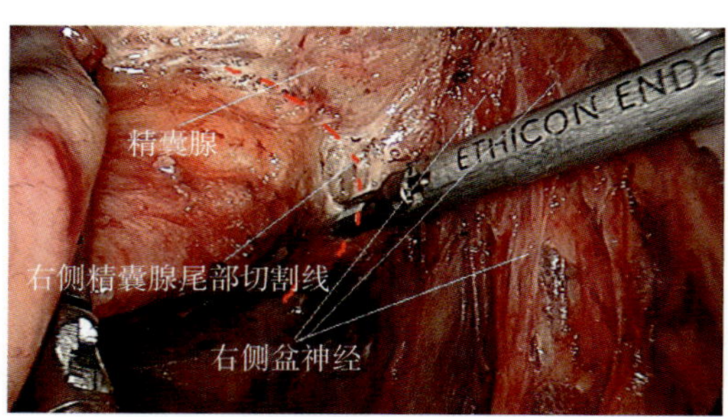

图 10－78　右侧精囊腺尾部弧形切开线

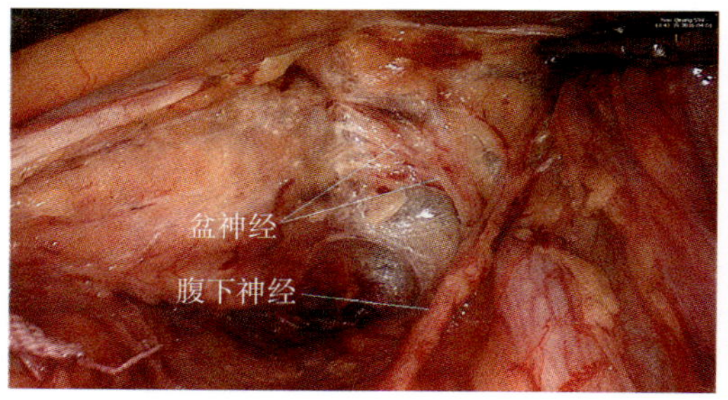

图 10－79　显示右侧盆神经

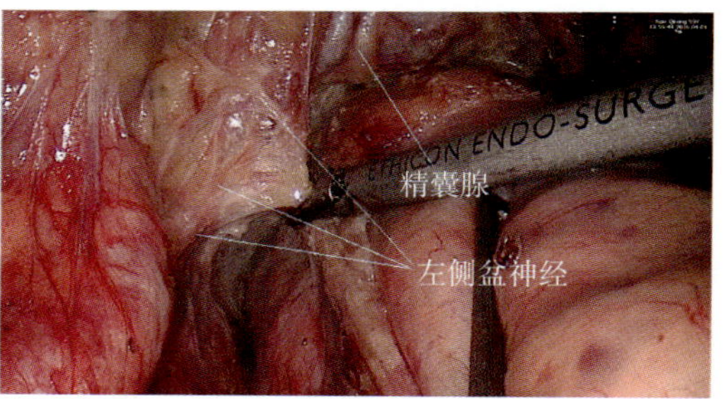

图 10－80　显示左侧盆神经

（2）注意事项：直肠侧间隙分离过程要保持张力，否则无法清楚显示 holy plane，容易走错层面，损伤盆神经。精囊腺尾部显露后，要弧形下内下分离，否则容易损伤盆神经；分离到精囊腺底部时，将邓氏筋膜逐层切开，辨认清楚神经血管束，避免损伤（图 10－81、10－82）。

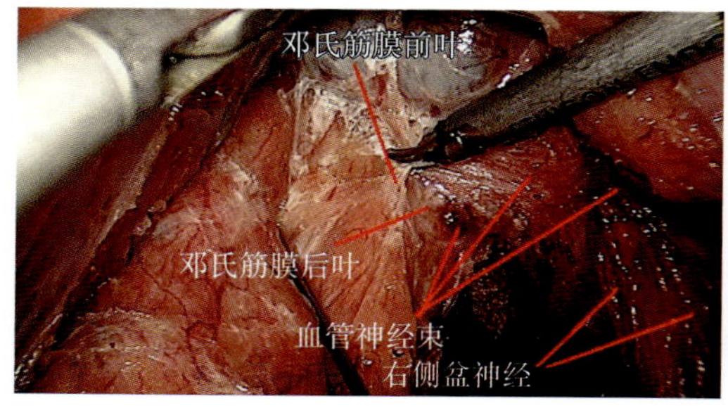

图 10－81　精囊腺尾部、邓氏筋膜、神经血管束的关系

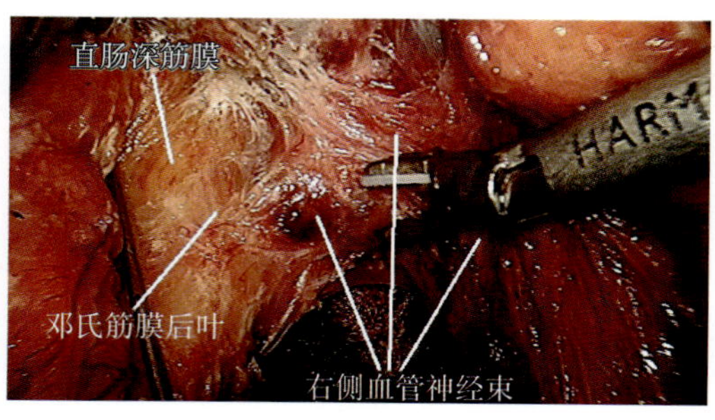

图 10－82　精囊腺尾部、邓氏筋膜、神经血管束的关系

10. 末端直肠系膜分离

（1）手术操作要点：分离左侧时，助手左手把直肠向头侧及右侧牵拉，保持足够张力；术者用超声刀非功能头或吸引器先找到直肠系膜与肠壁之间的间隙，再将直肠系膜从肛提肌裂孔边缘切断（图 10－83、10－84）。同法分离右侧（图 10－85）。

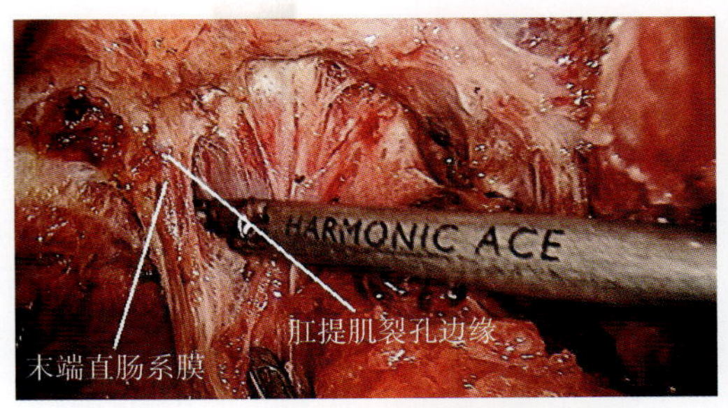

图 10－83　末端直肠系膜与直肠壁分开

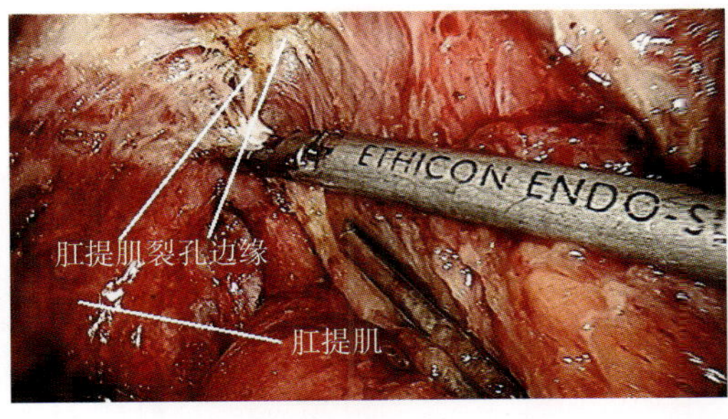

图 10－84　末端直肠系膜从肛提肌裂孔边缘切除

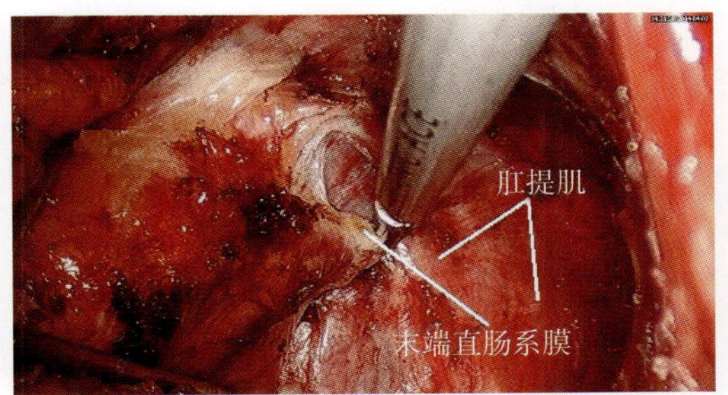

图 10－85　肛提肌裂孔边缘切除末端直肠系膜，进入括约肌间隙

（2）注意事项：直肠末段系膜只有薄薄一层环形附着于肛提肌裂孔边缘，分离时容易走错层面，损伤直肠。在切除末段直肠系膜时，要先找到系膜与肠壁间的间隙，再把直肠系膜从肛提肌裂孔边缘切断。

11. 内外括约肌间隙的分离

（1）操作要点：将末段直肠系膜从肛提肌裂孔边缘附着点切开后，就自然而然进入内外括约肌间隙。先从右侧进入内外括约肌间隙，顺着内外括约肌间隙切断直肠纵肌与耻骨直肠肌之间的交叉纤维，沿直肠肌层往肛侧行钝性分离，直至见到曲张静脉团（齿状线水平），如图 10－86、10－87。

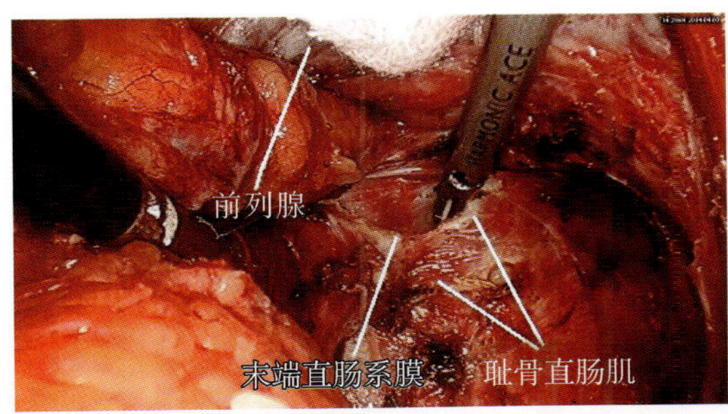

图 10－86　肛提肌裂孔边缘切除末端直肠系膜，进入括约肌间隙

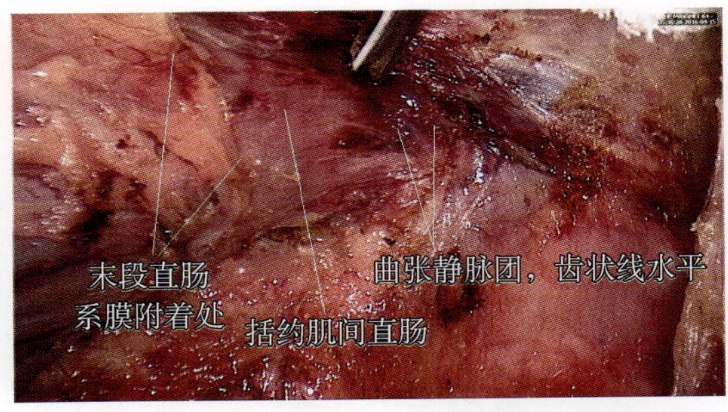

图 10－87　显示内外括约肌间直肠、齿状线及末端直肠系膜附着处

内外括约肌间隙分离到齿状线水平，末段直肠系膜附着处到齿状线水平这段括约肌间直肠为 1.5 cm～2.0 cm，这就为在盆腔应用腔内切割闭合器切断、闭合直肠创造条件(图 10－88)。

(2) 注意事项：直肠后壁与耻骨直肠肌由于有肌肉纤维相互交织，粘连紧密，分离过程中应避免损伤直肠及耻骨直肠肌，右侧视野暴露较好，从右侧进入内外括约肌间隙较容易，循着右侧内外括约肌间隙，锐性与钝性联合，可较轻松地将直肠后壁与耻骨直肠肌分开。

12. 远端直肠的闭合、离断与吻合

(1) 闭合、离断的操作要点：经肛门指检确定癌肿下缘，并在腹腔镜下用钛夹标记。先充分扩肛至可容纳 4 指通过，用腔内切割闭合器通过 12 mm 主操作孔切断、闭合直肠。

(2) 闭合、离断的注意事项：闭合切断直肠前先充分扩肛，如果先用闭合器闭合、切断直肠远切端再扩肛，由于直肠残端离肛门很近，扩肛过程容易造成直肠残端破裂(图 10－89)。

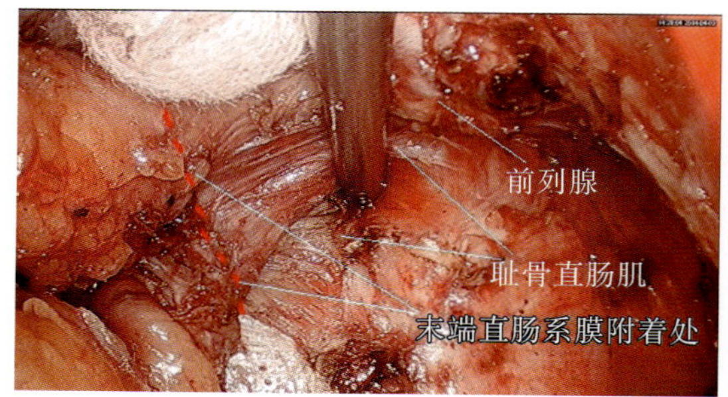

图 10－88　显示内外括约肌间直肠、齿状线及末端直肠系膜附着处

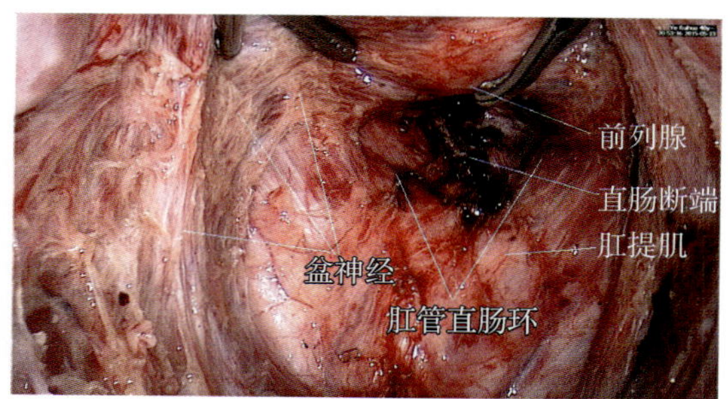

图 10－89　显示直肠断端及耻骨直肠肌

(3) 吻合的操作要点：预定行回肠造口的位置切开一小口，取出近端直肠，切除肿瘤，结肠近端置入吻合器抵钉座，将其放入腹腔，重建气腹。在腹腔镜直视下，经肛门置入吻合器枪身，与抵钉座对合，检查近端肠管是否扭转，击发、吻合。经左下腹操作孔置入一根双套管于盆腔中吻合口旁。

(4) 吻合的注意事项：由于直肠远断端已缩回肛管直肠环远侧，所以吻合时应避免耻骨直肠肌嵌入在抵钉座与吻合器之间，造成耻骨直肠肌损伤及吻合口愈合不良(图 10－90)。

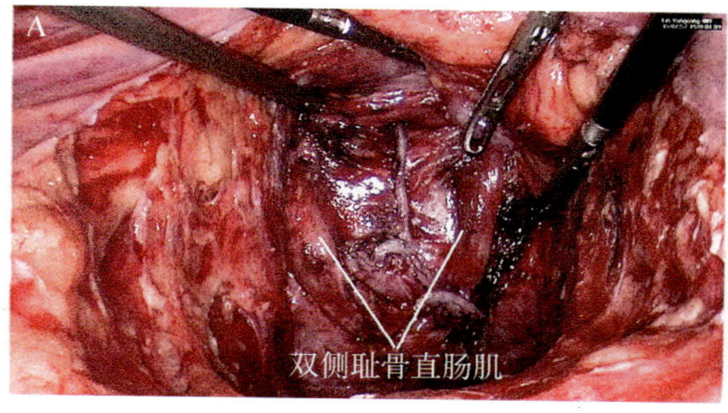

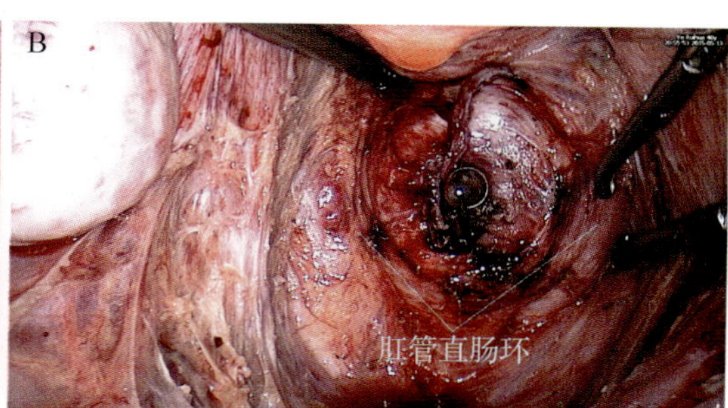

图 10－90　吻合时应避免耻骨直肠肌嵌入在抵钉座与吻合器之间

五、总结

腹腔镜经括约肌间超低位直肠前切除是难度比较大的极限保肛手术，要完成这样的手术，有几点是必须注意的：①选择合适病例，一定要把握其适应证。②术者要有丰富的超低位直肠前切除经验。③一个配合默契的优秀团队。

（郭银枞）

第五节 腹腔镜直肠癌选择性侧方淋巴结清扫术

关于直肠癌侧方淋巴结清扫的适应证目前日本与其他国家存在较大争议，多数学者认为侧方淋巴结清扫术创伤大，对泌尿、性功能影响大，不宜常规开展该术式，但对确诊转移的患者，侧方淋巴结清扫仍能带来师存获益。日本多数外科医师仍主张对腹膜反折以下的 T3、T4 及 N+ 的患者常规行侧方淋巴结清扫，而我国目前对侧方淋巴结清扫术的指征尚未形成统一意见，对高度怀疑侧方淋巴结转移的患者可考虑行选择性侧方淋巴结清扫术。

一、适应证和禁忌证

1. 适应证

（1）肿瘤下缘位于腹膜反折以下的中低位直肠癌，且伴有至少两项以上侧方转移之危险因素（系膜淋巴结转移；cT3－4; G3－4；肿瘤直径> 4 cm；CRM 阳性；女性；EMVI）。

（2）中低位直肠癌，伴影像学髂内、闭孔周围淋巴结短径＞5 mm，或髂外、髂总、髂血管分叉周围淋巴结短径> 6 mm。

（3）中低位直肠癌，伴侧方淋巴结肿大达影像学确诊标准：淋巴结直径＞1 cm 或 MRI 上显示淋巴结形状不规则、信号不均匀。

2. 禁忌证

（1）伴肝、肺、骨等远处不可切除转移病灶。

（2）伴腹膜后广泛淋巴结转移。

（3）肿瘤原发灶不能实现 R0 切除。

（4）患者全身合并症多，身体状况评估不能承受手术。

二、麻醉、体位与切口

本手术常是腹腔镜直肠癌根治术的附加手术，对复发的患者也可单独施行。患者采用全身麻醉，患者的体位可采用截石卧位，右侧大腿降低至与腹部水平，注意关节处良好衬垫。采用 5 孔法。

三、手术方法

1. 手术方式及范围 侧方淋巴结清扫术通常按三间隙清扫的原则，第一间隙为 TME 手术间隙，第二间隙为髂内血管（近、远端）周围，第三间隙为闭孔内淋巴结。侧方淋巴结清扫术按手术的范围及目的可区分为预防性清扫及治疗性清扫。后者主要针对确诊侧方淋巴结转移，尤其是髂内血管周围有淋巴结转移的患者，需要同时切除盆丛神经及髂内血管或其部分分支。而前者主要针对未确诊侧方淋巴结转移的患者，需要保留盆丛神经。第二间隙清扫的边界：外侧为髂内动脉，内侧为下腹神经及骶骨外侧，头侧为髂总静脉，尾侧为盆丛神经，后方为梨状肌及骶骨外缘（图 10－91）。第三间隙的内侧边界为输尿管及髂内血管及其向下延续后的血管神经丛，外侧边界为髂外静脉及闭孔内肌，后壁为坐骨神经，前边界为膀胱壁及耻骨联合，内有闭孔神经及闭孔动静脉穿行（图 10－92）。

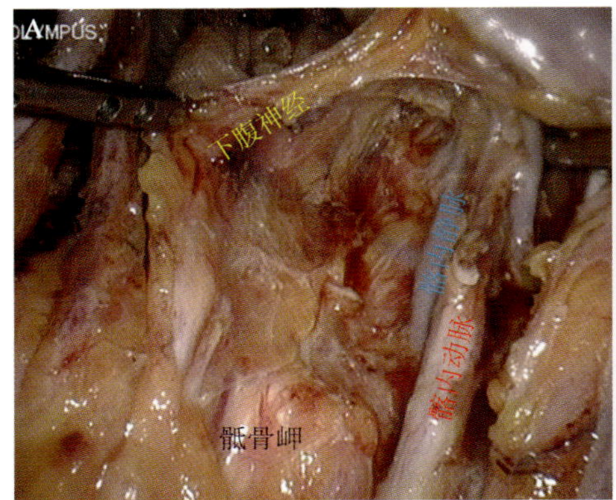

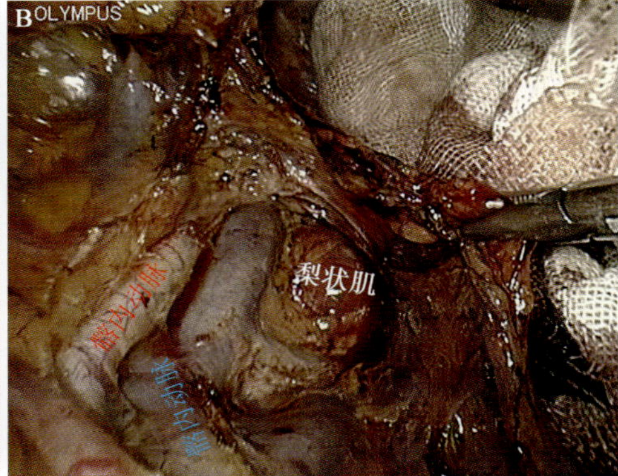

图 10－91 第二间隙清扫的边界

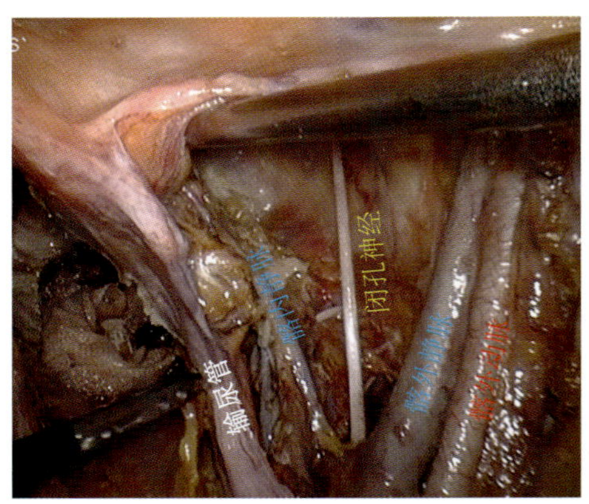

图 10－92 第三间隙清扫的边界

对髂内血管远端存在转移性淋巴结时，因淋巴结常与盆丛神经或血管神经束本身致密粘连，可切断膀胱下动脉分支并切除盆丛神经。图 10－93 示切断髂内静脉远端，图 10－94 示暴露臀上动脉。

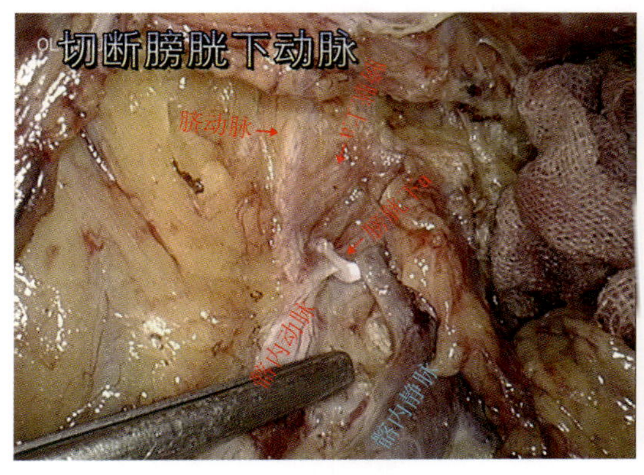

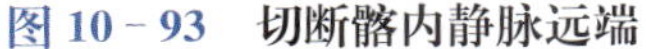
图 10－93　切断髂内静脉远端

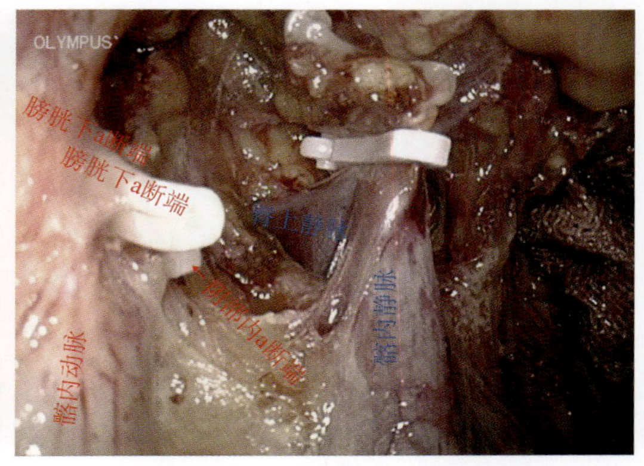

图 10－94　暴露臀上动脉

髂内血管远端及盆丛神经切除后，显露坐骨神经，坐骨神经由 3 个主要神经干汇合，远端 2 个神经干走行于梨状肌表面(图 10－95)。

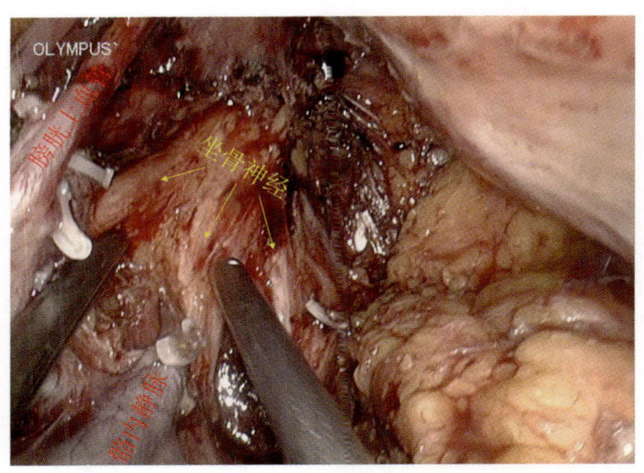

图 10－95　显露坐骨神经

2. 具体手术步骤

(1) 手术野的暴露：对与行直肠前切除的患者，可将直肠切断后再施行侧方淋巴结清扫。而对于拟行腹会阴联合切除的患者，可将直肠暂时悬吊牵拉向对侧腹部，以免阻挡视野。女性患者应悬吊卵巢，便于暴露(图 10－96、10－97)。

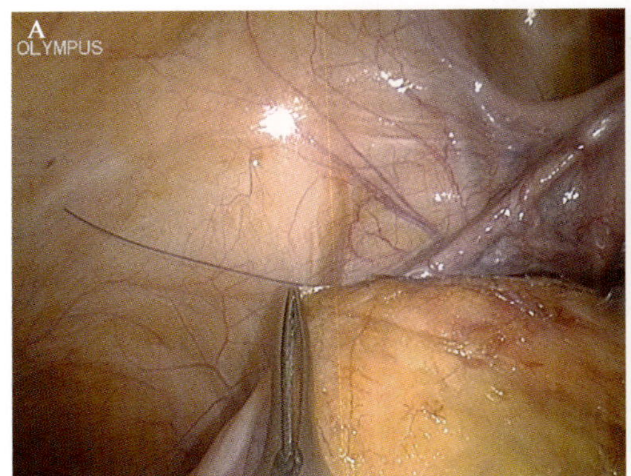

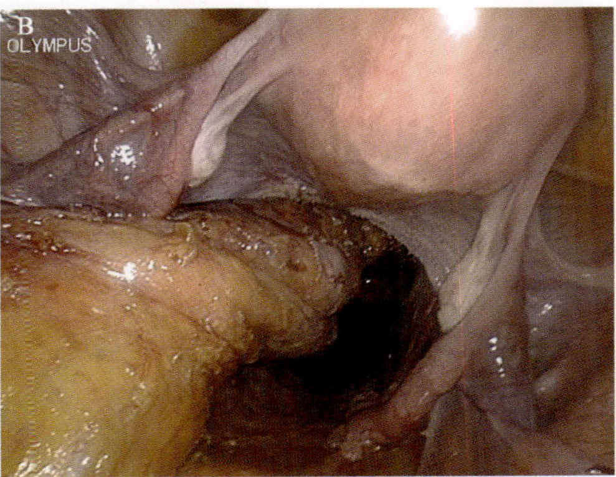

图 10－96　缝合悬吊直肠并牵拉向侧方淋巴结清扫的对侧方向

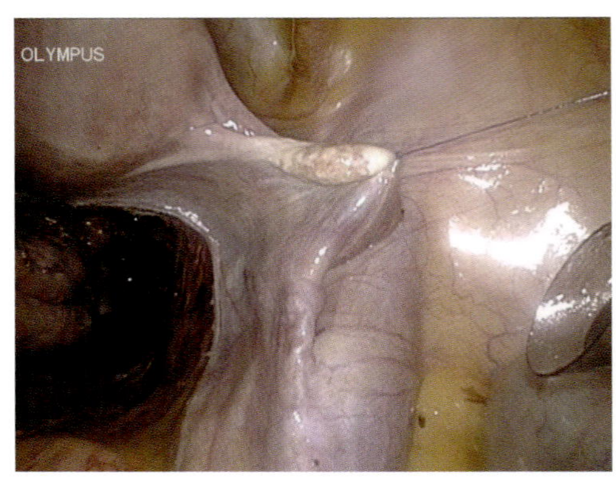

图 10-97　悬吊卵巢

（2）输尿管及下腹神经的保护：输尿管及下腹神经位于同一筋膜层次，该筋膜也被命名泌尿生殖筋膜，与髂血管周围的淋巴脂肪并非同一层次，而与骶前盆筋膜壁层延续，向尾侧延续为盆丛神经表面筋膜。沿该筋膜向内侧分离至骶骨前方，向远端分离至输精管（或子宫动脉）及盆丛神经。最好保留输尿管表面的腹膜，以免发生输尿管缺血（图 10-98～10-100）。

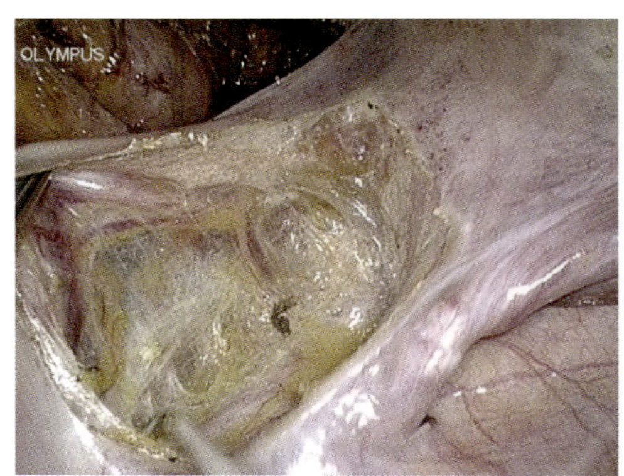

图 10-98　沿泌尿生殖筋膜分离

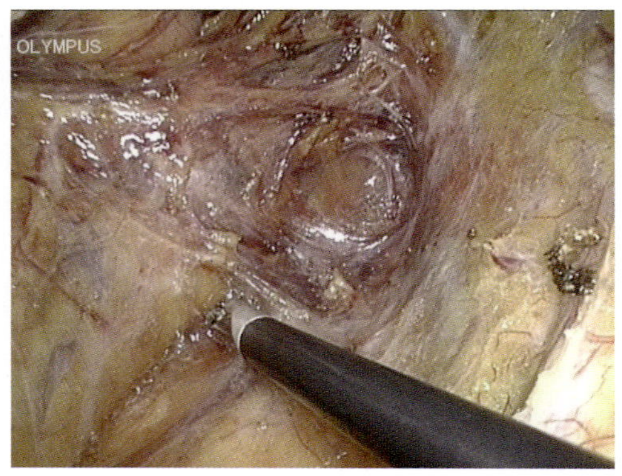

图 10-99　向内侧分离至骶外侧部分的前方

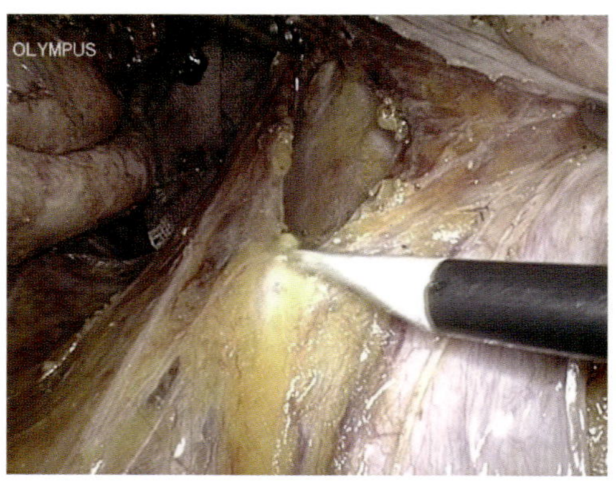

图 10-100　分离输尿管及下腹神经

（3）髂内血管周围淋巴结：髂内血管周围淋巴结的清扫范围头侧为髂总血管，尾侧为盆丛神经，背侧为骶外侧与梨状肌，内侧为骶骨外侧缘，外侧为髂内动脉及膀胱下动脉。通常清扫髂内淋巴结时常包括了同侧的骶外侧淋巴结(260)及腹主动脉分叉处淋巴结(280)。清扫髂内血管周围淋巴结时应尤其注意防止髂内静脉及分支的误损伤,建议的方法为"始终沿髂血管的长轴分离"。首先沿髂内动脉前壁显示清楚髂内与闭孔淋巴结的分界,再依次沿髂内动脉内侧、髂内静脉前方、髂内静脉内侧及骶外侧前方行纵轴方向的清扫(图 10-101～10-110)。

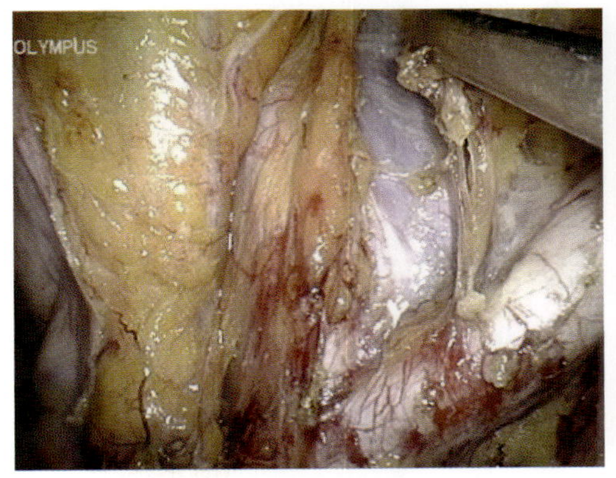

图 10-101 沿髂总动脉、对侧髂总静脉分离

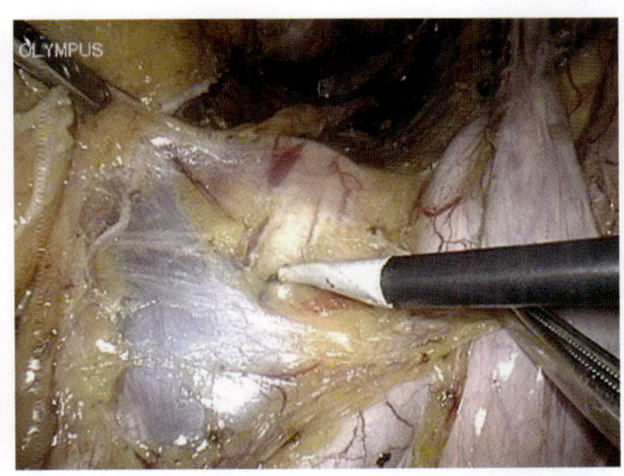

图 10-102 清扫腹主动脉分叉(260)淋巴结

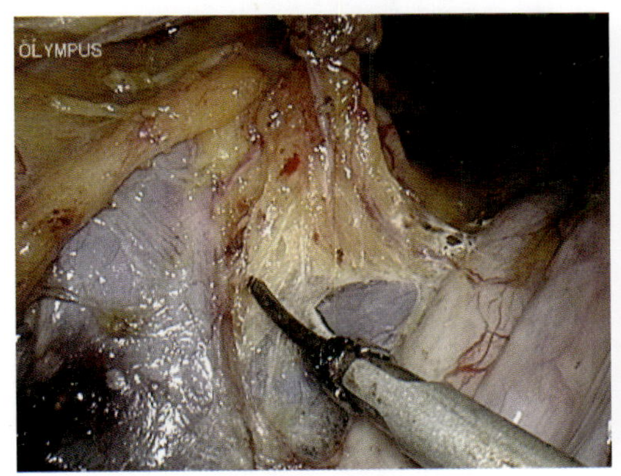

图 10-103 分离髂内淋巴结组的头侧缘

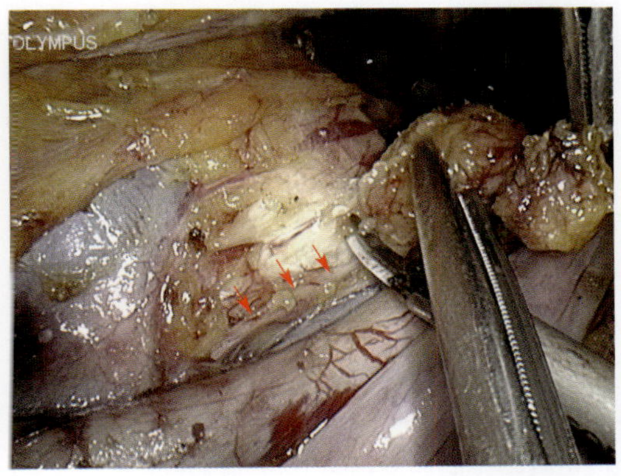

图 10-104 清扫 260 组时注意保护腰交感神经干(红箭头)

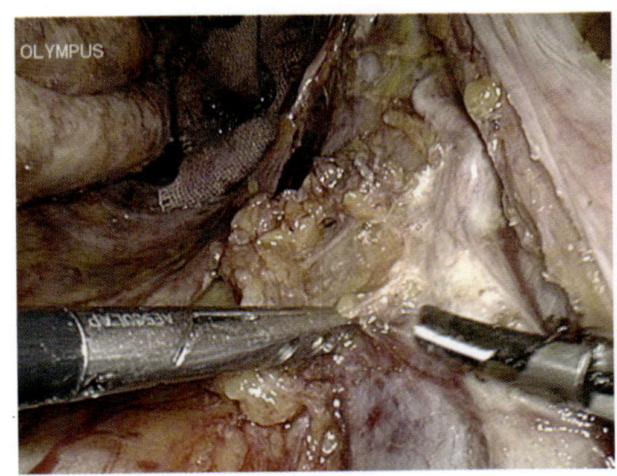

图 10-105 沿髂内动脉长轴分离,远端至显露出膀胱下动脉

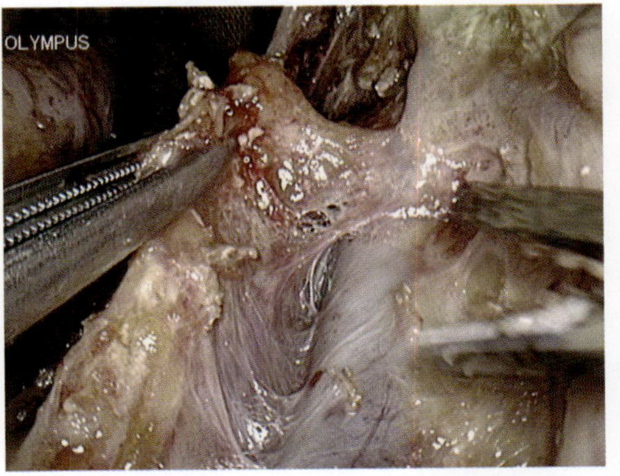

图 10-106 沿髂内静脉前分离,远端显露膀胱下静脉

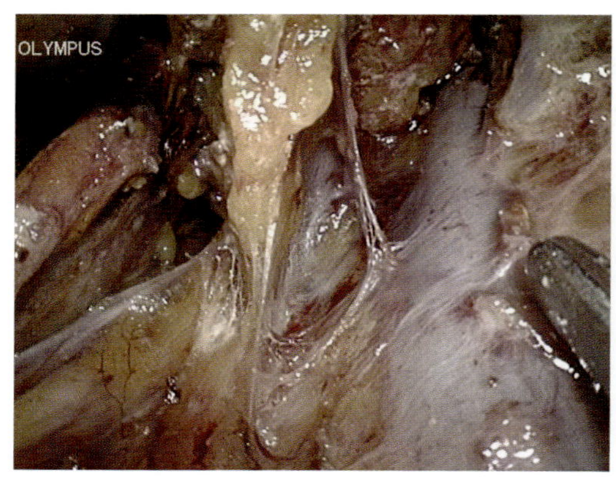

图 10－107　沿髂内静脉内侧分离，清扫骶外侧淋巴结

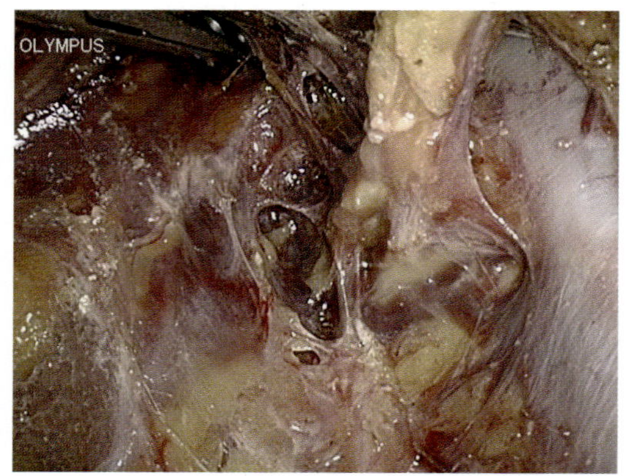

图 10－108　防止损伤髂内静脉向骶前的静脉的属支

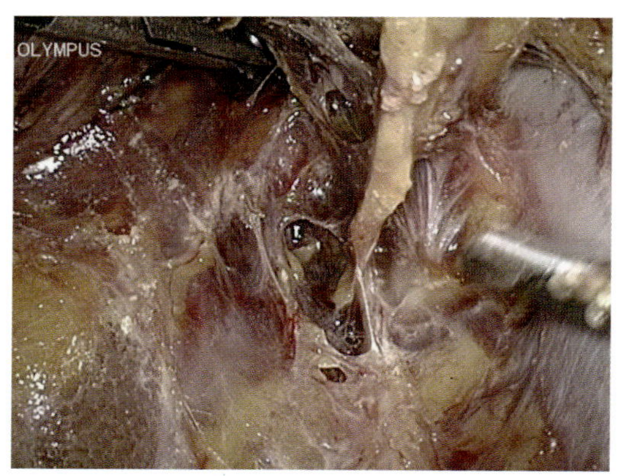

图 10－109　髂内淋巴结清扫远端分离至盆丛平面

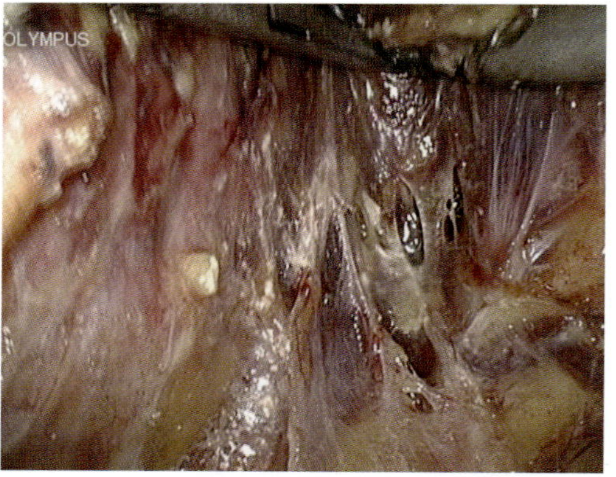

图 10－110　盆丛神经可辨

（4）髂外及闭孔淋巴结清扫：闭孔淋巴结清扫常从髂外血管前方开始，因而常同时清扫了293组淋巴结的一部分（可不清扫髂外动脉外侧的淋巴结）。闭孔淋巴结的头侧为髂内静脉，尾侧为肛提肌表面，内侧为髂内动静脉及其分支、膀胱及血管神经束，外侧为闭孔内肌，后壁为骶丛神经的主干（腰骶干及S1）。

1）闭孔组头侧界限的清扫，沿髂外动脉前壁裸化，无必要常规清扫髂血管外侧之淋巴脂肪组织，除非有可疑淋巴结转移，沿髂外静脉前壁分离，在近心端应显露髂内及髂外分叉处，髂外静脉通常无属支汇入，但少数患者存在变异的闭孔静脉汇入髂外静脉，沿髂外静脉垂直向下显露髂腰肌下缘及耻骨梳及闭孔内肌，沿髂外静脉及耻骨梳向腹股沟方向清扫，至切除股深淋巴结（图10－111～10－117）。

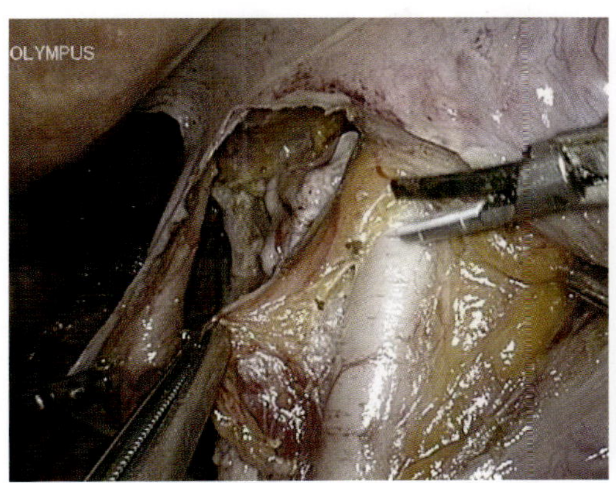

图 10－111 沿髂外动脉前壁裸化

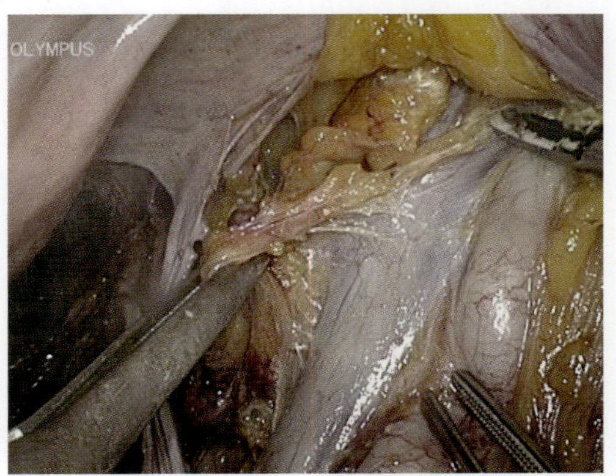

图 10－112 沿髂外静脉前壁分离

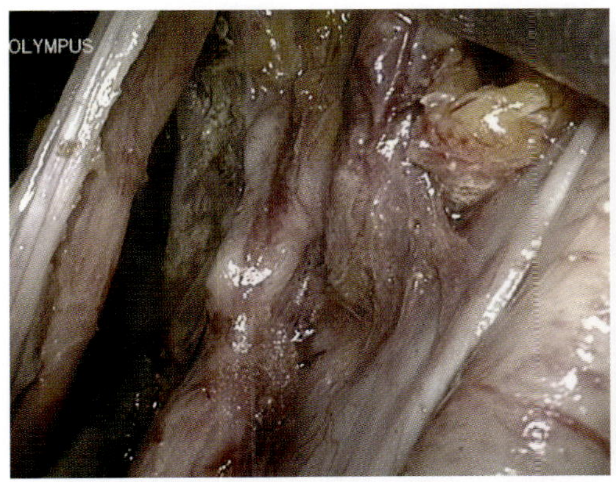

图 10－113 在近心端显露髂内及髂外分叉处

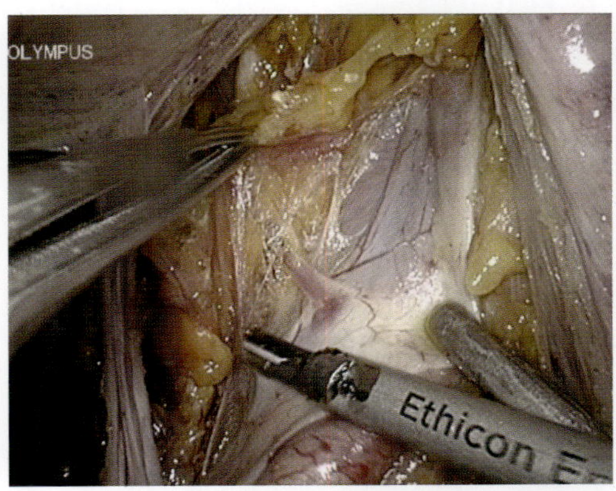

图 10－114 少数变异的闭孔静脉汇入髂外静脉

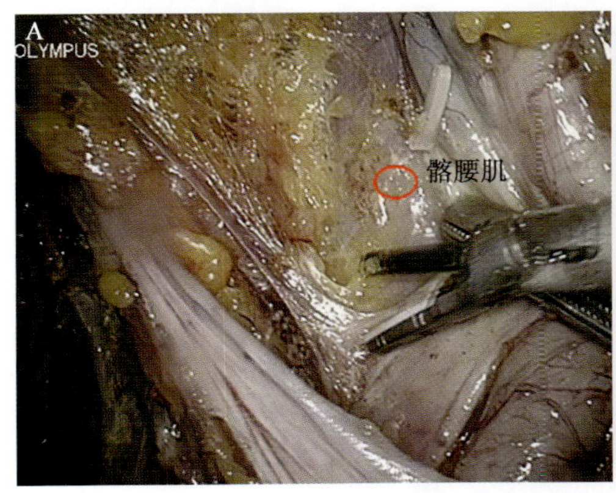

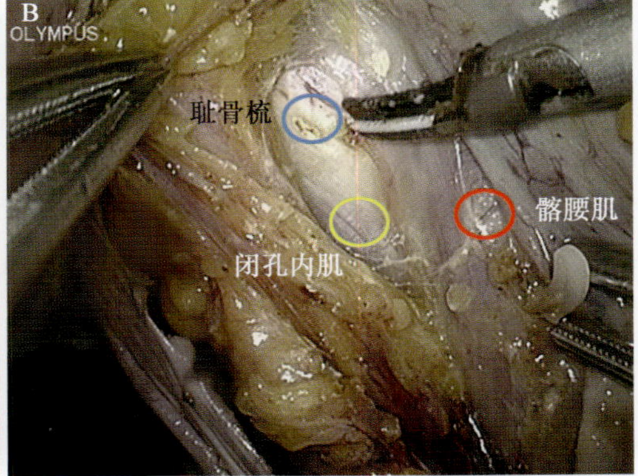

图 10－115 沿髂外静脉垂直向下显露髂腰肌下缘及耻骨梳及闭孔内肌

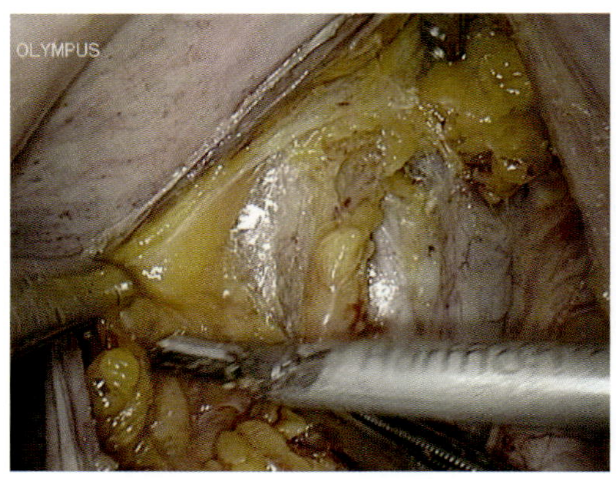

图 10－116　沿髂外静脉及耻骨梳向腹股沟方向清扫

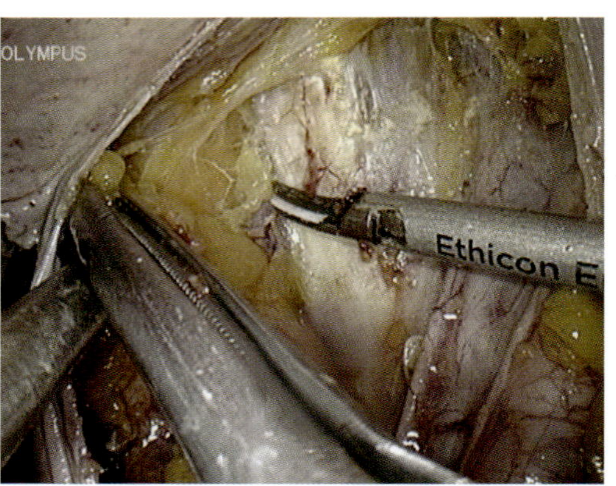

图 10－117　切除股深淋巴结

2）闭孔前间隙的剥离层面头侧界限的清扫，助手牵拉前方腹膜，以钝性剥离为主分离腹膜与闭孔脂肪的间隙，闭孔内脂肪沿脐动脉索与前腹部脂肪延续，应靠近前腹壁切断脐动脉索，但注意无切破腹膜，在前方钝锐分离结合，显露前侧方的膀胱壁（图 10－118～10－120）。

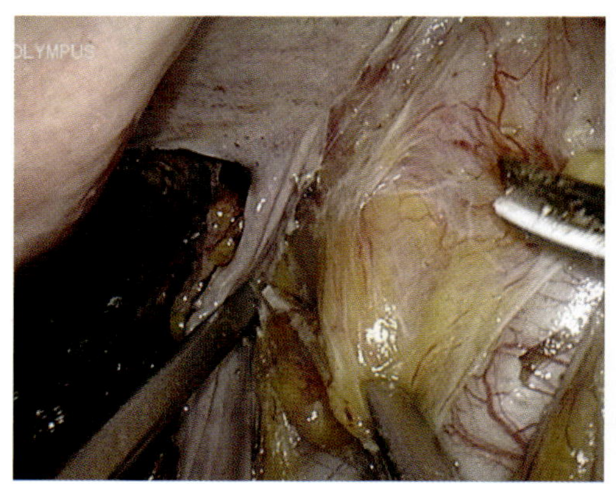

图 10－118　钝性分离腹膜与闭孔脂肪的间隙

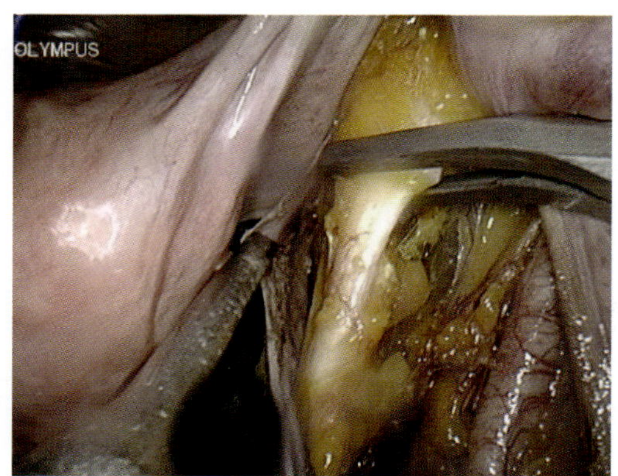

图 10－119　切断脐动脉索

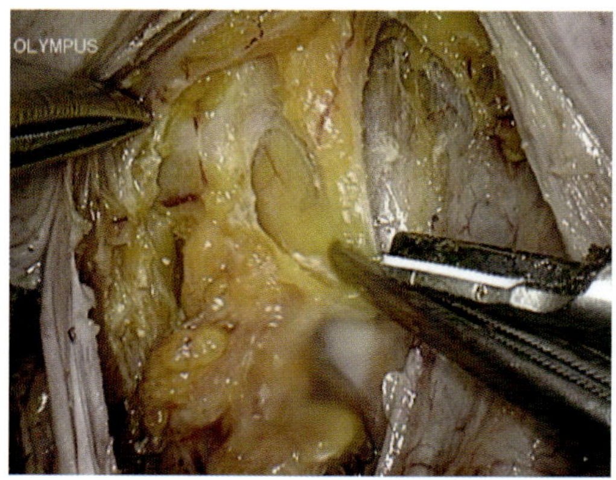

图 10－120　显露前侧方的膀胱壁

3) 闭孔清扫内侧平面的确立：在盆丛之头侧，内侧界面应该以髂内动静脉为界；在盆丛之尾侧，靠前方以膀胱内侧壁为界，靠后以血管神经束的外侧为界。沿脐动脉分离，寻找膀胱上动脉是否与脐动脉共干，保留膀胱上动脉，切断脐动脉索。沿髂内动静脉外侧分离，沿膀胱上动脉分离，找到膀胱外侧疏松间隙，良好的张力及钝性分离是保证分离平面正确的关键，沿膀胱外疏松间隙钝性分离隧道至肛提肌表面，切除膀胱外脂肪，沿膀胱壁向背侧及沿膀胱下动脉分离显露血管神经束外侧，切断闭孔静脉，沿闭孔内肌表面分离至显露闭孔神经及其出骨盆处，切断两组（通常 4 根或以上）闭孔血管，分离闭孔神经及其入闭孔处，注意应优先显露其后方的髂内静脉后干或髂腰静脉等，分离闭孔神经及其入闭孔处，注意应优先显露其后方的髂内静脉后干或髂腰静脉等，显露闭孔后壁的坐骨神经表面筋膜，显露闭孔神经全长（图 10－121～10－137）。

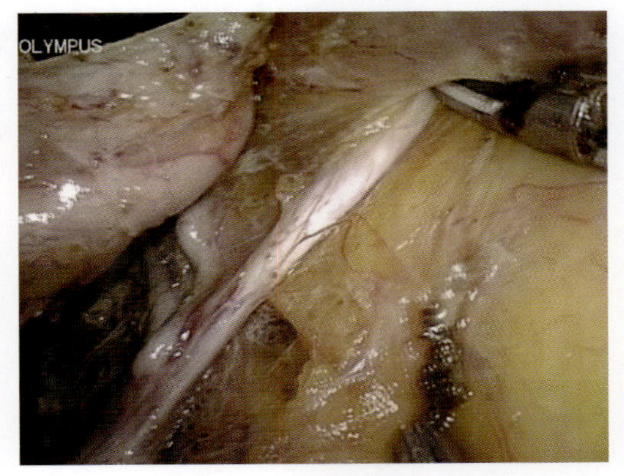

图 10－121 沿脐动脉分离

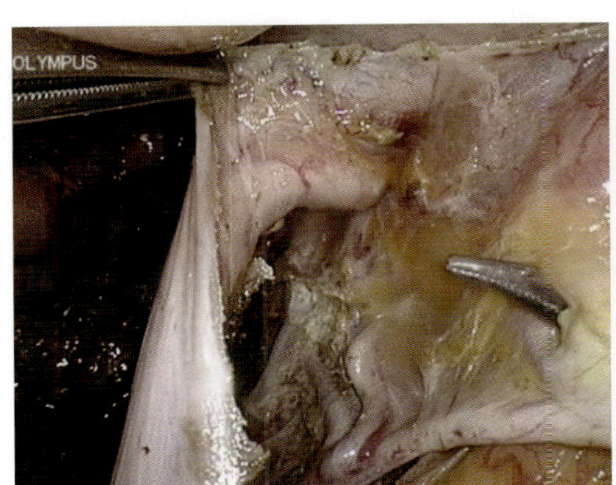

图 10－122 保留膀胱上动脉，切断脐动脉索

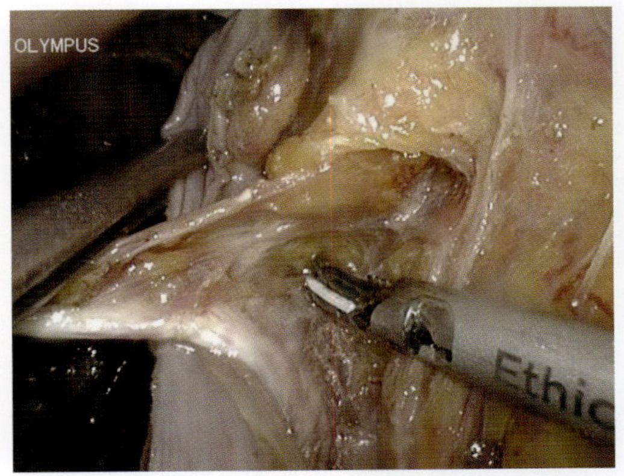

图 10－123 沿髂内动脉外侧间隙分离

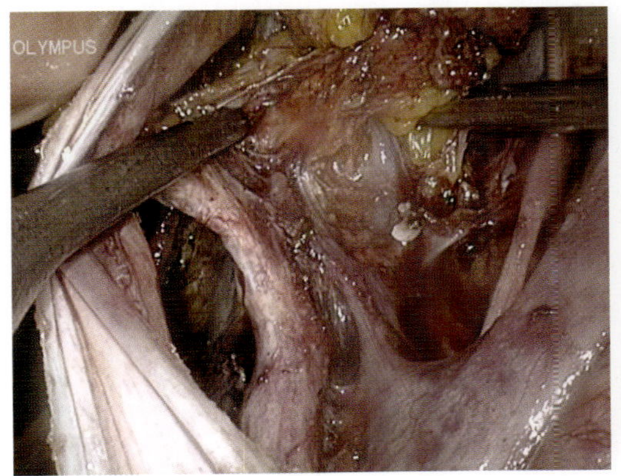

图 10－124 沿髂内静脉外侧分离（闭孔内静脉已切断）

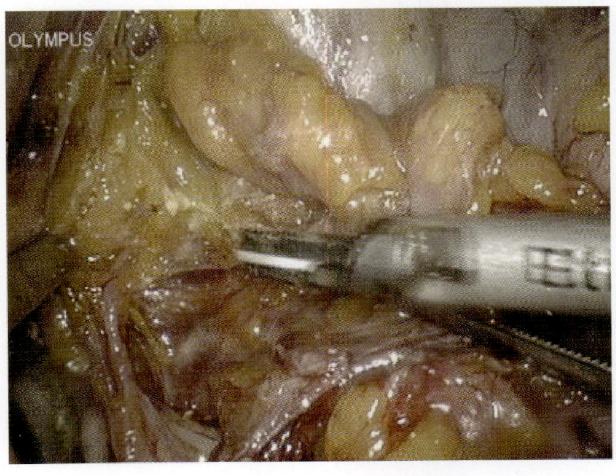

图 10－125 沿膀胱上动脉分离

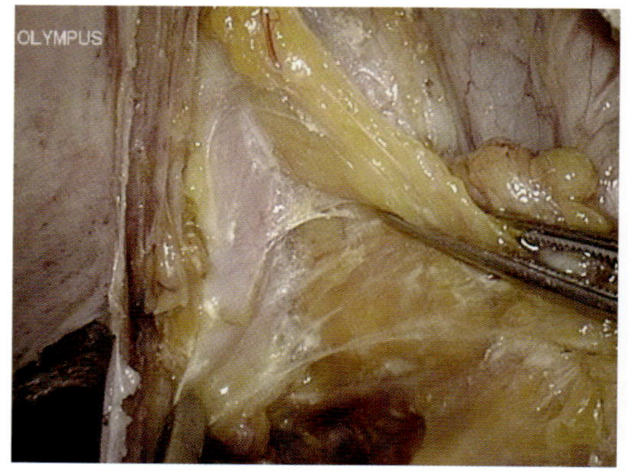

图 10－126　寻找膀胱外侧疏松间隙

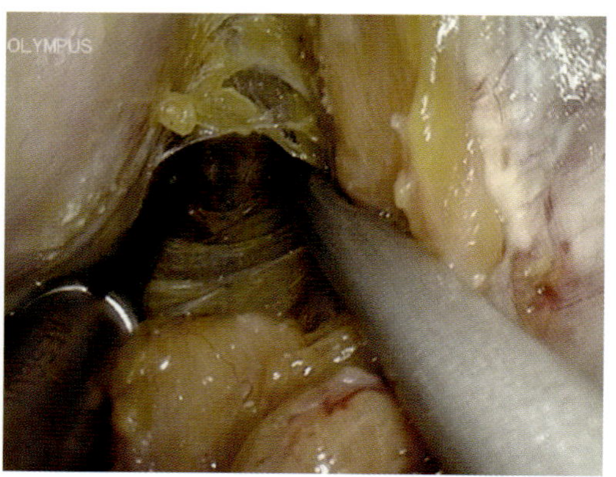

图 10－127　沿膀胱外疏松间隙钝性分离隧道

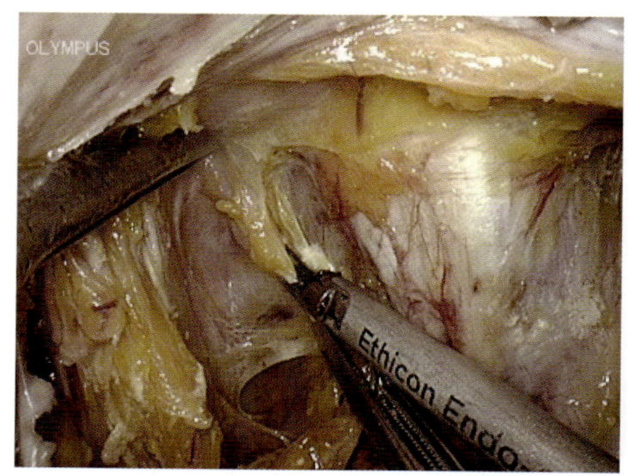

图 10－128　分离至肛提肌表面，切除膀胱外脂肪

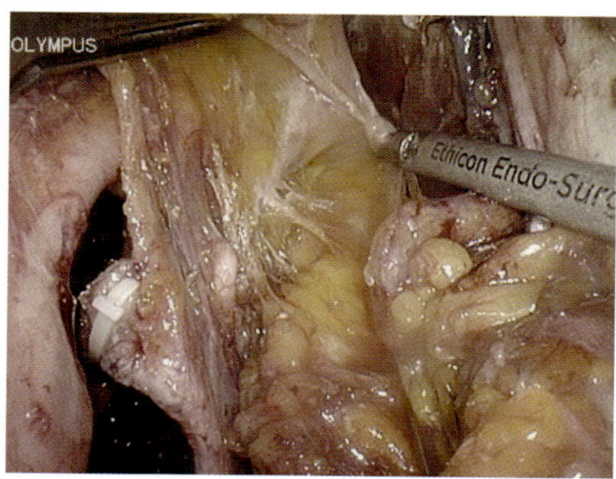

图 10－129　沿膀胱壁向背侧及沿膀胱下动脉分离

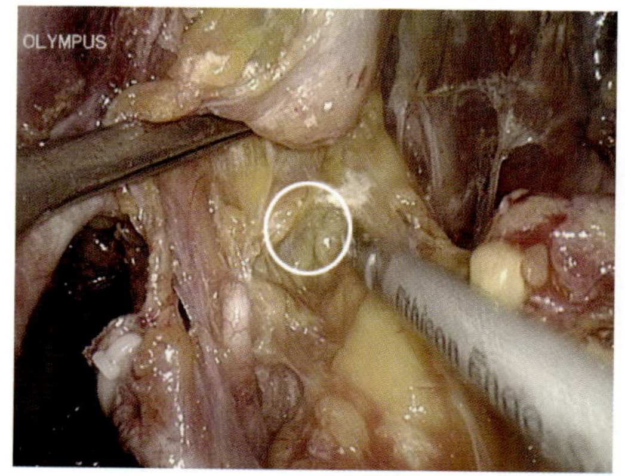

图 10－130　显露血管神经束(白圈)外侧

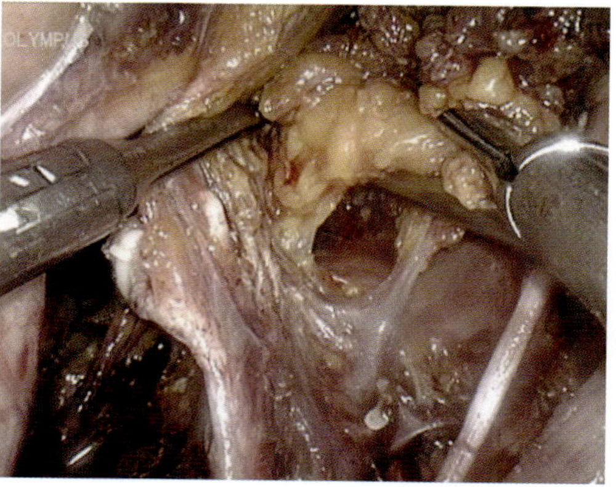

图 10－131　切断闭孔静脉

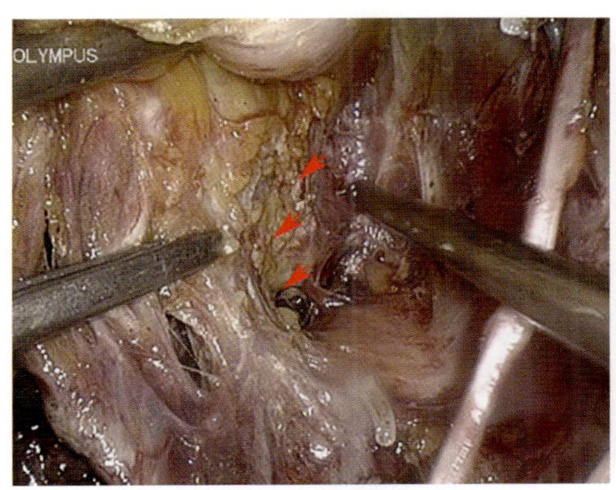

图 10-132 闭孔清扫后的内侧壁，血管神经束

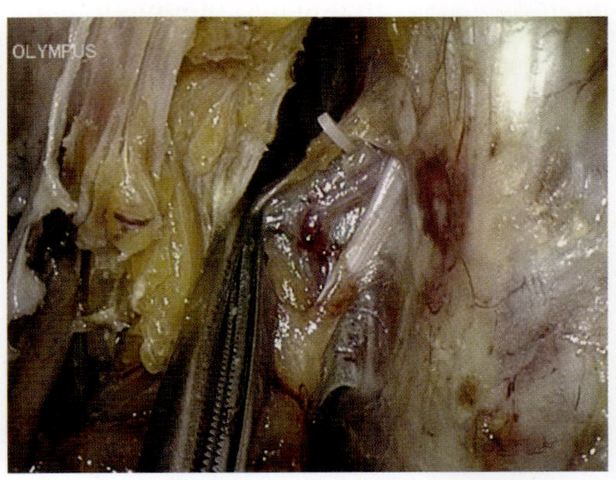

图 10-133 沿闭孔内肌分离至显露闭孔神经及其出骨盆处

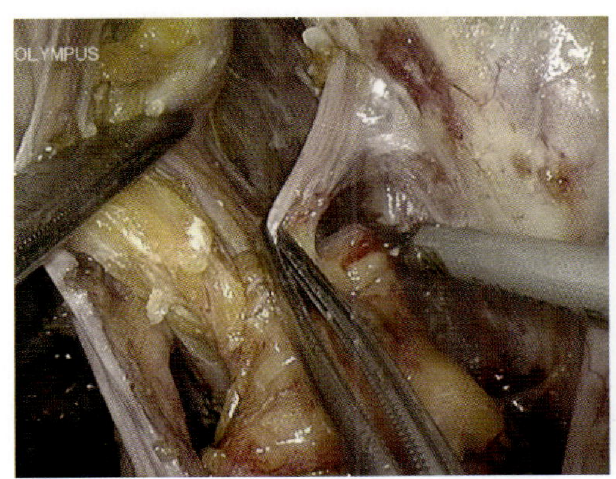

图 10-134 切断两组(通常 4 根或以上)闭孔血管

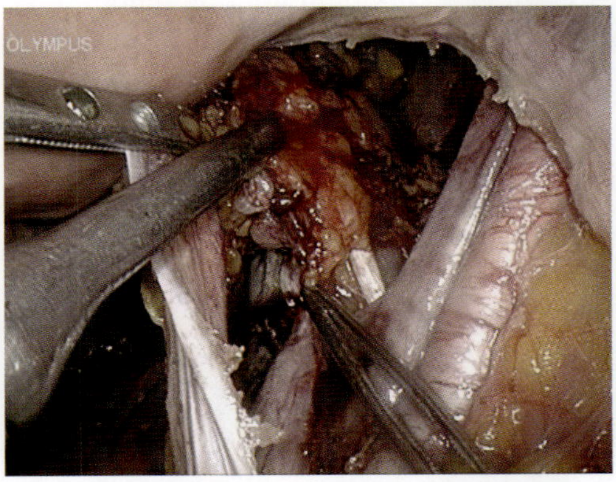

图 10-135 显露闭孔神经后方的髂内静脉后干

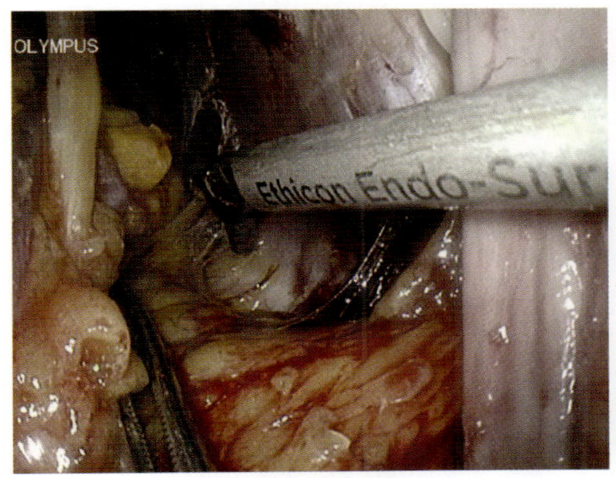

图 10-136 显露闭孔后壁的坐骨神经表面筋膜

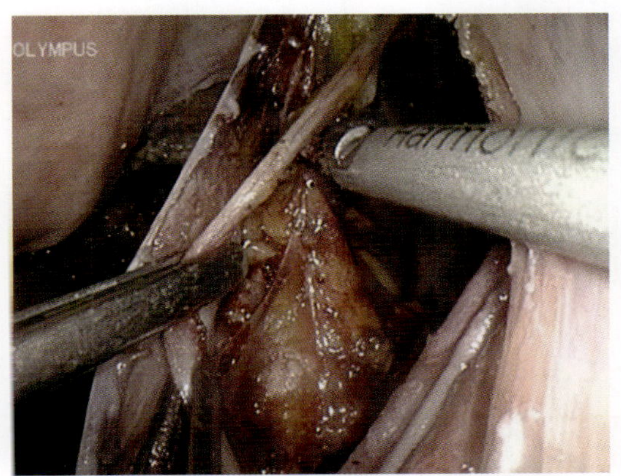

图 10-137 显露闭孔神经全长

（5）切除髂内血管及盆丛神经：髂内血管分为前支及后支，前支为内脏支，后支供应臀部及盆壁、髂肌等。转移淋巴结常累及前支的分支或盆丛神经，因而需一并切除血管及盆丛神经。血

管神经束应靠近膀胱切除，最好采用 Ligasure 进行切除，以减少出血。具体步骤：切断膀胱下动脉，其后可见阴部内动脉及膀胱下静脉，切断阴部内动脉，切断髂内静脉的前支（内脏支），保留臀下静脉，应注意保护前支血管背面的骶丛神经（图 10－138～10－143）。

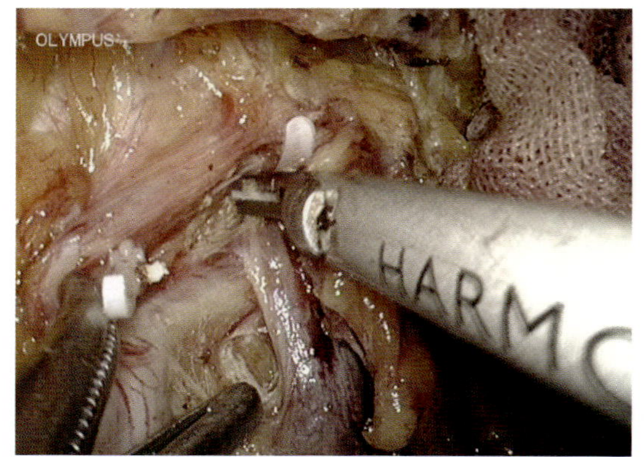

图 10－138　切断膀胱下动脉

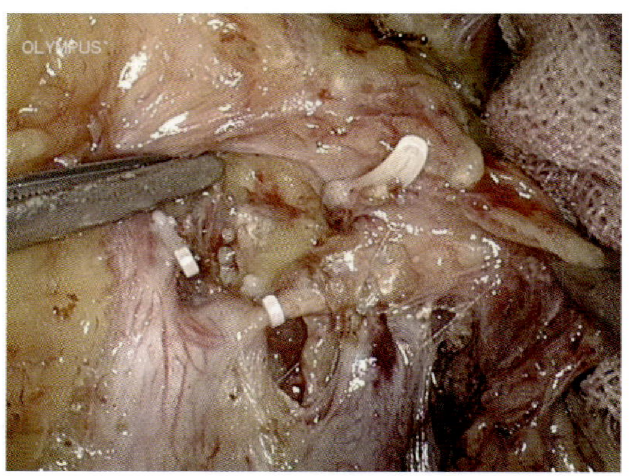

图 10－139　切断阴部内动脉

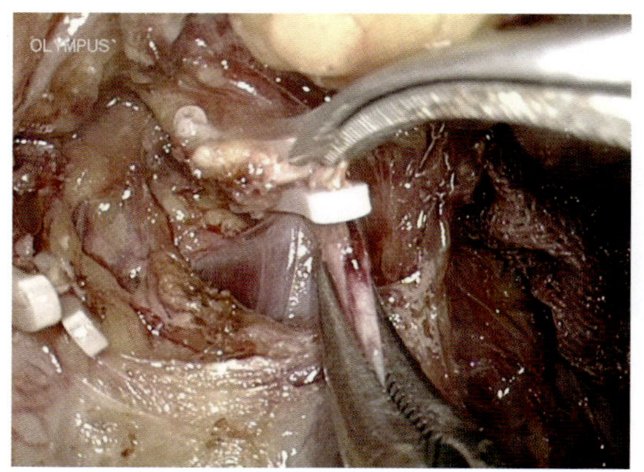

图 10－140　切断髂内静脉的前支，保留臀下静脉

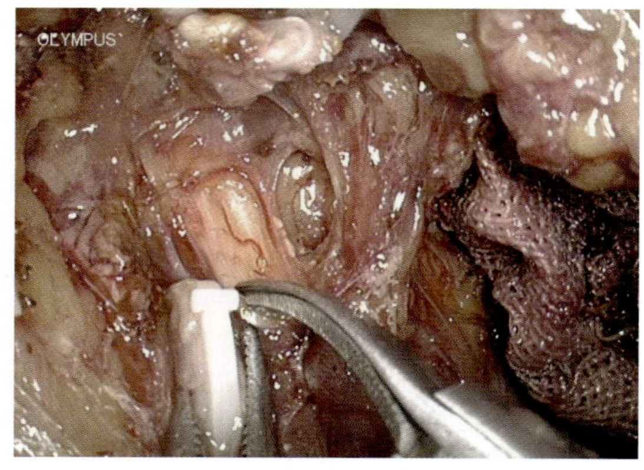

图 10－141　注意保护前支血管背面的骶丛神经

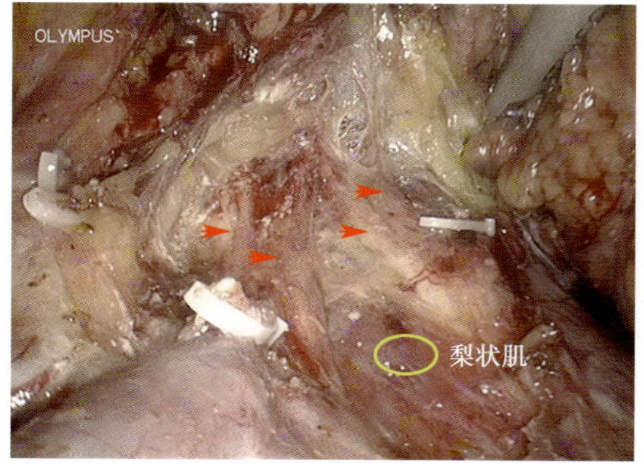

图 10－142　骶丛神经（红箭头）走行与梨状肌表面（黄圈）

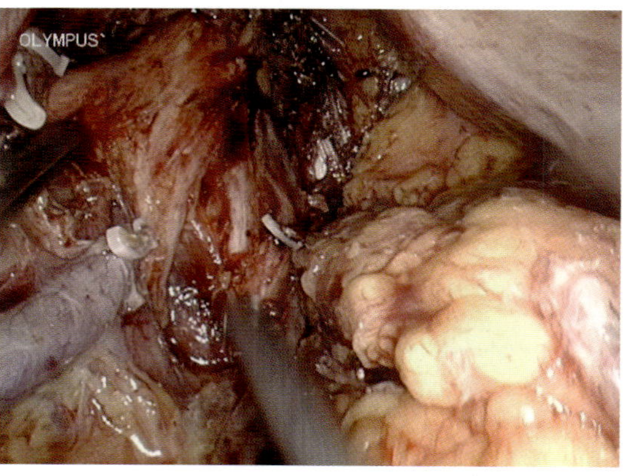

图 10－143　血管切除后的骶丛神经情况

(6) 清扫后效果及引流：图 10－144～10－146。

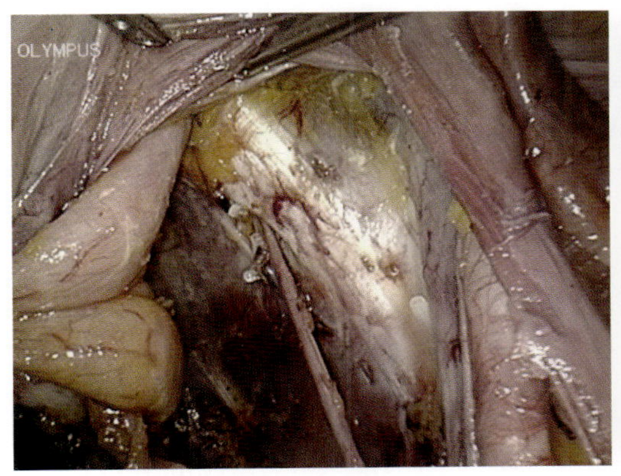

图 10－144 闭孔切除后的效果

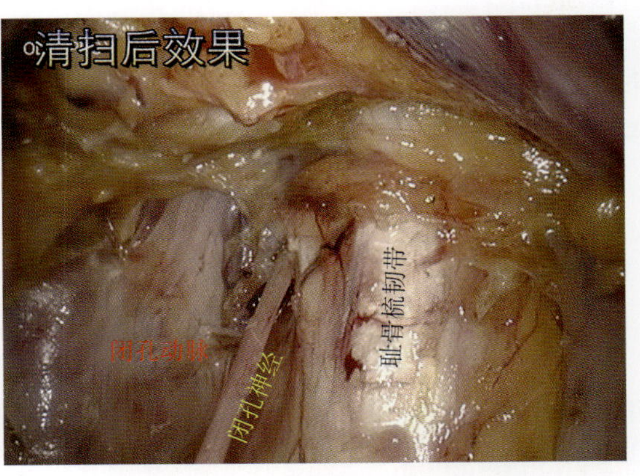

图 10－145 清扫后耻骨梳韧带及闭孔神经出盆点

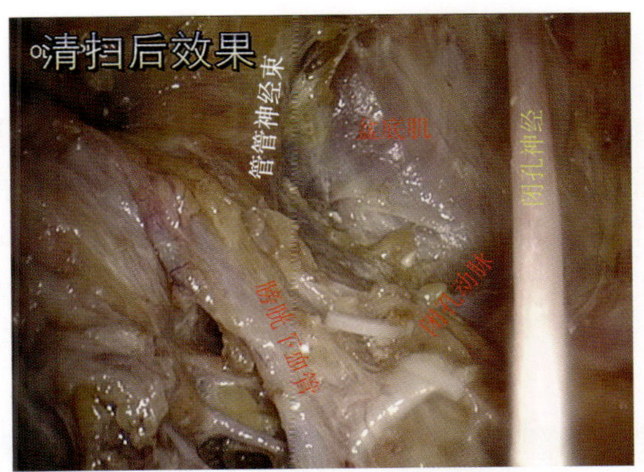

图 10－146 闭孔远端清扫后血管神经束盆丛暴露情况及肛提肌

(王 自 强)

第六节 神经导向腹腔镜直肠癌根治术

直肠癌患者术后常出现排尿和性功能障碍，这主要是由于直肠癌手术空间小、位置深、解剖难，术中易损伤自主神经所致。为解决这一难题，我们经过大量的解剖研究和手术探索，并充分利用高清腹腔镜的视觉优势，在术中精细解剖并主动显露直肠癌根治术中所涉及的关键自主神经，最终在微创根治直肠癌的同时最大限度地保留患者的泌尿生殖功能，达到最佳治疗效果。

一、适应证和禁忌证

1. 适应证 术前直肠(MRI)和(或)直肠腔内超声内镜检查考虑 cT1～cT3 期和淋巴结阴性

的直肠癌。术前直肠 MRI 和(或)直肠腔内超声内镜检查考虑环周切缘可疑阳性和(或)淋巴结阳性且距肛缘≤10 cm 的中低位直肠癌,建议新辅助放化疗后再行手术治疗。

2. 禁忌证 环周切缘(circumferential resection margin, CRM)阳性或可疑阳性的病例,包括直肠癌周围脏器的严重浸润,肿瘤巨大,不能达到充分减压的肠梗阻病例;患者本身禁忌证:全身情况差,伴发其他严重疾病,无法耐受麻醉及手术者。

二、麻醉、体位及套管放置

(1) 麻醉:气管插管全身麻醉,可加用连续硬外麻醉。

(2) 体位:平卧双下肢外展位(或半截石位:患者左下肢外展屈髋屈膝,右下肢伸直外展),臀部垫高,右上肢内收(方便主刀和扶镜手站位),左上肢根据需要采取内收或外展位,手术开始后调整体位至头低脚高 30°,左高右低 30°。

(3) 套管放置:5 孔法。

三、手术步骤

下面以男性患者为例,说明神经导向腹腔镜直肠癌根治术的手术步骤。

1. 中央入路切开肠系膜 将小肠推向头侧及右侧,助手用无损伤钳在骶岬水平抓紧直乙结肠系膜根部向腹侧提拉,其另一手用肠钳提起盆腔中直肠系膜右侧,使得整个直肠系膜垂直向上呈扇形展开。主刀的辅助钳抓住右直肠旁沟外的腹膜,用超声刀/电铲自尾侧向头侧切开肠系膜直至其根部(图 10-147),可见一水平的疏松间隙,即进入左侧 Toldt's 间隙。

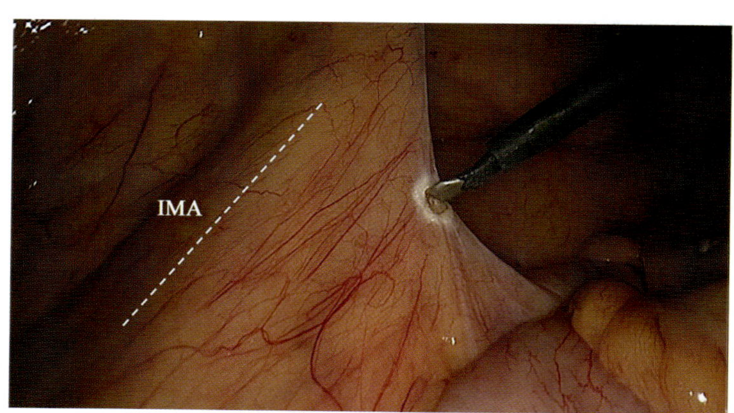

图 10-147 内侧入路系膜切开处

2. 处理肠系膜下动脉及静脉 游离肠系膜下动脉根部,注意保护上腹下丛(图 10-148),切开肠系膜下动脉血管鞘,高位结扎切断肠系膜下动脉。拓展左侧 Toldt's 间隙(图 10-149),注意保护上腹下丛、左侧输尿管及生殖血管。结扎切断肠系膜下静脉。

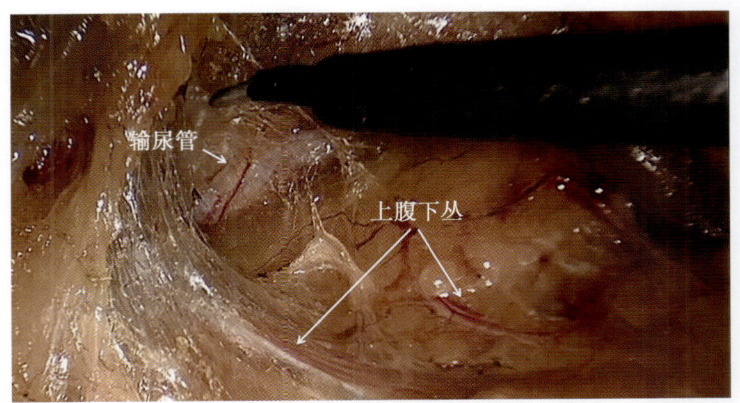

图 10-148 上腹下丛的保护

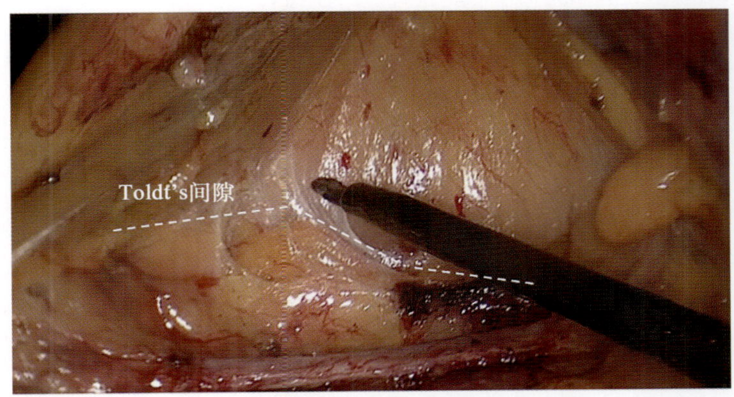

图 10-149 沿左侧 Toldt's 间隙分离

3. 沿腹下神经向尾侧分离 腹主动脉前交感神经在进入盆腔时形成一对较粗的腹下神经（图 10-150）。自左侧 Toldt's 间隙分离延续至骶前间隙的过程中，应上托直肠，辨识并保护腹下神经。

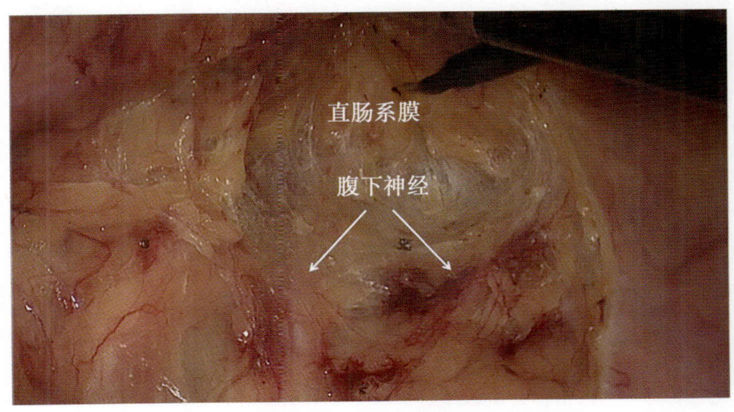

图 10-150 沿腹下神经向尾侧分离

4. 直肠背侧游离 将直肠向腹侧牵引显露直肠后方的疏松间隙("天使发丝")(图 10-151),在盆腔脏层筋膜(直肠固有筋膜)与盆腔壁层筋膜之间拓展。沿正中线逐步拓展这一疏松平面直至骶尾交界处。再沿尾骨(通常与骶骨呈 60°角)从尾背侧转向前方分离,避免破坏直肠固有筋膜的完整性。应注意由 6 点向 3 点及 9 点方向分离,需要注意辨识和保护向骶骨侧方走行的盆交感神经(图 10-152)。在盆腔的分离过程中,需要注意保持一个无血、干净的创面,以辨识和保护这些细小的神经结构。骶前分离在达到直肠侧韧带时停止,此时不切断直肠侧韧带。

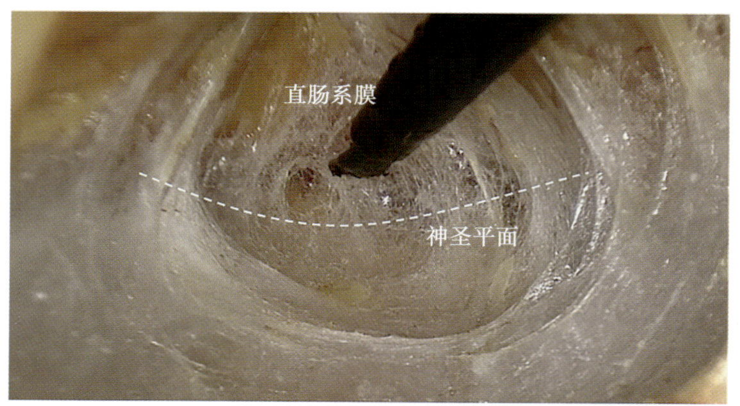

图 10-151 沿直肠系膜后方的神圣平面分离

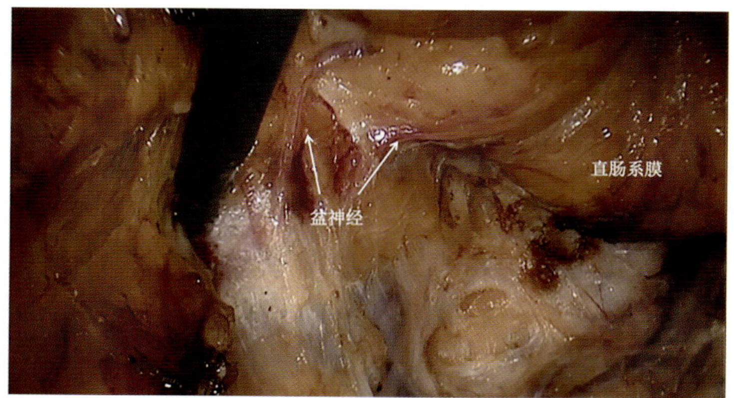

图 10-152 辨识和保护向骶骨侧方走行的盆交感神经

5. 直肠前方游离 紧靠直肠膀胱凹陷切开腹膜。助手向上方尾侧牵引膀胱,向下方头侧牵引直肠。扶镜手将镜头拉近观察,并调整镜头方向显露术野。在近距离操作时,不断地调整角度、清洁镜头,并通过穿刺孔排气可以获得较满意的显露。在直肠前侧方,沿着精囊腺向下方及侧方精细分离,以避免任何出血。向尾侧分离数厘米即可显露 Denonvillier's 筋膜。如果肿瘤位于直肠前壁,则需完整切除 Denonvillier's 筋膜;如果肿瘤位于直肠后壁,则可保留 Denonvillier's 筋膜。继续向尾侧分离数厘米,则到达前列腺的下缘及盆底。随后,自

Denonvillier's 筋膜后方平面向两侧分离，显露并保护血管神经束（图 10－153）。此处为直肠手术中最易损伤的平面，即直肠的前侧方。Walsh 血管神经束可以作为侧方的边界，并可以作为“T 形结构”底边尾侧的终点［“T 形结构”指的是由盆丛（T 形结构的底边）与直肠侧韧带（T 形结构的纵边）构成的结构］。

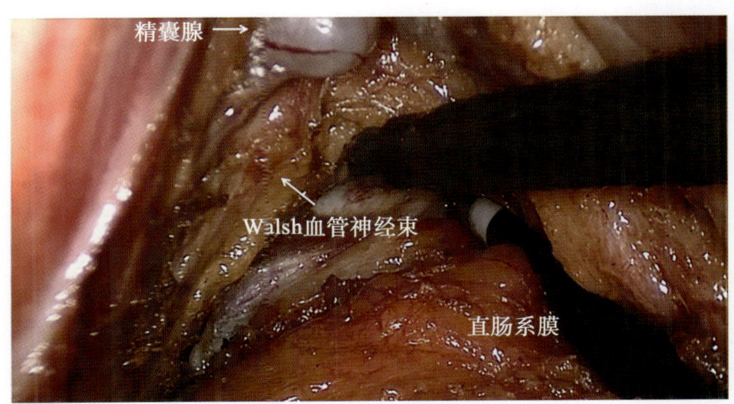

图 10－153　显露并保护血管神经束

6. 直肠侧韧带离断　完成以上 5 步后，直肠各方向均已游离，仅由侧韧带固定于骨盆。直肠侧韧带可以认为盆丛分布于直肠的血管神经束，在切断直肠侧韧带时，需注意仅切断盆丛分支于直肠的神经纤维，而保留盆丛其他神经的完整性（图 10－154）。此时需注意不可过度牵拉直肠，否则，盆丛神经可能被提起，从而引起损伤。分离过程中可沿直肠固有筋膜行锐性分离。

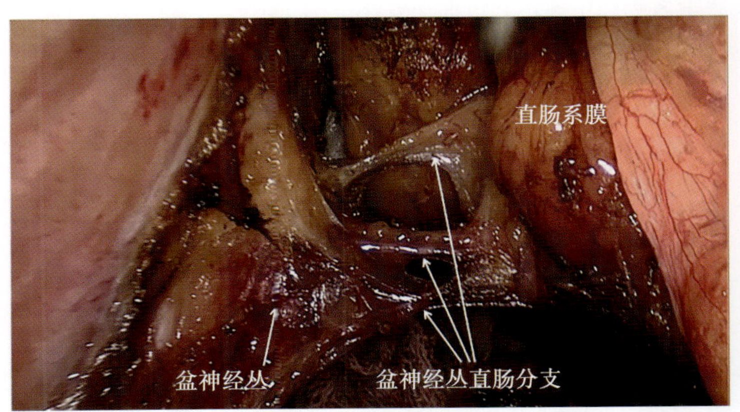

图 10－154　显露盆神经丛直肠分支，保护盆神经丛

7. 盆底分离　分离的最后一步是确认分离到达盆底。在腹会阴联合切除术中，腹部分离到这一步即结束，之后的操作由会阴部完成。在经腹低位前切除术中，需要精细地将直肠系膜尾侧与肛提肌表面筋膜进行分离。这里可能需要切除部分脏层与壁层的融合筋膜。再根据肿瘤远端的预定切除线，裸化肠管。如果需行经括约肌间切除术，则需要将直肠从耻骨直肠肌环中分离出来，并进一步分离进入内外括约肌间隙。之后采用 60 mm 或 45 mm 的直线切割闭合器再预定

切除线处闭合切断直肠。

8. 裁剪乙状结肠系膜，吻合 距离肿瘤近段预定切除线，修剪乙状结肠系膜，结扎切断乙状结肠血管。此过程中需注意切除肠系膜根部淋巴结，并避免损伤边缘血管弓。暂停气腹，扩大左下腹穿刺孔至 4～5 cm，置入切口保护器，将切断直肠提至切口外，距离肿瘤近端 10 cm 离断结肠，结肠断端行荷包缝合，并置入 31＃或 29＃或 28＃吻合器钉座固定，回纳肠管入腹腔，用氯己定、无盐水冲洗腹盆腔，重建气腹，经肛置入吻合器钉枪，与结肠行端端吻合。完成重建。留置盆腔引流管，经肛留置肛管，根据情况决定是否行末段回肠保护性造口。

四、讨论

直肠癌患者术后常出现排尿和性功能障碍，这主要是由于直肠癌手术空间小、位置深、解剖难，术中易损伤自主神经所致。既往传统的直肠癌根治术大多强调沿筋膜平面进行分离而鲜有强调神经的显露。高清腹腔镜为显露神经等精细结构提供了便利，使得在直肠癌手术过程中主动显露自主神经成为可能。由于自主神经的保护对于直肠癌患者术后的泌尿生殖功能至关重要，因此以神经为导向的腹腔镜直肠癌根治术有望降低患者术后泌尿生殖功能障碍的发生率。

神经导向腹腔镜直肠癌根治术主要是强调以自主神经作为解剖学标志完成全直肠系膜切除术。其手术过程中主要有以下 5 个标志点：①在解剖肠系膜下动脉时需以上腹下丛作为解剖标志。②自 Toldt's 间隙分离延续至骶前间隙时需以腹下神经作为解剖学标志。③自直肠系膜后方向两侧分离时需以盆神经作为解剖学标志。④分离直肠前侧方时需以 Walsh 血管神经束作为解剖学标志。⑤切断直肠侧韧带时需以盆神经丛作为解剖学标志。

神经导向腹腔镜直肠癌根治术的价值主要是提出了以自主神经作为导向工具行全直肠系膜切除术的新概念，从而避免自主神经意外损伤及患者泌尿生殖功能的丧失。

（胡志前　周海洋）

第七节　双腹腔镜辅助 ELAPE 手术

自从 Holm 教授等提出了柱状切除(cylindrical abdominalperineal resection, CAPR)的理念以来,客观上改善了直肠癌非保肛患者的预后，但是这个术式存在客观上的缺陷，首先是切除范围是否过大？然后就是术中需翻身在俯卧位完成会阴区的手术，势必增加手术的时间。国内外学者对此进行了大量的改良，有学者提出通过术前影像学的评估，选择性地行肛提肌的切除，再就是通过腹腔镜在腹腔显露肛提肌起始部，自腹腔进行切断，可以获得标本环周切缘的阴性且避免了术中的翻身操作。

但是随着病例资料的积累，对部分直肠癌患者，尤其是肥胖、骨盆狭小的男性患者，单纯腹腔内切断肛提肌并不能降低会阴部操作的难度，会阴区手术患者在无法直视下进行操作，须通过手的指引才能完成标本的移除，有时会影响术后标本的质量。为此，笔者团队提出了双腹腔镜辅助的 ELAPE 手术，旨在解决以上的几个问题。

本术式腹部无特殊操作，因与其他章节类似，故不再赘述，但需强调几个关键的游离止点：腹部手术组常规根部处理肠系膜下血管，后壁直视下沿直肠深筋膜和盆壁筋膜的间隙游离，游离至尾骨尖；前壁在直肠膀胱陷凹（女性直肠子宫陷凹）之间切开盆底腹膜，显露精囊腺（女性阴道后壁），两侧方系膜游离至见到肛提肌为止。重点介绍会阴区的操作。

一、适应证与禁忌证

1. 适应证 术前直肠磁共振成像（MRI）和（或）直肠腔内超声内镜检查考虑临床分期为 cT3~ cT4期低位直肠癌，尤其是考虑肛提肌有侵犯的直肠癌，均建议新辅助放化疗后再行手术治疗。

2. 禁忌证 全身情况差，伴发其他严重疾病，无法耐受麻醉及手术者。

二、麻醉、体位、戳卡位置及手术站位

1. 麻醉 气管插管全身麻醉，可加用连续硬外麻醉。

2. 体位 腹部组与常规腹腔镜直肠手术体位相同，会阴组坐在分腿位之间同步进行。

要点：患者取改良截石位，会阴区术者位于患者左侧，持镜手位于术者右后侧，通过腹腔镜支架或者 TEM 固定支架的使用，可以不需要会阴区扶镜手。

三、手术具体步骤及要点

1. 会阴切口选择 荷包缝合关闭肛门口，沿肛周色素沉着区域取圆形切口，切开肛周皮肤及皮下组织（图 10－155）。

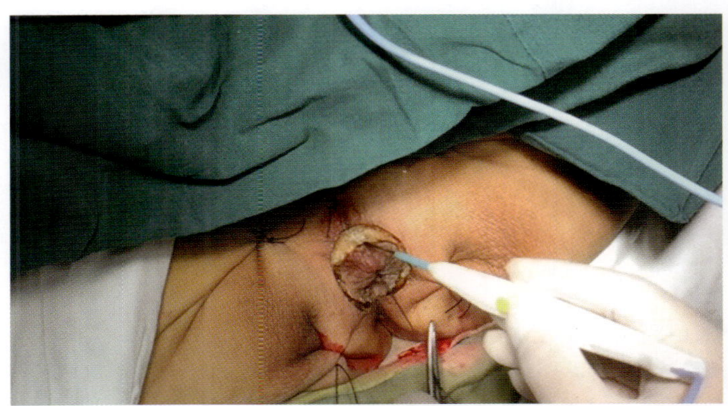

图 10－155 确定切开线

要点：因为需要腹腔组和会阴组同步进行，患者体位处于右倾位，需要术者注意腹侧和背侧方向的把握。

2. 置入切口保护套 见图 10 - 156。

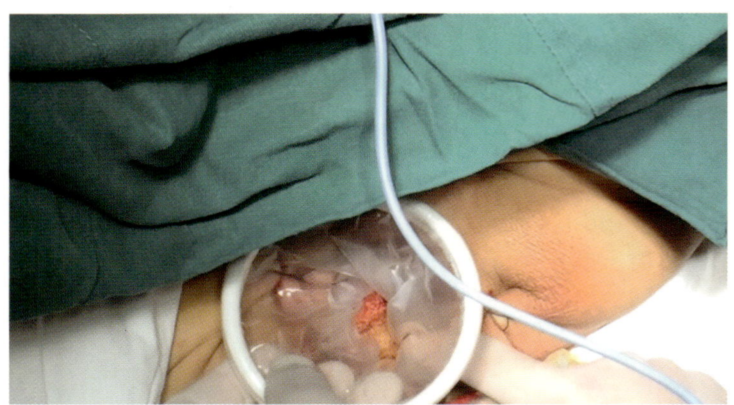

图 10 - 156 置入切口保护套

要点：因充分游离皮下组织间隙，避免放置保护套后脱落，如皮肤切缘不能固定住切口保护套，腹侧面及背侧面皮肤切口可加固缝合。

3. 直视下游离肛提肌外间隙 见图 10 - 157。

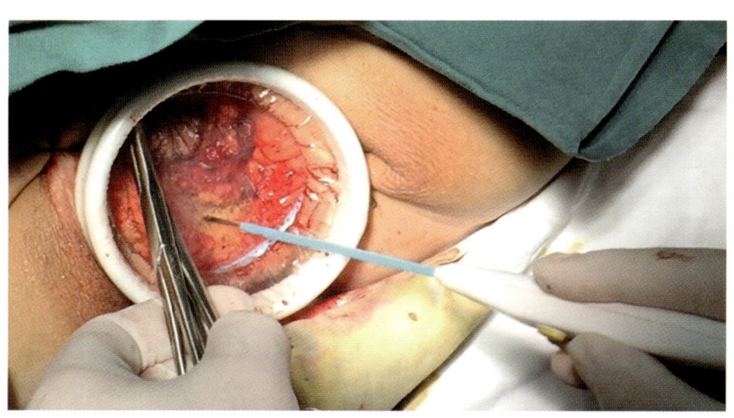

图 10 - 157 拓展肛提肌外间隙

要点：因切口保护套的牵开作用，局部解剖位置改变，游离过程中应把握肛提肌外间隙的游离界面。只要能确保在直视下游离且与腹腔游离未贯通时就无须置入单孔操作设备，可降低该手术难度。

4. 放置自制单孔操作通道 见图 10 - 158。

要点：因为目前没有足够大的单孔 port 可以使用，只有采用这种比较笨的办法，面临的最大问题就是镜头的稳定性，后期我们采用 TEM 器械的固定装置，稳定性有所提高。

5. 置入腹腔镜操作 见图 10 - 159、10 - 160。

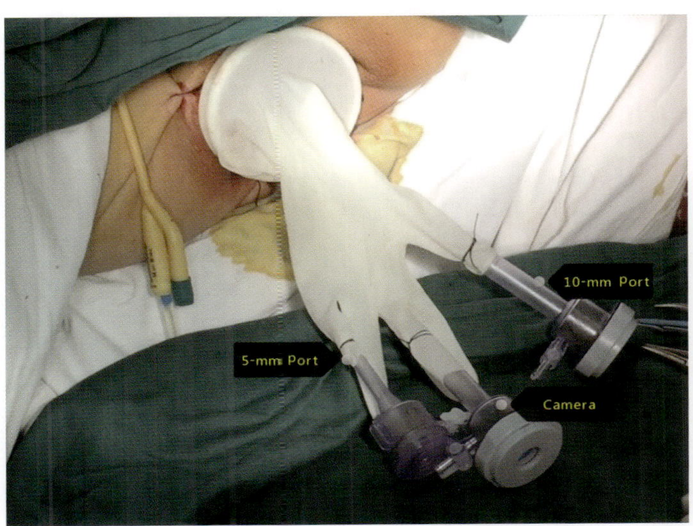

图 10－158 放置自制单孔通道

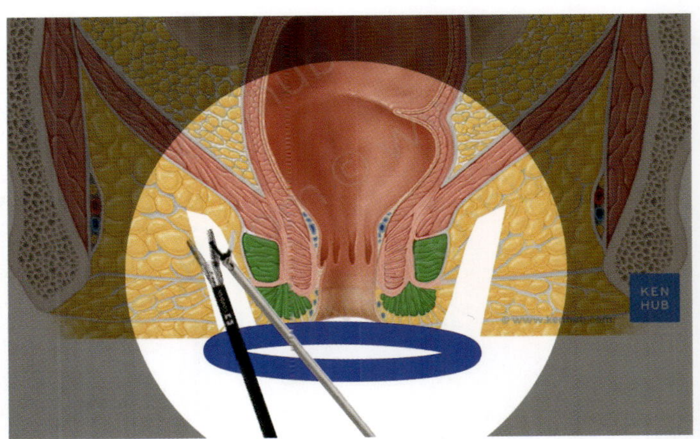

图 10－159 置入单孔器械后模拟图

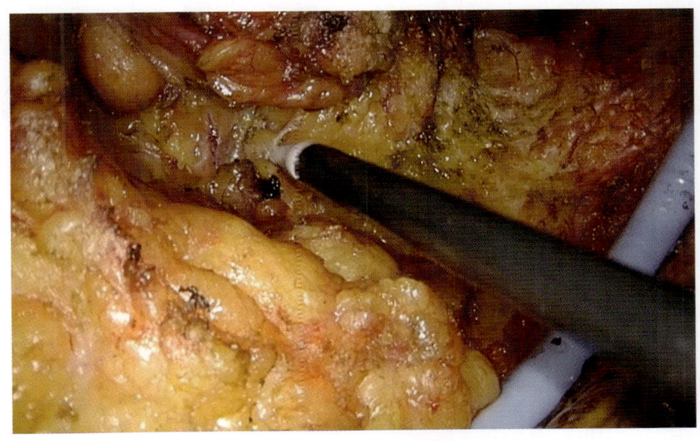

图 10－160 置入单孔器械后术中截图

要点：借助腹腔镜的放大作用，可以清晰地辨别许多解剖结构，避免了会阴部操作出血过多的局面。

6. 显露肛提肌及尾骨 见图 10－161。

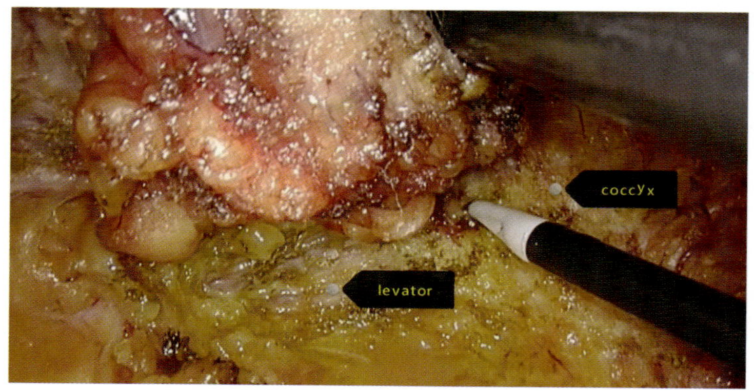

图 10－161 显露肛提肌及尾骨

要点：应在肛提肌外平面进行游离，这样才能保证标本切缘的阴性。通过气腹的压力作用，可以辨别肛提肌与坐骨直肠之间脂肪组织的潜在间隙，控制正确的游离平面。

7. 直肠前壁游离 见图 10－162。

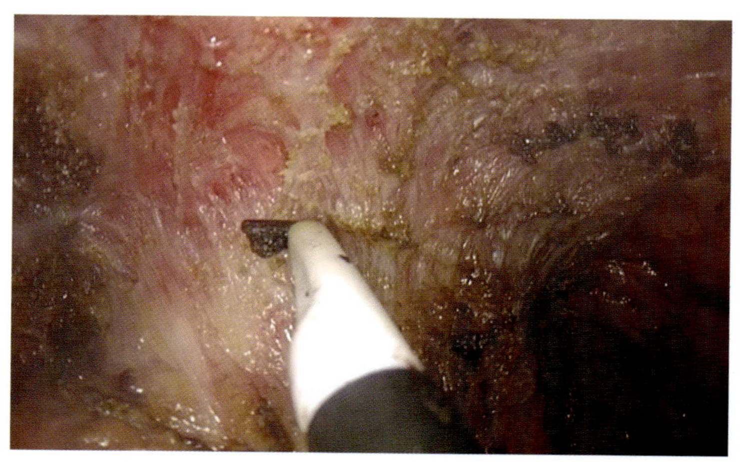

图 10－162 切断耻骨直肠肌

要点：前壁的游离是手术的难点，需要把握的技巧是辨别耻骨直肠肌的纵行肌纤维，需要在直肠前列腺/阴道之间横断。因为这个部位存在好多的血管串支，需要谨慎分离止血。

8. 肛提肌起始部切断肛提肌及盆膈下筋膜显露盆膈上筋膜 见图 10－163。

要点：此处切开肛提肌需注意，如同时切开盆膈上筋膜就会进入直肠系膜周围的层面，而此时腹腔手术组如果没有到达这个平面，容易不能在正确的切除位置会合。可以用器械按压，腹腔及会阴监视器共同寻找下定位。

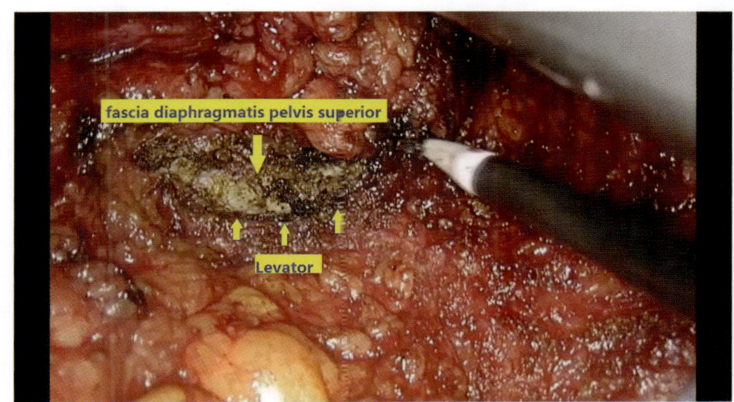

图 10-163 显露盆膈上筋膜

9. 肛提肌起始部切断肛提肌显露盆膈上筋膜 见图 10-164、10-165。

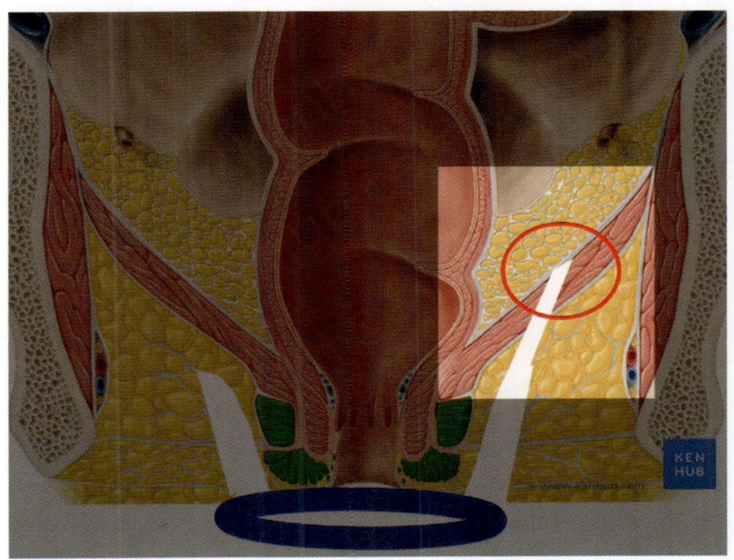

图 10-164 肛提肌起始部切断模拟图

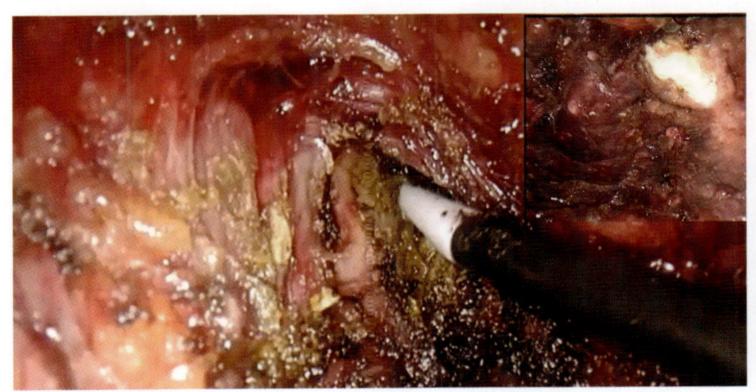

图 10-165 肛提肌起始部切断双镜会合

要点：可以从直肠左侧壁选择与腹腔组会合，因为左侧对于腹腔镜来说，更容易显露。如演示图所示，可以避开直肠系膜末端位置，进而避免形成了标本的外科腰。

10. 腹腔及会阴双腹腔镜监视下切断肛提肌后壁及侧壁 见图 10-166。

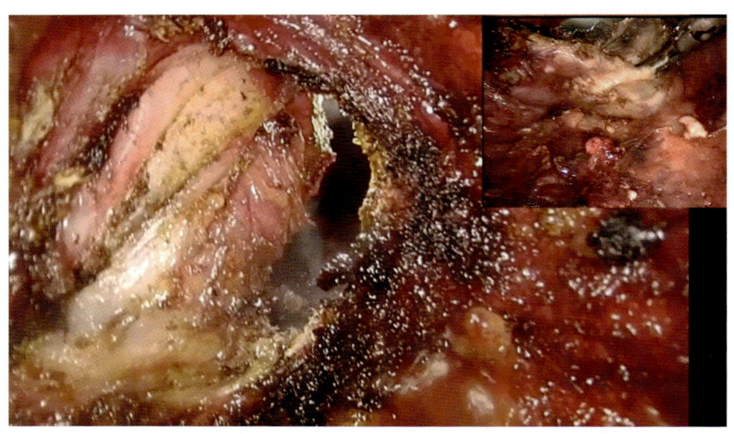

图 10-166 双镜联合切断肛提肌后壁及侧壁

要点：腹腔组及会阴组可以互相协助牵拉，直视下判断肛提肌离断位置。

11. 前壁处理 见图 10-167。

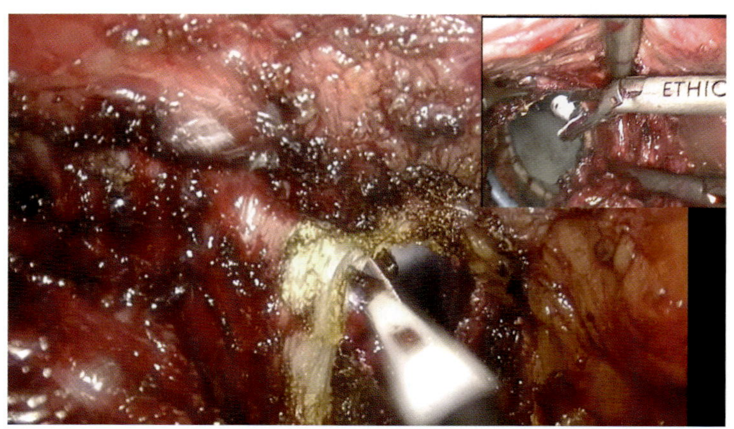

图 10-167 双镜联合游离前壁

要点：借助腹腔组及会阴组的双腹腔镜系统，可以轻松地辨别耻骨直肠肌的横断平面，一定程度地避免了前壁穿孔和损伤前列腺或者阴道的可能。

12. 移除标本 见图 10-168。

要点：完成游离，移除直肠标本，直视下可见肛提肌断端完整。

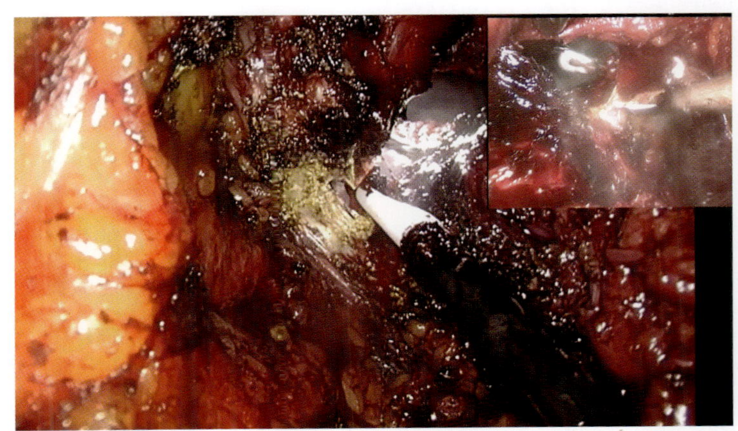

图 10 - 168 移除标本

四、讨论

腹腔镜带给我们的不仅仅是小切口或者无切口的微创，更进一步的是将传统手术中不可见的解剖呈现在我们面前，指引我们告别靠触觉手术的阶段，用视觉和更加精细的解剖去完成病灶的切除和正常功能的保护。如何解决腹腔镜辅助腹会阴联合切除术会阴区解剖的问题，将其可视化、解剖精细化，所以设计了双腹腔镜腹部及会阴同步进行的手术方式。

TaTME 技术的优势在于肥胖、男性骨盆狭窄的患者盆腔游离困难，不能保证 TME 质量而采取的一种选择方式。本术式的设计理念来源于 TaTME “down to up”的临床思维，其目的是在医师不愿翻身折刀位行 elape 手术，且想达到柱状切除手术质量时提供一种选择。我们都有相同的手术体验，在截石位行 Miles 时，很多时候解剖层面的把握取决于术者的手感，这无形中增加了许多的不确定因素，也很难把握正确的解剖层面，折刀位 elape 的确给我们提供了良好的解剖视野，但如何不翻身且能达到解剖的精细化操作？我们通过腔镜系统的放大作用，把截石位通过手感触觉建立解剖平面的操作变成可视化，完全可以辨识需切除组织的边界，腹腔组及会阴组在肛提肌处理的平面上可以互相照应，避免了切除边界的盲目性，进而达到 R0 切除的效果。

理论上，其时间优势可以得到确实的提高，因行腹腔镜辅助 Miles 术时，考虑到会阴区操作会师的漏气问题，通常我们都会通过腹腔完成肛提肌的离断才会进行会阴区的操作，这势必浪费很多时间，而腹会阴同步进行可以极大地提高手术效率。但同时其缺点也正因如此，因为需要两套腹腔镜系统及两组熟练的腹腔镜外科医师，目前在很多单位难以实现。我们旨在通过此术式的探讨增加对局部解剖的理解，进而改善 Miles 手术的手术质量。

（谢忠士）

第八节　经肛门内镜微创手术

一、适应证

经肛门内镜微创手术(transanal endoscopic microsurgery, TEM)的适应证包括：①直肠腺瘤，尤其适用于广基或无蒂直肠腺瘤。②良好组织病理学特征的早期直肠癌(病变占肠周<30%、直径<3 cm、肿瘤活动、高～中分化、cT_1N_0、无脉管或神经浸润、无淋巴结转移证据)。③经结肠镜切除局部恶变息肉(底部/周边切缘阳性或无法评估)的扩大切除。④适合局部切除的其他直肠肿瘤(神经内分泌肿瘤 G_1～G_2、胃肠道间质瘤、脂肪瘤、平滑肌瘤等)或直肠周围的其他良性肿瘤。⑤直肠的良性狭窄或吻合口狭窄。⑥直肠低位前切除术后吻合口瘘的修补术。⑦直肠出血的诊断。⑧直肠及周围病变的活组织检查。⑨直肠阴道瘘或肛瘘内口的黏膜瓣易位修补。⑩直肠异物的处理。⑪其他。

二、术前准备和麻醉

准确的术前评估和分期是决定直肠肿瘤治疗策略的关键，也是TEM技术治疗能获得良好疗效的关键。除了直肠指检，应常规行硬性乙状结肠镜(或直肠镜)检查明确直肠病变的具体部位，包括距肛缘的距离、大小、占据肠腔周径比例，以钟点形式记录病变的位置，性质待定者应取活检明确诊断。对于直肠肿瘤患者，应常规行直肠腔内超声检查(endorectal ultrasound, ERUS)确定肿瘤浸润肠壁的深度及周围淋巴结的情况，但ERUS也常有过度分期的现象。而盆腔MRI检查则能对直肠癌多个重要预后因素(包括T分期、N分期、直肠系膜浸润、直肠固有筋膜和直肠壁外的血管受累)进行全面评估。因此，为了保证术前分期的准确性，ERUS结合盆腔MRI检查是不错的选择。术前还应行全结肠镜、钡灌肠造影或多排螺旋CT结直肠重建等检查排除同时性多原发肿瘤，谨防漏诊。TEM特殊的手术用直肠镜外径达4 cm，手术时间长可能会对肛门扩约功能产生一过性的损害。对于有大便失禁病史或肛门紧张度较差的患者应行肛门直肠生理检查排除肛门括约肌功能不良。术前肠道准备和预防性抗生素的使用应与正规经腹直肠手术一样进行。无须留置胃管，麻醉后可常规放置尿管。

TEM的麻醉方式一般选择全麻，全麻风险高的患者，尤其是术中取膀胱截石位者，也可选择腰麻及硬膜外麻醉。全麻的诱导、维持和恢复均可采用标准的方法。气道管理工具可以选用气管插管或喉罩，但如果取俯卧位则需要行气管插管。

三、体位

应根据病变在直肠内的方位选择合适的手术体位，原则是使直肠镜插入后病变尽量位于视野下方。比如病变位于直肠前壁、后壁、右侧壁和左侧壁，将分别采用俯卧位、膀胱截石位、右侧卧位和左侧卧位。因术者多为右利手，如无法保证病变位于正下方，将病变置于右下方也利于操作。比如，位于胸膝位3点直肠右侧壁肿瘤的患者，应取右侧卧位。将手术床左腿板撤除，将患者两腿尽量蜷曲，让患者臀部置于手术床的边缘(图10-169)。将腹腔镜主机、TEM直肠镜泵放于患者头部右侧，超声刀主机放于患者左腿外侧。

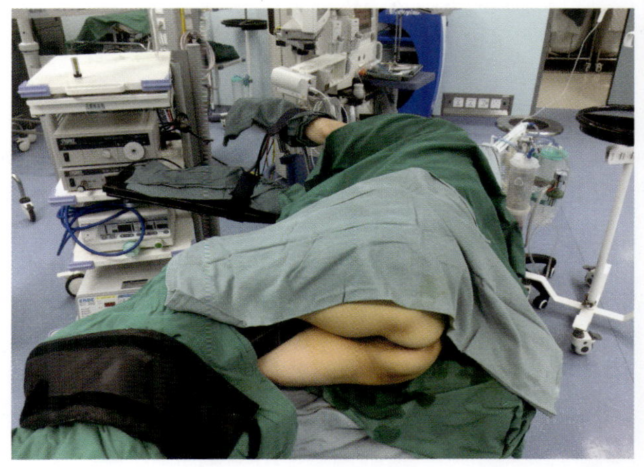

图10-169 体位

四、TEM的设备和仪器

TEM是目前已知的唯一一套单孔内镜外科系统，利用人体的自然开口通过腔内途径直达目标器官进行操作。为规范开展TEM必须配备完善的TEM手术系统(图10-170)，其主要由3部分组成：特殊的手术用直肠镜、专用手术器械和显像系统。TEM的设备和仪器系德国原装进口产品，其中显微立体直肠镜和直肠镜泵是TEM的核心。前者独具匠心地利用立体视镜提供三维的视野；后者分别由气腹机和注水泵组合而成，具有集充气和注水为一体的功能，保证在手术过程中即使持续抽吸也能维持肠腔内气压的稳定。而专用手术器械多带弯头设计，适合在狭长的手术空间内进行各种操作。

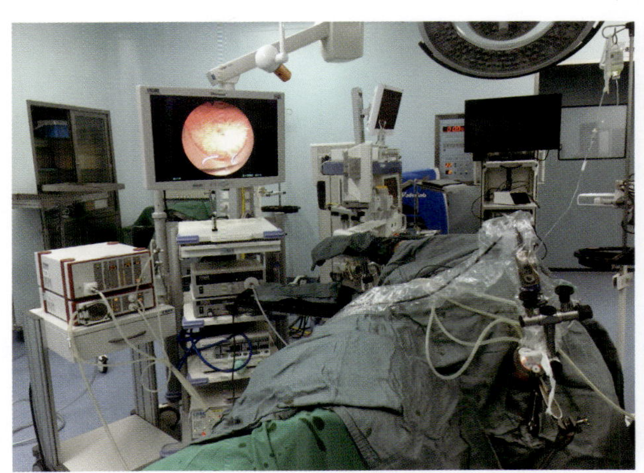

图10-170 TEM手术系统

TEM 专用手术器械(图 10－171)多带弯头设计，包括：特制的镊子、持针钳、剪刀和吸引器头，特制的针形高频电刀、注射针、银夹施夹器和 5 mm 弯头超声刀等，适合在狭长的手术空间内进行各种操作。特殊直肠镜外径 4 cm，长度有 12 cm、13.7 cm 和 20 cm 3 种，前端为斜口，操作时正对病灶，有利于扩大视野，后端有一操作面板，其上有一主通道供立体视镜使用，立体视镜上有一接口连接光源，并附一注水孔和注气孔。立体光学双目镜可提供放大 3 倍的三维术野图像，合并的副镜由助手扶持或连接到电视装置上。操作面板上还有 3 个用特制橡胶袖套密封的插孔供专用手术器械插入。

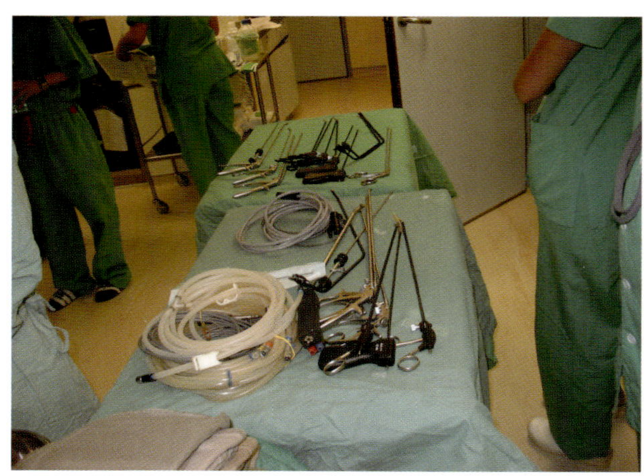

图 10－171　TEM 手术器械

保证 TEM 设备和仪器的顺利运转对 TEM 的成功实施非常重要，专人负责、定期维护值得推荐。

五、TEM 直肠镜泵的启动和器械连接

麻醉成功、完成体位摆放后，启动 TEM 直肠镜泵(图 10－172)联机开机程序如下。

(1) TEM 直肠镜泵由气腹机和注水泵组合而成。放置时气腹机在上，注水泵在下。

(2) 连接 TEM 直肠镜泵后背的气路，上下方向垂直连接。连接信号线并锁紧(注意信号线两端外表相同，但分公口和母口)。连接两机等电位线。连接供气高压管，两端锁紧后开气(使用手术室公共 CO_2 气源时，直接将供气管插入墙上的 CO_2 插口。这时可能压力不够，因为该气腹机是按高压设计的。需要联系有资格的供货商改装)。前面板所有管路除了泵挤压管外都不得连接。

(3) 气腹机开机通电，自检(气腹机左上角黄灯绿灯交替闪烁)，同时泵面板所有灯亮(稍暗)，泵转几圈即停转。自检稳定后(气腹机左上角绿灯亮，流量，压力，用气量 3 个显示均为 0)表示气腹机工作正常，注水泵工作正常。

自检完成后，妥善连接镜子及操作件上所有管路，并利用双球关节活动臂装置(Martin 臂)固定在手术台上(图 10－173)。连接两机前面板的上下两个过滤器及 5 条管路。连接镜子及操作

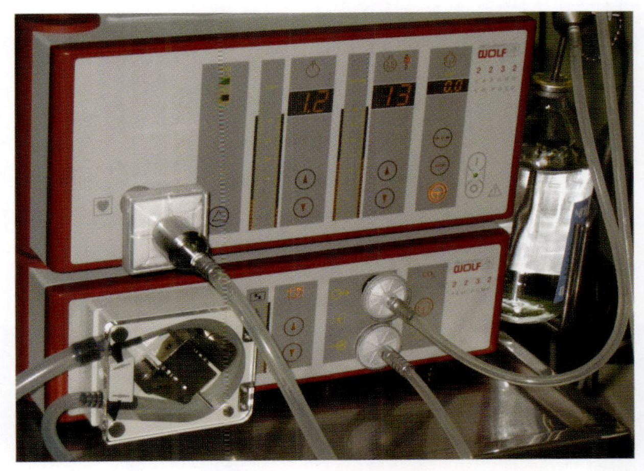

图 10－172 TEM 直肠镜泵

件上所有管路。按下泵工作键，这时泵指示灯亮度提高。按下气腹机工作键（T 字形键，该键上侧为大流量键）即可正常工作。该机管路虽连接复杂，但设计的较为人性化，5 条管路的接口都各自不同，不会有接错的可能。

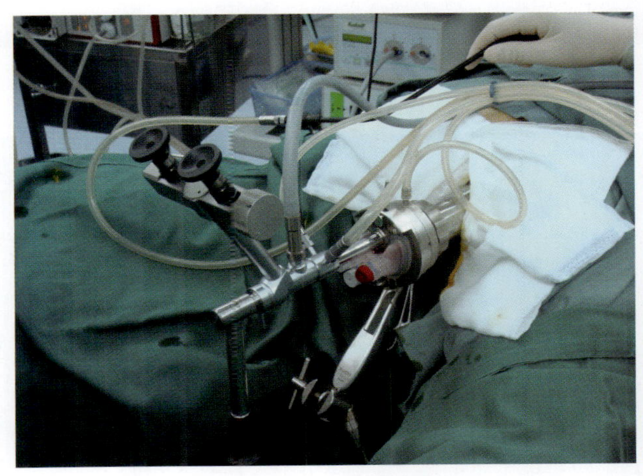

图 10－173 TEM 系统

六、手术步骤

（1）术野常规消毒铺巾后，经轻柔扩肛后插入特殊的直肠镜，直视下仔细观察病灶的形态、大小，将直肠镜放置到合适位置并妥善固定，保持 CO_2 充气状态，CO_2 充气能调节的最大速率为 6 L/min，直肠腔内的 CO_2 压力可自动调节维持在 1.47 kPa 左右，以防结肠过度扩张。然后，将针形电刀或 5 mm 弯头超声刀、特制的抓钳、吸引器等专用手术器械通过控制面板上用特制橡胶袖套密封的通道插入直肠。

（2）根据直肠病变性质决定具体手术方式：①直肠肿瘤的切除。②直肠阴道瘘或直肠尿道瘘的修补。③直肠良性狭窄的切开成型等。

以直肠肿瘤切除为例（TEM 切除直肠神经内分泌肿瘤），先用针形电刀在病灶四周电灼标出切缘（图 10－174），如为良性病变切缘距病灶边缘 0.5 cm 以外，如为恶性病变或高度怀疑恶性则须距病变边缘 1 cm 以外。用针形电刀将电灼点连成切线，一般于病变右侧加深切口，切口深度依据病情而定，如为良性病变切至黏膜下或深浅肌层，如为恶性病变则需切至肠壁外脂肪，即行全层切除（图 10－175）。

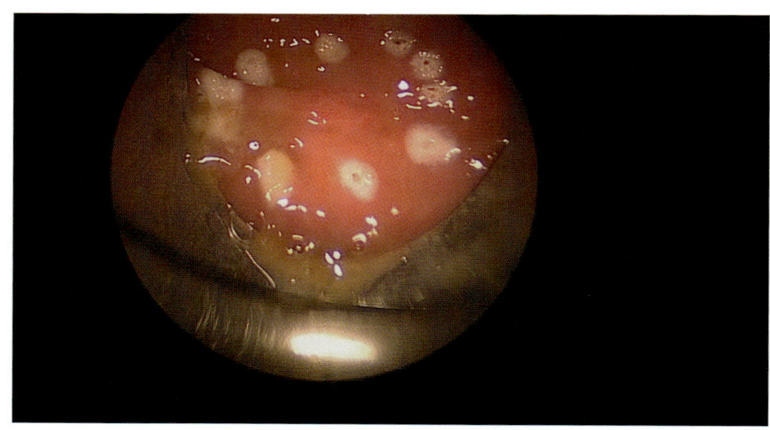

图 10－174　确定切除范围

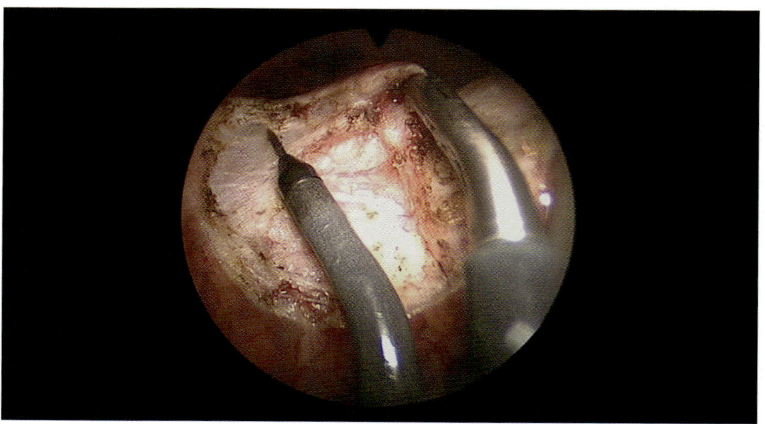

图 10－175　恶性病变则需切至肠壁外脂肪

从切口加深处开始，一般顺时针沿着预标记切线，逐渐将包含病灶在内的整块肠壁完整切除。操作时若能遵循从右向左，由浅入深，由远（肛门侧）及近的步骤则可使手术更容易。切除可选用针形电刀或 5 mm 弯头超声刀，后者发生的气雾消散较快、止血效果更好。对于腹膜反折以上直肠前壁的病变行全层切除须格外谨慎，尽量避免切入腹腔。如果不慎切入腹腔应即刻行腔内缝合修补，术前充分的肠道准备和熟练的腔内缝合技术是修补成功的关键。

（3）病灶切除以后手术创面经仔细止血、冲洗后在腔内予以连续缝合关闭（图 10－176）。加拿大圣保罗医院的 TEM 经验认为，虽然由于强健的系膜脂肪层的存在，即使让直肠壁缺损敞开也是安全的，但缝合关闭缺损显示更少的术后并发症。腔内缝合是 TEM 的难点所在，尤其是缝合较大肠壁缺损的时候，只有经过专业的培训才能熟练掌握缝合技术。先在体外将一根 7～10 cm长带缝针的 3－0 单丝可吸收缝线的尾端用一银夹锚定，经特殊直肠镜送入直肠腔内，从创面一端（一般为右侧端）开始，用特制的抓钳和持针钳相互配合进行腔内缝合，为单层连续缝合，直至创面闭合，缝线另一端再用银夹施夹器夹一银夹固定，剪下缝针并退出（图 10－177）。如创面较大或缝合困难，可用多根缝线分次缝合。如单层缝合不太可靠，可以再次连续缝合或者经肛门间断缝合数针加固。

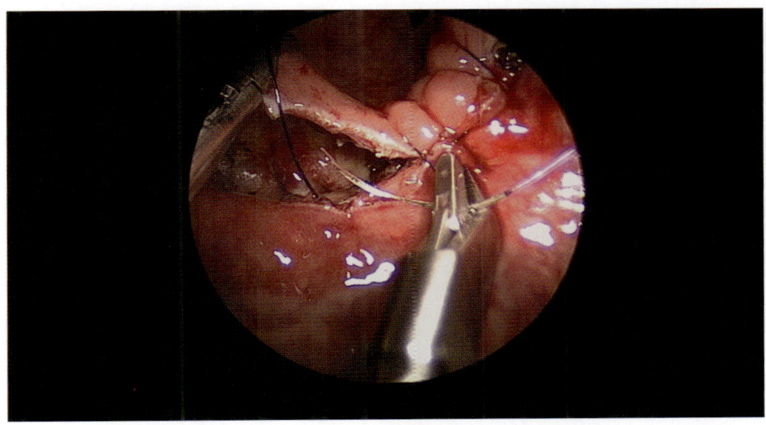

图 10－176 手术创面连续缝合关闭

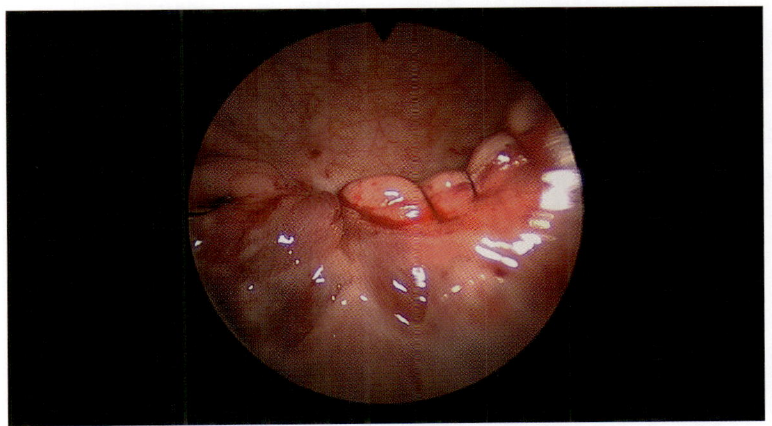

图 10－177 手术创面完全关闭

（4）切下的肿瘤标本自特殊直肠镜取出后将周边平展，用多枚大头针固定在一小块聚乙烯泡沫上，经甲醛溶液处理后立即送检作精准的病理分期（图 10－178）。

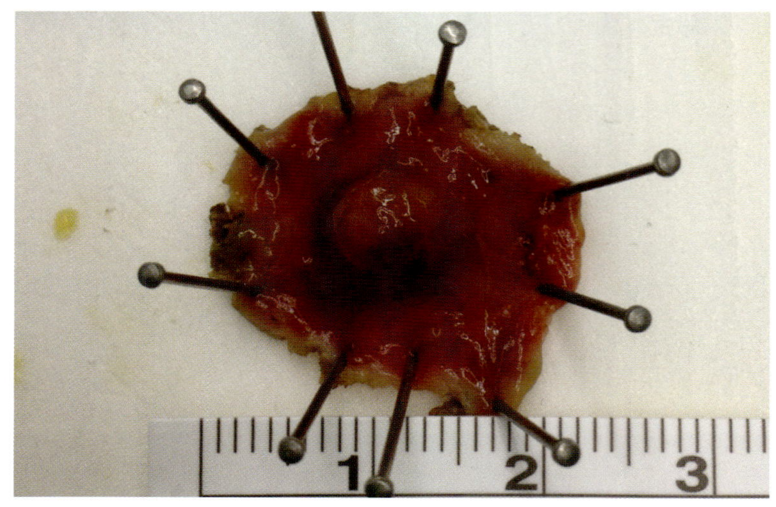

图 10－178　切除标本固定

七、TEM 技术的关键点及手术体会

(1) 准确的术前评估和分期是 TEM 技术治疗效果的保证，应严格选择手术适应证，做好完善的术前准备，遵循手术规范。

(2) 术前直肠病变的精确定位，并选择合适的手术体位，也是 TEM 手术成功的关键。

(3) 为方便手术，切除直肠病变时宜遵循从右向左（左利手者反之）、由浅入深、由远及近原则。

(4) 准确鉴别解剖层次，避免损伤直肠周围的组织器官如阴道后壁、前列腺和后尿道等。

(5) 对位于腹膜返折以上的直肠前壁病变行 TEM 全层切除时应警惕切穿肠壁进入盆腹腔，并做好相应的补救工作。

(6) 腔内缝合是 TEM 手术的核心技术和难点所在，必须经过专业培训才能熟练掌握。

(7) 直肠创面的修复应遵循横向行进的缝合方式以避免术后肠腔狭窄。

(8) 将切下标本的周边展平并用大头针固定在塑料泡沫板上以便于病理科医生作肿瘤切缘的评估等检查。

(9) TEM 微创、没有皮肤的切口、并发症少、恢复快，在治愈早期直肠肿瘤的同时最大限度地提高患者的生活质量，它显露良好、切除精确、能切除较高位置的直肠肿瘤，并能获取高质量的肿瘤标本做出准确的病理分期。

(10) TEM 集内镜、腹腔镜和显微外科 3 种技术特点于一身，是一项值得推广的安全、有效的微创外科技术，在结直肠外科具有很好的临床应用价值。

（林国乐）

主要参考文献

1. 池畔，林惠铭，卢星榕，等. 腹腔镜经盆腔入路括约肌间超低位直肠前切除术治疗直肠癌可行性研究. 中国实用外科杂志，2010，30(3)：203—205.
2. 李勇，成璐，李子禹. 腹腔镜胃肠手术笔记. 长沙：中南大学出版社出版，2015：413—432.
3. Chin CC，Yeh CY，Tang R，et al. The oncologic benefit of high ligation of the inferior mesenteric artery in the surgical treatment of rectal or sigmoid colon cancer. Int J Colorectal Dis，2008，23(8)：783－788.
4. Corder AP，Karanjia ND，Williams JD，et al. Flush aortic tie versus selective preservation of the ascending left colic artery in low anterior resection for rectal carcinoma. Br J Surg，2010，79(7)：680－682.
5. Dworkin MJ，Allen-Mersh，TG. Effect of inferior mesenteric artery ligation on blood flow in the marginal artery-dependent sigmoid colon. J Am Coll Surg，1996，183(4)：357－360.
6. Goligher JC. The adequacy of the marginal blood-supply to the left colon after high ligation of the inferior mesenteric artery during excision of the rectum. Br J Surg，1954，41(168)：351－353.
7. Hartley JE，Mehigan BJ，Qureshi AE，et al. Total mesorectal excision：assessment of the laparoscopic approach. Dis Colon Rectum，2001，44(3)：315－321.
8. Hida J，Yasutomi M，Maruyama T，et al. Indication for using high ligation of the inferior mesenteric artery in rectal cancer surgery. Examination of nodal metastases by the clearing method. Dis Colon Rectum，1998，41(8)：984－987；discussion 987－991.
9. Holm T，Ljung A，Häggmark T，et al. Extended abdominoperineal resection with gluteus maximus flap reconstruction of the pelvic floor for rectal cancer. Br J Surg，2007，94：232－238.
10. Kennedy RH，Francis EA，Wharton R，et al. Multicenter randomized controlled trial of conventional versus laparoscopic surgery for colorectal cancer within an enhanced recovery programme：EnROL. J Clin Oncol，2014，32(17)：1804－1811.
11. Kima JC，Yu CS，Kim HC，et al. The clinicopathological significance of inferior mesenteric lymph node metastasis in colorectal cancer. Eur J Surg Oncol，2004，30(3)：271－279.
12. Kobayashi M，Okamoto K，Namikawa T，et al. Laparoscopic lymph node dissection around the inferior mesenteric artery for cancer in the lower sigmoid colon and rectum：is D3 lymph node dissection with preservation of the left colic artery feasible? Surg Endosc，2006，20(4)：563－569.
13. Liang JT，Huang KC，Lai HS，et al. Oncologic results of laparoscopic D3 lymphadenectomy for male sigmoid and upper rectal cancer with clinically positive lymph nodes. Ann Surg Oncol，2007，14(7)：1980－1990.
14. Liang JT，Lai HS，Lee PH. Laparoscopic pelvic autonomic nerve-preserving surgery for patients with lower rectal cancer after chemoradiation therapy. Ann Surg Oncol，2007，14(4)：1285－1287.
15. Morino M，Parini U，Giraudo G，et al. Laparoscopic total mesorectal excision：a consecutive series of 100 patients. Ann Surg，2003，237(3)：335－342.
16. Pandey D. Survival benefit of high ligation of the inferior mesenteric artery in sigmoid colon or rectal cancer surgery (Br J Surg 2006；93：609－615). Br J Surg，2010，93(5)：609－615.
17. Runkel N，Reiser H. Nerve-oriented mesorectal excision (NOME)：autonomic nerves as landmarks for laparoscopic rectal resection. Int J Colorectal Dis，2013，28(10)：1367－1375.
18. Schiessel R，Karner-Hanusch J，Herbst F，et al. Intersphincteric resection for low rectal cancer tumors. Br J Surg，1994，81(9)：1376－1378.
19. Seike K，Koda K，Saito N，et al. Laser Doppler assessment of the influence of division at the root of the inferior mesenteric artery on anastomotic blood flow in rectosigmoid cancer surgery. Int J Colorectal Dis，2007，22(6)：689－697.
20. Sekimoto M，Takemasa I，Mizushima T，et al. Laparoscopic lymph node dissection around the inferior mesenteric artery with preservation of the left colic artery. Surg Endosc，2011，25(3)：861－866.

21. Siddharth P, Smith, NL. An anatomic basis to prevent ischemia of the colon during operations upon the aorta. Surg Gynecol Obstet, 1981,153(1):71 - 73.
22. Pas MHVD ,Haglind E,Cuesta MA,Fürst A,et al. Laparoscopic versus open surgery for rectal cancer (COLOR Ⅱ): short-term outcomes of a randomised, phase 3 trial. Lancet Oncol, 2013,14(3):210 - 218.
23. Veldkamp R, Gholghesaei MBonjer HJ, Meijer DW, et al. Laparoscopic resection of colon Cancer: consensus of the European Association of Endoscopic Surgery (EAES). Surg Endosc, 2004,18(8): 1163 - 1185.
24. Wald C,Scheirey CD,Tran TM,et al. An update on imaging of colorectal cancer. Surg Clin North Am, 2006,86(4):819 - 847.
25. Zhou H, Ruan C, Sun Y, et al. Nerve-guided laparoscopic total mesorectal excision for distal rectal cancer. Ann Surg Oncol, 2015,22(2):550 - 551.

第十一章 腹腔镜(次)全大肠切除术

腹腔镜(次)全大肠切除手术临床实践中较少，主要适用于家族性腺瘤性息肉病(FAP)、溃疡性结肠炎、多原发性结直肠肿瘤及慢传输型便秘等；手术的范围大、创伤大、时间长，手术医师需要掌握的适应证及相关的手术技巧，尽量避免或减少手术的并发症。

一、适应证与禁忌证

1. 适应证 家族性腺瘤性息肉病(FAP)、溃疡性结肠炎、多原发结直肠肿瘤、结肠慢传输型便秘等。

2. 禁忌证

(1) 存在腹腔镜手术禁忌情况，如肠梗阻或中毒性巨结肠，结肠扩张明显而影响手术视野；穿孔伴有明显的腹腔污染情况；

(2) FAP 患者，肿瘤伴有周围组织侵犯不能 R0 切除。

二、术前准备

建议机械性肠道清洁准备。

三、全结肠切除手术病例

1. 病例介绍 女性，39 岁，排便困难 5 年，腹胀 10 d 入院。5 年前，当地医院诊断为肠梗阻行剖腹探查、肠粘连松解手术。入院后，结肠运行时间测定提示结肠慢传输型便秘(图 11-1)；肛门直肠测压未见明显异常；排便造影示直肠中度前突、会阴下降；结肠镜检查未见明显异常；腹部 CT 扫描：横结肠内容物较多、管腔增宽；拟行腹腔镜全结肠切除、回肠直肠吻合术。

2. 体位 截石位，双下肢平于或低于腹部；手术中在不同时段调整体位以获得良好的手术视野。

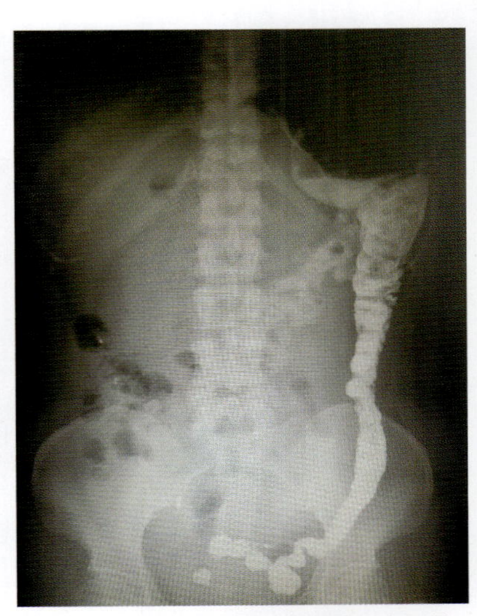

图 11-1 口服 30 g 硫酸钡干混悬剂，120 h 后立位腹部平片

四、手术步骤

首先游离直肠上段、乙状结肠、降结肠至横结肠左侧；然后，游离右半结肠、横结肠右侧；从原手术瘢痕处做小切口，取出全结肠标本；体外离断末端回肠，做荷包，置入抵钉座；重建气腹；行回肠直肠端端吻合。

1. Trocar 的部位 一般采用 6 孔，脐上或下缘作为观察孔；其余操作孔，依据右半结肠、左半结肠游离需要安放。

2. 探查腹腔、分离腹壁下粘连 避开粘连部位，置入观察镜孔；或者直视下置入观察孔；探查腹腔情况；分离腹壁下小肠粘连，建议锐性分离，如果发现小肠损伤，及时修补或标记。临床实践中表明，只要能够置入观察镜孔，在良好的暴露下，腹腔镜下腹壁下肠粘连的分离相比较与开放手术分离更为容易(图 11－2、11－3)。

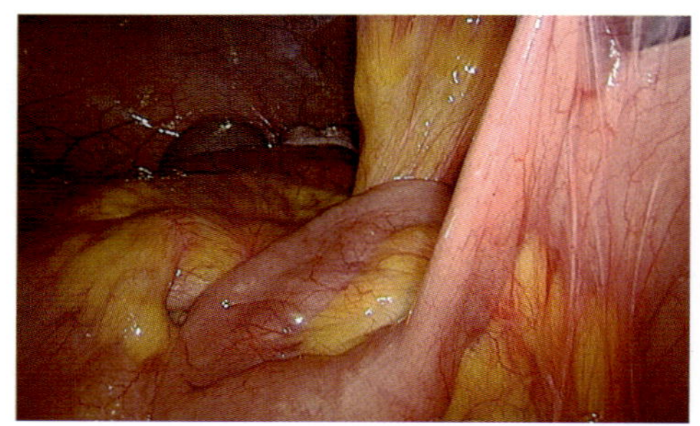

图 11－2 腹腔探查

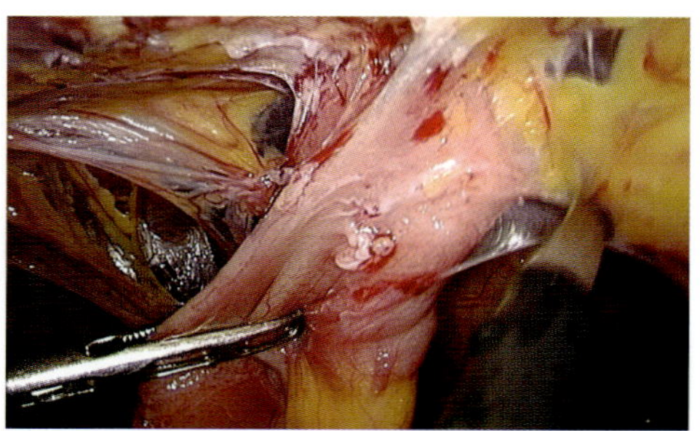

图 11－3 分离腹壁下粘连

3. 暴露手术视野

(1) 悬吊子宫，2－0 聚丙烯缝针，从子宫体的顶部缝合 1 针，补片钩针从耻骨联合上引出，打结固定(图 11－4、11－5)。

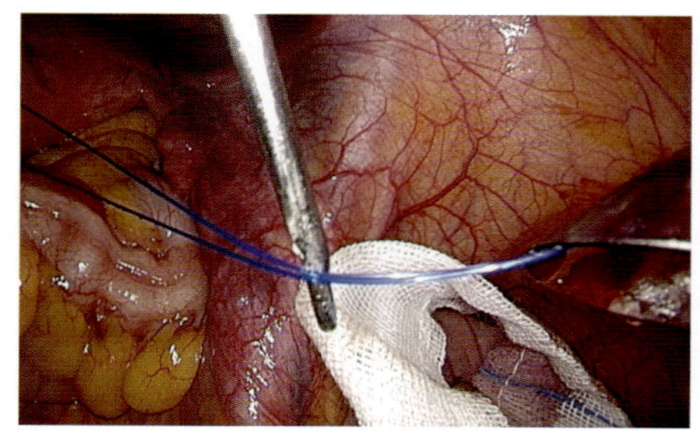

图 11－4 钩针引出缝线

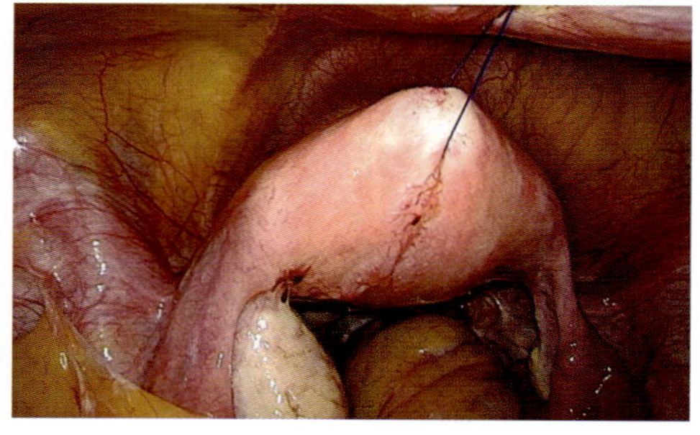

图 11－5 悬吊、固定子宫，暴露盆腔手术视野

(2) 近端显露 IMV 小纱条置于 IMV 右侧，十二指肠空肠襞处，减少小肠移动(图 11－6)。

4. 游离直肠上段与乙状结肠　首先游离乙状结肠外侧，以利向远端游离时容易提起结肠（图 11－7）；提起直肠上动脉，游离直肠上段（图 11－8）；内侧游离完成，注意保持 Gerota 筋膜完整（图 11－9）；紧贴直肠系膜深筋膜游离直肠上段（图 11－10）；注意保持盆壁筋膜的完整（图 11－11）。

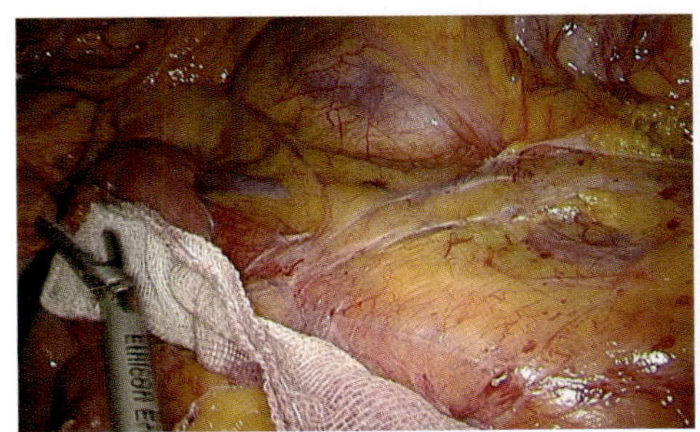

图 11－6　显露 IMV

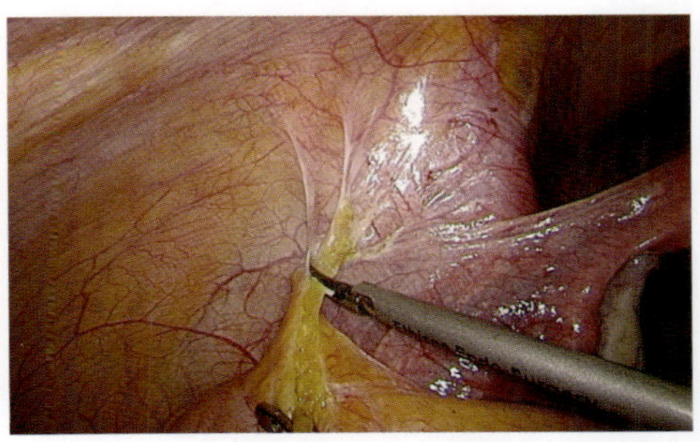

图 11－7　从乙状结肠外侧开始游离

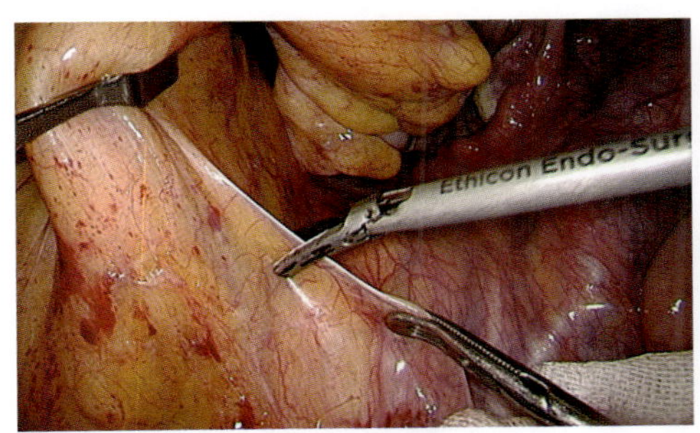

图 11－8　提起直肠上血管，游离直肠上段

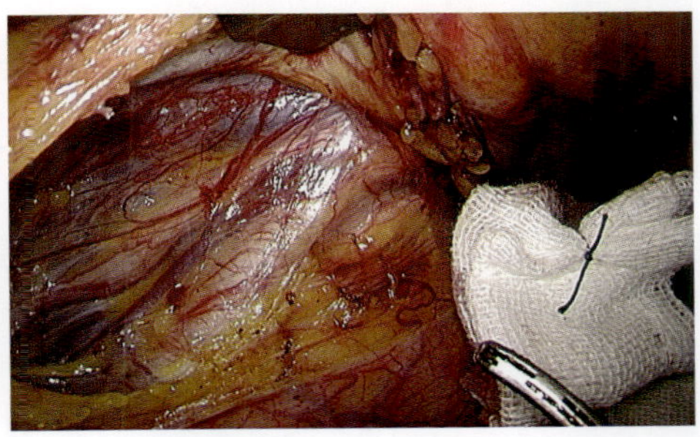

图 11－9　注意：保持输尿管、生殖血管前的 Gerota 筋膜的完整

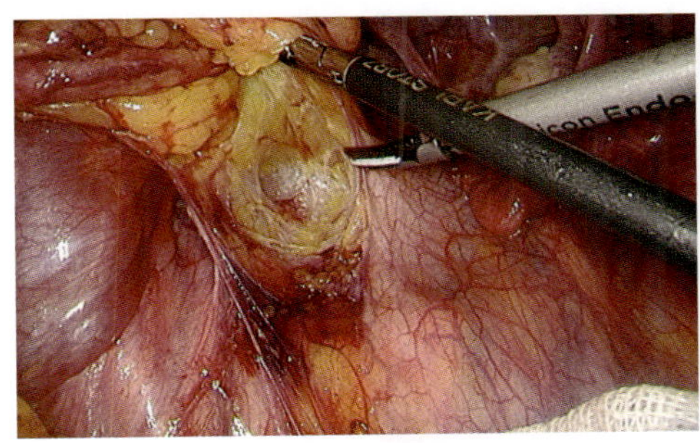

图 11－10　游离直肠上端：关键点，紧贴直肠系膜深有筋膜

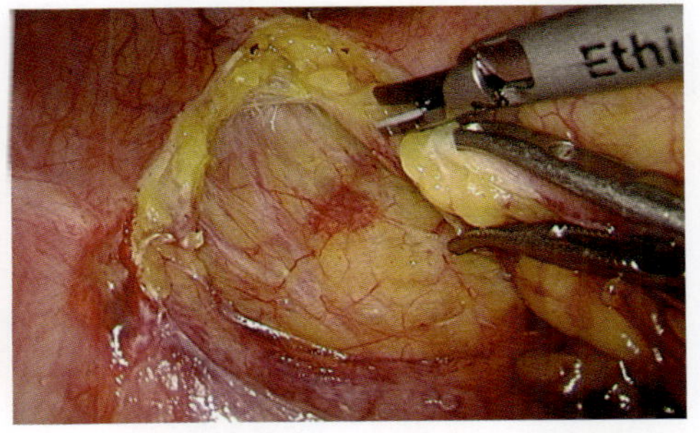

图 11－11　关键点：保持盆壁筋膜完整，避免损伤腹下神经

5. 游离、离断 IMA 及 IMV　游离 IMA 时注意保护神经，高位离断 IMV 时注意与胰腺的关系（图 11－12～11－15）。

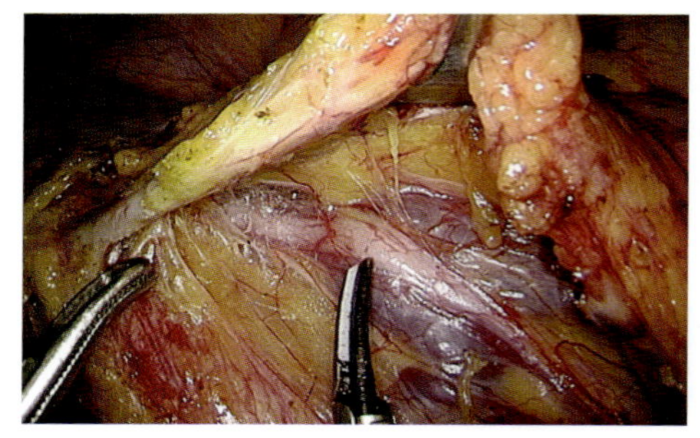

图 11-12 解剖 IMA

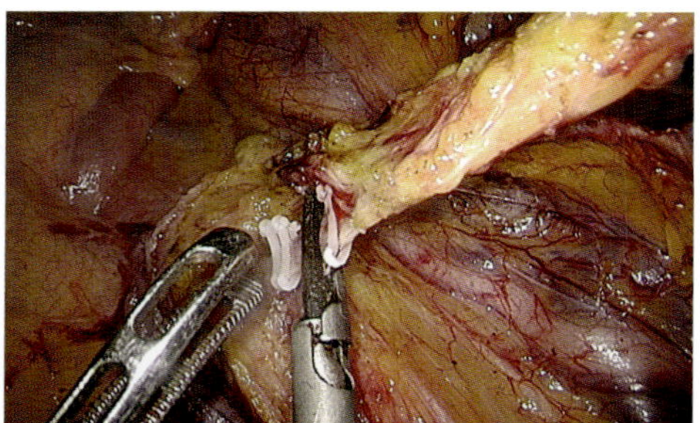

图 11-13 离断 IMA

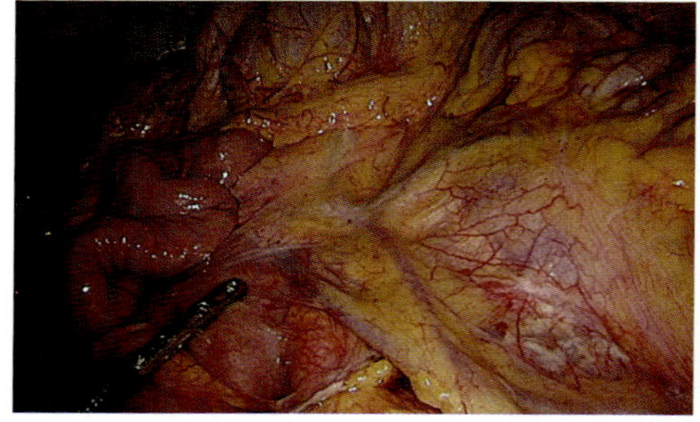

图 11-14 显露 IMV，左结肠血管及胰腺下缘

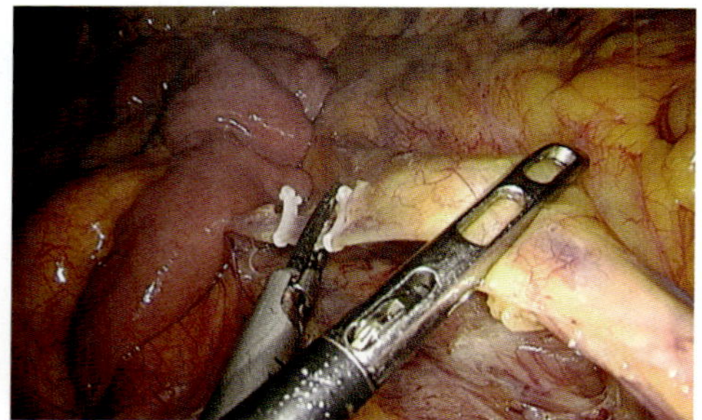

图 11-15 离断 IMV

6. 离断直肠 裸化直肠上端系膜，阻断直肠，远端经肛门冲洗后，离断直肠（图 11-16～11-18）。

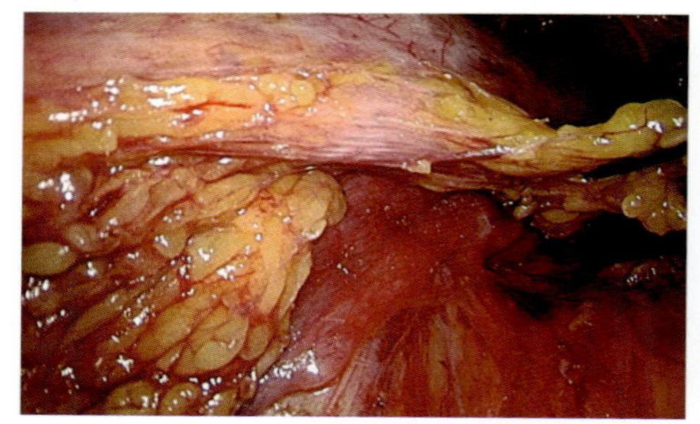

图 11-16 完成直肠上端系膜裸化

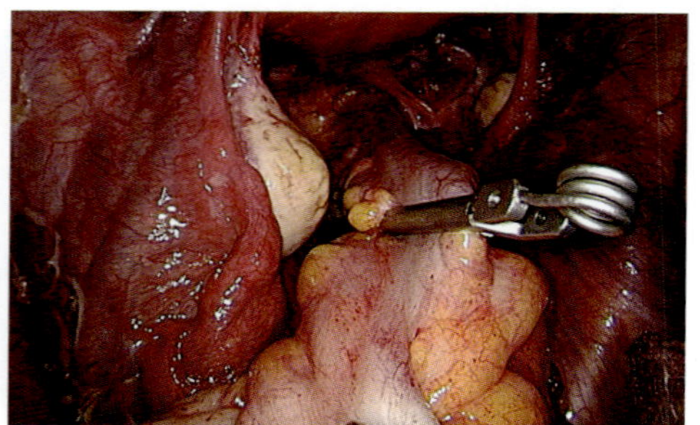

图 11-17 阻断直肠，远端冲洗

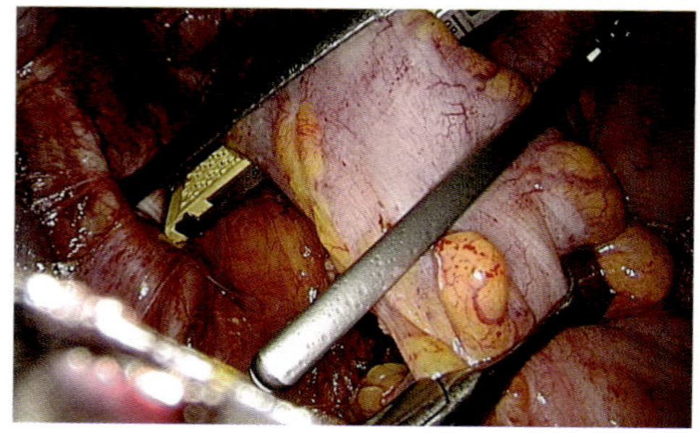

图 11-18 离断直肠

7. 游离脾曲，游离左侧横结肠 注意避免过度牵拉脾结肠韧带，损伤脾包膜(图 11-19~11-21)。

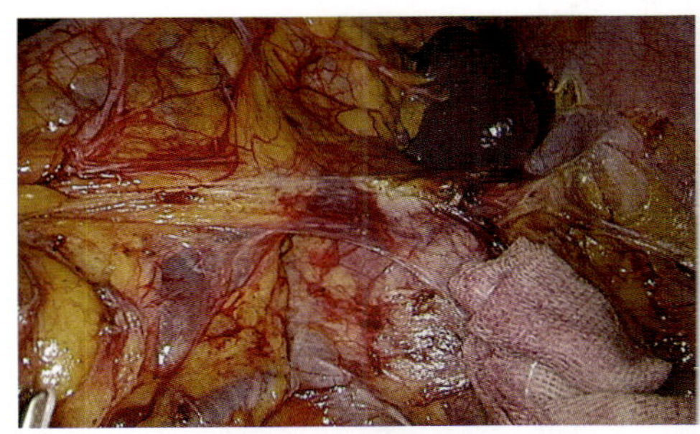

图 11-19 外侧游离脾曲

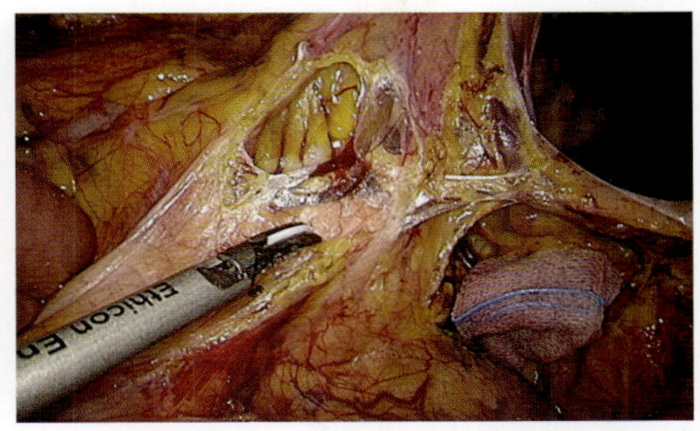

图 11-20 游离远端横结肠

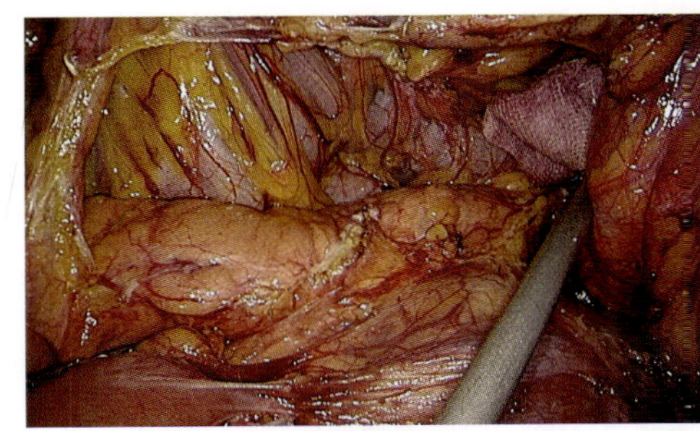

(A) 内侧观

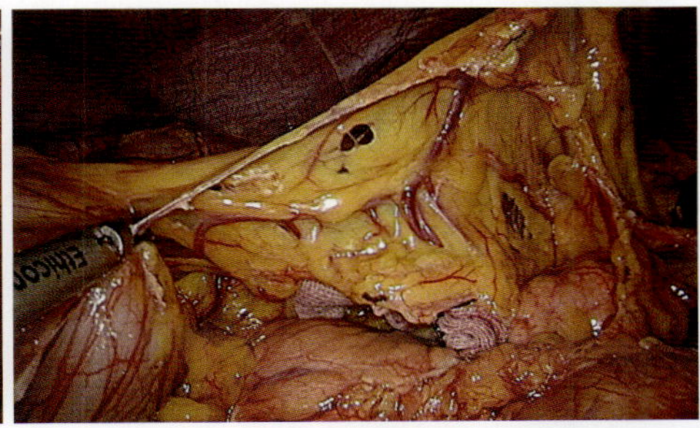

(B) 外侧观

图 11-21 完成脾曲及远端横结肠游离

8. 改变体位，开始右半结肠的游离 从回盲部开始，提起回结肠血管，切开后，显露右侧Toldt's 间隙，注意保持后方 Gerota 筋膜的完整性(图 11-22)；处理 SMV 前，尽量多的暴露右侧Toldt's 间隙，显露十二指肠(图 11-23)。

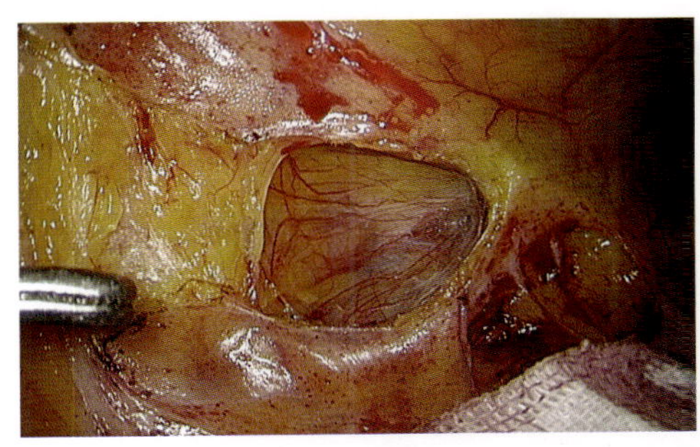

图 11-22 提起回结肠血管，切开，显露右侧 Toldt's 间隙

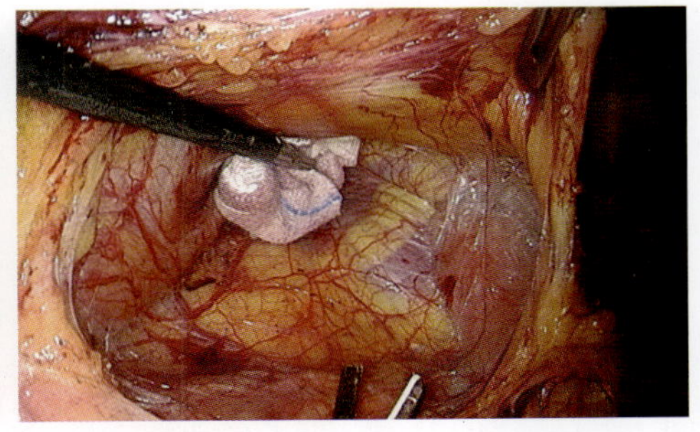

图 11-23 处理 SMV 前，尽量多的游离右侧 Toldt's 间隙

9. 解剖 ICA、ICV 并分别离断 注意在右半结肠肿瘤 D3 根治手术时，如果 ICA 走行于SMV 后方，应该在 SMV 后方左侧缘，SMA 的右侧缘离断 ICA(图 11-24)。

10. 显露 SMV、MCA 及 MCV 建议在处理胃结肠静脉干（GCV）前，首先解剖出 MCA 和 MCV，特别要注意 MCV 往往比较短，紧贴在 MCA 的深面，在游离 MCA 时避免 MCV 的损伤（图 11－25）。

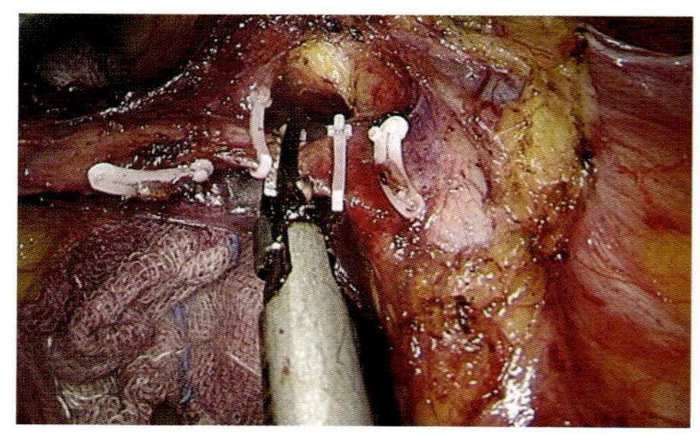

图 11－24 分别离断 ICV 和 ICA

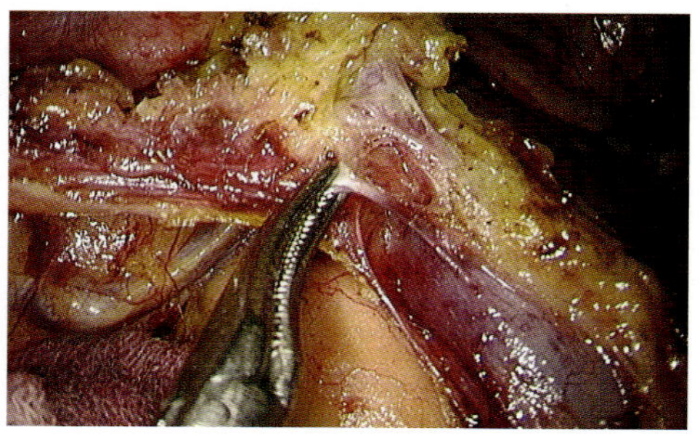

图 11－25 显露 MCA、、MCV 和 SMV

11. 显露 Helen 干 辨认清楚右结肠静脉，胃网膜右静脉与胰十二指肠上前静脉（图 11－26）；并贯通至结肠上区（图 11－27），显露胃网膜右动静脉（图 11－28）。

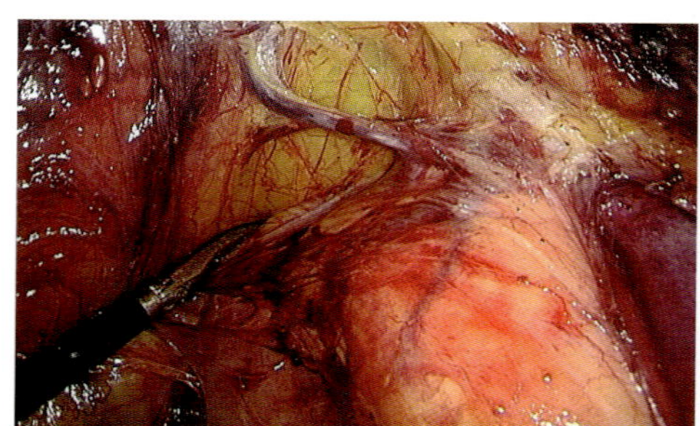

图 11－26 解剖 Helen 干

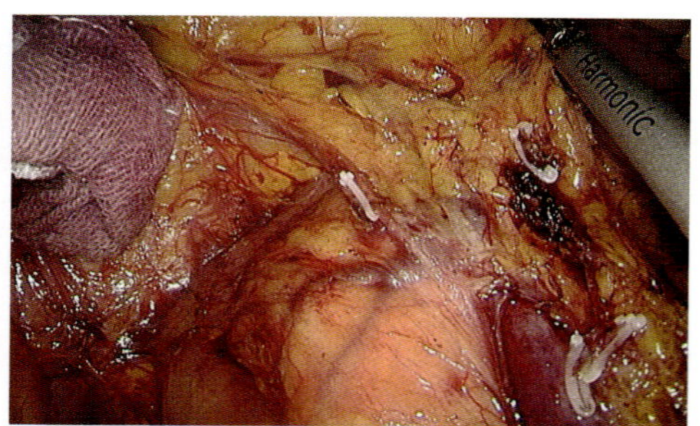

图 11－27 与结肠上区贯通

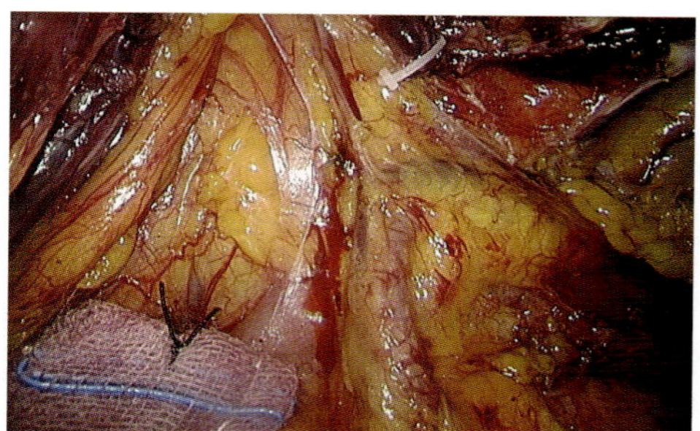

图 11－28 结肠上区，胃网膜右动静脉

12. 游离肝曲、右侧结肠外侧腹膜及回盲部(图 11－29、11－30)

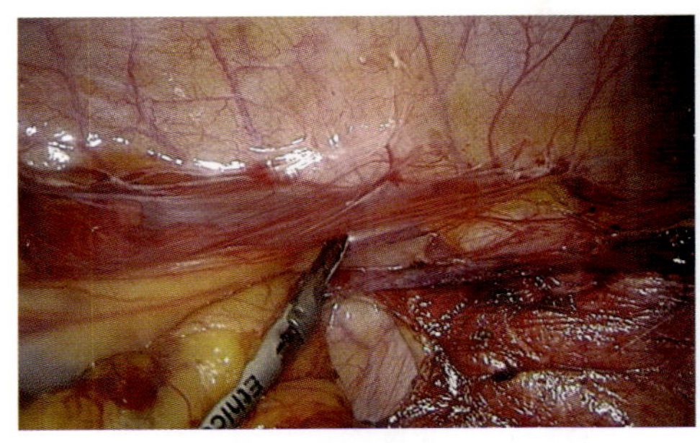

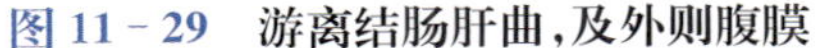
图 11－29　游离结肠肝曲,及外则腹膜

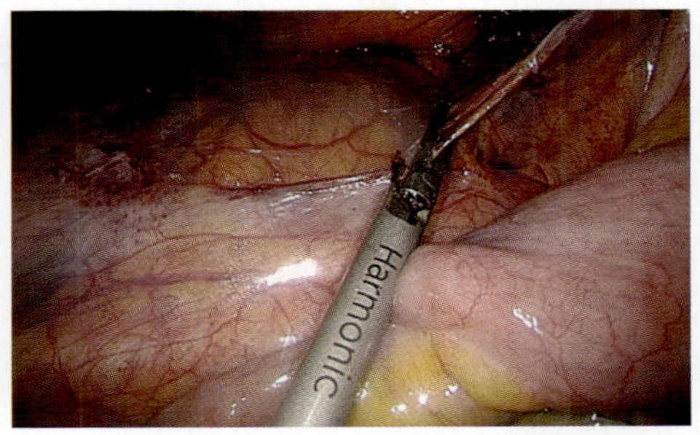

图 11－30　游离回盲部

13. 取出标本　从原手术瘢痕处做小切口,取出标本;体外离断末端回肠,置入 25 号吻合器抵钉座;纳入腹腔;再次建立气腹;完成直肠上段与回肠端端吻合(图 11－31)。

五、手术切除标本

切除全结肠标本见图 11－32。病理报告:送检全结肠切除标本,肠管长 60 cm,距上切 22 cm 肠管扩张,扩张段肠管长约 9 cm,最宽处周径 14.5 cm,肠管黏膜灰红尚光滑;镜示扩张处肠管黏膜呈慢性炎症改变,可见淋巴滤泡散在分布,内环肌层增厚,肌间神经丛神经元明显减少甚至消失,外纵肌层肌壁萎缩变薄。

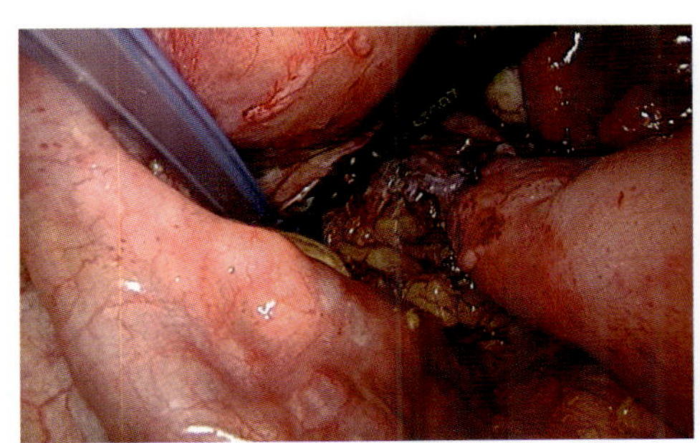
图 11－31　完成吻合,放置盆腔引流

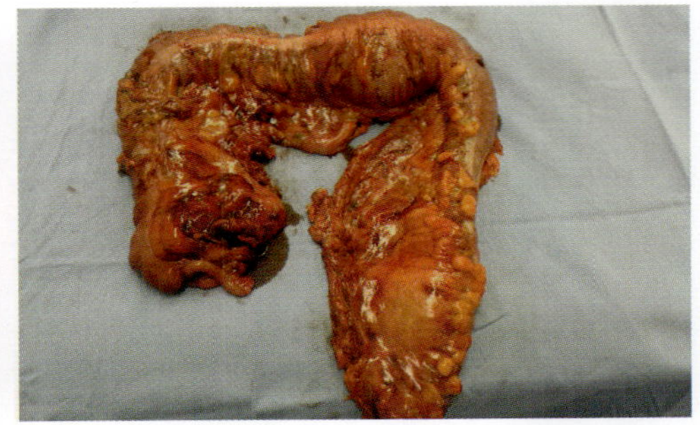
图 11－32　切除全结肠标本

六、讨论

腹腔镜(次)全大肠切除手术,应用于 FAP、溃疡性结肠炎(UC)、多原发结直肠肿瘤及慢传输型便秘等。切除后消化道重建有不同的方式,本例为慢结肠传输型便秘,行回肠直肠吻合手术;对 FAP 的患者,标准的手术方式是全大肠切除、回肠储袋、储袋肛管吻合手术(IPAA);对直肠息肉较少的 AFAP 患者(一般少于 20 个,息肉小,手术前内镜下切除,无高级别上皮内瘤变或癌变),可以考虑次全大肠切除、回肠直肠吻合手术.但需要终身内镜随访,一旦发现直肠恶性病灶,需要再次手术切除;对伴有直肠癌的 FAP 患者,按照直肠癌的临床分期,决定是否需要手术前放

化疗，全大肠切除后，行末端回肠造口。

近年来，随着溃疡性结肠炎发病率不断上升，UC 患者行全大肠切除的病例也越来越多。对内科治疗无效的 UC 患者，择期手术时的标准方式为 IPAA；急症手术情况下，患者一般情况差，可一期行全结肠切除、回肠造口，二期行直肠切除、回肠储袋、储袋肛管吻合手术（可行保护性近端回肠造口，三期回纳造口）。这类患者不能保留直肠行回肠直肠吻合手术。

对林奇综合征患者，可以告知大肠次全切除的必要性，因为根据文献报道每切除 10 cm 的结肠，发生异时结直肠癌的风险可以下降 31%。

腹腔镜（次）全大肠切除手术中的难点主要为：①套管针位置不当增加手术困难，在手术的开始，应该考虑需要游离全结肠、直肠的可及性，必要时，增加 5 mm 套管针，以获得良好的手术视野；同时，在整个手术过程中，需要改变患者的体位。②回肠储袋：一般行全结肠直肠游离后，小切口取出标本，体外行小肠储袋，关键点是确保储袋与肛管的吻合没有张力。③小肠（储袋）直肠吻合时，注意系膜扭转。

建议由具有成熟的腹腔镜结直肠手术技巧的外科医师行腹腔镜大肠全切手术。

（黄学锋）

第十二章 腹腔镜结直肠手术肠道重建新方法

第一节 结肠肿瘤经自然腔道取标本手术的重建技术

随着微创外科技术的进步，医师不仅仅追求手术根治性，更加关注如何最大限度减少创伤，以及如何加速患者的康复。在常规腹腔镜技术已经日趋普及的背景下，经自然腔道取标本手术(natural orifice specimen extraction surgery, NOSES)应运而生，它既具有“无创手术”的特点，并且无须特殊设备和平台，从而将微创手术的优势最大化，为患者带来美容、恢复快、心理损伤小、切口并发症少等获益。NOSES 手术在国内由王锡山教授率先提出并推广之后，在国内获得了广泛的应用和普及，本节就结肠肿瘤 NOSES 的重建技术进行探讨。

一、经阴道拖出标本的腹腔镜右半结肠癌根治术的消化道重建技术

结肠肿瘤 NOSES 手术包括左半结肠、右半结肠和全结肠手术，取标本的方式包括经直肠和经阴道，右半结肠若经直肠取标本副损伤较大，仅推荐经阴道取标本。右半结肠手术由于其毗邻脏器多，血管关系变异多，因此在技术难度上相对较大，需要在腹腔内完全游离切断右半结肠，经阴道将右半结肠标本取出体外，再进行全腹腔镜下末端回肠与横结肠的功能性端端吻合，对术者和助手的要求较高，在标本经阴道取出的过程中，还需要始终贯彻无菌术和无瘤术。

1. 适应证与禁忌证

(1) 适应证：女性右半结肠肿瘤；肿瘤环周径< 5 cm 为宜；肿瘤未侵出浆膜为宜。

(2) 禁忌证：肿瘤环周径> 5 cm；肿瘤侵犯周围组织器官；患者过于肥胖(BMI>35 kg/m^2)；男性右半结肠癌。

2. 手术具体步骤及要点

(1) 将横结肠拉直摆放，并将末端回肠拉至上腹部与横结肠平行摆放。将回结肠末端一角用剪刀沿吻合线剪开 5 mm 小口(图 12－1)，助手经右下腹 12 mm 的戳卡置入 60 mm 直线切割闭合器，将钉座侧置入回肠肠腔内。同样在横结肠断端一角剪开约 10 mm 小口(图 12－2)，分别予以消毒(图 12－3)。

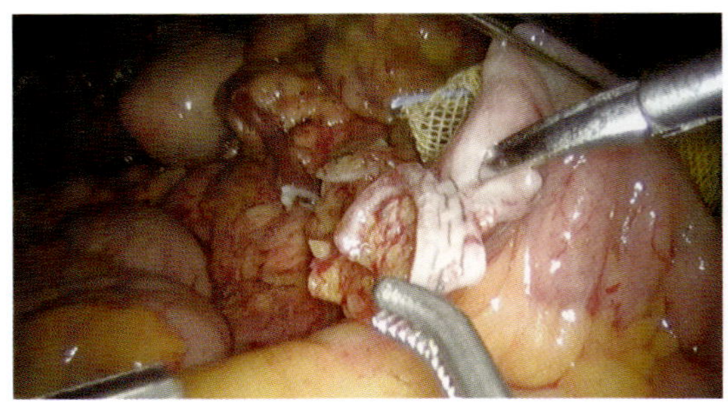
图 12 - 1　切开末端回肠

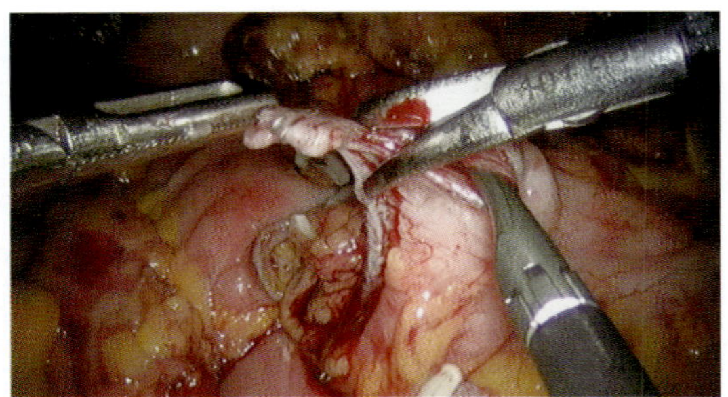
图 12 - 2　切开横结肠

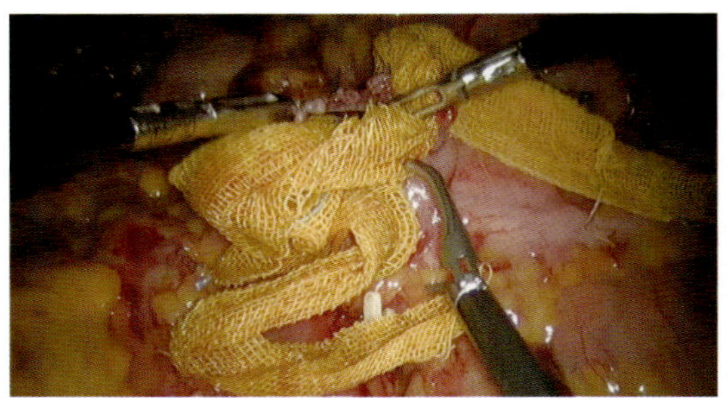
图 12 - 3　消毒回肠及横结肠切口

(2) 助手和术者将结肠提起，将直线切割闭合器置入结肠肠腔内，确认无误后击发，完成回肠横结肠侧侧吻合(图 12 - 4)。

(3) 检查吻合口内腔有无明显出血，确认无出血后，提起断端，术者经左上腹 12 mm 戳卡置入直线切割器，横行闭合残端，完成功能性端端吻合(图 12 - 5)，切下的残端组织用取物袋经 12 mm 的戳卡取出。

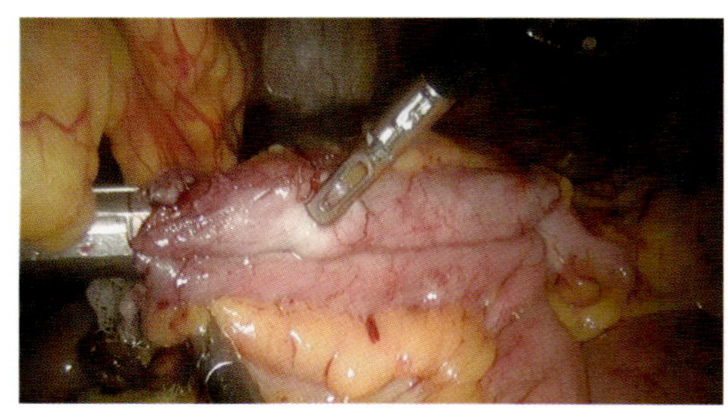
图 12 - 4　完成回肠横结肠吻合

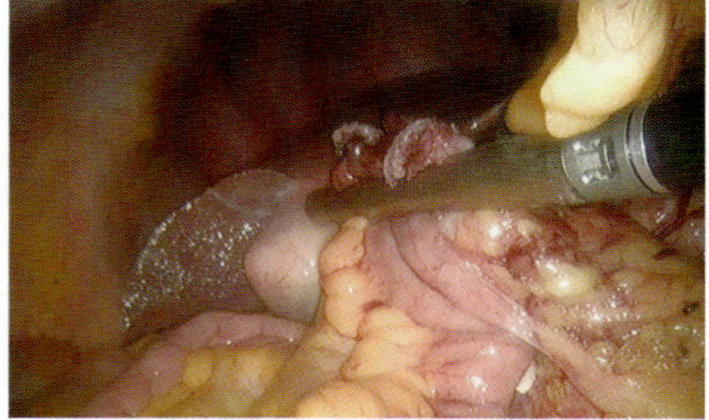
图 12 - 5　闭合残端

(4) 镜下浆肌层缝合回横吻合结合处，以减轻吻合口张力(图 12 - 6)，间断加固缝合残端避免出血(图 12 - 7)。至此完成右半结肠切除后的消化道重建。

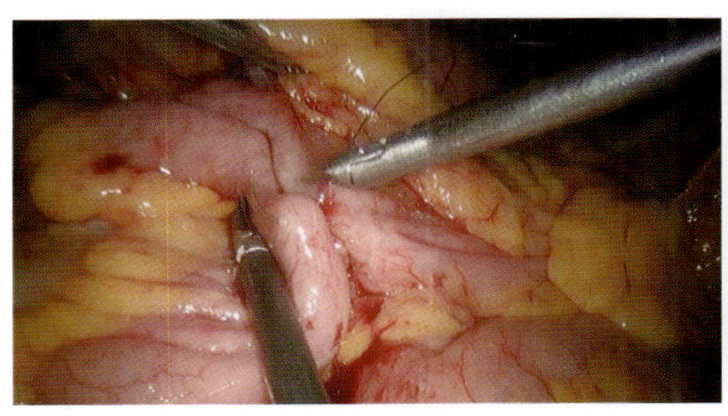

图 12－6　间断缝合减少张力

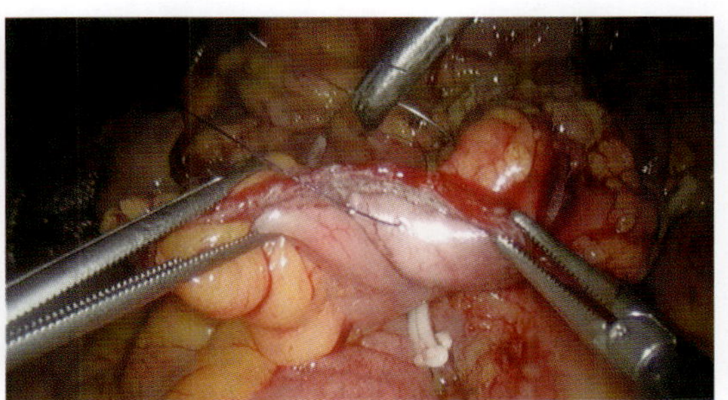

图 12－7　加固缝合残端

二、经自然腔道取标本的腹腔镜左半结肠癌根治术的消化道重建技术

左半结肠癌 NOSES 手术需要在腹腔内完全游离切断左半结肠，经肛门或阴道将左半结肠标本取出体外，再进行全腹腔镜下横结肠与直肠的端端吻合。从标本的切除来看，操作难点是左半结肠的完整结肠系膜切除、系膜根部淋巴结清扫，以及结肠脾曲的解剖游离。消化道重建的难度在于，腹腔内抵钉座的置入、镜下吻合以及无菌术和无瘤术的实施。对于女性患者，由于阴道具有很好的延展性，更容易将标本取出，其余操作和经肛门拖出标本 NOSES 手术相似。

1. 适应证与禁忌证

（1）适应证：肿瘤位于降结肠、乙状结肠近端；肿瘤环周径 < 3 cm 为宜，肿瘤环周直径 < 5 cm为宜（女性）；肿瘤未侵出浆膜为宜。

（2）禁忌证：肿瘤位于结肠脾曲和横结肠近脾曲处；肿瘤环周经 > 3 cm，肿瘤环周直径 > 5 cm（女性）；肿瘤侵出浆膜；过于肥胖者（BMI > 35 kg/m^2）。

2. 手术具体步骤及要点

（1）在肿瘤下方，乙状结肠肠管切断处横行切一小口（图 12－8），助手用卵圆钳夹持抵钉座经肛门直肠送入腹腔（图 12－9），女性经阴道送入（图 12－10）。

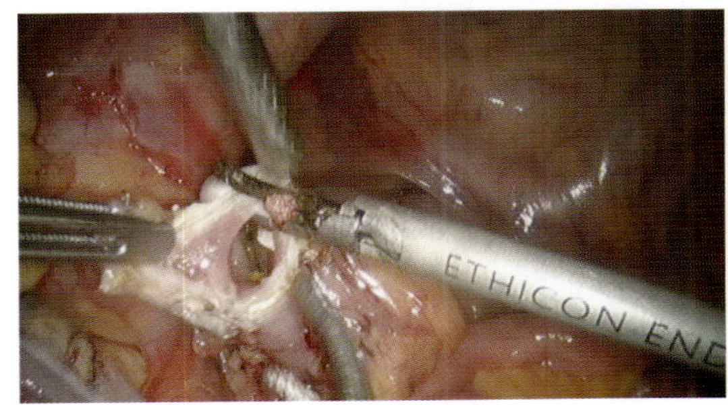

图 12－8　切开乙状结肠

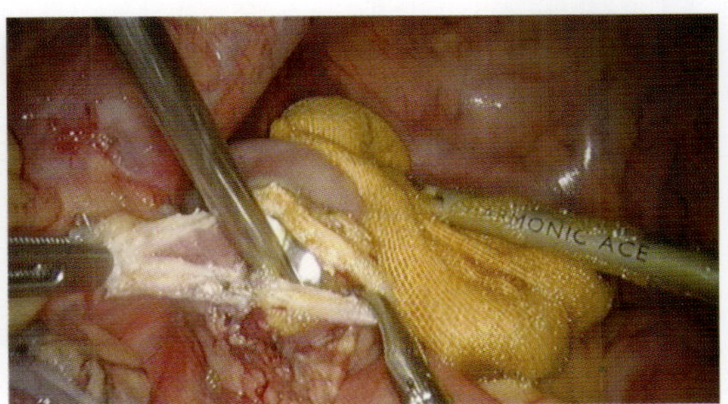

图 12－9　置入抵钉座并消毒

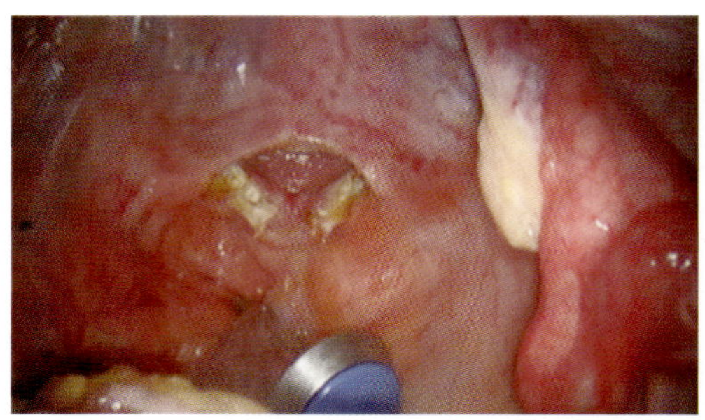

图 12-10 经阴道置入抵钉座

(2) 在肿瘤上方裸化区的远端开一纵行小口(图 12-11),将抵钉座置入近端结肠内(图 12-12),并用直线闭合器切断结肠,将抵钉座封闭于近端肠管,并用聚维酮碘纱条消毒肠管断端,至此左半结肠完全游离于腹腔。

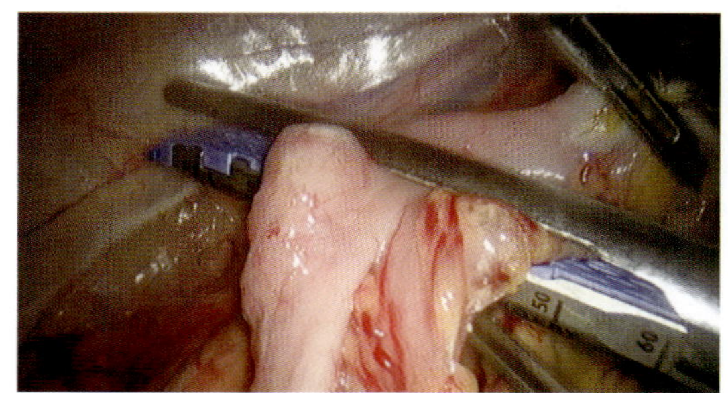

图 12-11 切开横结肠

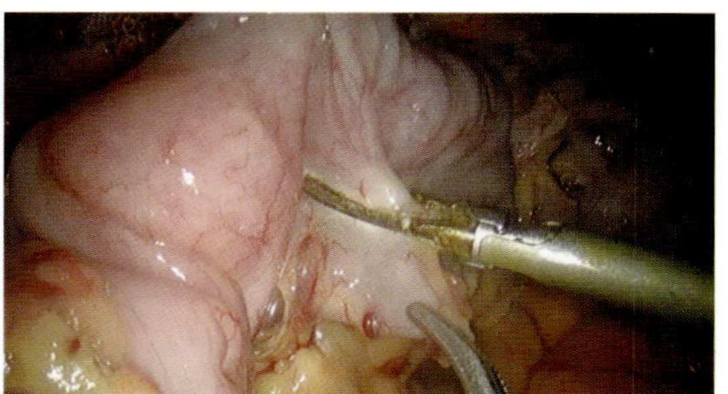

图 12-12 将抵钉座封闭于肠腔内

(3) 用卵圆钳经肛直肠断端置入无菌塑料保护套入腹腔。术者与助手配合将标本顺畅置入保护套中,助手于体外用卵圆钳夹持住肠管一端,缓慢经直肠肛门或阴道拉出标本(图 12-13、12-14)。

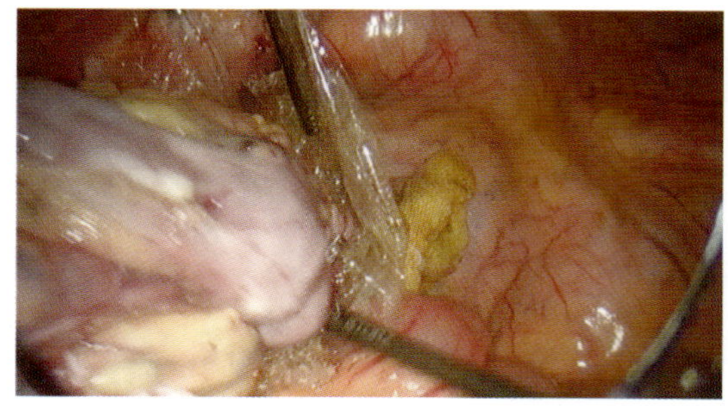

图 12-13 将标本经直肠肛门拖出

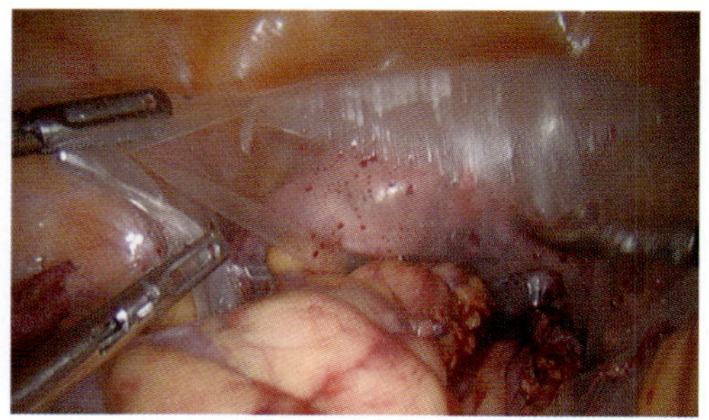

图 12-14 将标本经阴道拖出

(4) 用直线切割闭合器闭合直肠残端,将残端用取物袋经 12 mm 戳卡取出。将抵钉座连接杆从近端结肠闭合线一角取出(图 12-15)。

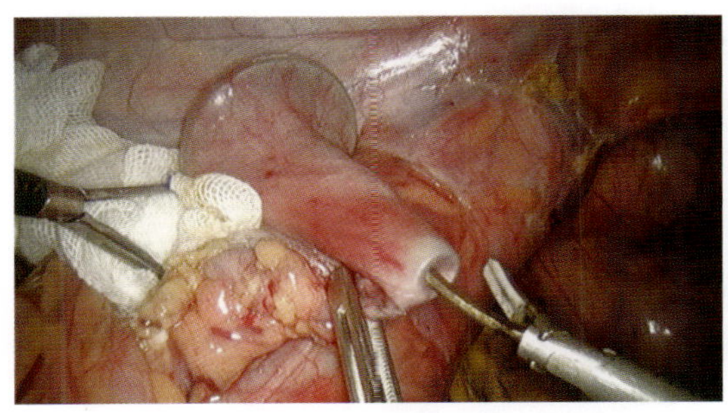

图 12-15 取出连接杆

(5) 助手经肛门置入环形吻合器,在直肠残端旋出穿刺针(图 12-16),完成吻合器连接,调整结肠系膜方向。旋紧击发,完成吻合(图 12-17)。

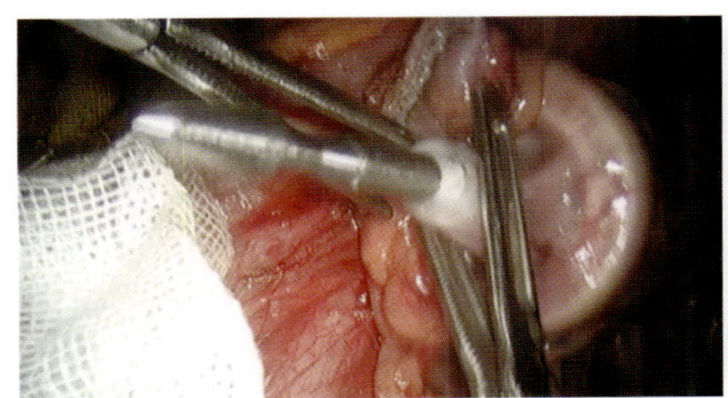

图 12-16 穿出穿刺器

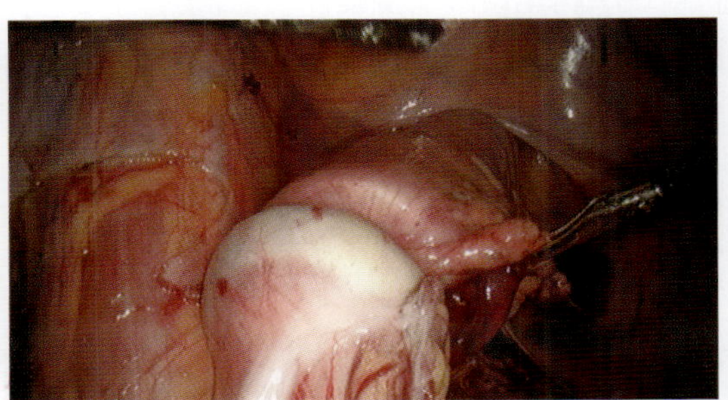

图 12-17 完成吻合

三、经自然腔道取标本的腹腔镜全结肠切除术的消化道重建技术

该手术的操作特点包括腹腔镜下完全游离全结肠及其系膜,经肛门或阴道将全结肠标本取出,再进行全腹腔镜下末端回肠与直肠的侧端吻合。全结肠切除术是结直肠手术中难度最大、操作最复杂的术式之一,手术操作范围广,右半结肠、左半结肠及直肠切除术的技术要点和难点在该术式中均会涉及,因此需要术者在熟练掌握 NOSES 手术技巧的基础上开展。

1. 适应证与禁忌证

(1) 适应证:家族性腺瘤性息肉病;林奇综合征相关结直肠癌;结肠多原发癌,且最大病灶环周径<3 cm 为宜,对于女性患者,肿直径应<5 cm 为宜;溃疡性结肠炎经内科治疗无效者;便秘等良性疾病需全结肠切除者。

(2) 禁忌证:结肠多为原发癌,且最大病灶环周直径> 3 cm 者;患者过于肥胖(BMI>35 kg/m^2);肿瘤侵出浆膜者。

2. 手术具体步骤及要点

(1) 经肛门或阴道将吻合器抵钉座送入腹腔,检查末端回肠与直肠断端距离,选择回肠吻合点。在回肠断端沿着缝合钉在肠壁剪开约 2 cm 切口(图 12-18),将抵钉座

置入回肠腔内预吻合处(图 12－19)。

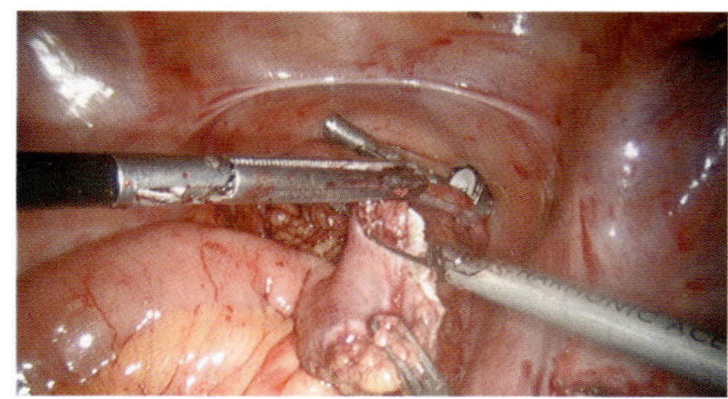
图 12－18　剪开回肠断端

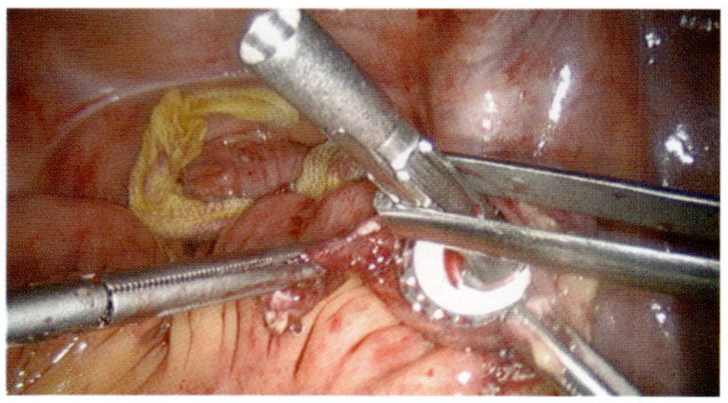
图 12－19　将抵钉座置入回肠

(2) 再用直线切割器闭合回肠残端(图 12－20)。在回肠预吻合处切开一小孔后,将抵钉座连接杆取出,确认无误后备用(图 12－21)。

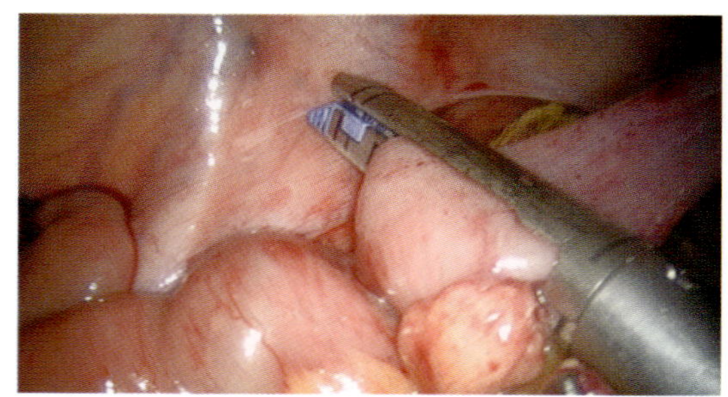
图 12－20　闭合切断回肠

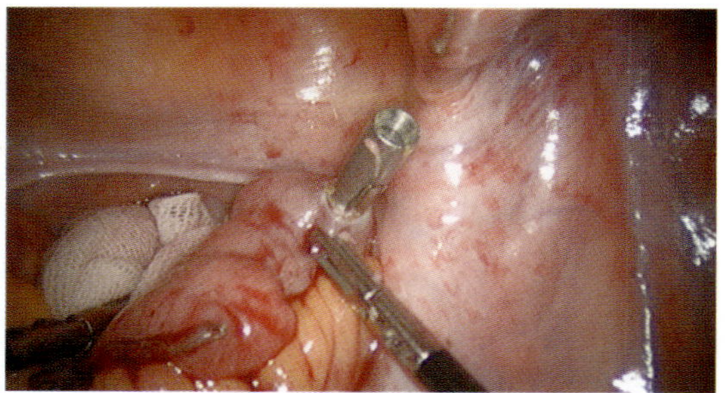
图 12－21　取出吻合器连接杆

(3) 用直线切割闭合器关闭直肠残端(图 12－22),切下的直肠残端组织经 12 mm 戳卡取出(图 12－23)。

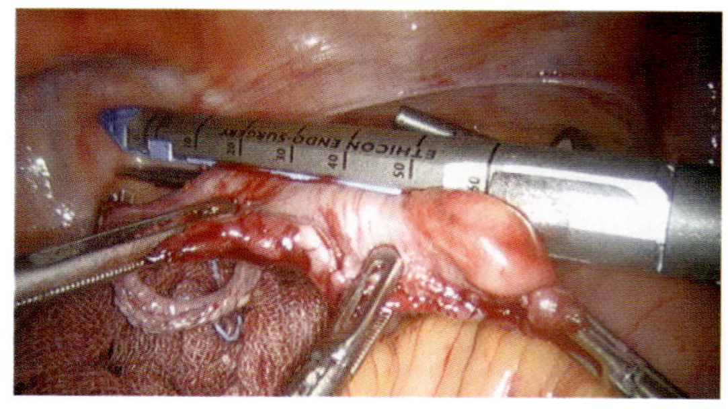

图 12－22　闭合切断直肠残端

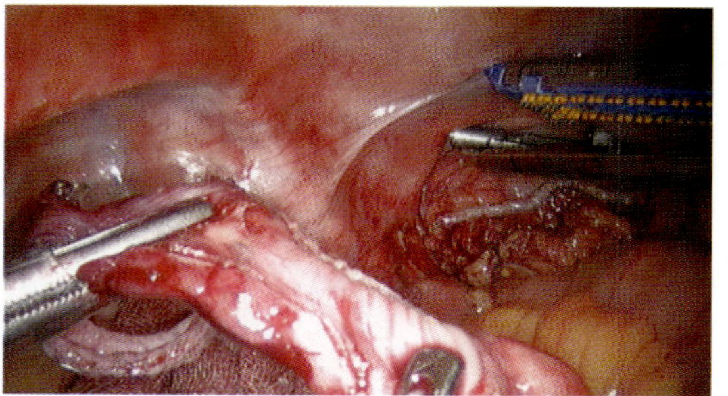
图 12－23　切下的直肠残端经戳卡取出

(4) 助手经肛置入环形吻合器,并于直肠断端的一角旋出穿刺针(图 12－24)。完成抵钉座与穿刺针对接(图 12－25),旋紧击发完成回肠与直肠的侧端吻合(图 12－26)。

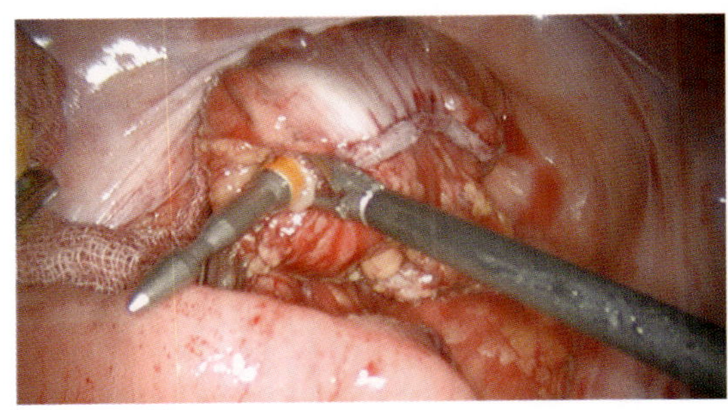
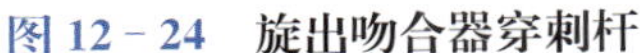
图 12-24 旋出吻合器穿刺杆

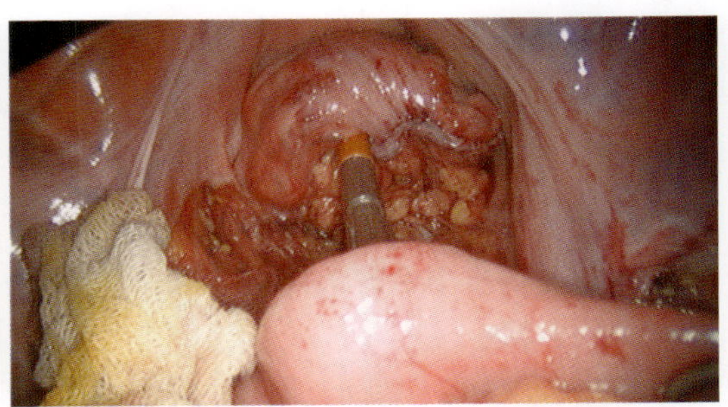
图 12-25 连接吻合器

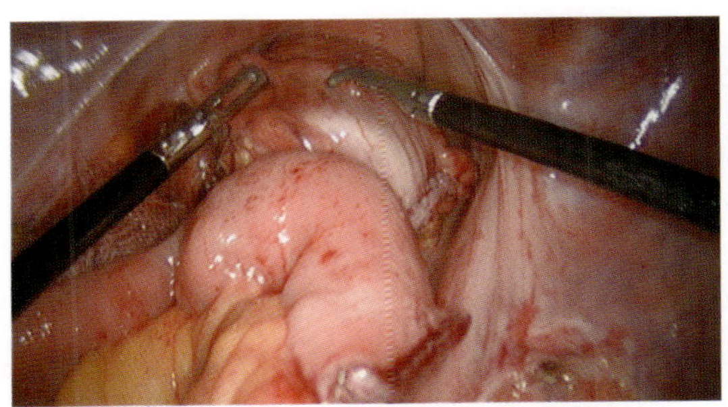
图 12-26 回肠直肠侧端吻合

四、讨论

随着微创理念的深入人心及微创技术的迅猛发展，外科手术正在发生一场重要的革命，微创手术也已毫无争议地成为了当下外科舞台的主要角色。外科医师和患者对手术创伤及术后疗效都提出了新的要求，NOSES 是使用腹腔镜器械、TEM 或软质内镜等设备完成腹腔内手术操作，经自然腔道(阴道或直肠)取标本的腹壁无辅助切口手术，术后腹壁仅存留几处戳卡瘢痕。该技术通过使用常规微创手术器械，结合独特的消化道重建方式，以及标本取出途径，既保证了肿瘤的根治性切除，同时也能达到最佳的微创效果。

为了规范、普及和评价 NOSES 的一系列术式，由中国 NOSES 联盟及中国医师协会结直肠肿瘤委员会 NOSES 专委会成员组成的专家团队，今年共同起草并于《中华结直肠疾病电子杂志》发布了中国首部《结直肠肿瘤 NOSES 专家共识》(简称《共识》)。该《共识》针对 NOSES 命名的演变、NOSES 定义、结直肠 NOSES 分类、NCSES 具体术式命名、NOSES 设备基础与技术要求、NOSES 适应证与禁忌证、NOSES 术前评估、NOSES 手术入路选择、NOSES 术中探查、NOSES 无菌操作与无瘤操作、NOSES 术后评价指标、NOSES 并发症预防及处理、NOSES 临床研究开展 13 个议题进行了深入的分析和讨论。

显而易见，NOSES 手术的优势在于大大提高了外科医师对该手术的操控性和适应性，手术的安全性和可操作性于常规腹腔镜手术无差异。从患者的角度来说，NOSES 术最大程度限保留了腹壁的功能，加快了患者的术后恢复，缩短了住院时间，同时更具有良好的美容效果。此外，没有腹部切口，减少因切口瘢痕给患者生活带来的不良心理暗示。从麻醉和护理的角度来讲，NOSES 手术也显现出极大的优势，避免了腹部的取标本切口，患者术后疼痛明显减轻，这样可以减少术后镇痛药物的使用。术后患者下地活动早，因此压疮、坠积性肺炎、下肢静脉血栓等术后护理相关并发症发生的可能性大大降低。

当然，需要谨慎合理选择 NOSES 术适应人群，严格保证 NOSES 术的规范性和合理性，才能使患者获益最大化。

（刘　正　王锡山）

第二节　直肠癌 NOSES 手术

腹腔镜手术经过 30 余年的发展，已经成为结直肠肿瘤的主流切除术式。结直肠腹腔镜手术已经发展到一个相当高的水平，换句话说，也发展到了一个平台期，外科的发展进程表明，技术的创新永远也不会止步，那么，腹腔镜结直肠手术的下一个突破方向在哪里呢？对此，不同的人会给出不同的答案，经自然腔道无辅助切口的 NOTES 手术是一个获得广泛认同的方向，但在目前的设备条件下，纯粹的 NOTES 手术在结直肠肿瘤切除中的应用还面临一些困难。首先，技术难度大，学习曲线长，受制于现有的设备条件，很难获得良好的术野和显露，在可预见的未来难以获得大规模的临床数据来支持推广，同时也存在着使用人群受限的问题。利用现有的设备器械，最大限度地达到 NOTES 手术的无瘢痕和创伤最小效果，基于这种理念，王锡山教授率先提出了 NOSES 的概念，即腹部无辅助切口经自然腔道取标本的手术。NOSES 手术不仅在手术范围、淋巴结清扫及肿瘤手术安全性等方面与常规腹腔镜直肠癌根治术无差异，而且具有手术创伤小、术后恢复快、住院时间短、花费少、美容效果好等明显优势，腹腔镜直肠癌外科手术治疗根据肿瘤位置不同，有多种手术方式来覆盖，适用人群非常广泛。

一、腹部无辅助切口经肛门外翻切除标本的腹腔镜下低位直肠癌根治术（NOSES Ⅰ）

NOSES Ⅰ式主要适用于肿瘤周径小于直肠周径 1/2 的低位直肠癌患者。与常规腹腔镜直肠癌根治术一样，必须严格遵循全直肠系膜切除（TME）的原则，在正确的手术平面(Toldt's 间隙)进行解剖和游离，这也是该手术能够快速安全进行的前提。NOSES Ⅰ式的手术优点为经肛门将直肠外翻至体外，在体外直视下离断肠管,切除肿瘤，再进行腹腔镜下乙状结肠与直肠的端端吻合。NOSES I 手术在直视条件下不仅能够准确判断肿瘤下切缘距离，避免肿瘤下切缘阳性，而且能够大幅度提高低位和超低位直肠癌保肛的可能性。目前，低位直肠癌 NOSES Ⅰ式主要包括两种消化道重建方法，即 NOSES Ⅰ式 A 法和 B 法。NOSES Ⅰ式在肿瘤根治性切除的前提下，展现出手术创伤小、恢复快、美容效果好等明显优势，目前已经被广泛应用。

1. 适应证与禁忌证

（1）适应证：①肿瘤下缘距齿状线 2～5 cm 的低位直肠癌。②浸润溃疡型肿瘤，且侵犯肠管≤1/2 周。③隆起型肿瘤，肿瘤环周径≤3 cm（图 12－27～12－29）。

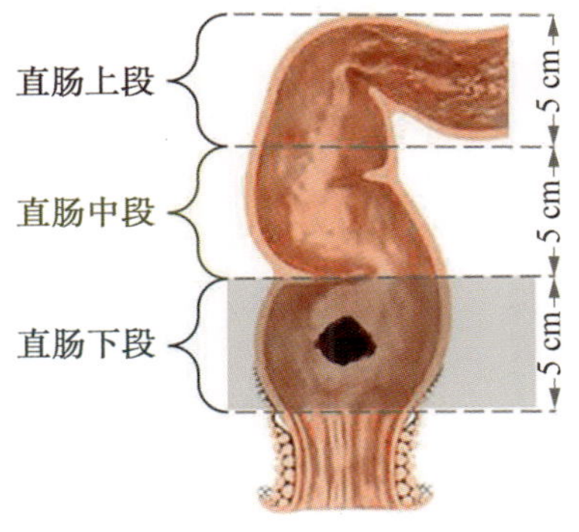

图 12－27 适用Ⅰ式的肿瘤位置

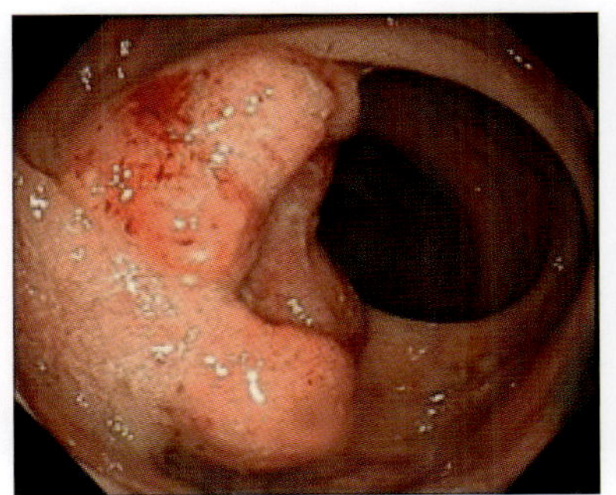

图 12－28 肠镜示例

注：肿瘤距肛门 3～5 cm，溃疡隆起型，直径为 3 cm

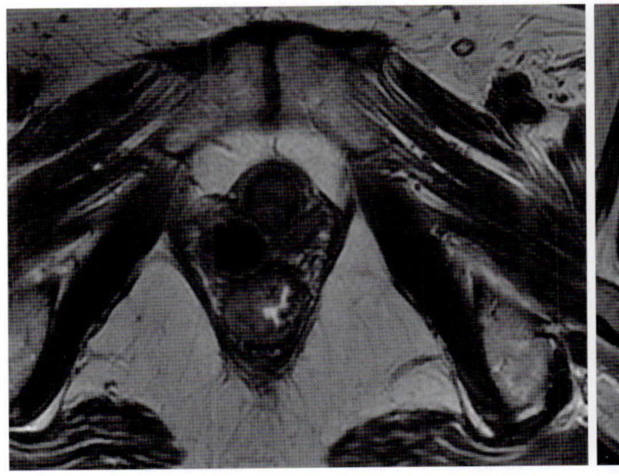
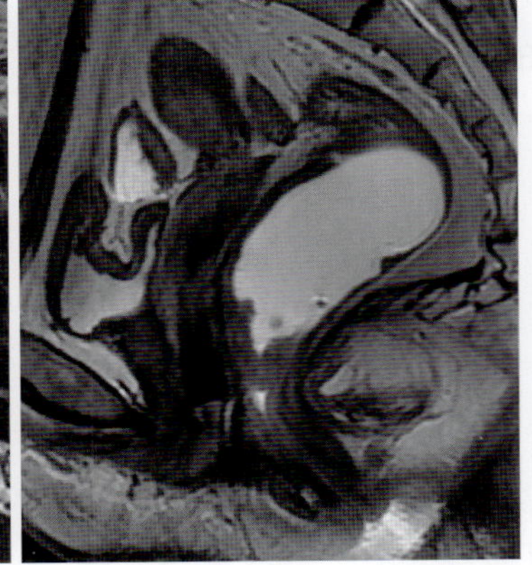

图 12－29 直肠 MRI

注：女性，T3，距齿状线 2.0 cm，最大径 2.7 cm

（2）禁忌证：①肿瘤侵犯肠管＞1/2 周。②肿瘤环周径＞3 cm。③过于肥胖者（BMI＞35 kg/m^2）。

2. 体位、戳卡位置及手术站位

（1）体位：患者取功能截石位，右腿低平。

（2）戳卡位置：5 孔法。

（3）术者站位：术者站位于患者右侧，助手站位于主刀对侧即患者左侧，扶镜手站位于术者同侧。

3. 特殊手术器械 超声刀、60 mm 直线切割闭合器、32 mm 环形吻合器、无菌保护套。

4. 术前检查 术前指诊很重要：①判断肿瘤下缘距离齿状线的位置，即适不适合实施

NOSES Ⅰ。②判断肿瘤大小及肛门有无狭窄，判断标本能否从肛门拉出。

5. 手术步骤

（1）常规探查：按照肝脏、胆囊、胃、脾脏、大网膜、结肠、小肠、直肠和盆腔顺序逐一进行探查（图 12 - 30）。

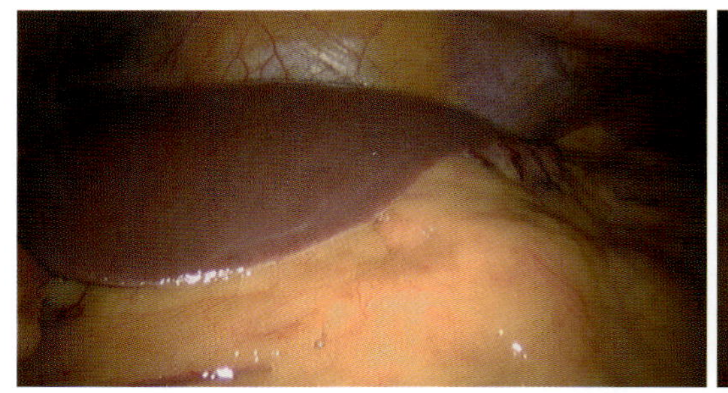

（A）探查肝脏

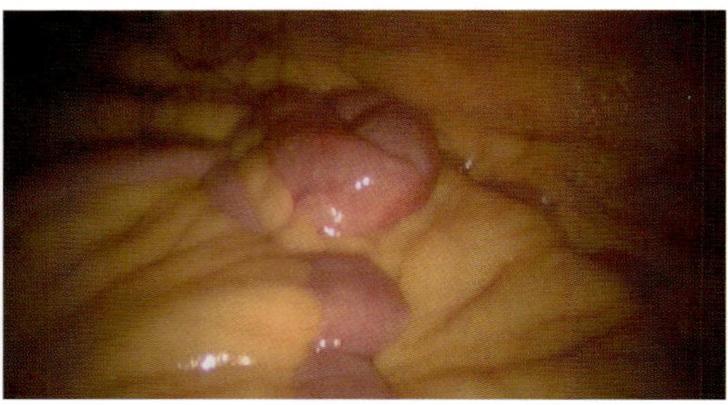

（B）探查小肠

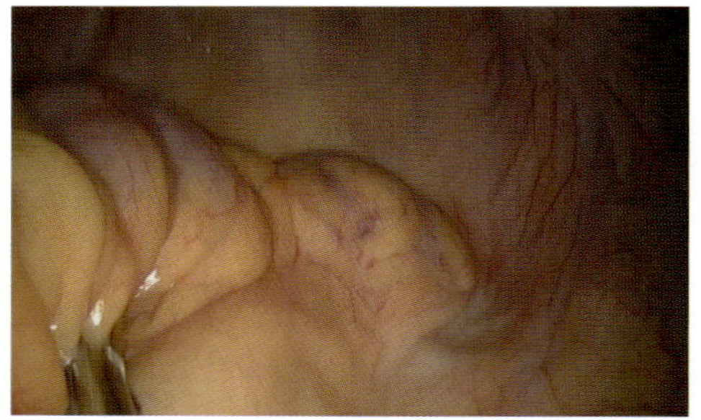

（C）探查盆腔

图 12 - 30 常规检查

（2）肿瘤探查：腹腔镜低位直肠肿瘤常无法探及，大多数肿瘤位于腹膜返折以下（图 12 - 31）。助手行直肠指诊，提示主刀医师，来判定肿瘤位置及大小，是否适合行该手术。

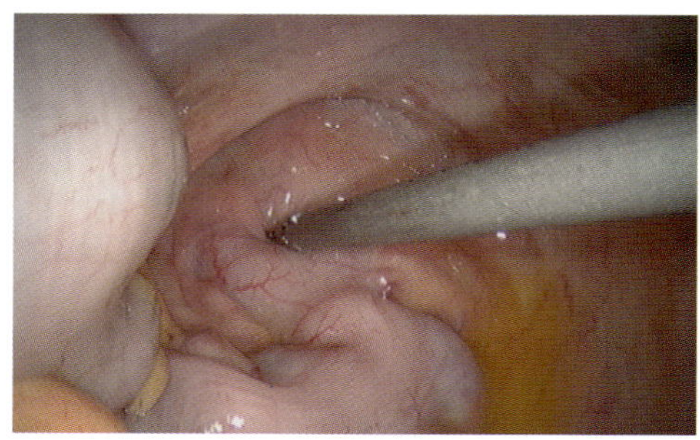

图 12 - 31 探查肿瘤

（3）肠系膜下血管处理：在直肠系膜和后腹膜移行之黄白交界区，切开直肠系膜，进入 Todlt's 间隙，由上而下、由内而外拓展 Todlt's 间隙，注意保护左侧输尿管及生殖血管（图 12 - 32）。

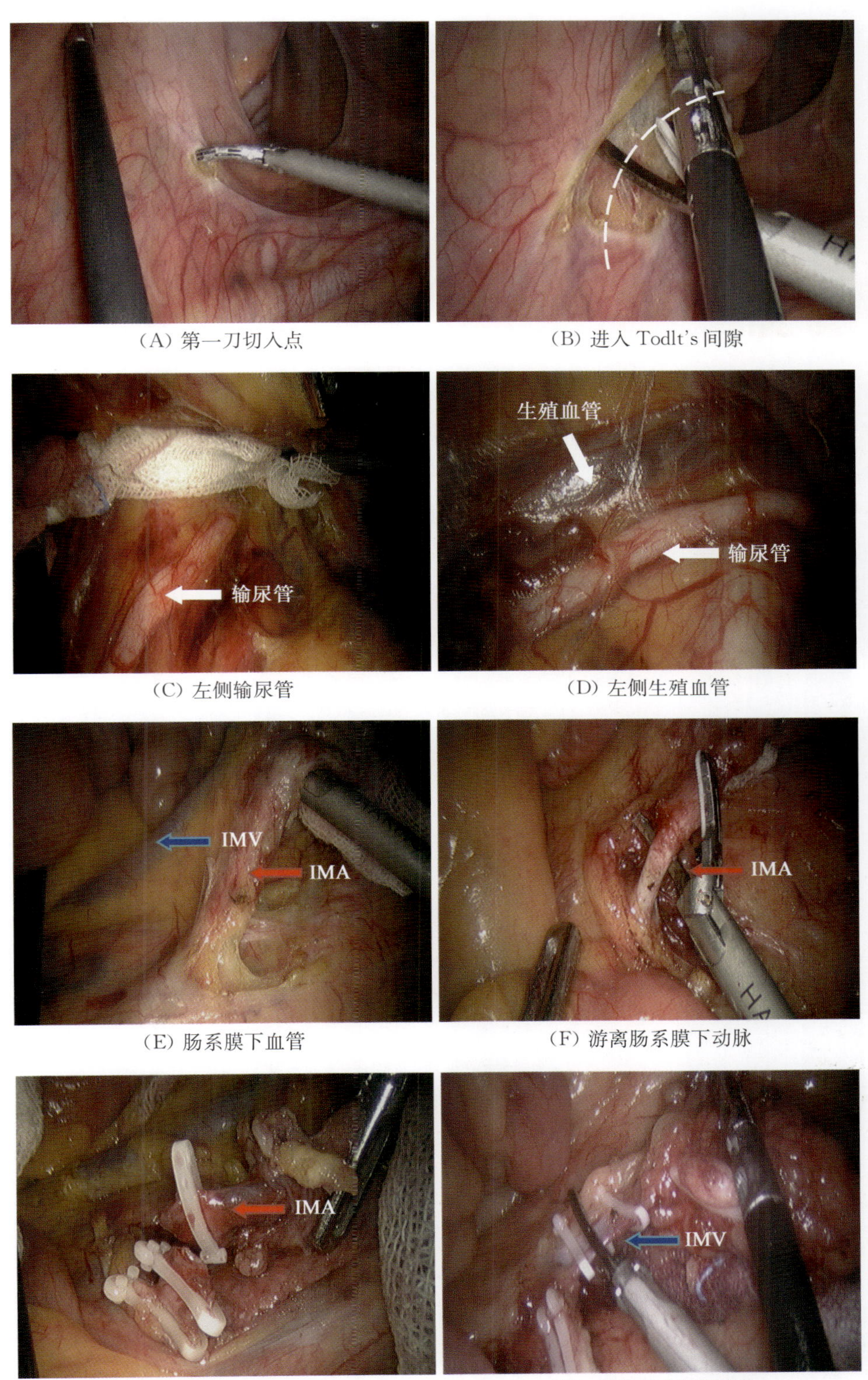

(A) 第一刀切入点
(B) 进入 Todlt's 间隙
(C) 左侧输尿管
(D) 左侧生殖血管
(E) 肠系膜下血管
(F) 游离肠系膜下动脉
(G) 离断肠系膜下动脉
(H) 离断肠系膜下静脉

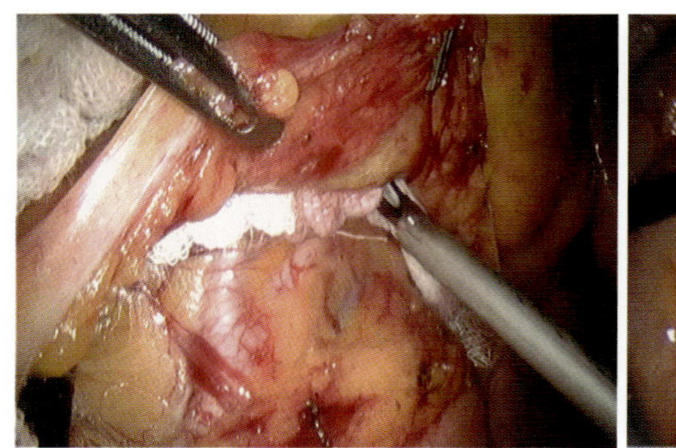

(I) 纱布置于系膜后方

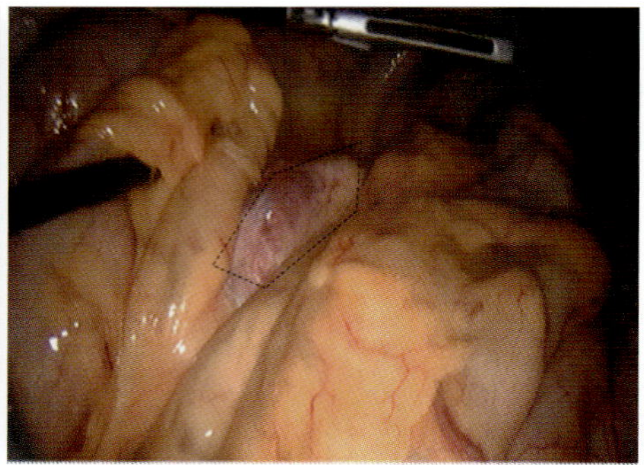

(J) 系膜后方可见纱布标识

图 12-32　肠系膜下血管的处理

(4) 直肠系膜游离(TME 原则):当肠系膜下动静脉离断后,术者沿 Toldt's 间隙进一步向外向下分离乙状结肠系膜至右髂总动脉处,用一纱布条垫于此处系膜后方。沿骶前间隙分离,可见下腹下神经,在其分叉处向左右分离,在神经表面用超声刀匀速推行分离。沿骶前间隙向下向左右游离向下至尾骨水平。两侧可见肛提肌(图 12-33)。

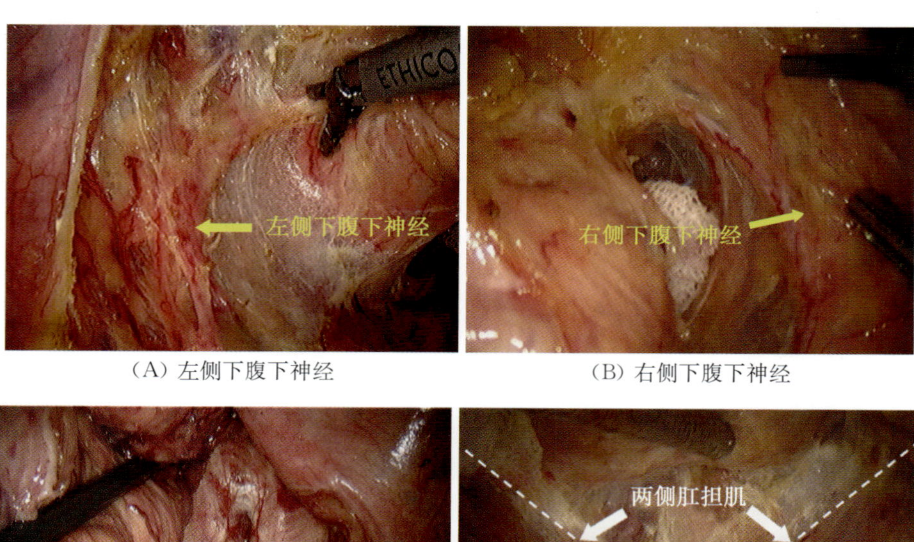

(A) 左侧下腹下神经

(B) 右侧下腹下神经

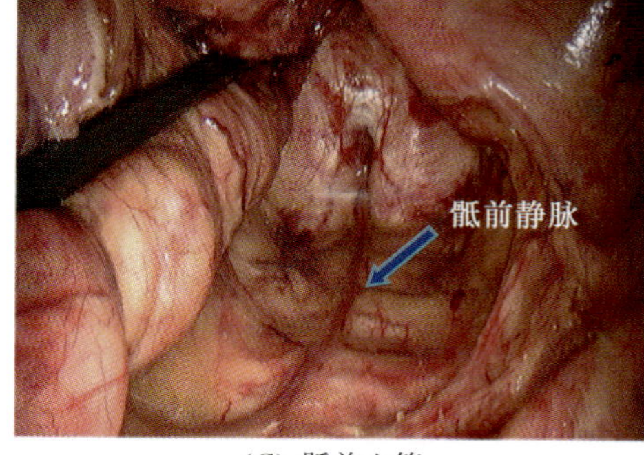

(C) 骶前血管

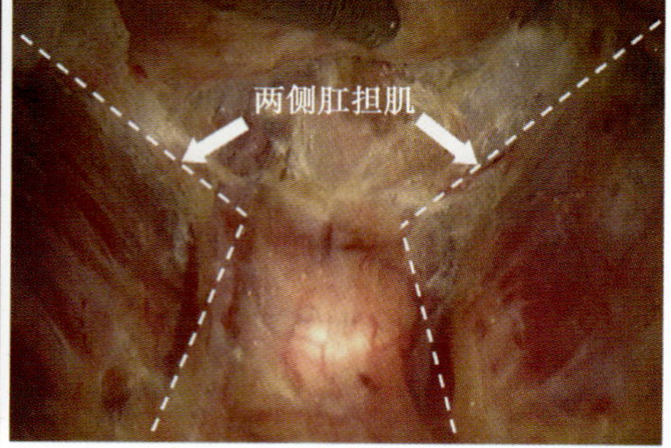

(D) 肛提肌水平

图 12-33　直肠系膜游离解剖图

(5) 直肠右侧游离:见图 12-34、12-35。

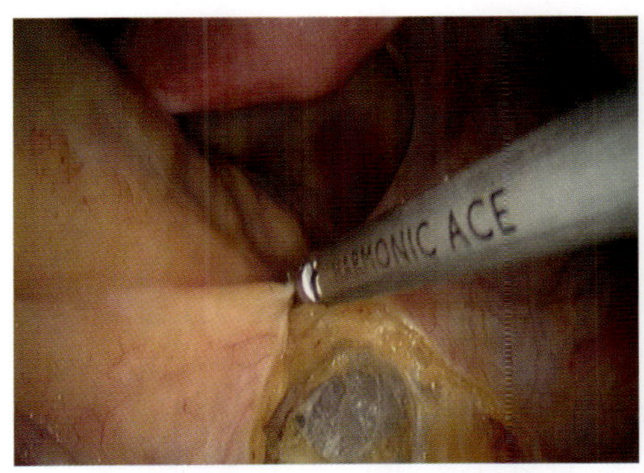

图 12 - 34　游离直肠右侧壁

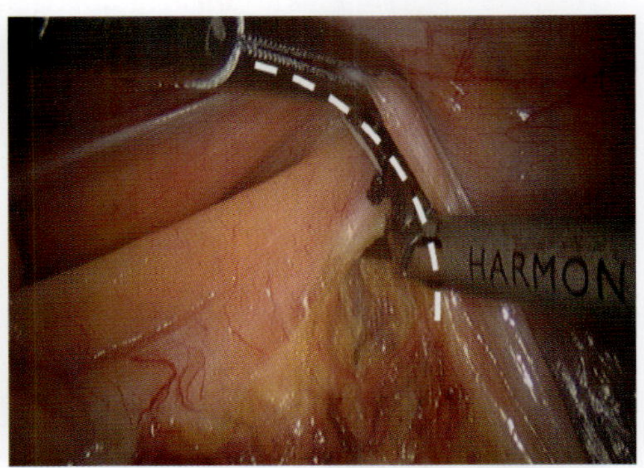

图 12 - 35　切开腹膜反折右侧

（6）乙状结肠、直肠左侧游离：切开乙状结肠与左侧腹壁粘连，沿 Toldt's 筋膜向内侧游离，打开系膜，向上继续分离，一般不需游离脾曲，向下游离直肠左侧至腹膜返折处与右侧会师（图 12 - 36、12 - 37）。

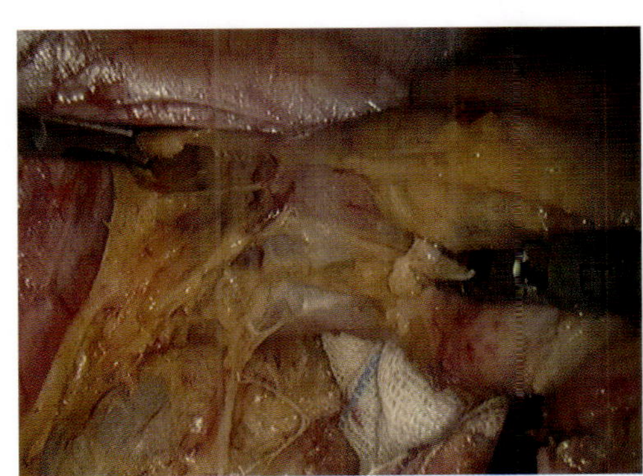

图 12 - 36　游离直肠左侧壁

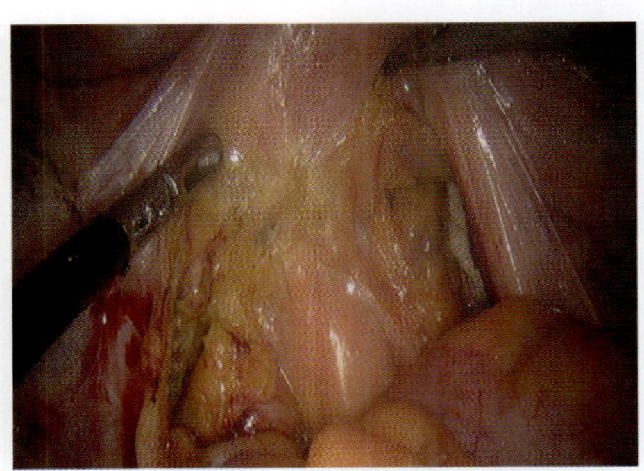

图 12 - 37　腹膜反折处会师

（7）肿瘤下方肠管裸化：见图 12 - 38。

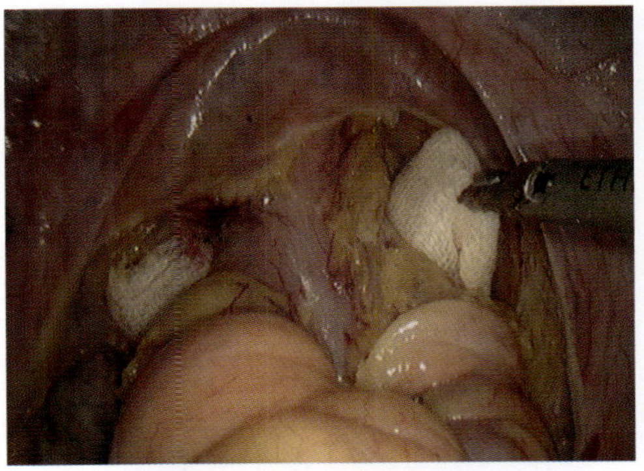

图 13 - 38　裸化肿瘤下方肠管

（8）乙状结肠系膜裁剪：见图 12－39、图 12－40。

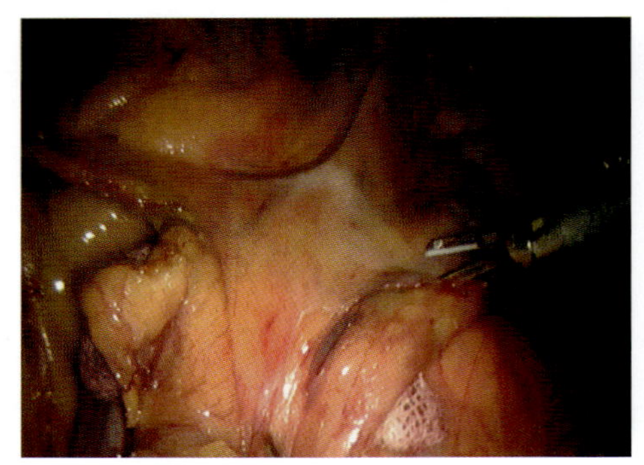

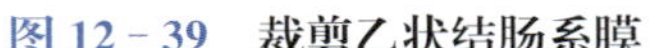

图 12－39 裁剪乙状结肠系膜

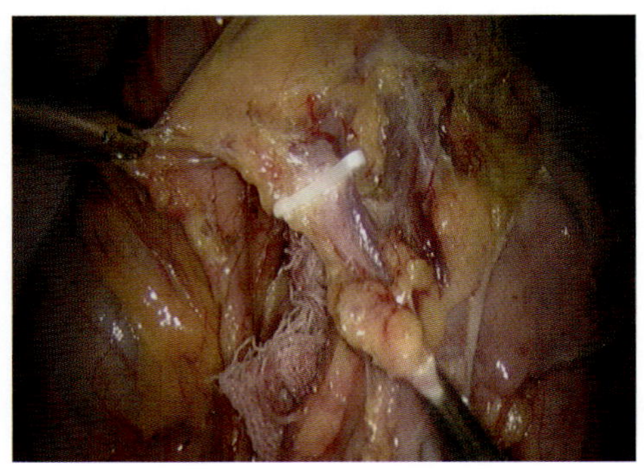

图 12－40 切断乙状结肠系膜血管

（9）NOSES Ⅰ式 A 法

1）标本切除：严格遵循无菌无瘤原则，经肛门置入无菌保护套，至肿瘤上方 5 cm。用卵圆钳夹持抵钉座，经肛门保护套内肿瘤的对侧滑入直肠近端，至预切定线上方(图 12－41－A～12－41－D)。观察肠管血运，用直线切割闭合器在裸化的肠管预切线处切割闭合乙状结肠(图 12－41－E)，并将抵钉座留在乙状结肠肠腔内。用聚维酮碘纱布条消毒断端。经肛置入卵圆钳伸至直肠断端，夹持肠系膜断端及肠壁，将直肠外翻拉出肛门外(图 12－41－F、12－41－G)。标本翻出体外后，肿瘤位置清晰可见。用聚维酮碘盐水冲洗，确认无误后用闭合器在肿瘤下缘 1～2 cm 切断直肠(图 12－41－H)。移除标本，直肠断端可自行还纳回腹腔。

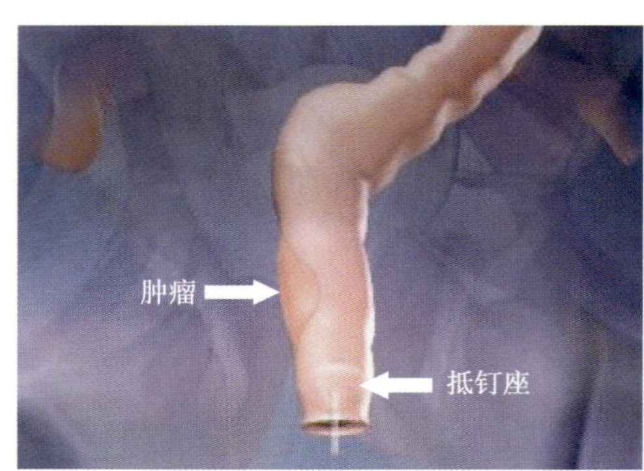

(A) 经肛门置入抵钉座图

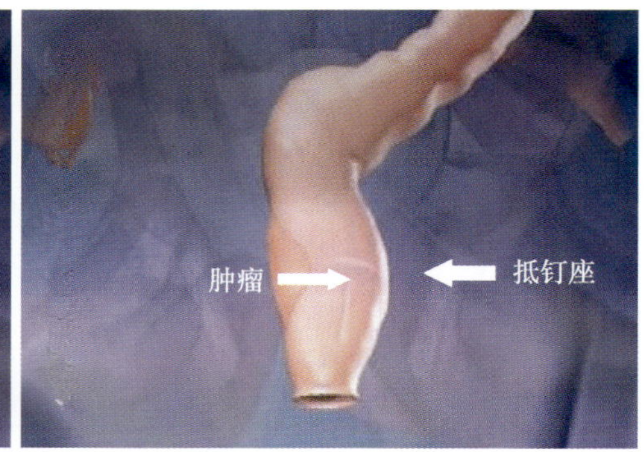

(B) 将抵钉座从肿瘤的对侧置入肠腔

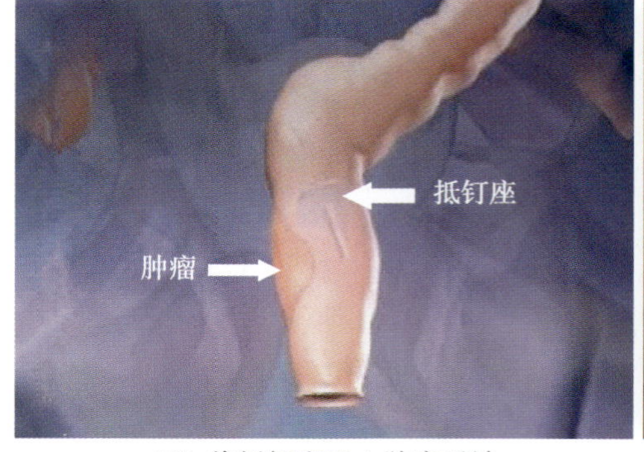

(C) 将抵钉座置入肿瘤近端

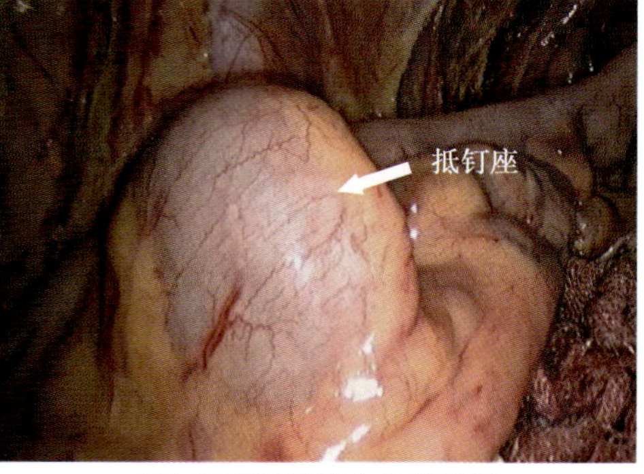

(D) 将抵钉座送入乙状结肠

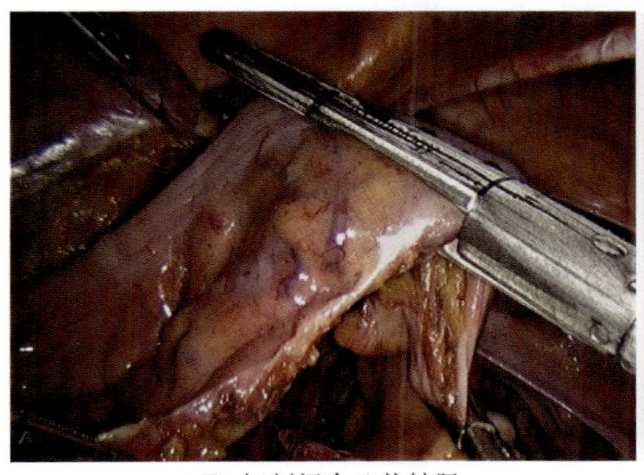

(E) 切割闭合乙状结肠

(F) 经肛门将标本翻出体外

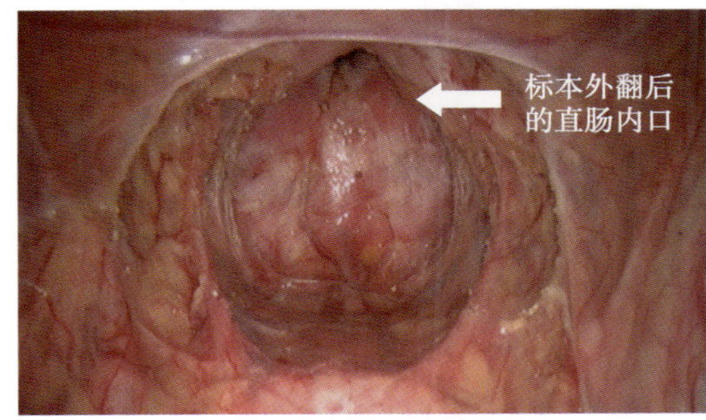

(G) 标本外翻后的直肠内口

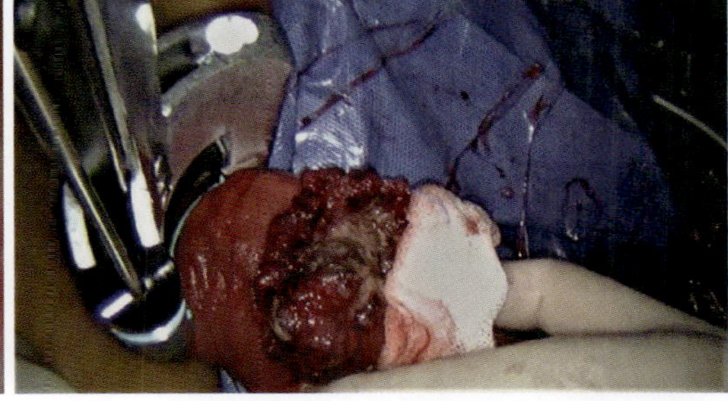

(H) 用凯途闭合器切除标本

图 12-41　NOSES Ⅰ式 A 法切除标本

2) 消化道重建：充分进行扩肛，经肛注入聚维酮碘水，在腹腔镜下观察直肠断端有无渗漏；在乙状结肠断端将抵钉座连接杆取出(图 12-42-A、12-42-B)。经肛置入环形吻合器，完成乙状结肠直肠端端吻合术(图 12-42-C、12-42-D)。

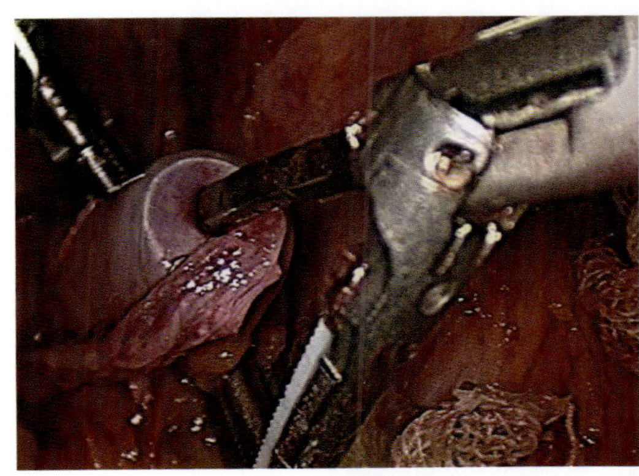

(A) 取出抵钉座连接杆

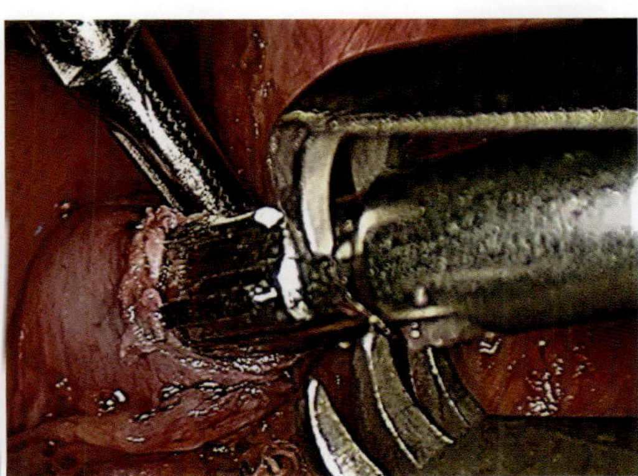

(B) 取出抵钉座连接杆

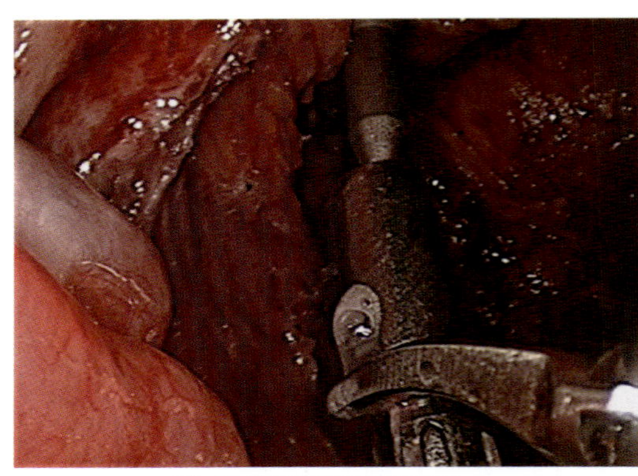

(C) 乙状结肠直肠端端吻合

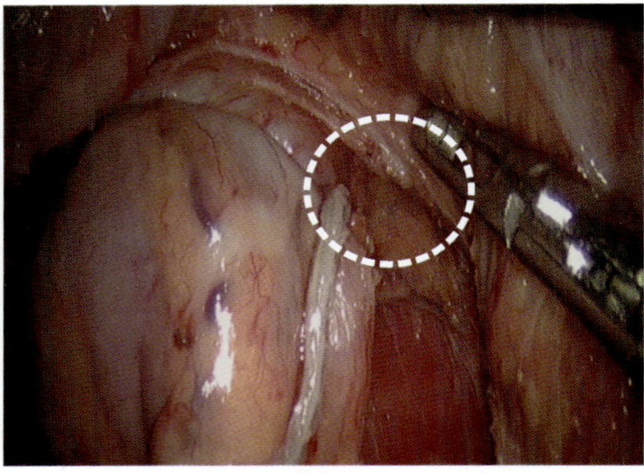

(D) 危险三角

图 12－42　NOSES Ⅰ式 A 法消化道重建

（10）NOSES Ⅰ式 B 法

1）标本切除：用直线切割闭合器在裸化的肠管预切线切割闭合乙状结肠(图 12－43－A)，用聚维酮碘纱布条消毒断端。助手将卵圆钳经肛门置入直肠残端，夹持肠系膜残端及肠壁。将直肠匀速外翻拉出肛门外(图 12－43－B)。外翻后切开肠壁(图 12－43－C)，经外翻后的肠壁通道将抵钉座送入盆腔(图 12－43－D)。用聚维酮碘盐水冲洗标本，无误后用闭合器在肿瘤下缘 1～2 cm切断直肠(图 12－43－E、12－43－F)，移除标本。

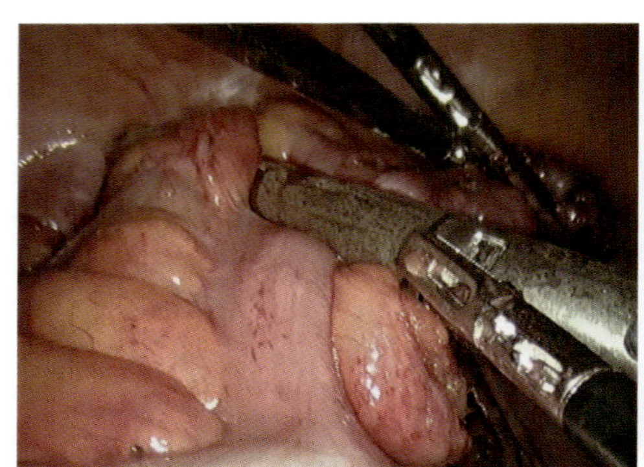

(A) 切割闭合乙状结肠

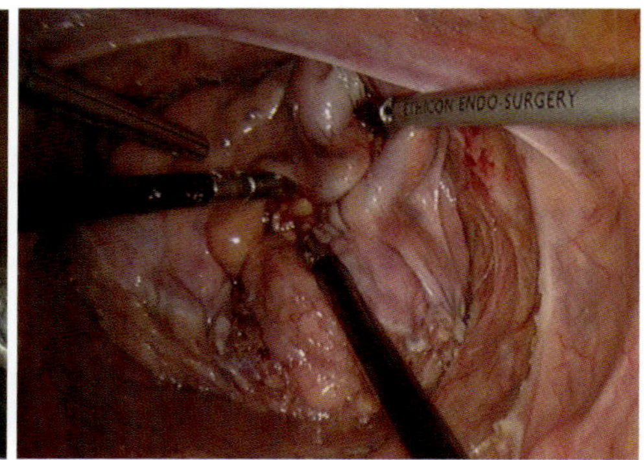

(B) 经肛门将标本翻出体外

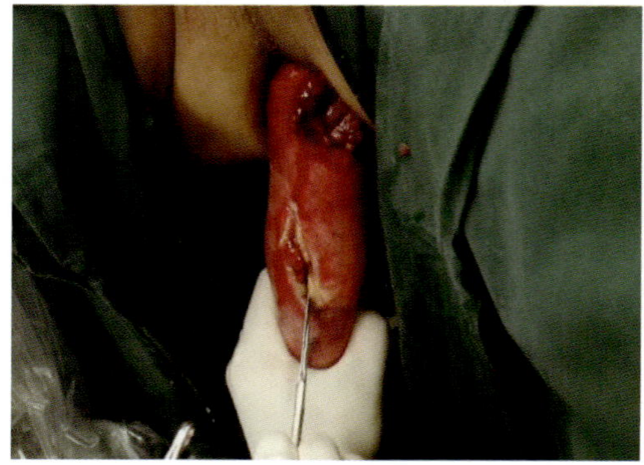

(C) 切开直肠肠壁图

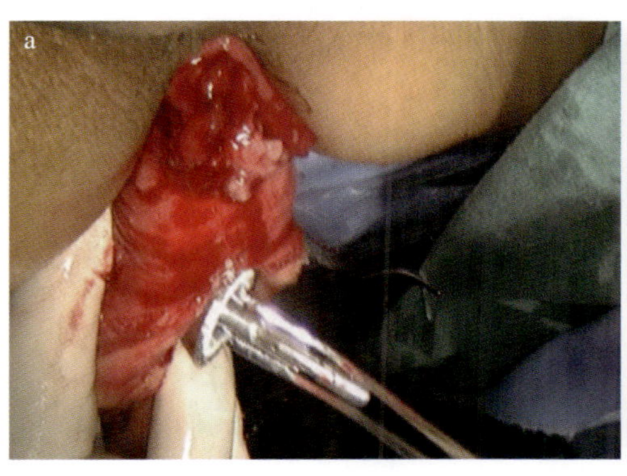

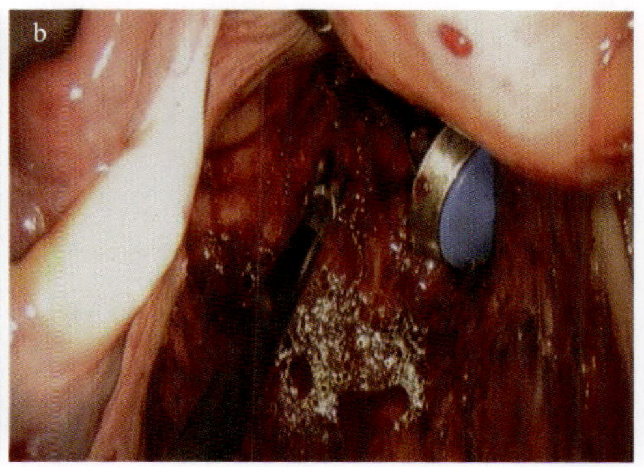

(D) 经肛将抵钉座送入盆腔

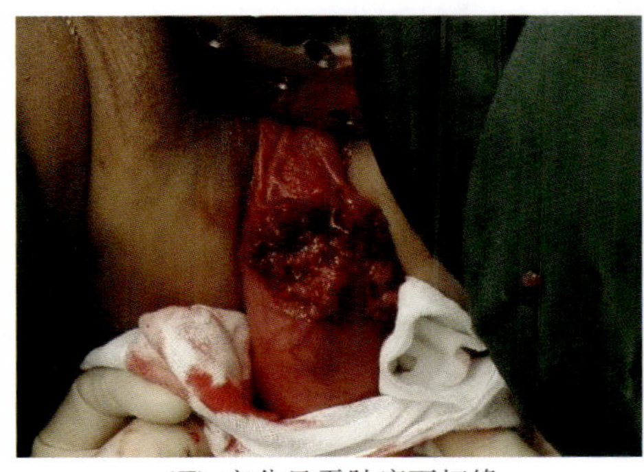

(E) 充分显露肿瘤下切缘

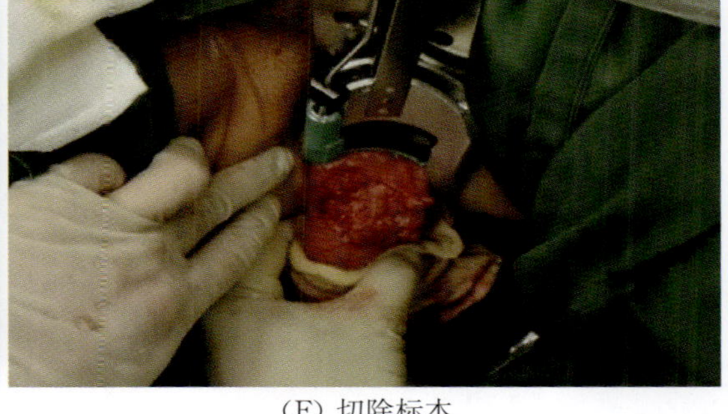

(F) 切除标本

图 12 - 43 NOSES Ⅰ式 B 法标本切除

2) 消化道重建:在乙状结肠断端处肠壁切开一小口,并用聚维酮碘纱布条进行消毒(图 12 - 44 - A),将抵钉座置入乙状结肠肠腔内(图 12 - 44 - B),用直线切割闭合器关闭乙状结肠切口(图 12 - 44 - C)。在乙状结肠断端将抵钉座连接杆取出(图 12 - 44 - D～12 - 44 - E)。经肛门置入环形吻合器,旋出穿刺杆,行乙状结肠直肠端端吻合(图 12 - 44 - G)。并通过注水注气试验检查吻合口通畅确切,生理盐水冲洗,确切止血,分别经左右下腹戳卡孔放置引流管(图 12 - 44 - H、12 - 44 - I)。对于超低位保肛患者,也可经肛对吻合口进行加固缝合(图 12 - 44 - J)。

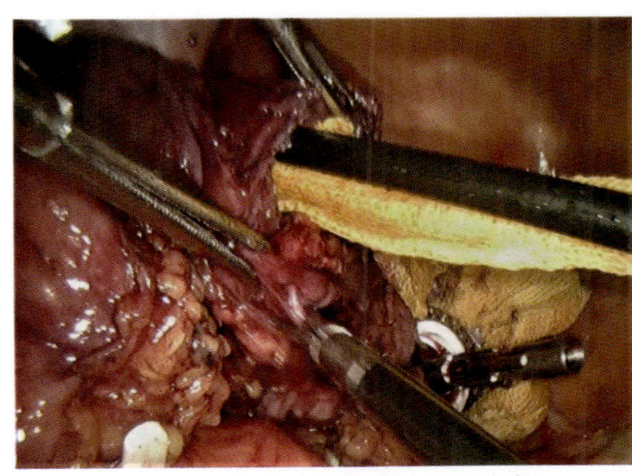

(A) 切开乙状结肠肠壁并进行消毒

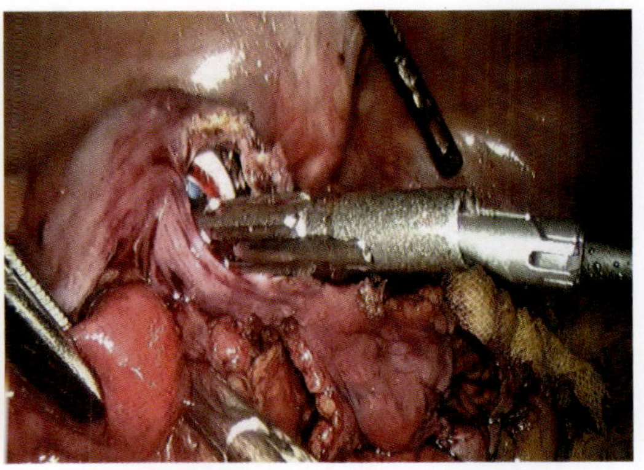

(B) 将抵钉座置入乙状结肠近端

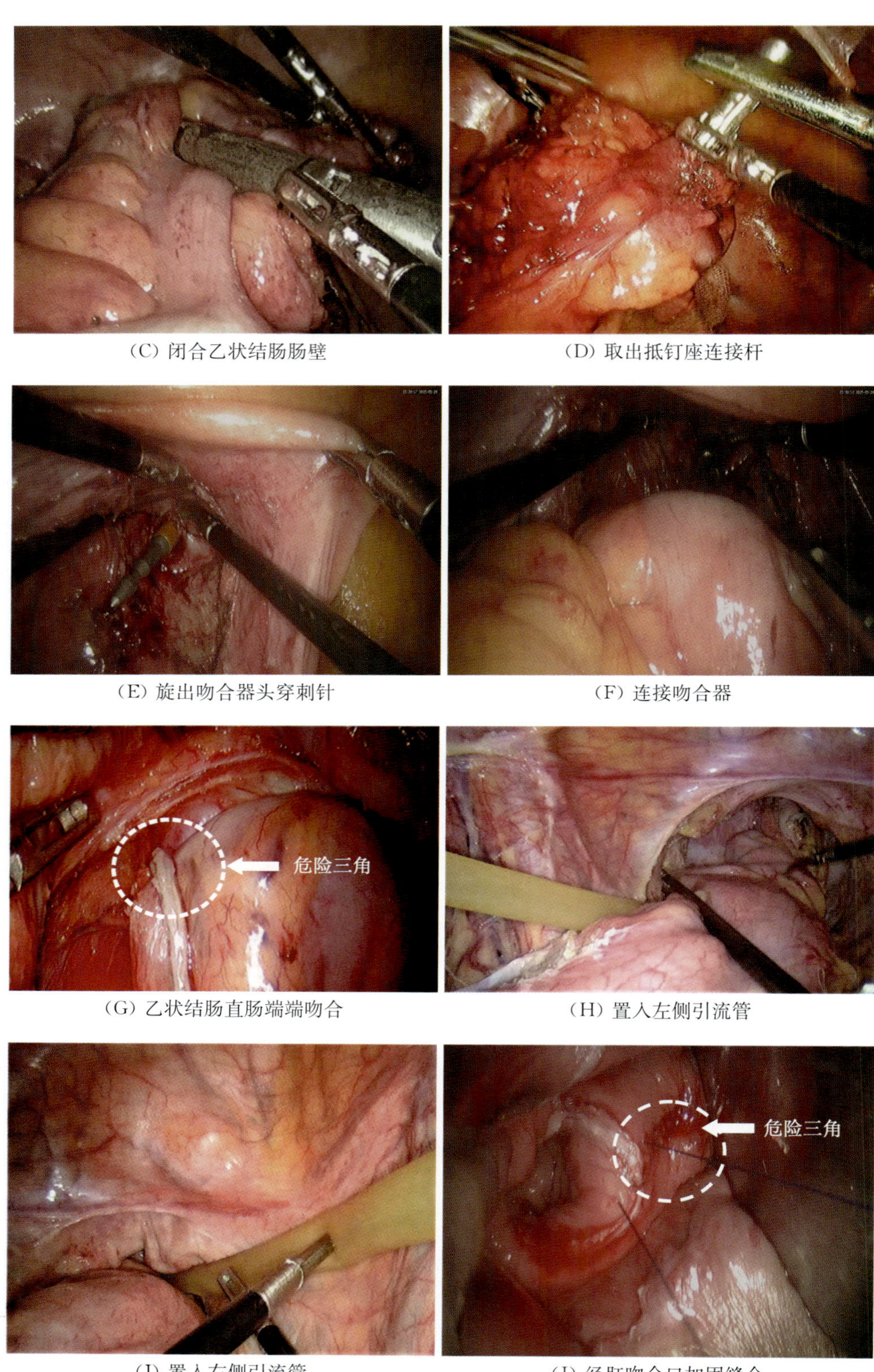

(C) 闭合乙状结肠肠壁

(D) 取出抵钉座连接杆

(E) 旋出吻合器头穿刺针

(F) 连接吻合器

(G) 乙状结肠直肠端端吻合

(H) 置入左侧引流管

(I) 置入右侧引流管

(J) 经肛吻合口加固缝合

图 12-44 NOSES Ⅰ式 B 法消化道重建

7. 术后腹壁及标本展示 图 12－45、12－46。

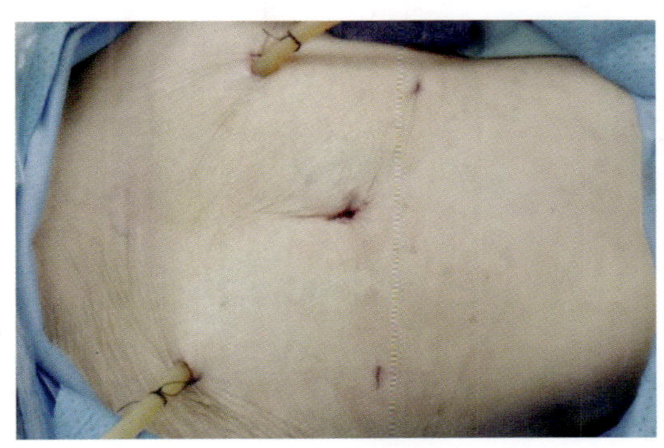

图 12－45 腹壁照片

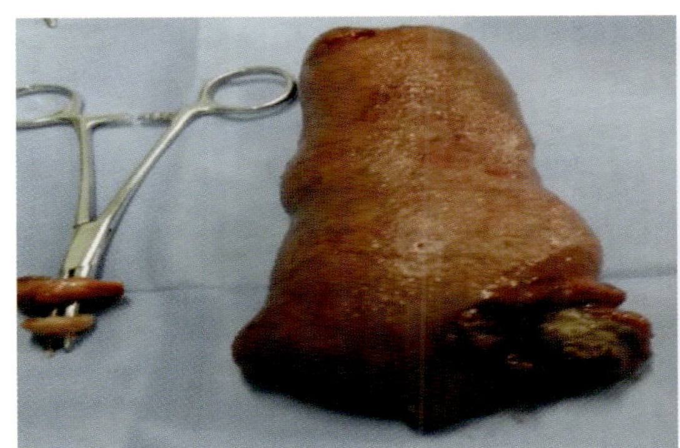

(A) 标本照片(外翻后)

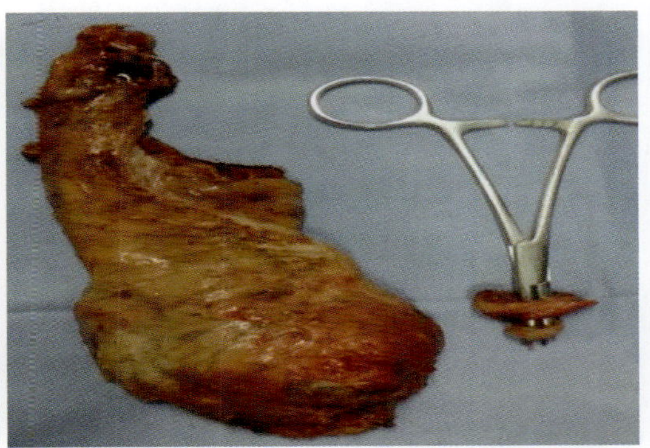

(B) 标本照片(复原后)

图 12－46 标本照片

二、腹部无辅助切口经直肠拉出切除标本的腹腔镜下中位直肠癌根治术(NOSES Ⅱ式)

NOSES Ⅱ式主要适用于肿瘤较小的中位直肠癌患者。手术切除及淋巴结清扫范围与常规腹腔镜直肠癌根治术无异，特点同样在于消化道重建和标本取出这两个方面。NOSES Ⅱ式的特点表现在经肛门将直肠拖出体外，体外切除直肠肿瘤标本，植入吻合器钉砧，再进行腹腔镜下乙状结肠与直肠的端端吻合。NOSES Ⅱ式操作方式特点：①腹腔内剖开肠腔。②经直肠肛门拉出直肠肿瘤标本。因此，对术者和助手的配合默契程度提出很高要求。同时，对无菌无瘤操作要求十分严格。NOSES Ⅱ式既能保证肿瘤根治效果，又能降低器官组织损伤，是符合功能外科要求的理想术式。

1. 适应证与禁忌证

(1) 适应证：①中位直肠癌；②肿瘤环周 d≤3 cm。③肿瘤未侵出浆膜(图 12－47～12－49)。

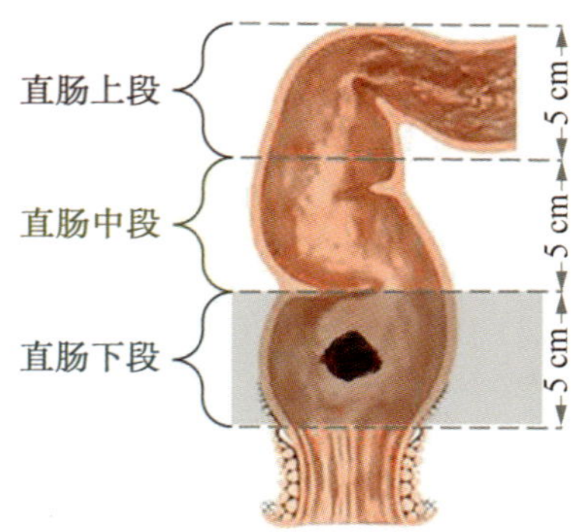

图 12-47　适用Ⅱ式的肿瘤所在位置示意图

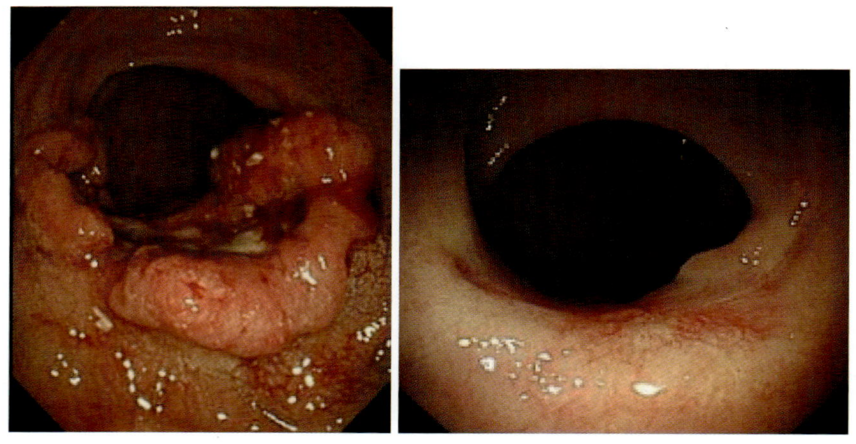

图 12-48　肠镜示例

注：距肛门 8 cm，盘状隆起型，放疗前最大径为 4.5 cm，放疗后肿瘤明显退缩，病灶变为瘢痕组织

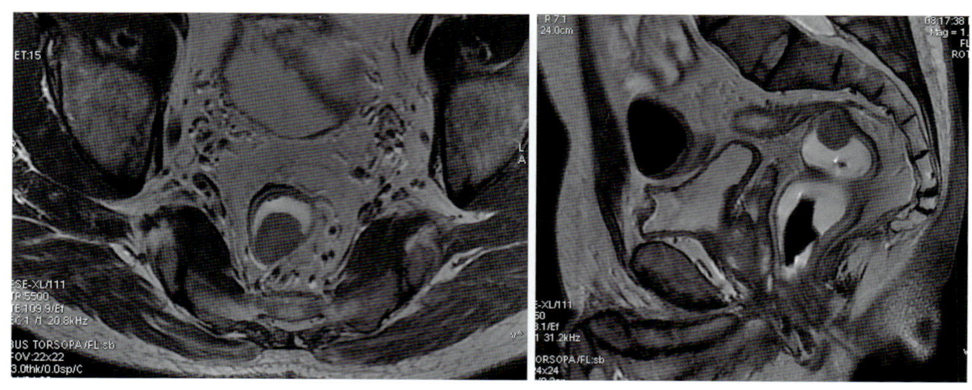

图 12-49　直肠 MRI

注：T2，距齿状线 9.2 cm，最大径 2.3 cm

（2）禁忌证：① 肿瘤体积过大，无法经肛门拉出。②乙状结肠及系膜长度无法满足经肛门拉出。③直肠系膜过于肥厚无法经肛门拉出。④过于肥胖者（BMI> 35 kg/m^2）。距肛门 8 cm，

盘状隆起型，放疗前最大径为 4.5 cm，放疗后肿瘤明显退缩，病灶变为瘢痕组织

2. 体位、戳卡位置、手术站位及特殊手术器械 参照 NOSES Ⅰ式。

3. 手术步骤

（1）常规探查：参照 NOSES Ⅰ式。

（2）肿瘤探查：中段直肠肿瘤往往位于腹膜返折附近，探查肿瘤大小及位置(图 12-50)。

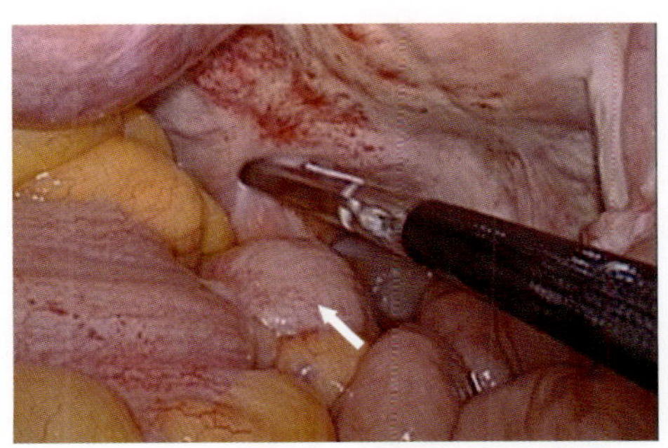

图 12-50 探查肿瘤

（3）肠系膜下血管处理：参照 NOSES Ⅰ式。

（4）直肠系膜游离(TME 原则)：向下向外游离至左侧髂总动脉分叉处。沿骶前间隙向下方分离，可见下腹下神经走行，在分叉处沿神经表面用超声刀匀速推行分离向下游离范围与直肠左右侧游离范围相结合，至肿瘤下方 4 cm 左右(见图 12-51、12-52)。

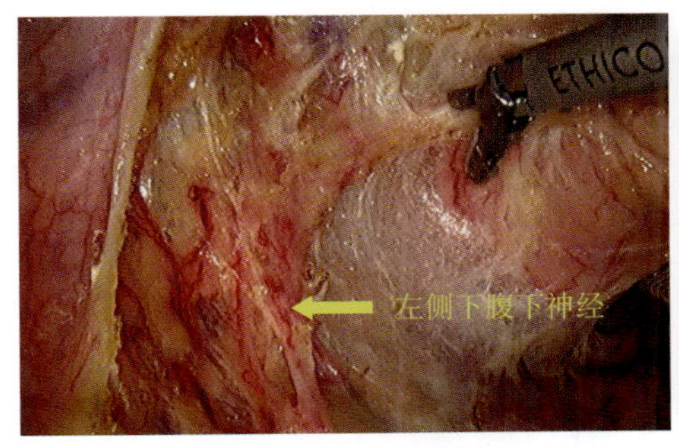

图 12-51 左侧下腹下神经

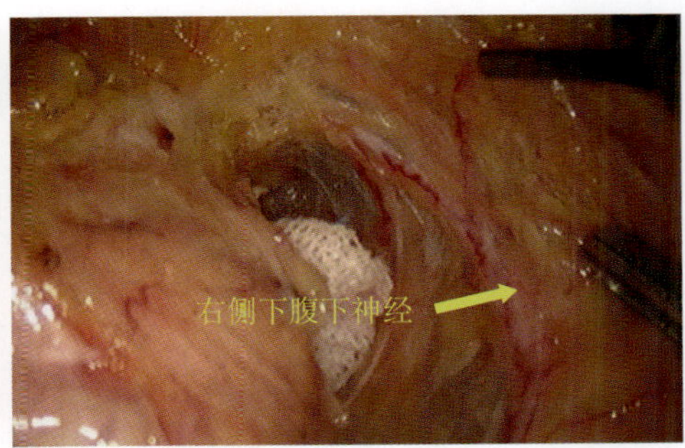

图 12-52 右侧下腹下神经

（5）直肠右侧游离、乙状结肠、直肠左侧游离、肿瘤下方肠管裸化，以及乙状结肠系膜裁剪的过程参照 NOSES Ⅰ式。

（6）标本切除：助手充分扩肛冲洗后，经肛置入一个聚维酮碘纱团于肿瘤下方(图 12-53)。助手右手持吸引器，于肿瘤下方约 2 cm 处，当横行切开肠管时，及时吸尽肠内容物。术者用超声刀于肿瘤下方约 2 cm，肠腔内纱布团指引下横行切开肠管(图 12-54)。助手经肛门置入卵圆钳，取出聚维酮碘纱团，随后置入无菌保护套进入腹腔(图 12-55)，术者与助手配合展开无菌保护套，缓缓地将直肠断端及游离的直肠置入套内(图 12-56)，助手经肛用卵圆钳夹住直肠断端，缓慢经肛拉出。分离的标本拉出肛门，在肛门外乙状结肠预切线处上荷包钳，切断直肠移去标本(图 12-57)。

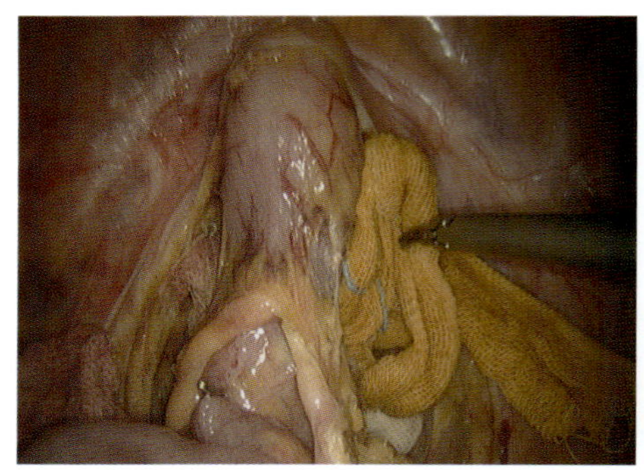

图 12-53　经肛门置入聚维酮碘纱团

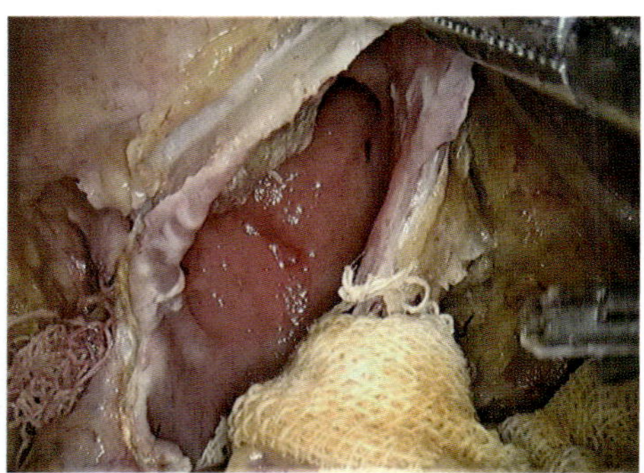

图 12-54　切开直肠

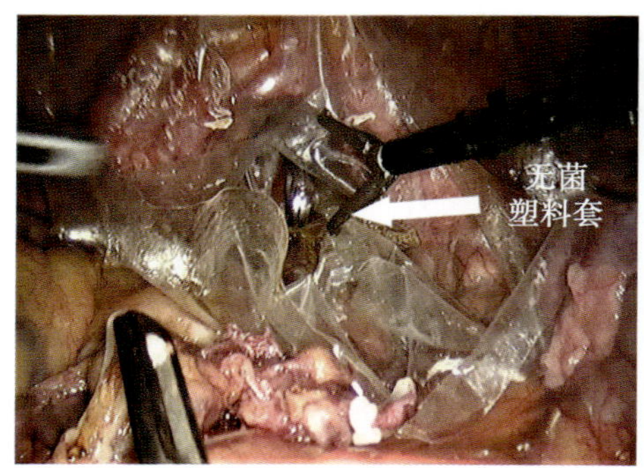

图 12-55　经肛置入无菌塑料保护套

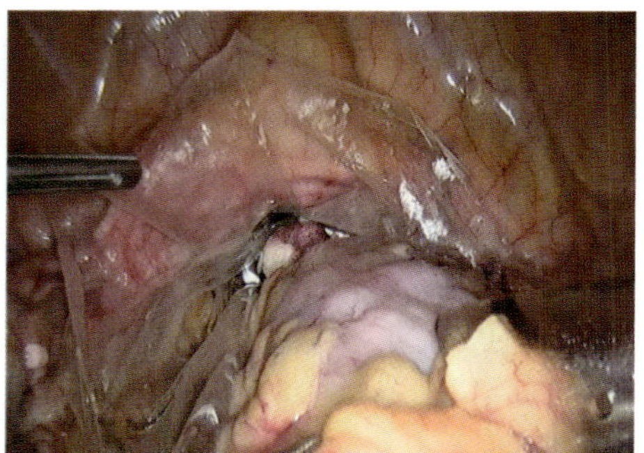

图 12-56　经肛门将直肠标本拉出体外

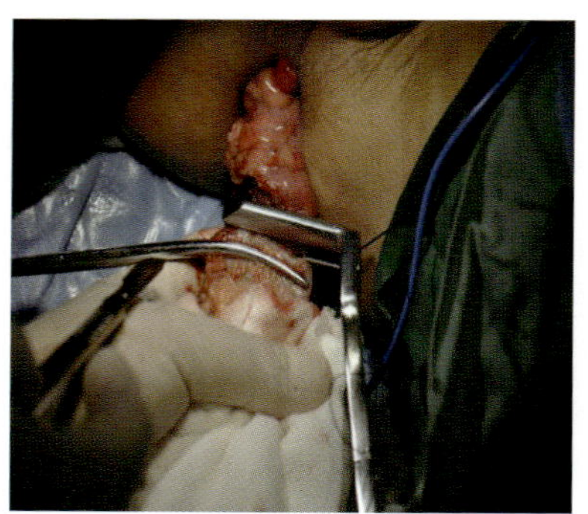

图 12-57　于肿瘤近端预切线处切断肠管

（7）消化道重建：将抵钉座置入乙状结肠断端，收紧荷包，冲洗消毒后，用卵圆钳将其送回腹腔(图 12-58)。向腹腔内注入 1 000 ml 聚维酮碘盐水冲洗盆腔并扩肛。用直线切割闭合器闭合直肠残端(图 12-59)。经肛门置入环形吻合器，将抵钉座与机身对接，完成端端吻合(图 12-60、12-61)。注水注气试验检查吻合口有无出血、渗漏、是否通畅确切(图 12-62)。于盆腔放置两枚引流管(图 12-63)。

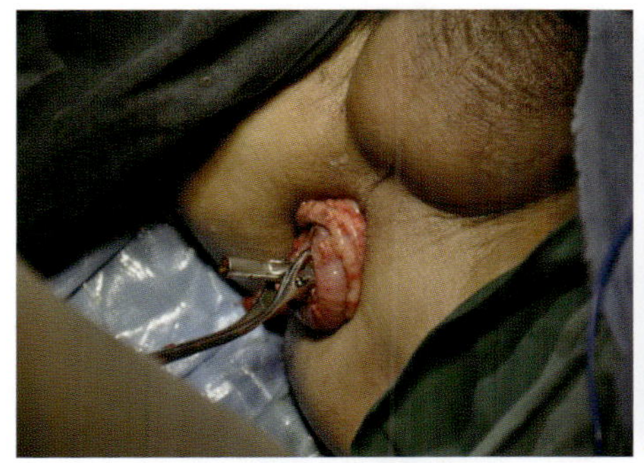

图 12－58 乙状结肠近端置入抵钉座

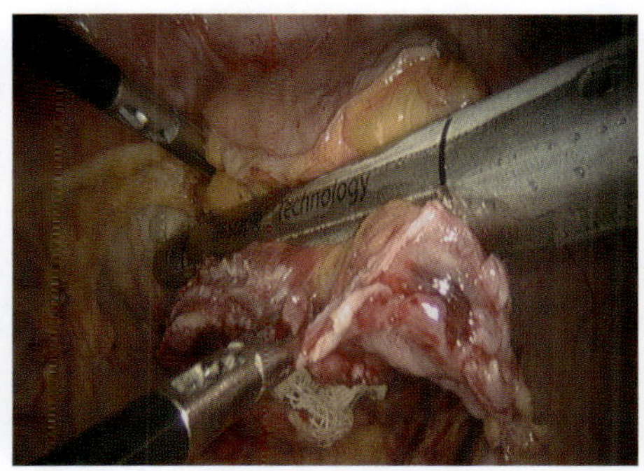

图 12－59 闭合直肠断端

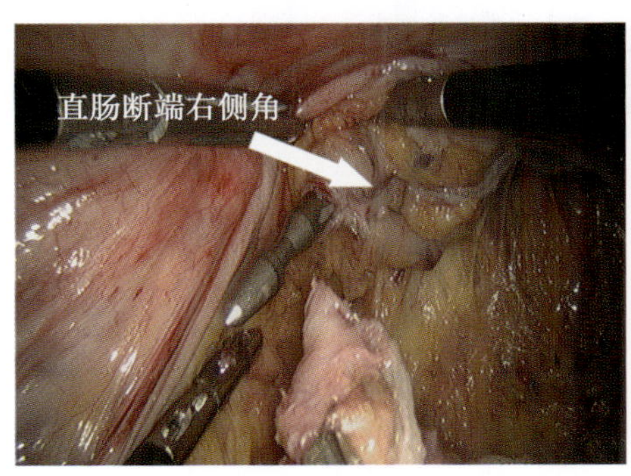

图 12－60 于直肠断端一角旋出吻合器穿刺针

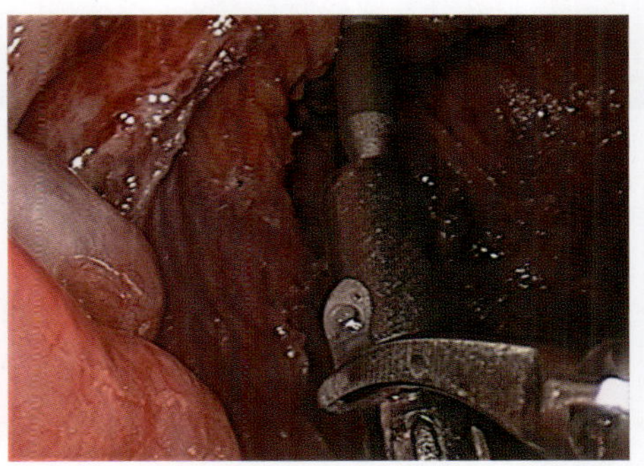

图 12－61 行乙状结肠直肠端端吻合

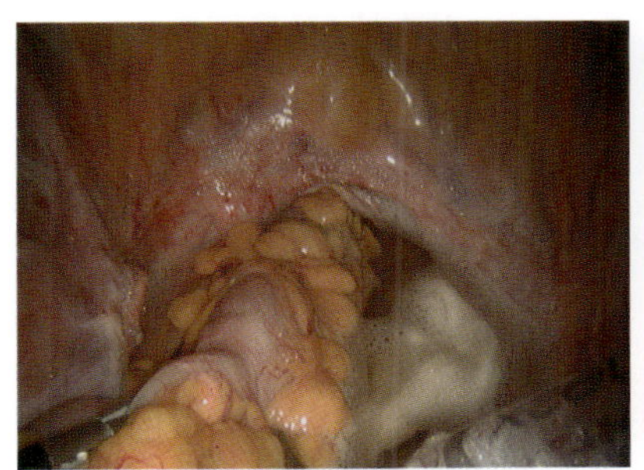

图 12－62 注气注水试验

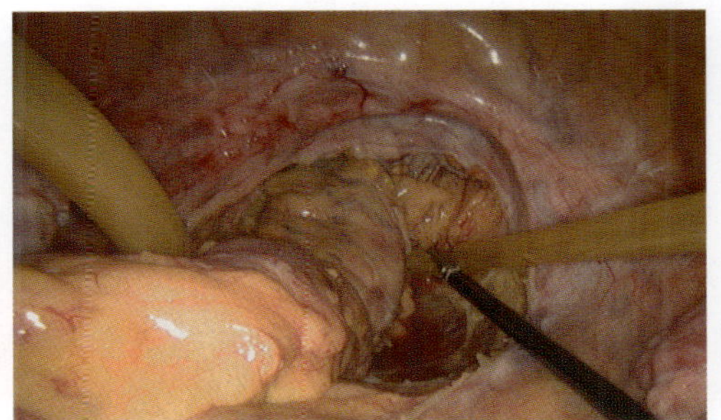

图 12－63 盆腔置入引流管

三、腹部无辅助切口经阴道拉出切除标本的腹腔镜下中位直肠癌根治术（NOSES Ⅲ式）

NOSES Ⅲ式适用于肿瘤略大的中位直肠癌女性患者。该术式的操作特点表现为经阴道将直肠拉至体外，在体外切除直肠标本后，再进行腹腔镜下乙状结肠与直肠的端端吻合。与NOSES Ⅱ式的区别在于：①不需要在腹腔内剖开肠管，更符合无菌要求。②对阴道的术前准备要求更加严格。③经阴道途径取标本，由于阴道具有很强的延展性，因此 NOSES Ⅲ式的适用范围更为宽泛，但仅局限于女性患者，NOSES Ⅲ式科学合理、安全可行。

1. 适应证与禁忌证

（1）适应证：①女性中段直肠瘤。②肿瘤环周 $d \leqslant 5$ cm。③肿瘤不侵出浆膜（图 12－64、12－65）。

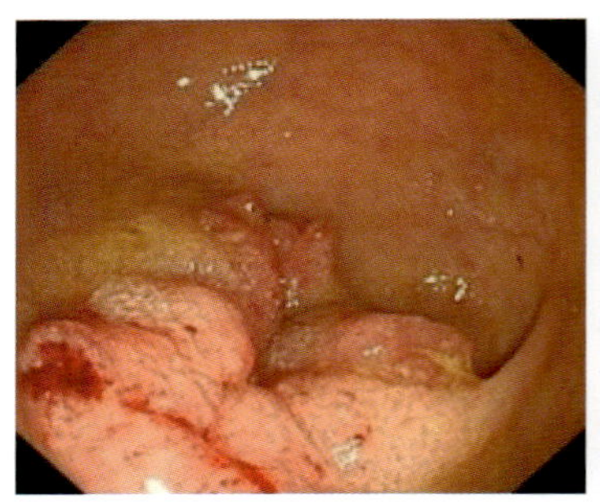

图 12－64　肠镜示例

注：距肛门 8 cm，溃疡型，最大径为 3.5 cm

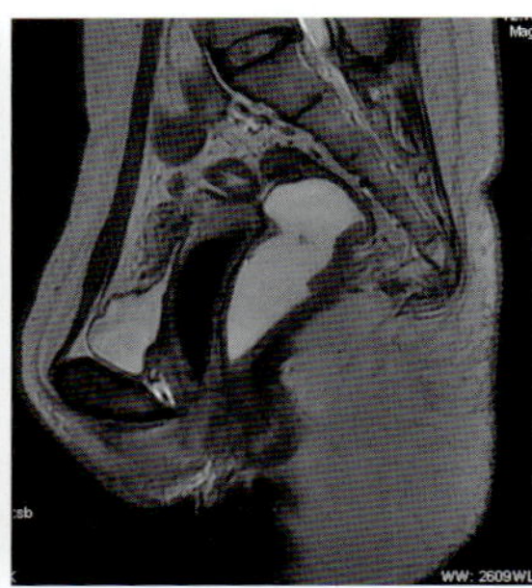

图 12－65　直肠 MRI 示例

注：T2，距齿状线 5.0 cm，最大径 3.5 cm

（2）禁忌证：①肿瘤体积过大，取出有困难者。②乙状结肠及系膜长度无法达到经阴道拉出者。③过于肥胖者（BMI> 35 kg/m²）。

2. 手术体位、截卡位置、术者站位及特殊手术器械　参见 NOSES Ⅰ式。

3. 手术步骤

（1）常规探查：参照 NOSES Ⅰ式。

（2）肿瘤探查：参照 NOSES Ⅱ式。

（3）肠系膜下血管处理：参照 NOSES Ⅰ式。

（4）直肠系膜游离(TME 原则)：参照 NOSES Ⅱ式。

（5）直肠右侧游离，乙状结肠、直肠左侧游离，肿瘤下方裁剪的过程参照 NOSES Ⅰ式。

（6）标本切除：用闭合器在肿瘤下方 4～5 cm 处离断肠管（图 12－66）。助手经阴道再次消毒后，将小膀胱拉钩置于阴道后穹窿起指示作用（图 12－67），术者用超声刀横行切开阴道后穹

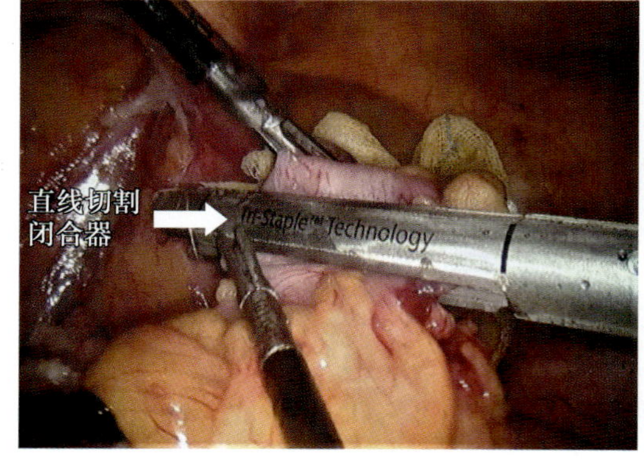

图 12－66　于肿瘤下方切割闭合直肠

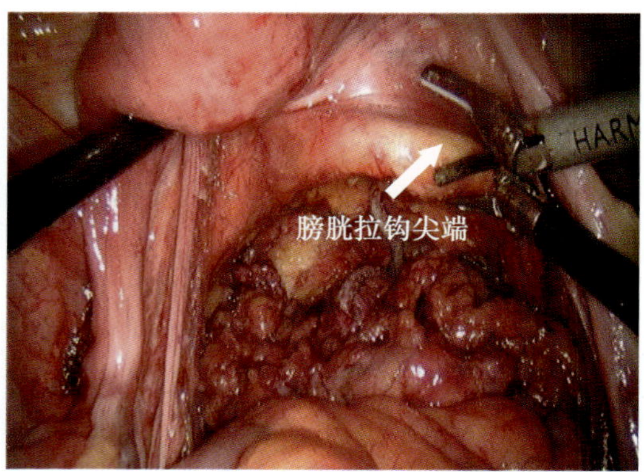

图 12－67　经阴道置入膀胱拉钩进行指示

窿(图 12-68)。助手用卵圆钳经阴道后穹窿切口将无菌保护套送入腹腔(图 12-69),术者将标本置入保护套内。助手经阴道用卵圆钳夹持直肠断端,将其拉出体外(图 12-70),在体外乙状结肠预切定线上放置荷包钳(图 12-71),切断并移除标本。

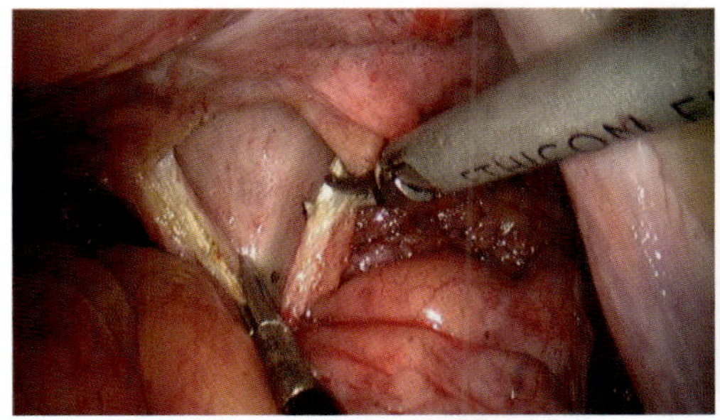

图 12-68 切开阴道后穹窿

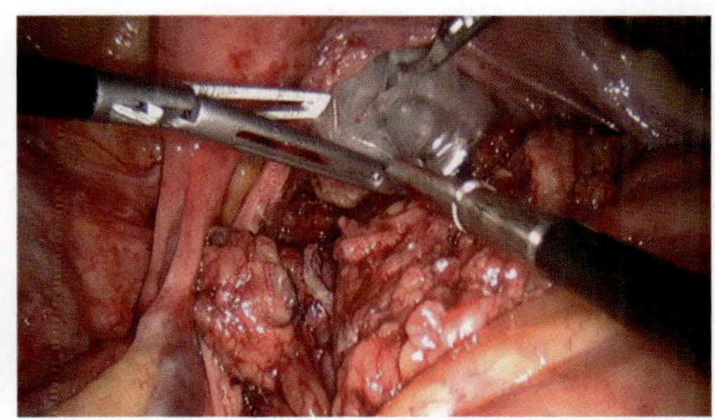

图 12-69 经阴道置入无菌塑料保护套

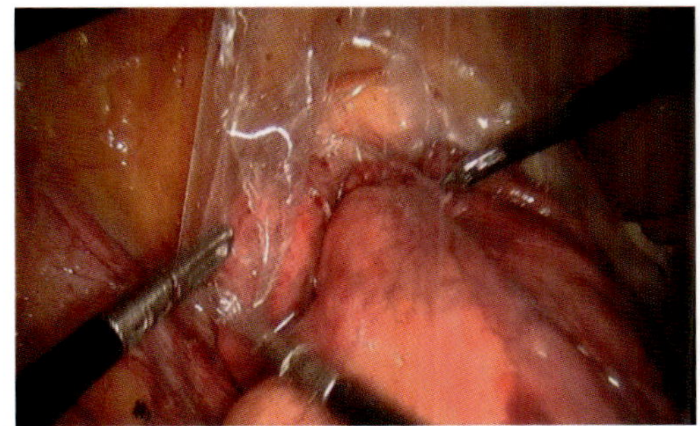

图 12-70 经阴道将直肠标本拉出体外

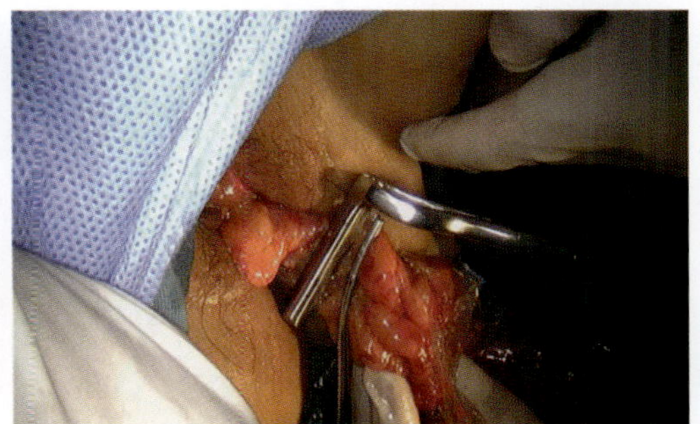

图 12-71 于肿瘤近端预切线处切断肠管

(7) 消化道重建:将吻合器抵钉座置入乙状结肠残端(图 12-72),荷包缝合后收紧抵钉座(图 12-73)。冲洗消毒后,用卵圆钳将带有抵钉座的乙状结肠送回腹腔。经肛门置入环形吻合器,完成抵钉座与穿刺针连接后,行乙状结肠与直肠的端端吻合(图 12-74～12-76)。同时检查吻合环的完整性。用可吸收缝线在危险三角区域行“8”字缝合。注水注气试验检查吻合口是否通畅,有无出血及渗漏(图 12-77)。

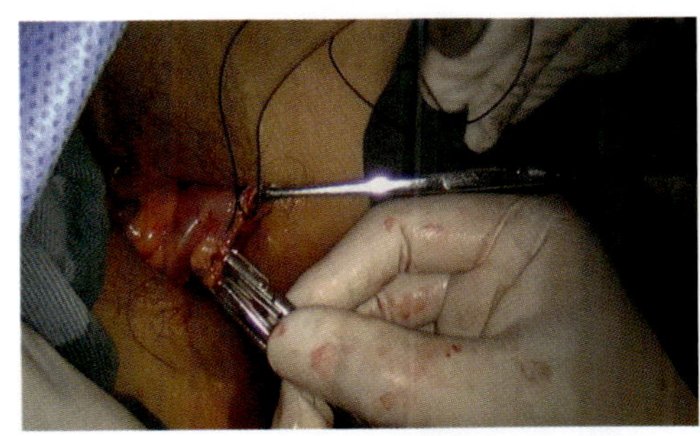

图 12-72 乙状结肠断端置入抵钉座

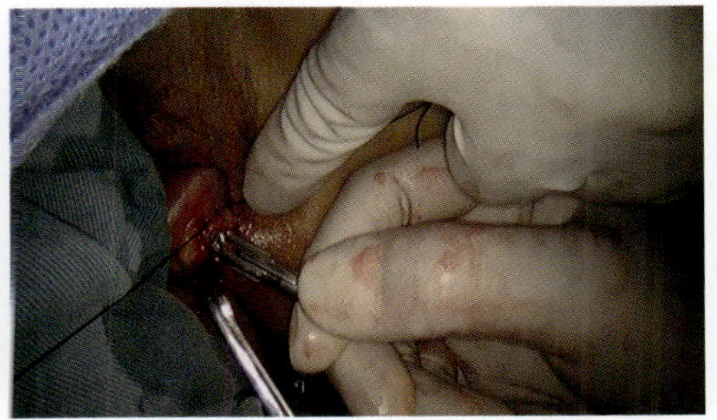

图 12-73 荷包缝合收紧抵钉座

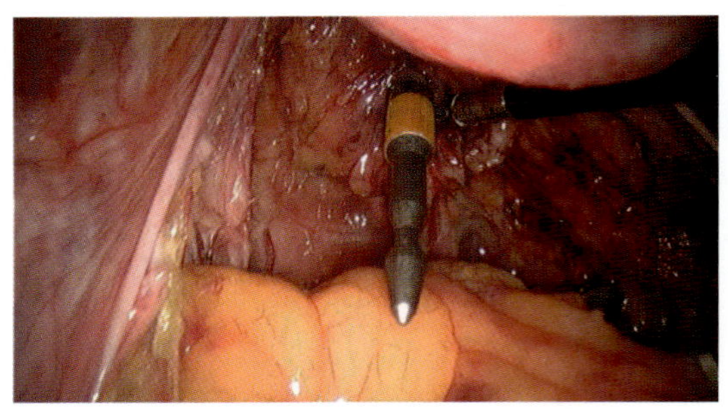

图 12-74　经肛置入环形吻合器并旋出穿刺针

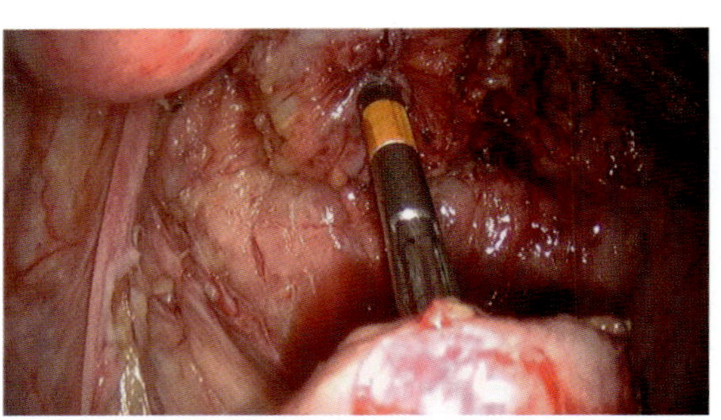

图 12-75　乙状结肠直肠端端吻合

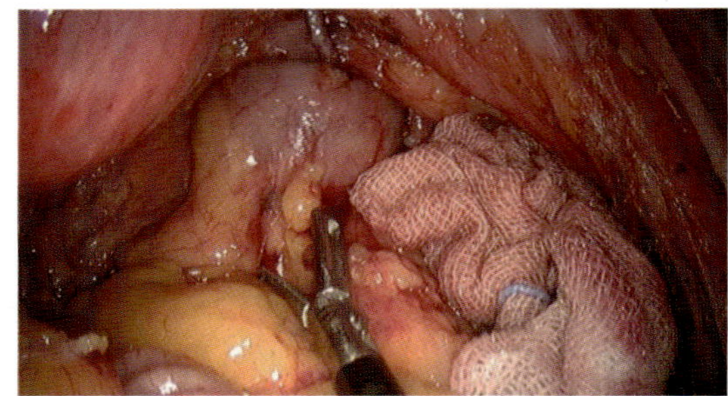

图 12-76　完成吻合

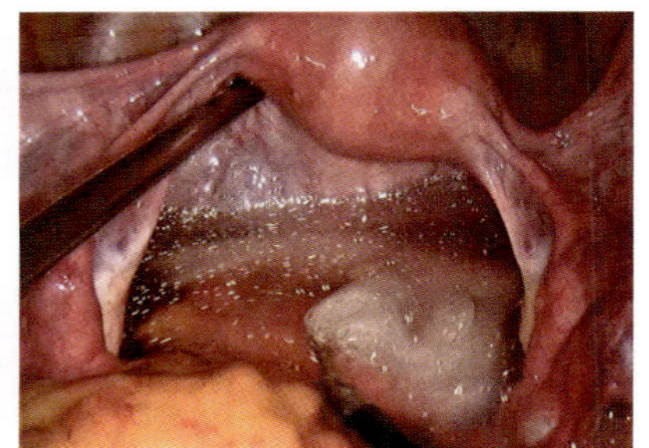

图 12-77　注水注气检查吻合口

（8）关闭戳卡孔缝合阴道切口：腹腔镜下缝合阴道切口（图 12-78）。给予蒸馏水冲洗盆腔，留置引流管（图 12-79、12-80）。关闭戳卡孔，清点纱布器械确切无误，术毕。

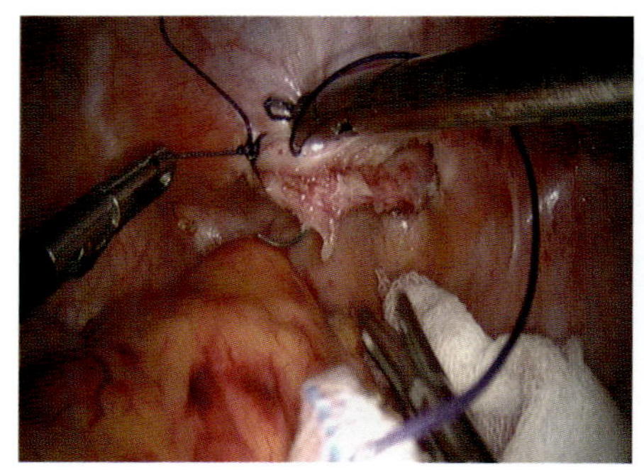

图 12-78　腹腔镜下缝合阴道切口

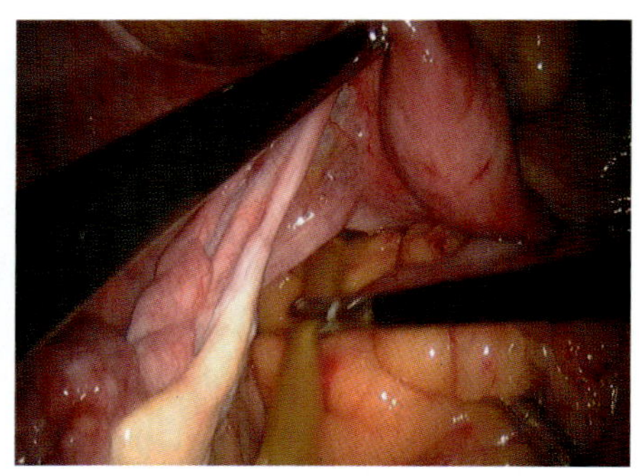

图 12-79　盆腔左侧置入引流管

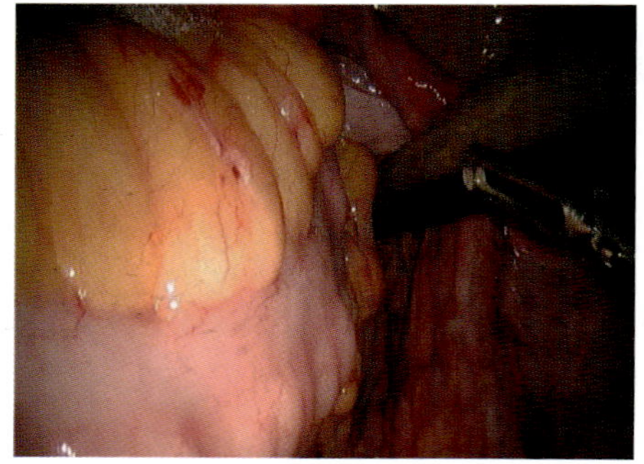

图 12-80　盆腔右侧置入引流管

4. 术后腹壁及标本照片 见图 12－81、12－82。

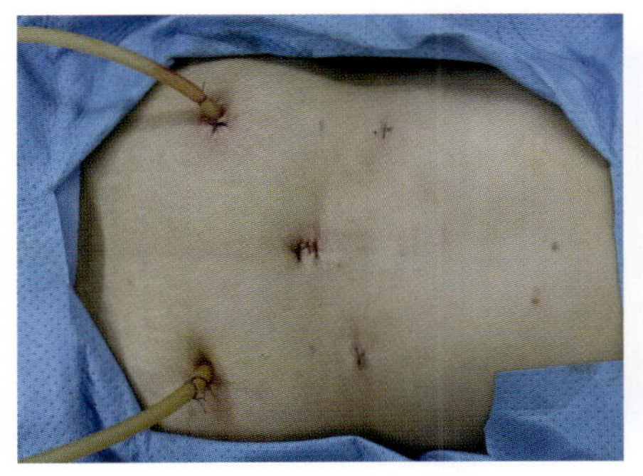

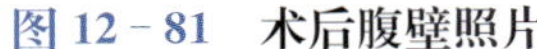

图 12－81 术后腹壁照片

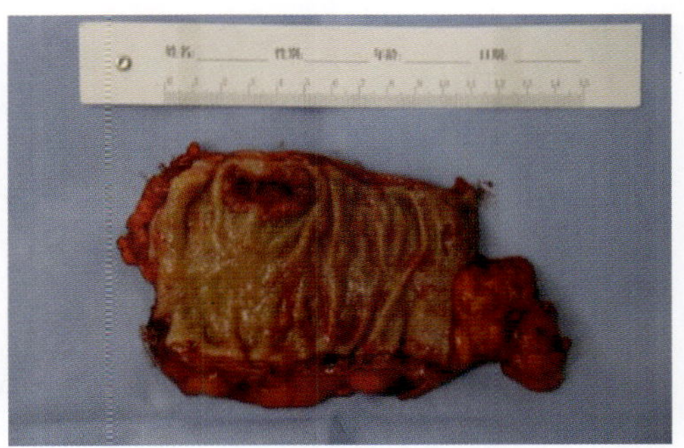

图 12－82 标本展示

四、腹部无辅助切口经直肠拖出标本的腹腔镜下高位直肠癌根治术（NOSES Ⅳ式）

NOSES Ⅳ式主要适用于肿瘤较小的高位直肠癌以及远端乙状结肠癌，该术式的操作特点表现在腹腔内完全游离切断直肠，经肛门将直肠标本取出，再进行腹腔镜下乙状结肠与直肠的端端吻合。NOSES Ⅳ是一个兼具根治和保留功能的手术方式。该手术难点在于腹腔镜下完成肿瘤下方取出抵钉座，并于肿瘤上方置入至近端肠腔这一技术，这样才能保证 NOSES Ⅳ式的顺利实施。

1. 适应证与禁忌证

（1）适应证：①高位直肠、直乙交界处肿瘤或乙状结肠远端肿瘤。②肿瘤环周径≤3 cm。③肿瘤未侵出浆膜（图 12－83～12－85）。

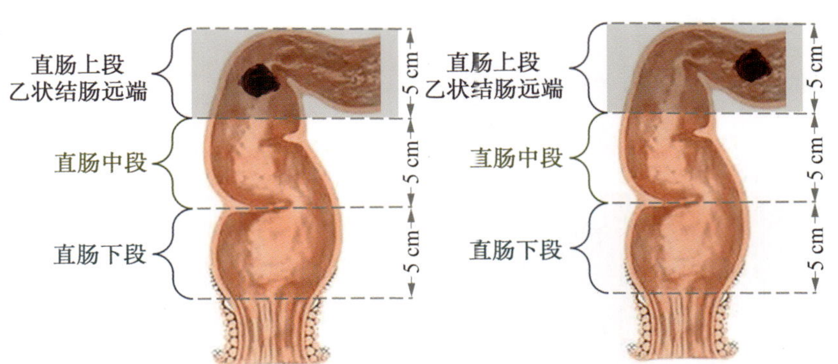

图 12－83 适用Ⅳ式的肿瘤所在位置示意图

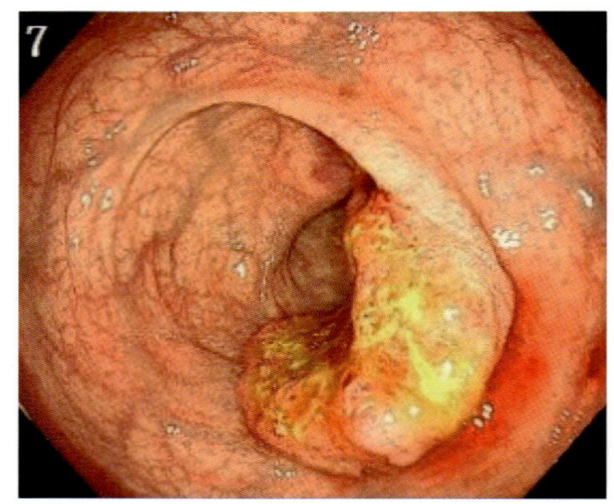

图 12-84　肠镜示例

注：肿瘤距肛门 12 cm，溃疡隆起型，最大径为 2.5 cm

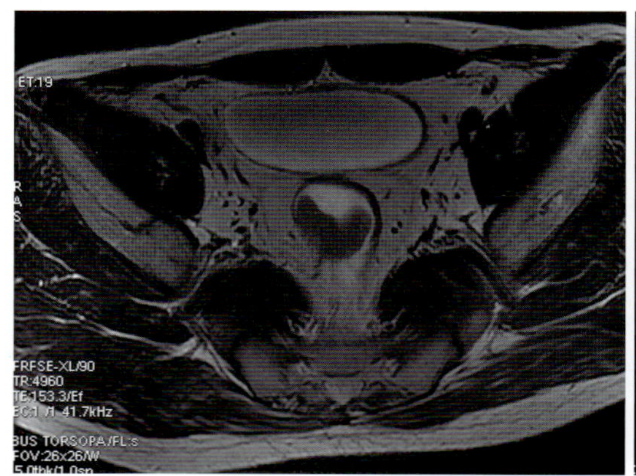

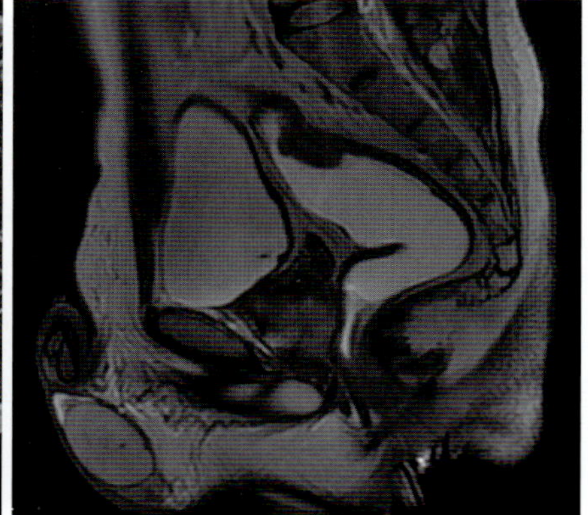

图 12-85　直肠 MRI 示例

注：T3，距齿状线 12 cm，最大径 2.9 cm

（2）禁忌证：①肿瘤过大，无法经直肠肛门拖出者。②乙状结肠系膜过于肥厚，判定经肛拖出困难者。③过于肥胖者（BMI＞35 kg/m²）。

全身麻醉或全身联合硬膜外麻醉。

2. 手术体位、戳卡位置、术者站位及特殊手术器械　参照 NOSES Ⅰ式。

3. 手术步骤

（1）常规探查：参照 NOSES Ⅰ式。

（2）肿瘤探查：探查肿瘤的具体位置、大小和手术的可行性（图 12-86）。

（3）肠系膜下血管处理，直肠系膜游离（TME 原则），直肠右侧游离，乙状结肠、直肠左侧游离，肿瘤下方肠管裸化，乙状结肠系膜裁剪的过程见 NOSES Ⅰ式。

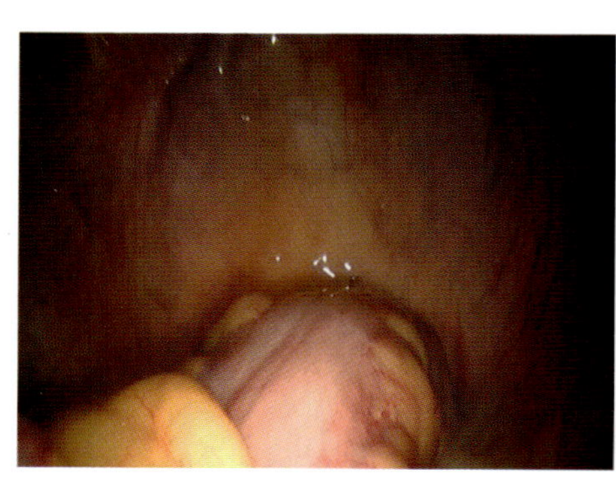

图 12-86　探查肿瘤

(4) 标本切除:助手充分扩肛后,用卵圆钳夹持抵钉座,经肛门直肠将其送至肿瘤下方 3～4 cm 裸化肠管处,助手用吸引器压于肠裸化肠壁上方,吻合器抵钉座轮廓清晰可见(图 12－87)。术者用超声刀横行切开肠壁,将聚维酮碘纱条置于该切口旁,会阴部助手配合,将抵钉座从直肠腔取出,置于腹腔备用(图 12－88)。同时,在肿瘤上方肠壁纵行打开一小口(图 12－89),将 1/4 聚维酮碘纱条经纵行切口置入乙状结肠腔(图 12－90)。将抵钉座经纵行切口置入乙状结肠腔内(图 12－91、12－92)。在纵行切口上方,用直线切割闭合器将肠管裸化区切割闭合(图 12－93),并用聚维酮碘纱团消毒乙状结肠断端(图 12－94),用超声刀将直肠完全横行切断,至此标本完全游离于腹腔(图 12－95)。助手于体外用卵圆钳经肛门直肠将无菌保护套送入腹腔,术者与助手将标本置入保护套内。同时,助手用卵圆钳夹持标本肠管的一端,在保护套内经直肠肛门缓慢拉出,移出体外(图 12－96)。

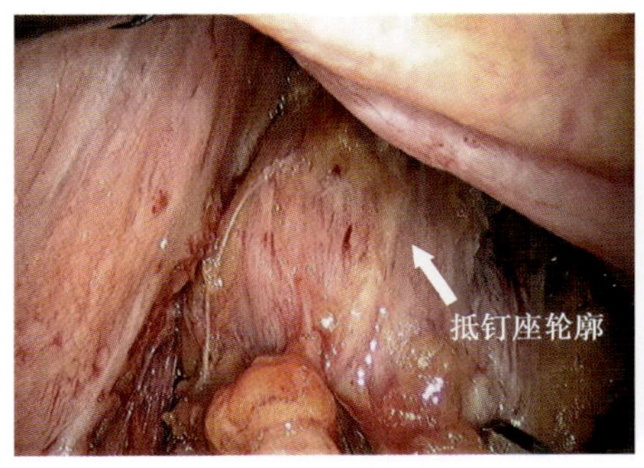

图 12－87 经肛门置入抵钉座

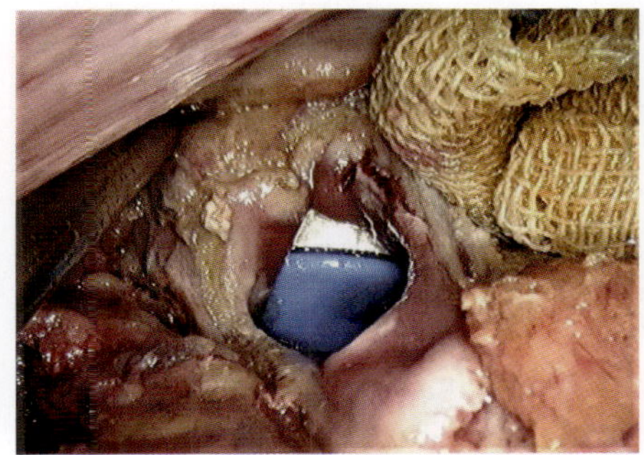

图 12－88 将抵钉座送入腹腔

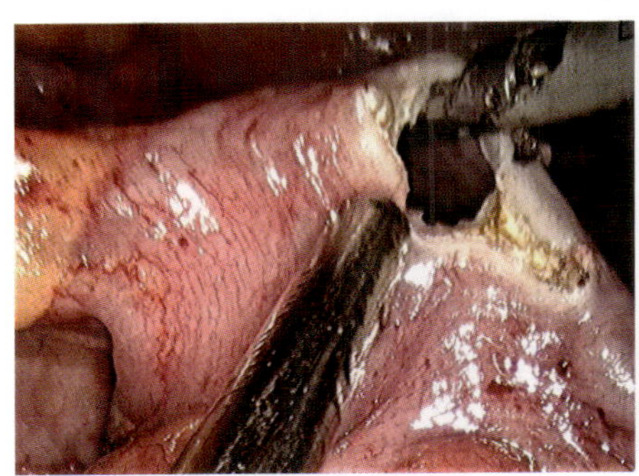

图 12－89 在肿瘤上方肠壁纵行切开一小口

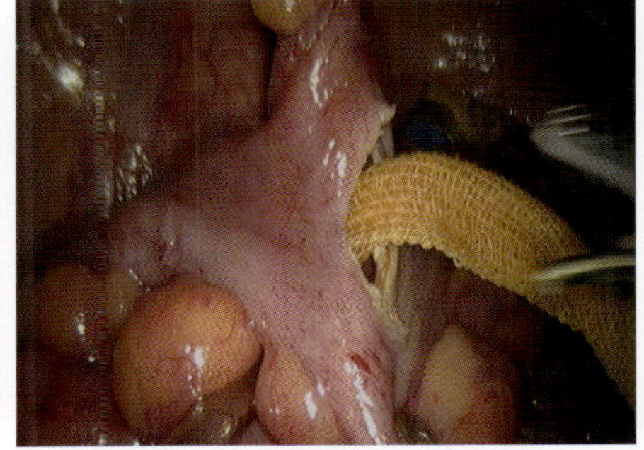

图 12－90 乙状结肠肠腔内消毒

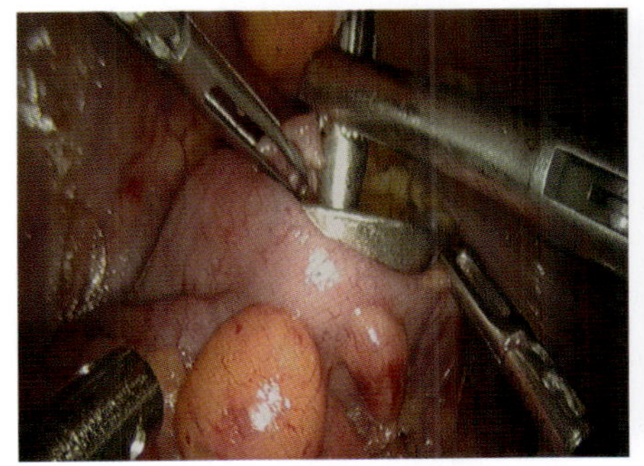

图 12－91 将抵钉座置入乙状结肠近端

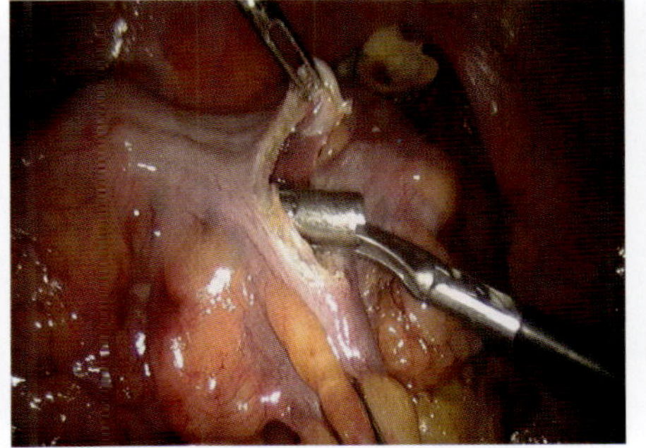

图 12－92 将抵钉座向乙状结肠近端推送

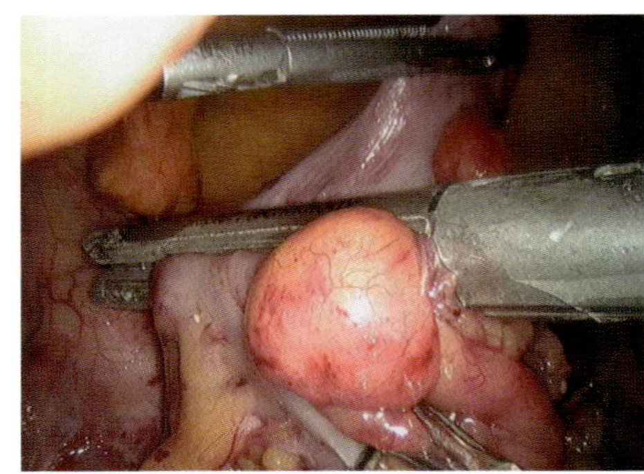

图 12－93　切断闭合乙状结肠肠管

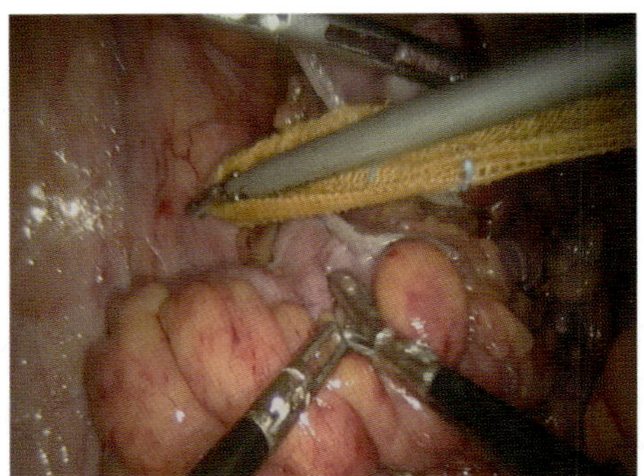

图 12－94　乙状结肠断端消毒

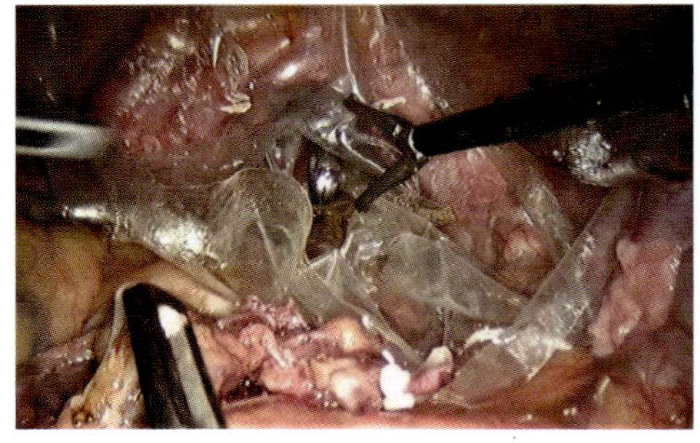

图 12－95　经肛置入无菌塑料保护套

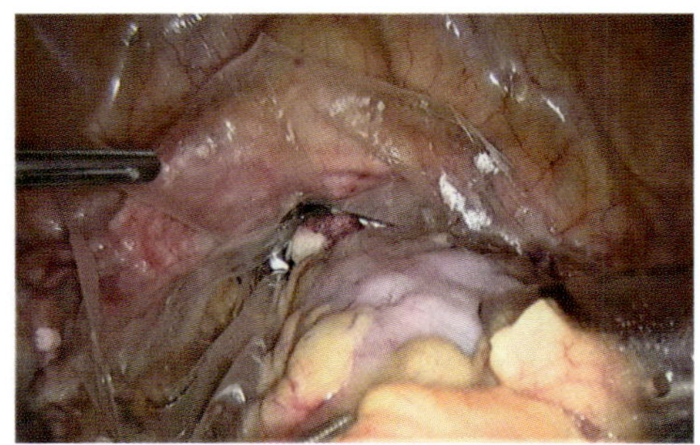

图 12－96　经肛门将直肠标本拉出体外

（5）消化道重建：用直肠切割闭合器闭合直肠残端（图 12－97），由于肿瘤位置高，闭合容易，往往一次切割闭合即可。将切下直肠残端经 12 mm 戳卡取出。在乙状结肠断端一角取出抵钉座连接杆（图 12－98、12－99），助手将环形吻合器经肛门置入，靠近直肠残端的左侧角旋出穿刺器（图 12－100）。完成对接，调整结肠系膜方向，完成乙状结肠和直肠端端吻合（图 12－101）。取出吻合器检查吻合环完整性。可以镜下缝合危险三角（图 12－102、12－103）。经肛门注水注气试验检查吻合口通畅确切，无渗漏及出血（图 12－104）。冲洗腹腔，检查无误后，左右下腹部各放置一枚引流管（图 12－105、12－106），排尽气腹，缝合戳卡孔，可用普鲁卡因封闭切口以减少术后疼痛。

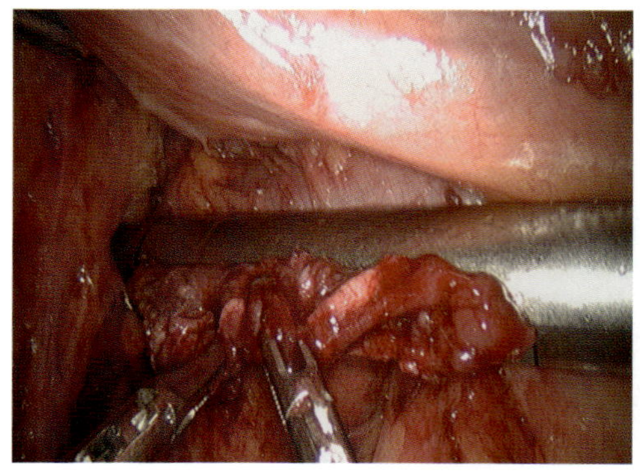

图 12－97　闭合直肠断端

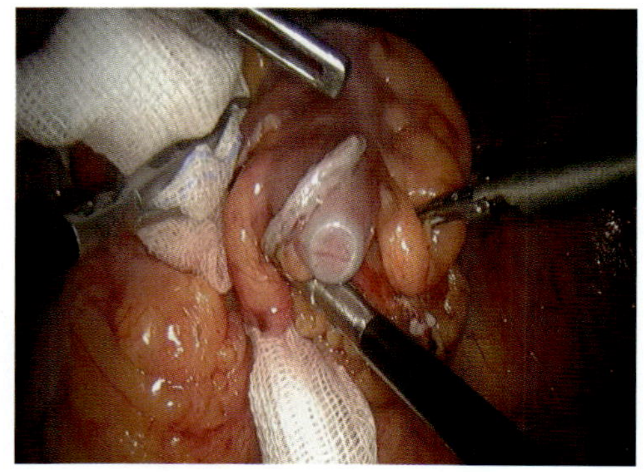

图 12－98　于肠腔内固定抵钉座

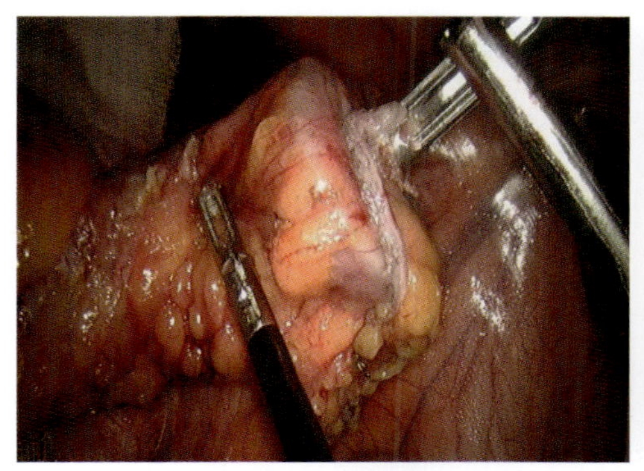

图 12－99 取出抵钉座连接杆

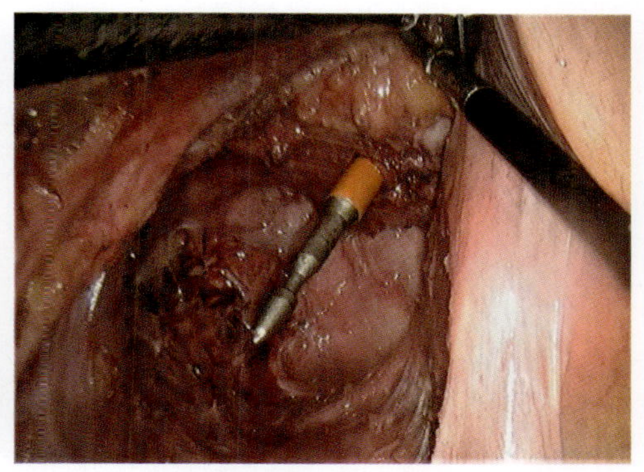

图 12－100 旋出吻合器穿刺针

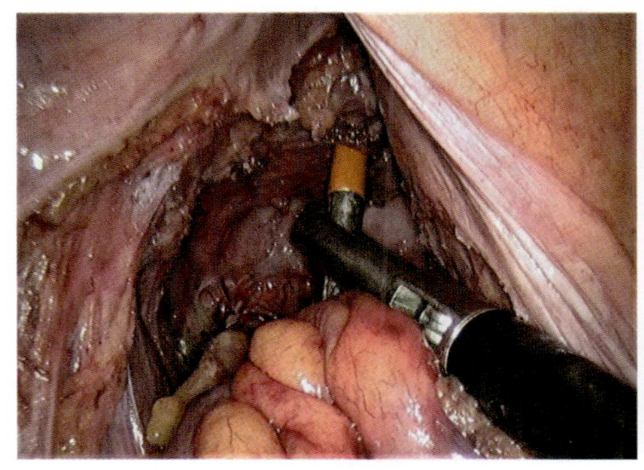

图 12－101 乙状结肠直肠端端吻合

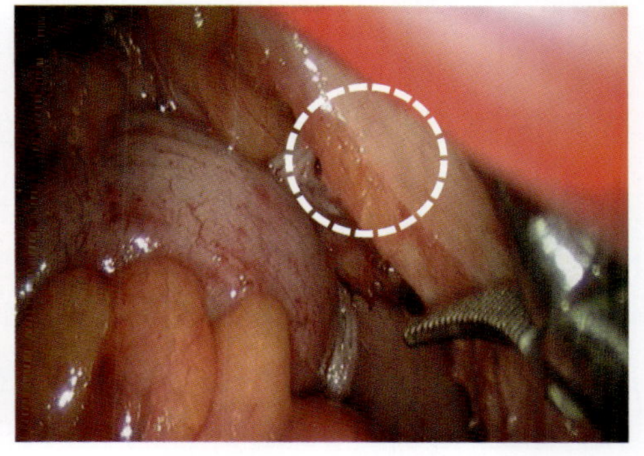

图 12－102 危险三角

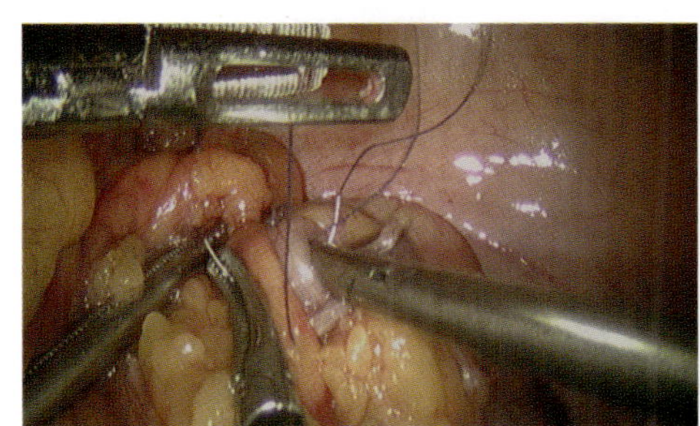

图 12－103 危险三角加固缝合

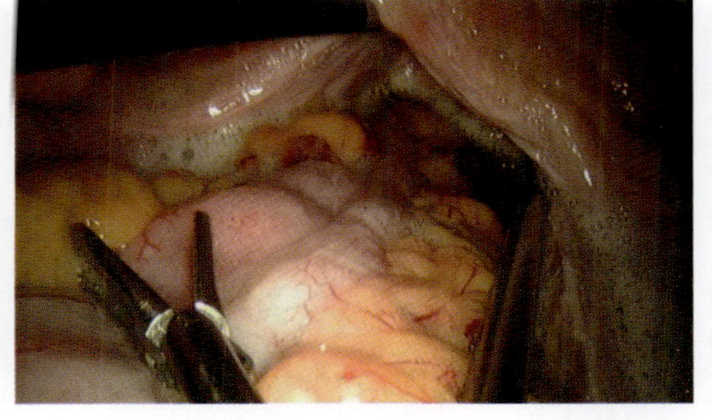

图 12－104 注气试验证实吻合口无渗漏

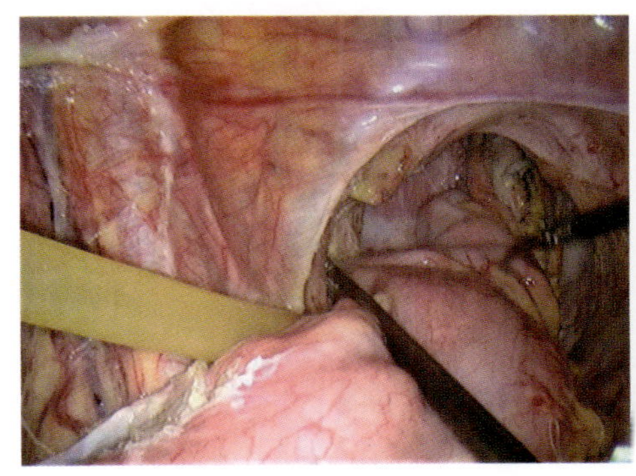

图 12－105 盆腔左侧置入引流管

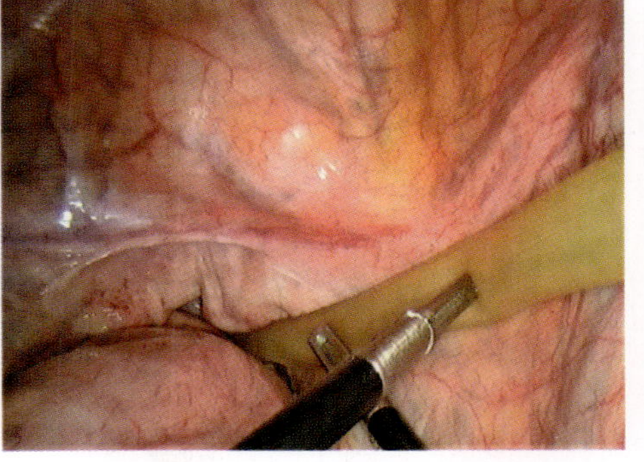

图 12－106 盆腔右侧置入引流管

4. 标本展示 见图 12 - 107。

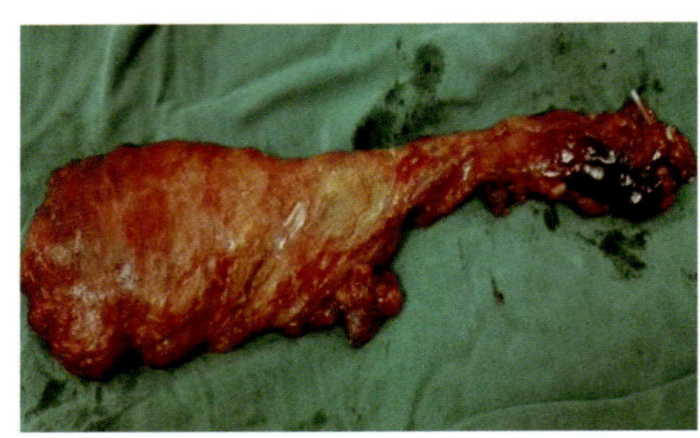

图 12 - 107 标本展示

五、腹部无辅助切口经阴道拖出标本的腹腔镜下高位直肠癌根治术(NOSES Ⅴ式)

NOSES Ⅴ式主要适用于肿瘤较大的高位直肠癌、远端乙状结肠癌的女性患者。该术式的操作特点表现在腹腔内完全游离切断直肠，经阴道将直肠标本取出体外，再进行腹腔镜下乙状结肠与直肠的端端吻合。与 NOSES Ⅳ式的区别在于：①经阴道途径取标本，由于阴道具有很强的延展性，因此 NOSES Ⅴ的适应证更为宽泛，但仅限于女性患者。②只需要在肿瘤上方肠壁开一小口置入抵钉座，因此腹腔污染机会少，无菌操作更易把控。只要熟练掌握该技术的操作要点，术中注意无菌术和无瘤术，NOSES Ⅴ式既能保证肿瘤的根治效果，又能保护器官组织的结构功能。

1. 适应证与禁忌证

(1) 适应证：①高位直肠肿瘤、直乙交界肿瘤或远端乙状结肠肿瘤。②肿瘤环周径 $d \leqslant$ 5 cm。③肿瘤未侵出浆膜(图 12 - 108～12～111)。

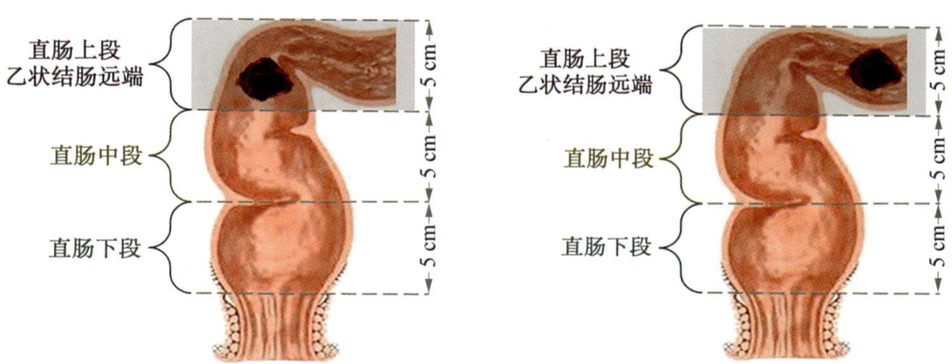

图 12 - 108 适用Ⅴ式的肿瘤所在位置示意图

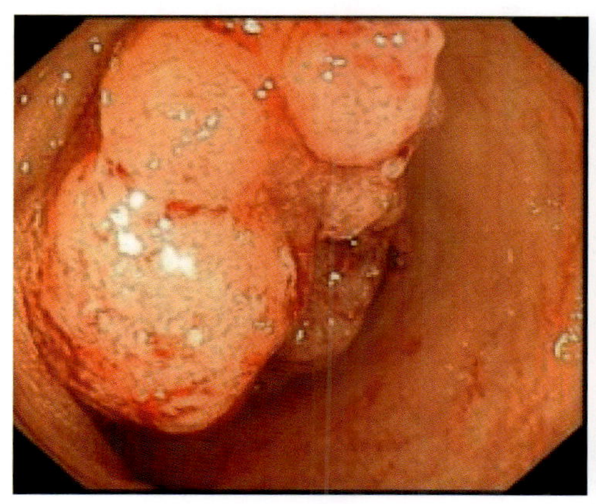

图 12-109 肠镜示例

注：距肛门 12 cm，隆起型

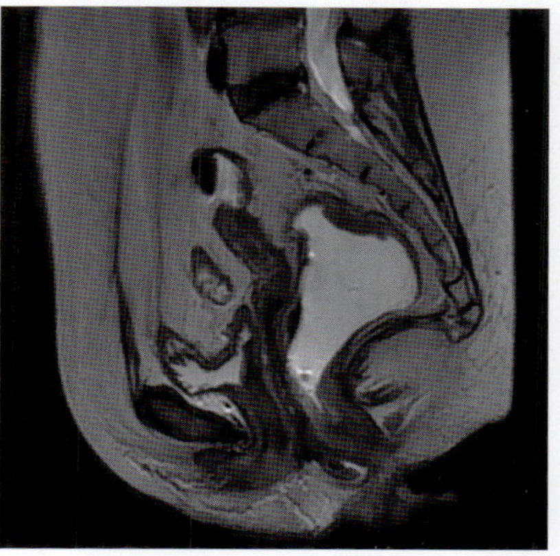

图 12-110 直肠 MRI 示例

注：T2，最大径为 4 cm

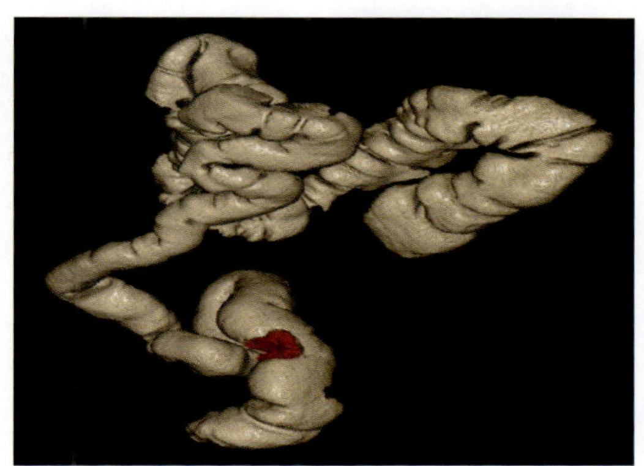

图 12-111 注：结扬三维重建 CT

注：肿瘤位于直肠上段，占肠腔 1/3 周

（2）禁忌证：①肿瘤环周径>5 cm，经阴道取出困难者。②肿瘤侵出浆膜，经阴道取出有肿瘤种植风险者。③过于肥胖者（BMI>35 kg/m^2）。

2. 手术体位、戳卡位置、术者站位、特殊手术器械 见 NOSES Ⅰ式。

3. 手术步骤

（1）常规探查：见 NOSES Ⅰ式。

（2）肿瘤探查：判断肿瘤的位置、大小。详细评估肿瘤经阴道拉出体外的可能性（图 12-112）。

（3）肠系膜下血管处理、直肠系膜游离（TME 原则）直肠右侧游离：见 NOSES Ⅰ式。

（4）乙状结肠、直肠左侧游离：在乙状结肠和直肠系膜后方置一纱布条，将乙状结肠翻向右侧，打开乙状结肠外侧粘连带。沿 Toldt's 筋膜向内侧游离，打开系膜左右贯通向上进一步分离。一般无需游离脾曲，向下游离至与右侧同一水平面（图 12-113）。

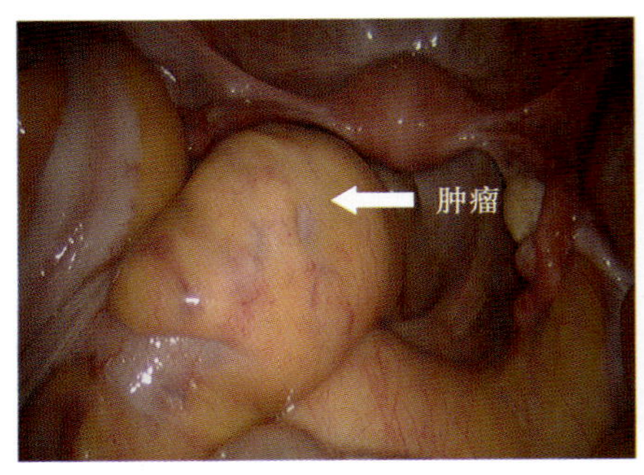

图 12－112　探查肿瘤

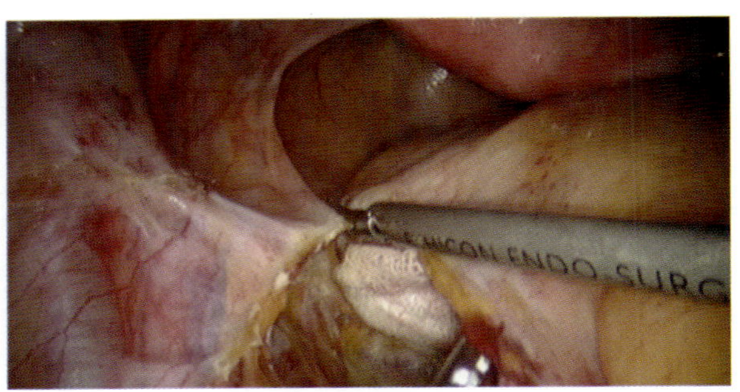

图 12－113　游离直肠左侧壁

（5）肿瘤下方肠管裸化：结扎直肠上动脉（图 12－114），裸化肿瘤下方肠管（图 12－115）。

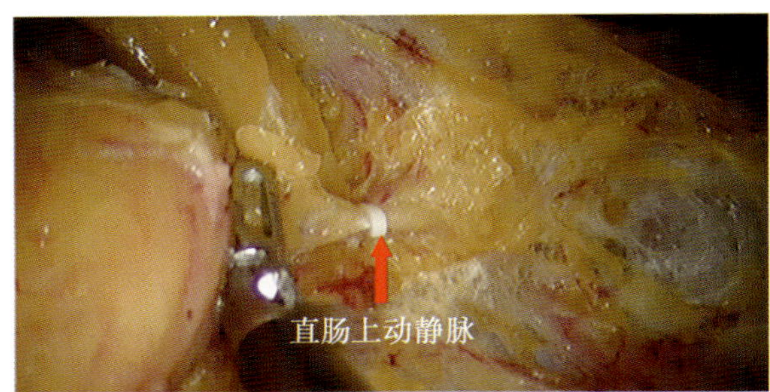

图 12－114　结扎直肠上动脉

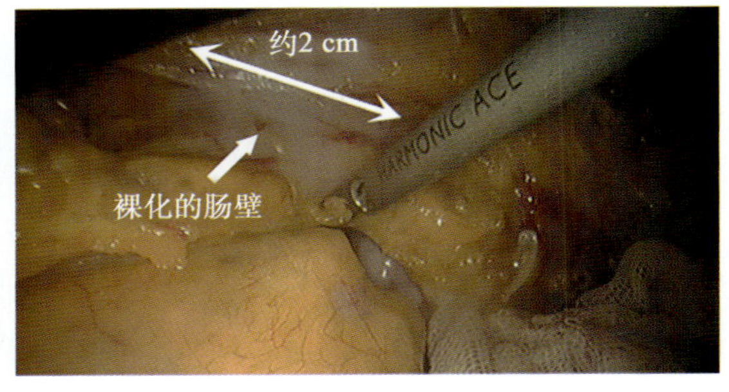

图 12－115　裸化肿瘤下方肠管

（6）乙状结肠系膜裁剪：见图 12－40。

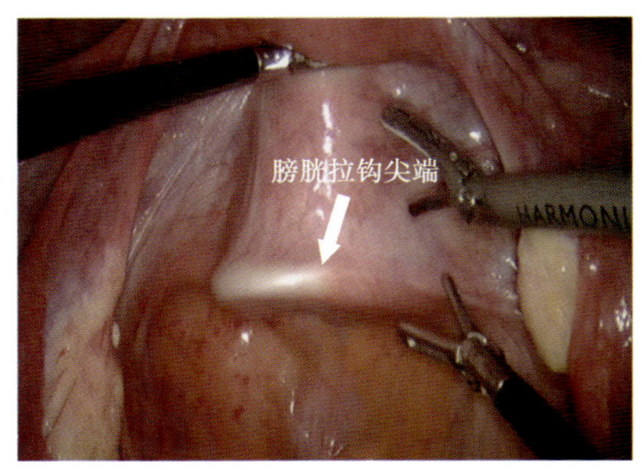

图 12－116　膀胱拉钩体外指示

（7）标本切除：助手用膀胱拉钩将阴道后穹隆拉起（图 12－116），术者用超声刀横行切开阴道约 3 cm，再纵行牵拉切口，扩大至 5～6 cm（图 12－117）。经阴道切口将抵钉座送入腹腔（图 12－118）。在肿瘤上方乙状结肠预切定线下方 1 cm 纵行切开肠壁（图 12－119），助手用吸引器及时吸引肠内容物（图 12－120）。将抵钉座置入乙状结肠近端肠腔内（图 12－121），用直线切割闭合器横断乙状结肠（图 12－122）。同时，再用直线切割闭合器在肿瘤下方肠管裸化区横行切断直肠（图 12－123）。至此，直肠肿瘤及肠段完全游离于腹腔。助手经阴道切口用卵圆钳将无菌塑料保护套送入腹腔（图 12－124）。术者与助手将标本置入保护套内，另一助手用卵圆钳在保护套内夹持住肿瘤下方肠壁断端。缓慢、匀速将肿瘤拉出体外（图 12－125）。

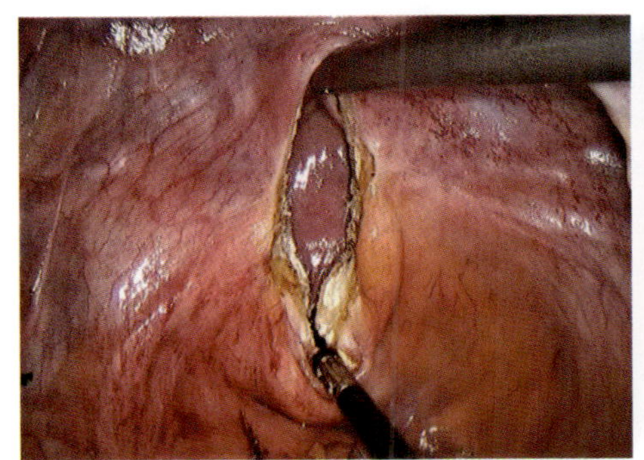
图 12－117 切开阴道后穹窿

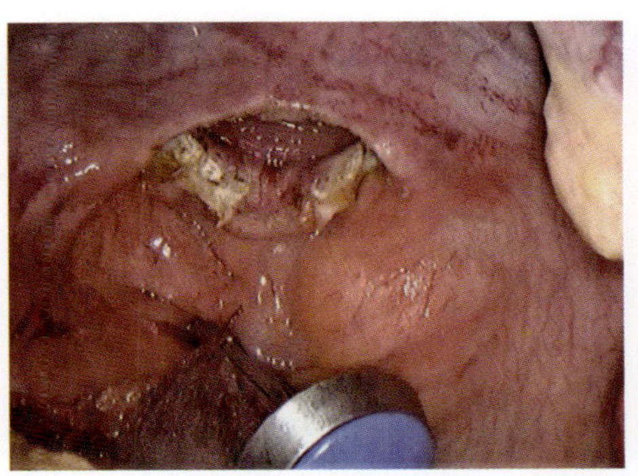
图 12－118 经阴道置入抵钉座

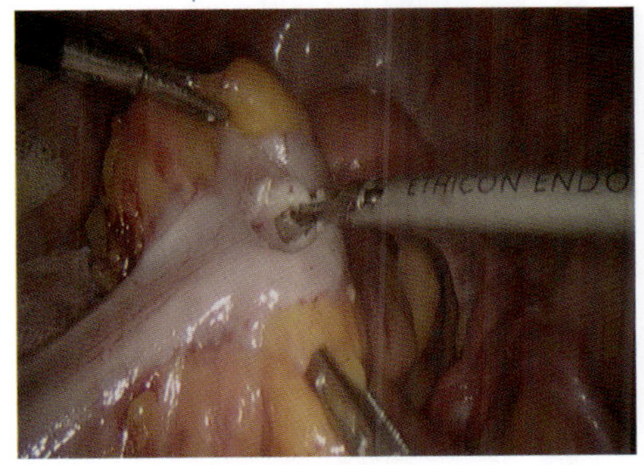

图 12－119 在肿瘤上方肠壁切开一小口

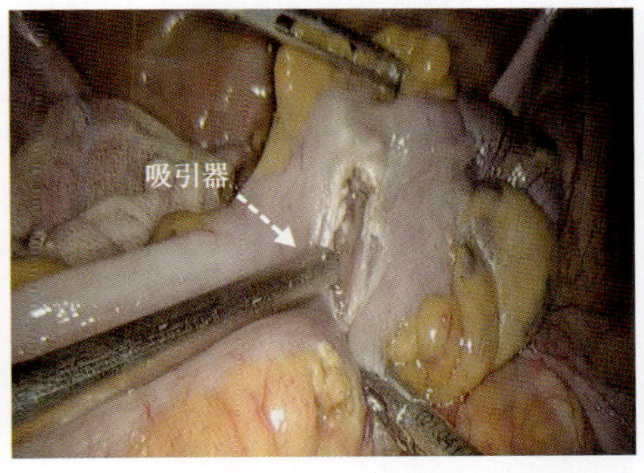

图 12－120 及时吸引肠内容物

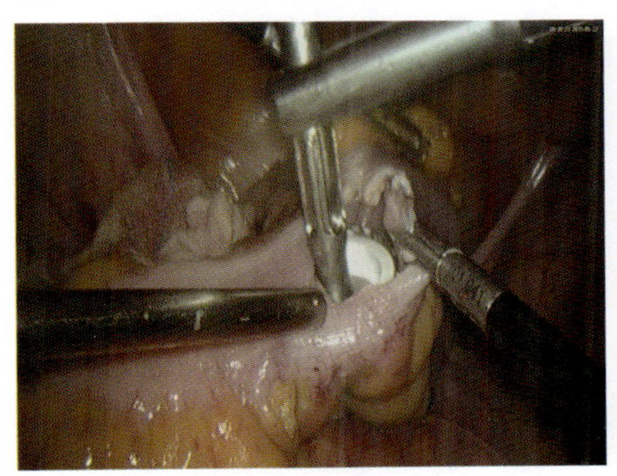
图 12－121 将抵钉座置入乙状结肠近端

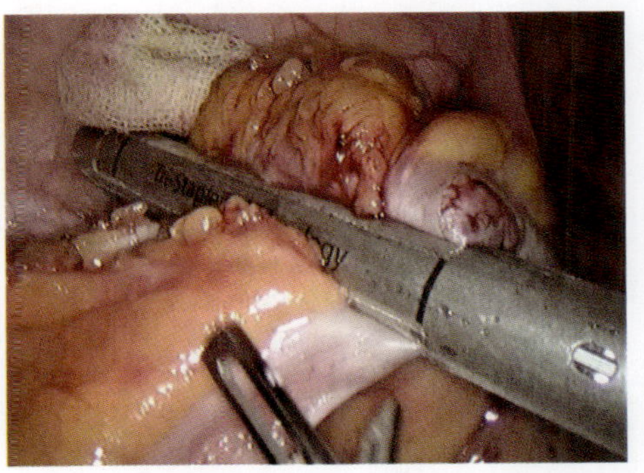
图 12－122 切断闭合乙状结肠肠管

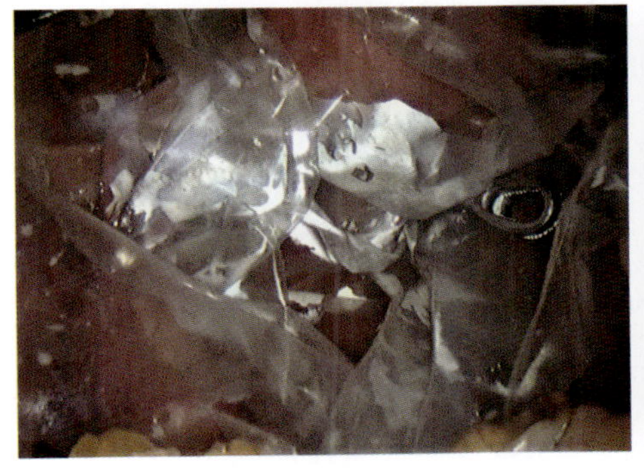
图 12－123 经阴道置入无菌塑料保护套

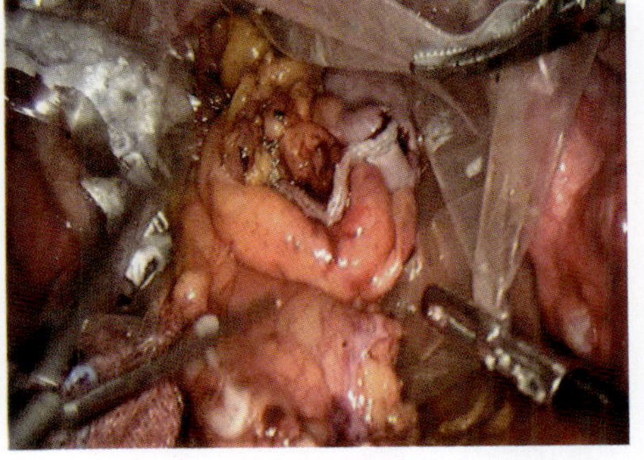
图 12－124 经阴道将直肠标本拖出体外

(8) 消化道重建:在乙状结肠断端一角取出抵钉座连接杆(图 12－125),经肛门置入环形吻合器并旋出吻合器穿刺针(图 12－126),将抵钉座与吻合器机身对接(图 12－127),完成乙状结肠直肠端端吻合(图 12－128)。检查吻合环的完整性,可以加固缝合危险三角(图 12－129)。最后进行注气注水试验再次检查吻合口通畅性(图 12－130),确切无出血。生理盐水或蒸馏水冲洗腹腔后,经腹或经阴道放置腹腔引流管。

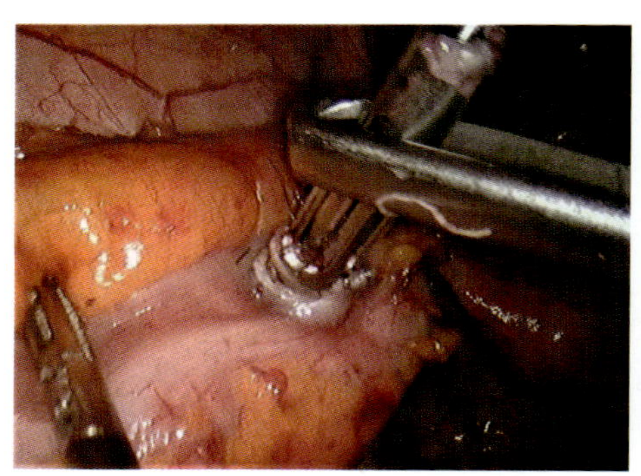

图 12－125 取出抵钉座连接杆

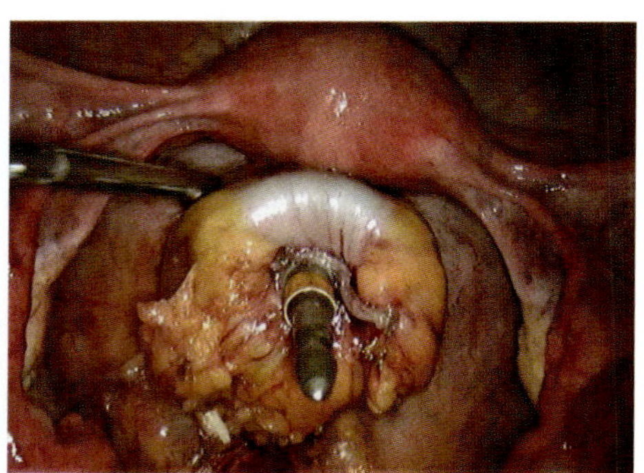

图 12－126 旋出吻合器穿刺针

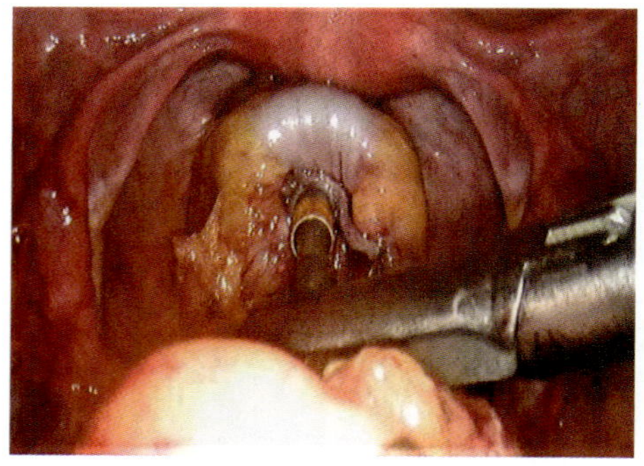

图 12－127 连接吻合器穿刺杆

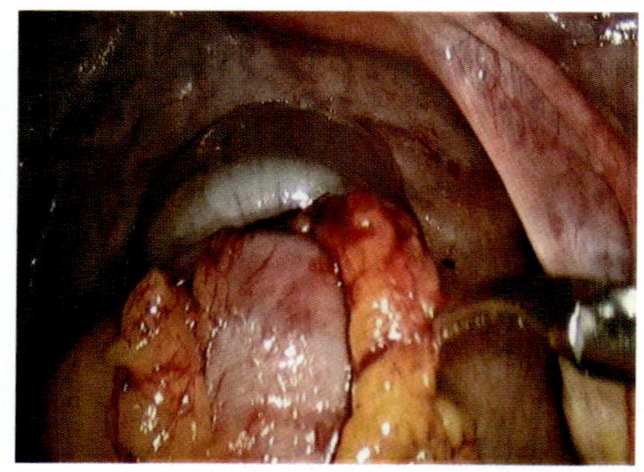

图 12－128 行乙状结肠直肠端端吻合

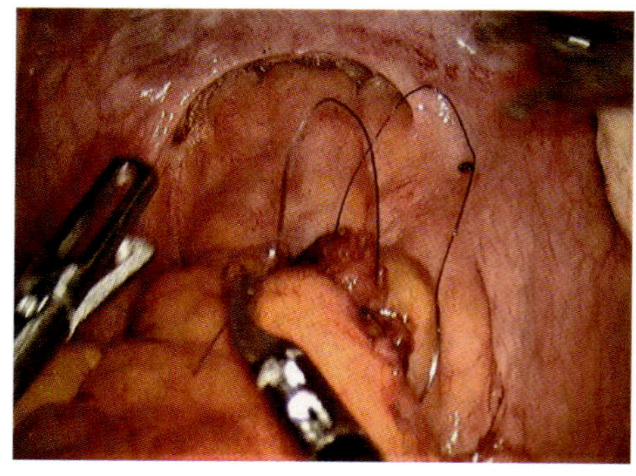

图 12－129 危险三角加固缝合

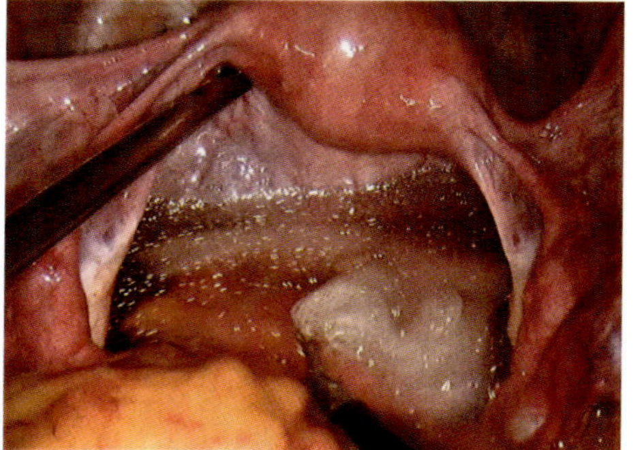

图 12－130 注气注水试验

(9) 关闭戳卡孔缝合阴道切口:引流管摆放好后,排出腹腔气体关闭戳卡孔,充分暴露阴道切口,用两把爱丽丝钳提起切口的前后壁,用可吸收线间断缝合即可(图 12－131)。

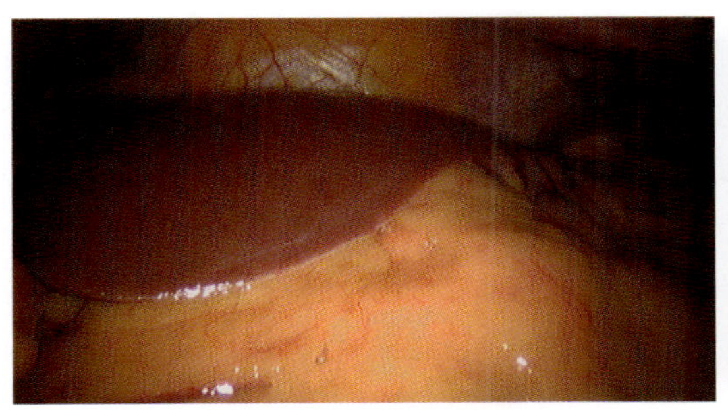

图 12－131A 缝合阴道切口

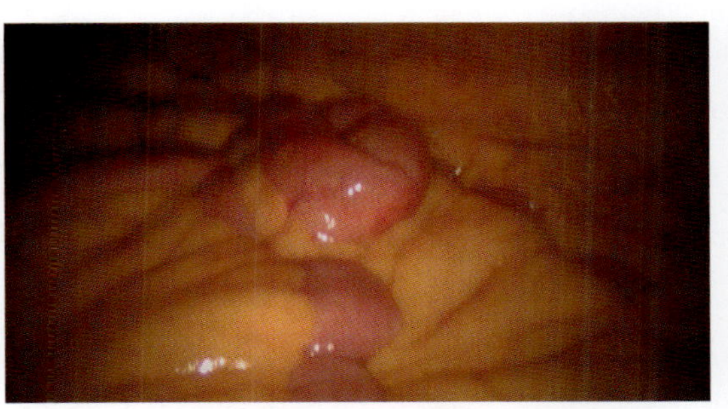

图 12－131B 闭合阴道切口

4. 术后腹壁及标本展示 见图 12－132、12－133。

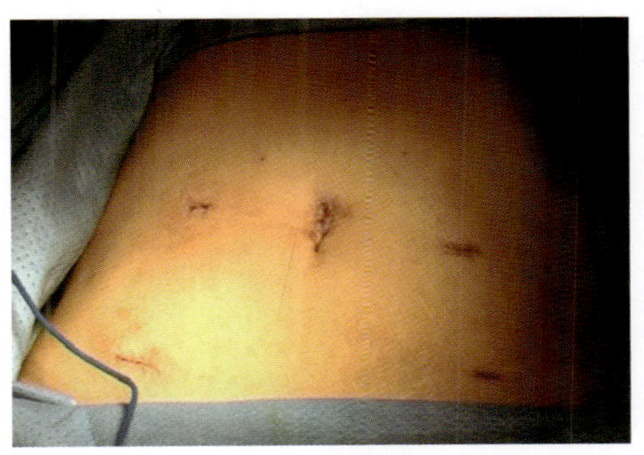

图 12－132 术后腹壁展示

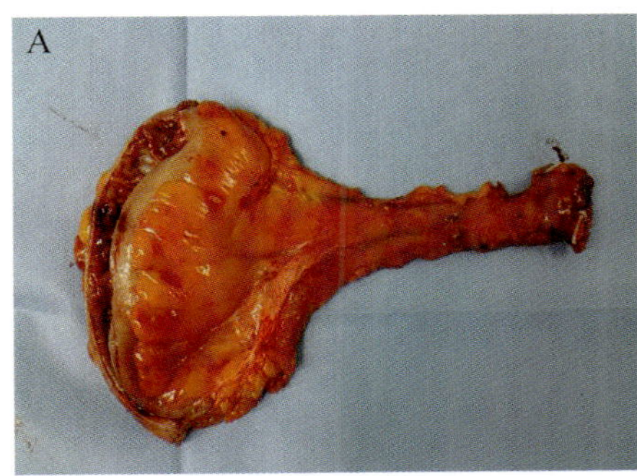

图 12－133 标本展示

（刘 骞 王锡山）

第三节 腹腔镜下中低位直肠癌经肛门拖出切除无成角吻合

目前，直肠全系膜切除术是治疗中低位直肠癌标准方式。与新辅助放化疗相结合，该术式提供了显著的肿瘤学获益，减少了局部复发及增加 5 年存活率。腹腔镜结直肠癌手术自从 1990 年引入后稳步发展，而腹腔镜低位前切除（Lap LAR）是中低位直肠癌理想的微创外科手术方式。与开腹手术相比，腔镜手术具有类似的手术安全性，切除完整性及预后。

直肠癌拖出术式自 1892 年报道以来发展了几个经典的改良术式，即 Welch、Bacon 和 Parks 手术。该类手术适用于直肠中低位病变。在无吻合器的情况下，出现了较高的术后并发症和病死率。随着现代外科的发展，圆形吻合器及线性切割闭合器的发展，低位直肠的双钉吻合技术（DST）成为低位直肠癌的主流操作方式（图 12－134），并明显增加低位直肠癌保肛可能。然而，需要指出的是双吻合技术不可避免地在远端直肠残端处形成的双边交叉边缘（所谓的“狗耳朵”）（图 12－135）。实验表明，“狗耳朵”的存在可明显降低直肠局部的爆破压力，并和术后的吻合口瘘相关。所以若能消除“狗耳朵”的存在，达到端端圆形吻合，将可能明显降低术后吻合口瘘的发生率。既往的报道中也有采用直肠单吻合技术，即在直肠肿瘤远端离断肠管，后经肛门缝制荷包行端端吻合，但该技术存在明显的缺点：①低位切断操作困难。②不符合肿瘤的无瘤原则，可能增加肿瘤种植从而增加局部复发的概率。③无法在腔镜下操作。

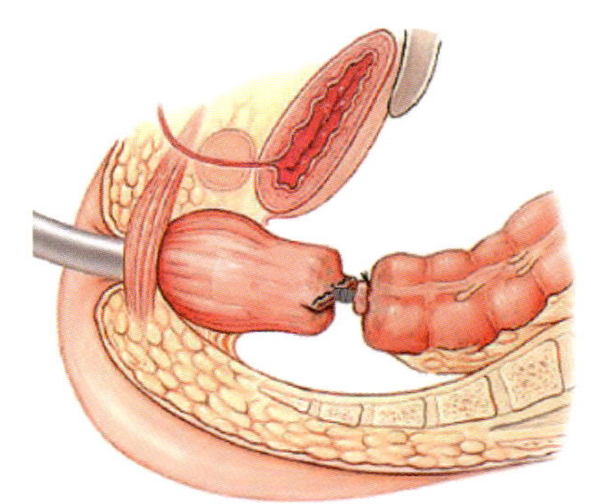

图 12－134　DST 吻合

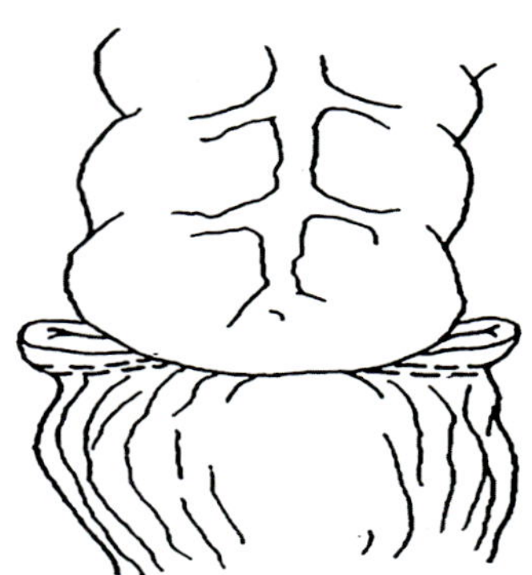

图 12－135　吻合后两侧残角

基于此，我们在临床实践过程中研发了一种的新的术式即腹腔镜下经肛拖出无成角双吻合技术，该技术利用改进的 CSC33－KOL 吻合器（图 12－136），结合经肛拖出术式行无成角吻合，该术式有效地消除了吻合后的“狗耳朵”现象，并且操作简洁易行，适合腔镜下进行，目前已经开展 15 例。本节将详细介绍该手术和术后近期结果。

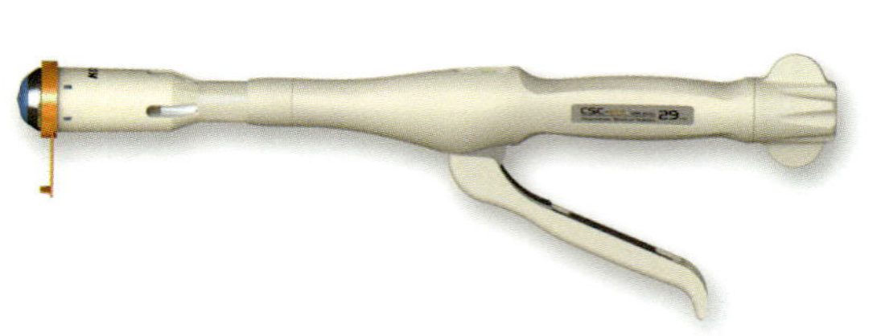

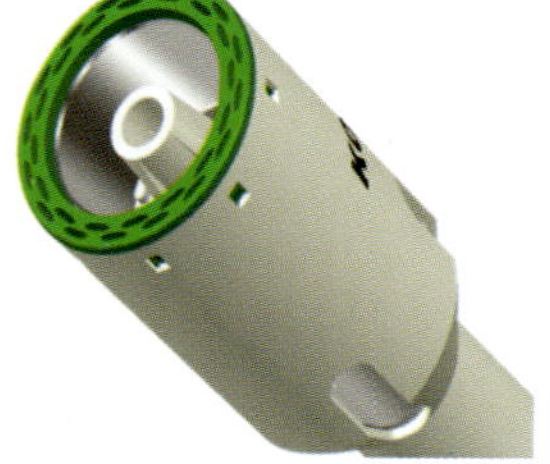

图 12－136　改进 CSC33－KOL 吻合器

一、适应证与禁忌证

1. 适应证　进展期直肠癌患者（cT1－2N0 或者 ycT1－2N0，肛门功能良好）Waxner 控制排

便情况评分< 4分，小肿瘤（最大直径< 4 cm，小于 1/2 肠周径），中低位直肠癌（齿状线上方约 3～8 cm）

2. 禁忌证 复发性直肠癌、既往下腹部手术史、炎症性肠病、家族型息肉病。

二、术前准备

（1）肠道准备：术前 1 d 口服流质，术前 1 d 口服泻药。

（2）纠正低蛋白血症和贫血，必要时给予营养支持。

（3）如有泌尿系统症状，应行膀胱镜检查或泌尿系统造影，了解肿瘤是否侵犯泌尿道。

（4）术前常规给予直肠 MRI，了解肿瘤浸润范围。

三、体位

1. 体位 截石位。

2. 套管放置位置 采用 5 孔法。

四、具体手术步骤

手术主要分为 4 个主要部分：腹腔镜直肠 TME 手术，直肠离断及近端结肠缝制荷包，经肛直肠拖出、离断，吻合器置入及吻合。

1. 腹腔镜直肠 TME 术

（1）将乙状结肠及直肠向左、向上牵拉，显露直肠右侧系膜，使得肠系膜下血管蒂和后腹膜之间形成一道沟槽样间隙，沿此线切开后腹膜，上至肠系膜下动脉根部，下至骶骨岬（图 12－137）。

（2）沿 Toldt's 间隙分离自 IMA 根部，切开肠系膜下动脉表面腹膜(图 12－138)。

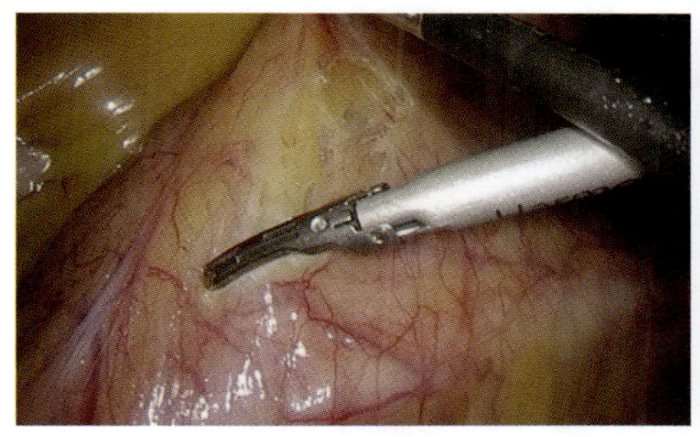

图 12－137 切开后腹膜

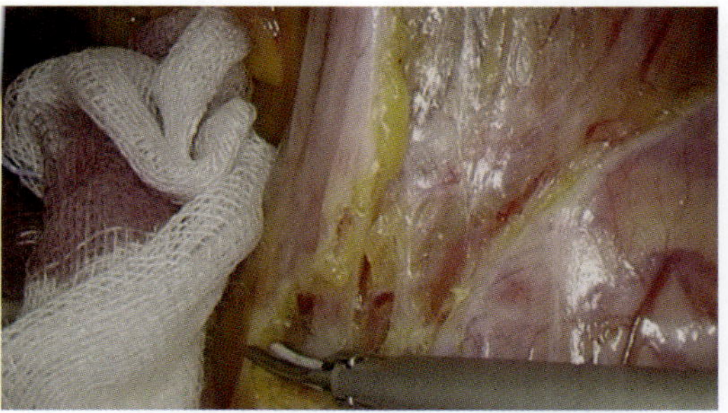

图 12－138 分离 IMA 根部前方腹膜

（3）沿血管层面由近心端向远侧剥离肠系膜下动脉周围淋巴脂肪组织，剥离至左结肠血管分支起始处（图 12－139）。

（4）沿左结肠血管剥离脂肪淋巴组织，清除肠系膜下动脉和左结肠血管间的 253 区淋巴组

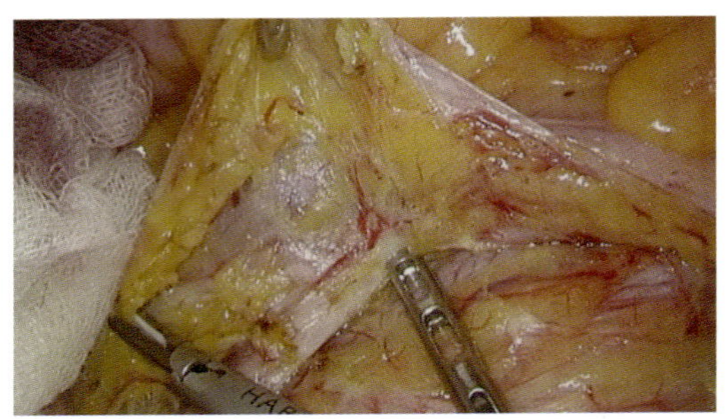

图 12－139　清扫 IMA 周围淋巴脂肪组织

织。于肠系膜下动脉左结肠血管分支处远端上扣夹，离断 IMA，同时离断伴行的肠系膜下静脉（图 12－140、图 12－141）。

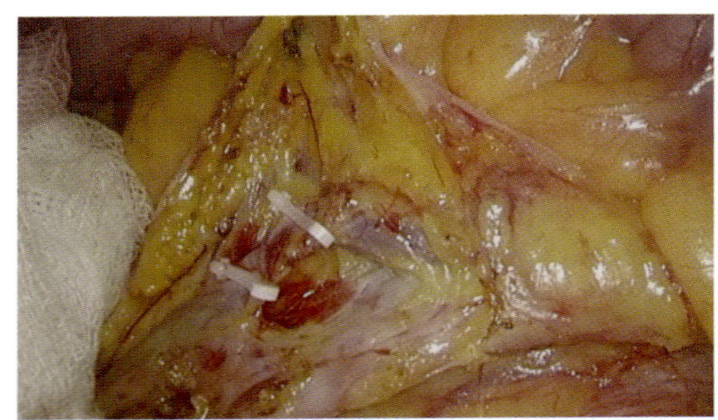

图 12－140　离断肠系膜下静脉

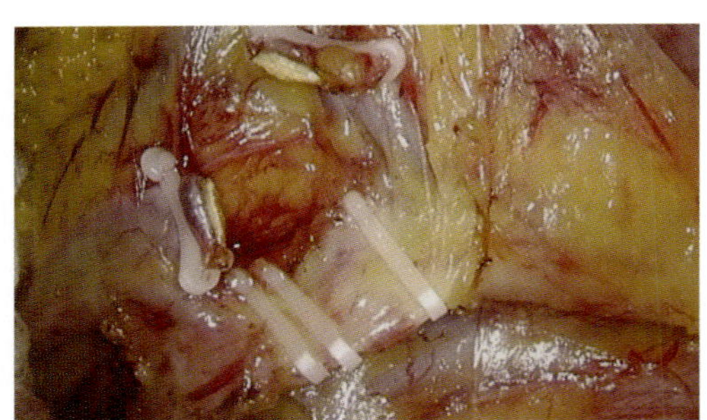

图 12－141　离断直肠上动脉

（5）提起血管残端，显露后腹膜组织，沿 Toldt's 间隙分离，显露左侧输尿管及髂腹下神经，注意保护（图 12－142、12－143）。

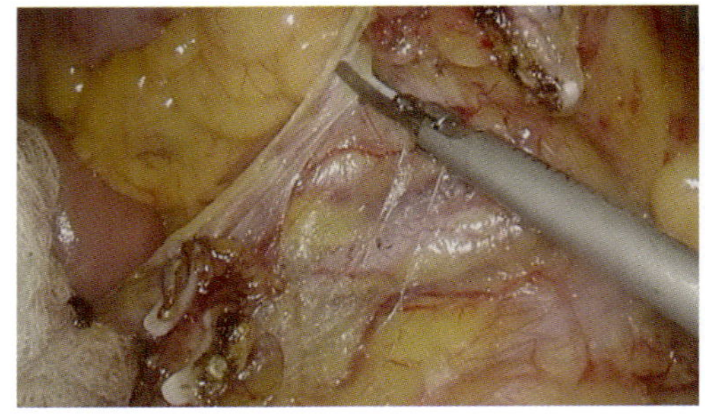

图 12－142　显露后腹膜 Toldt's 间隙

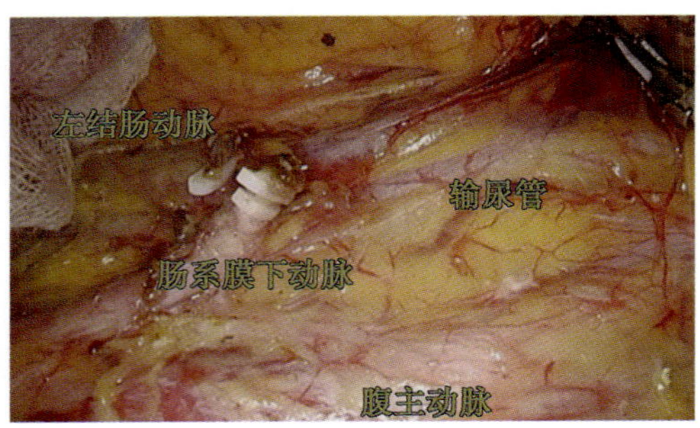

图 12－143　清扫后局部解剖结构

（6）解剖直肠后间隙：持续向前及头侧牵拉直肠，可以辨认直肠系膜的固有筋膜和直肠后间隙(Waideyer 筋膜)之间的间隙并锐性加钝性解剖分离（图 12－144、12－145）。

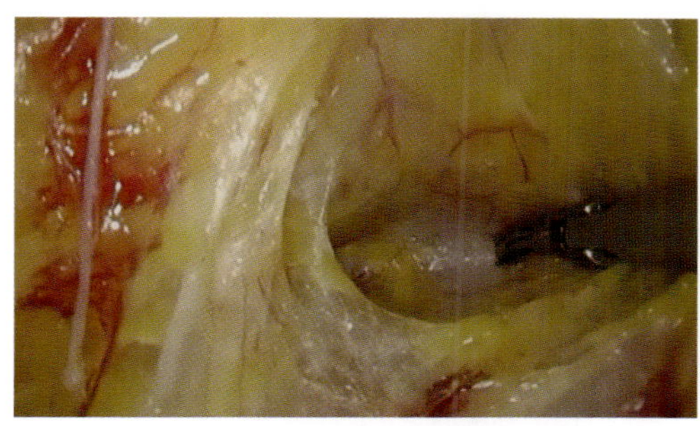

图 12 - 144 直肠后间隙分离

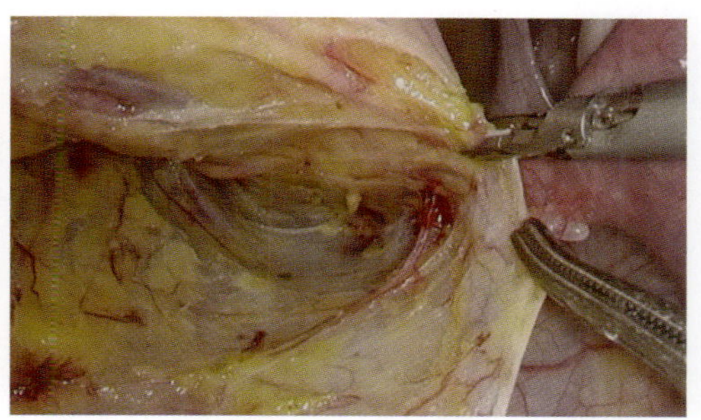

图 12 - 145 直肠后间隙分离

（7）直肠侧方间隙分离：沿黄白交界处打开侧腹膜，并延伸侧腹膜切口，助手把直肠向头侧及反向侧牵拉，助手与主刀之间形成良好的牵拉，保持足够张力，注意保护侧方的盆神经（图 12-146、12-147）。

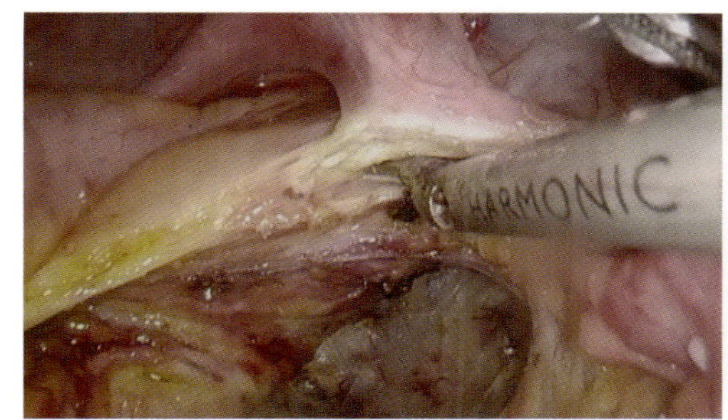

图 12 - 146 直肠右侧间隙分离

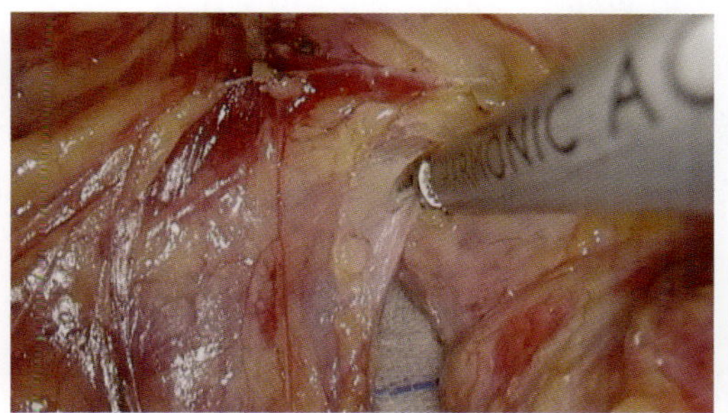

图 12 - 147 直肠左侧间隙分离

（8）肛提肌上间隙分离：向下分离相当于腹膜返折对应的直肠后间隙水平，此时需要要把致密的骶骨直肠筋膜切开，切开后就进入肛提肌上间隙，继续往肛侧分离就到肛提肌垂直平面，进入直肠后骶前间隙，分离该区域，此处可见到蔓状骶前静脉丛，避免损伤（图 12-148）。

（9）直肠前间隙分离：在腹膜返折线处弧形切开，可见疏松间隙。沿疏松直肠前间隙锐性分离，可见其下灰白光滑的邓氏筋膜，沿邓氏筋膜表面从中央向两侧纵向或横向用超声刀推动及分离（图 12-149）。

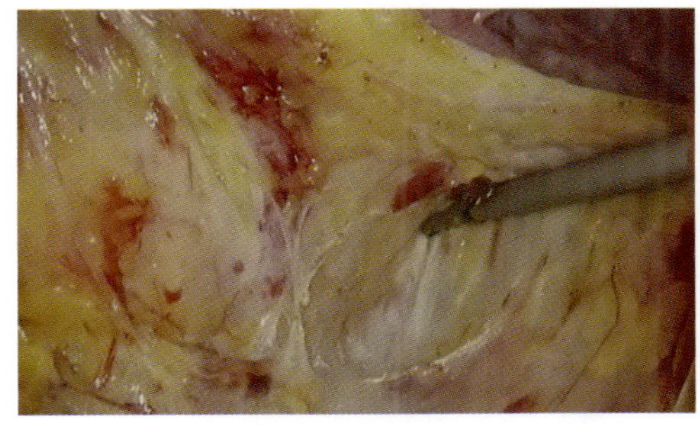

图 12 - 148 骶前分离

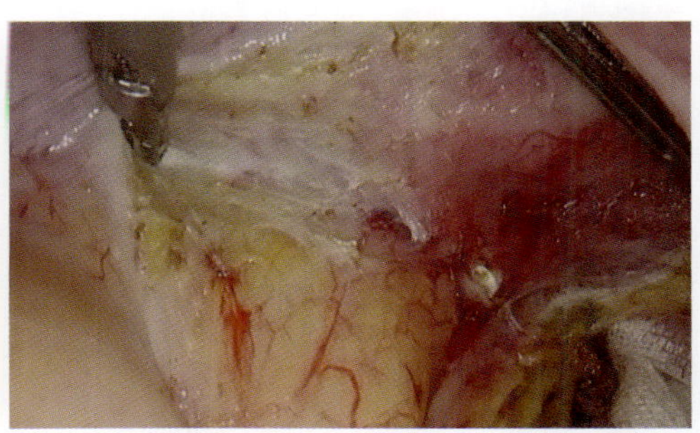

图 12 - 149 分离直肠前间隙

（10）直肠的末端系膜分离：沿邓氏筋膜下间隙向远侧分离达到肛提肌裂孔上缘，直肠后方及两侧方分离到肛提肌裂孔边缘，其标志为可见环形包绕直肠的耻骨直肠肌，充分游离以利用后期直肠拖出（图 12－150、12－151）。

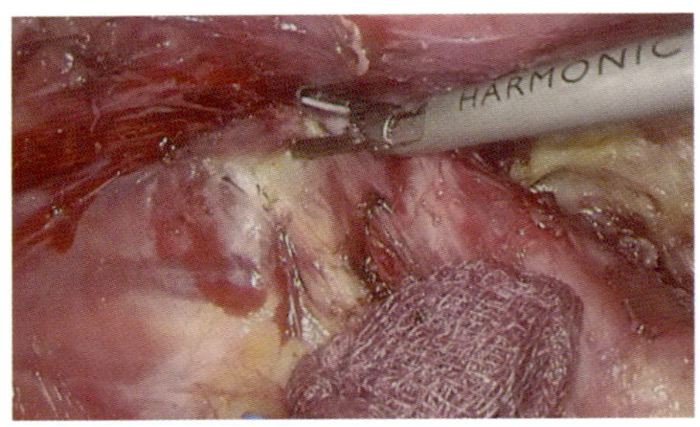

图 12－150　分离直肠末端系膜

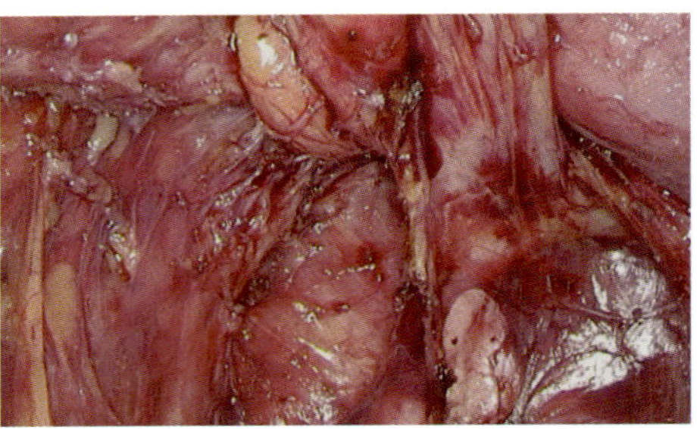

图 12－151　系膜裸化

2. 直肠离断及近端结肠缝制荷包

离断直肠：在距离肿瘤上缘约 10 cm 处设置预切除点，自剥离的肠系膜下血管断端裁剪直肠系膜，注意保护预切端近端肠管血供，直至预切点，游离直肠系膜，离断直肠（图 12－152、12－153）。下腹取 5 cm 切口，提出近端肠管，缝制荷包，包埋抵钉座。

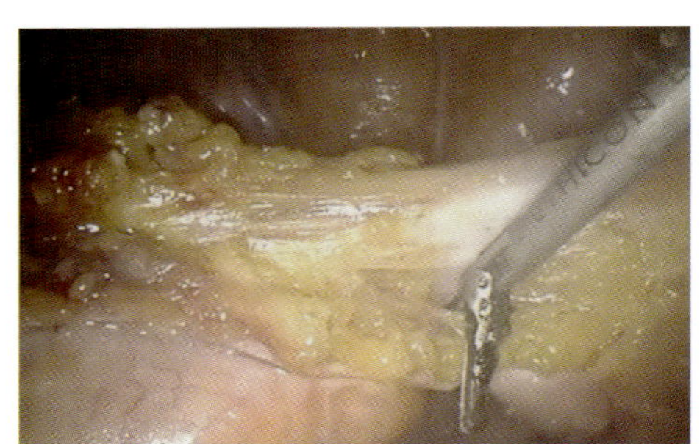

图 12－152　裁剪直肠系膜

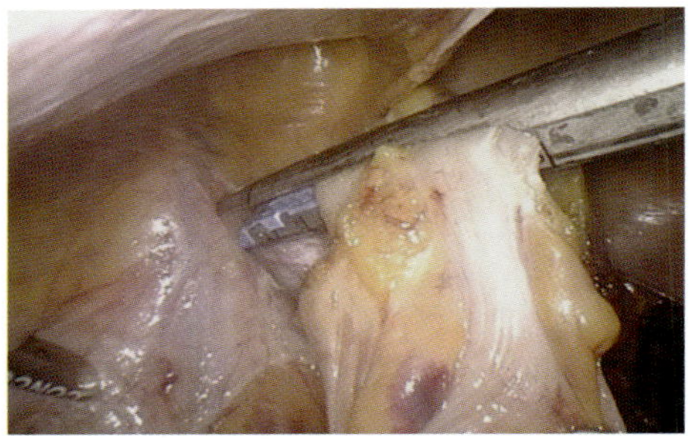

图 12－153　离断直肠

3. 经肛直肠拖出、离断

（1）充分扩肛，要求可纳入四指，以利于后期直肠拖出。聚维酮碘充分冲洗远端直肠，缝线或者齿钳夹持肛门边缘，显露肛管及直肠（图 12－154、12－155）。

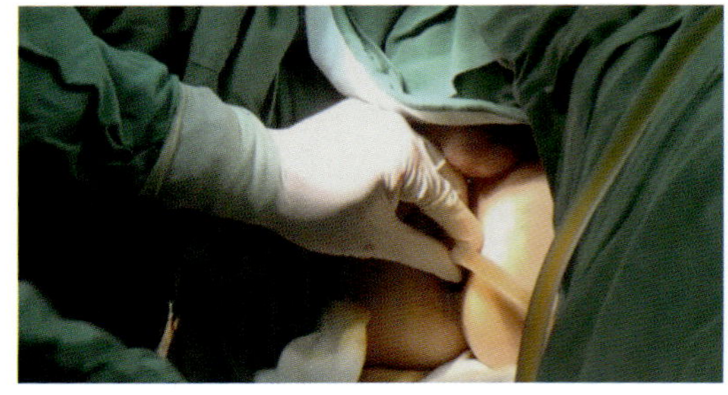

图 12－154　冲洗直肠

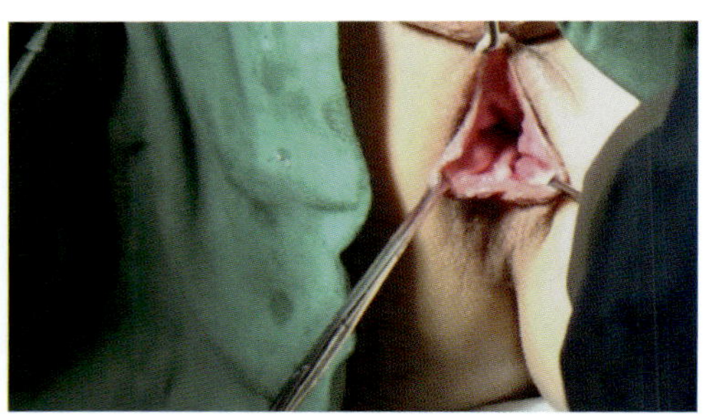

图 12－155　充分扩肛

（2）经肛门置入卵圆钳，在腹腔镜引导下，卵圆钳夹持切断直肠断端，经肛外翻。注意用力持续均匀，以免撕裂肠管（图 12－156～12－159）。

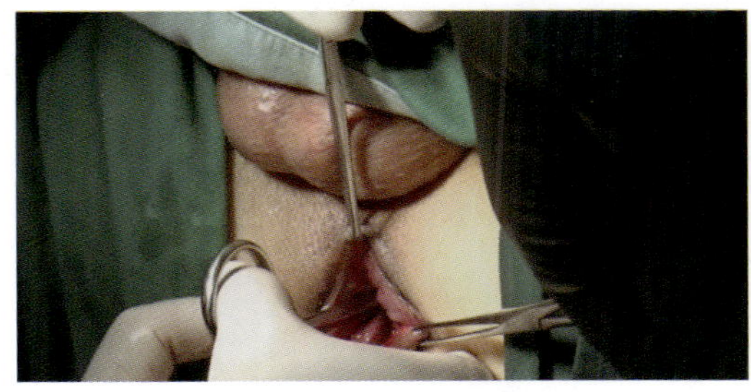

图 12－156 卵圆钳夹持直肠断端

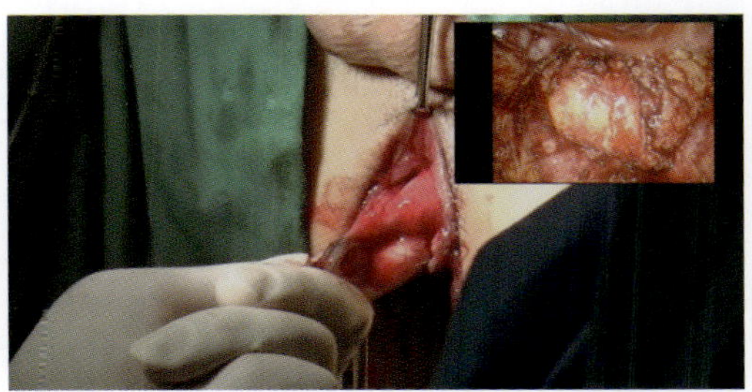

图 12－157 外翻直肠

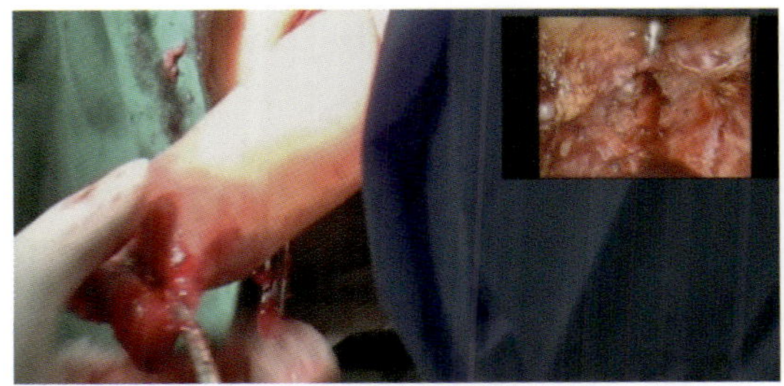

图 12－158 拖出直肠

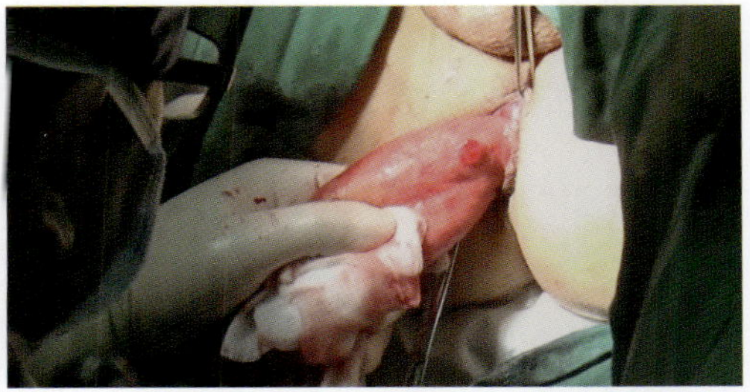

图 12－159 显露肿瘤下缘

（3）距离肿瘤下缘 2 cm 以上设置预切除线，线性切割闭合器闭合直肠，移除直肠标本（图 12－160、12－161）。

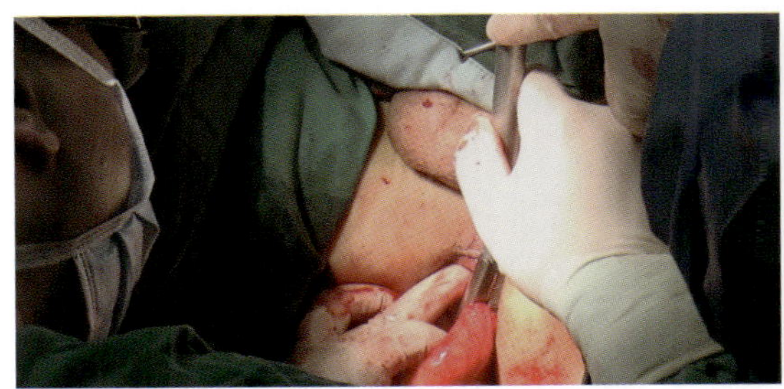

图 12－160 离断直肠

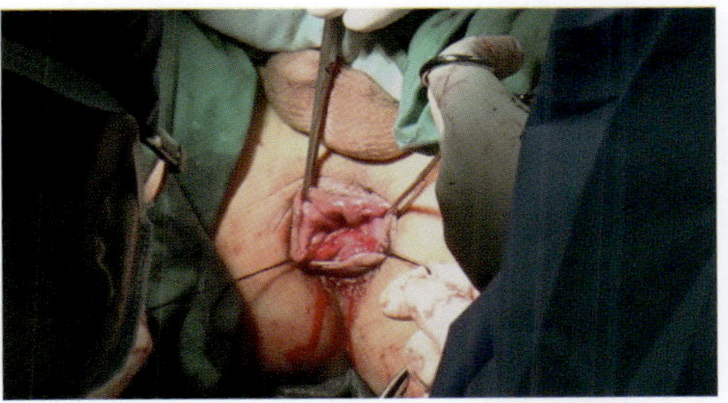

图 12－161 残端两角设置牵引缝线

4. 吻合器置入及吻合

（1）两牵引线自吻合器侧孔引出。还纳直肠，置入吻合器。缝线的尾部通过窗口（缝合器的两侧），将包括缝合线（狗耳）的直肠残端完全纳入吻合器钉仓。利用自带勾线器将两条牵引线自吻合器沟槽内引出，血管钳牵引，保持张力（图 12－162、12－163）。

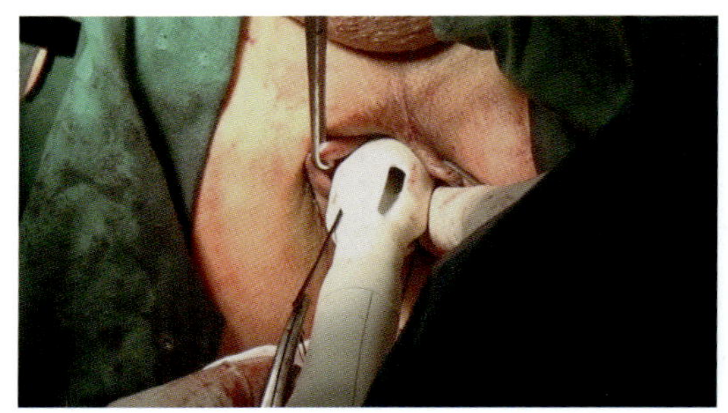

图 12－162　两牵引线自吻合器侧孔引出

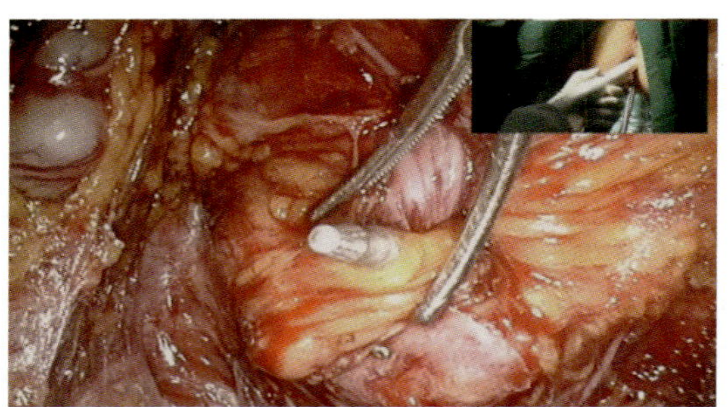

图 12－163　牵引保证残端纳入钉仓

（2）腔镜下对接抵钉座，观察直肠远端两侧残角收纳情况，以确保收纳完全，会阴部操作者注意保持牵引线的持续张力，收紧，激发吻合器。腔镜下见吻合后吻合口状况，可见直线切割两侧边角已收纳入吻合器钉仓内，吻合后无成角（图 12－164、12－165）。

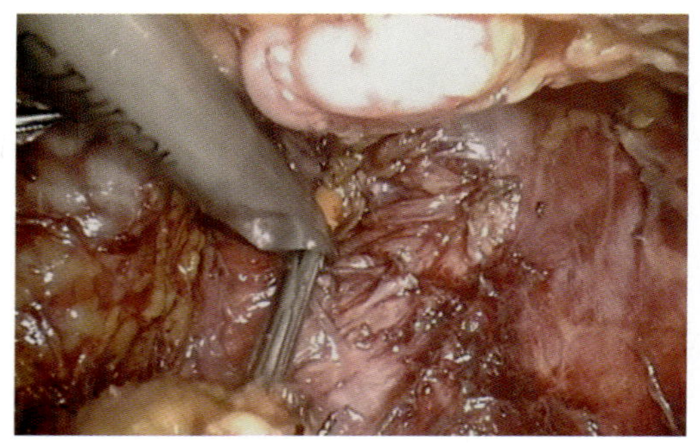

图 12－164　吻合前收纳残角

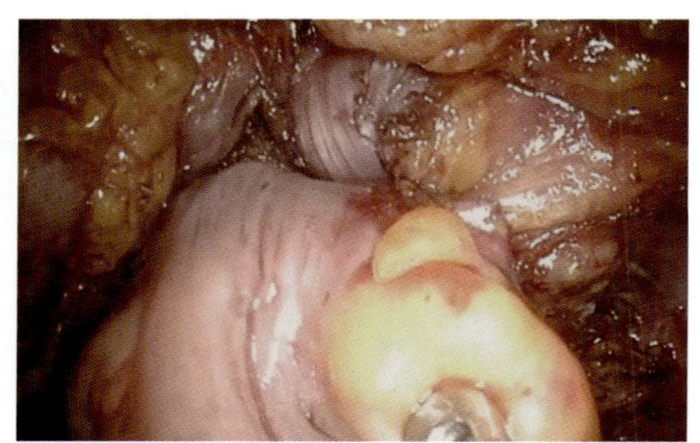

图 12－165　吻合后无残角

（3）仔细检查上下切缘，进行常规的经肛门漏气试验。超低吻合或对于接受新辅助治疗的患者，通过延长的右下进行保护性回肠造口书。图 12－166 示吻合激发后，远端切缘，可见缝合直线切割两角的牵引线。3 个月后复查肠镜示吻合口光滑，连续，无成角残腔（图 12－167）。

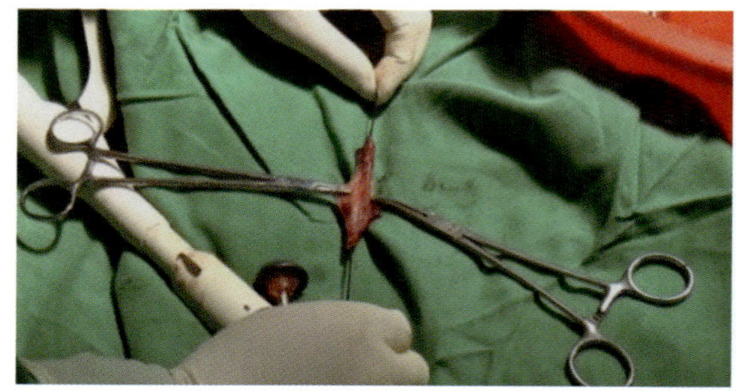

图 12－166　下切缘见收纳残角

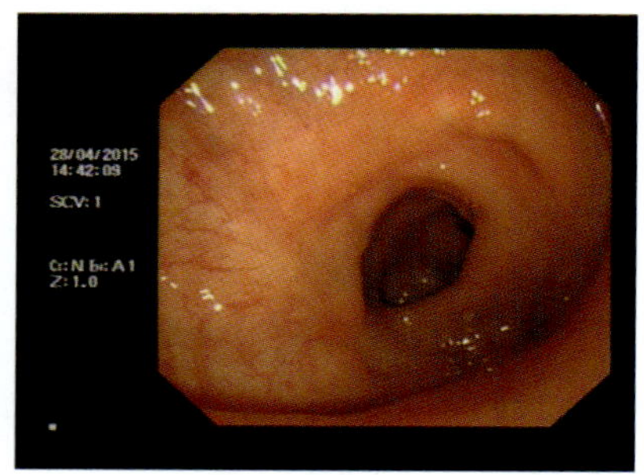

图 12－167　肠镜检查吻合口

五、讨论

腹腔镜下低位前切除术的运用增加了中低位直肠癌患者的括约肌保存的可能性，但是在双吻合的横向交叉边缘处，不可避免地出现了残角及两次切割的交角。Roumen 等人在肠吻合模型中测试了两组不同吻合类型的爆破压力（A 组：无“狗耳”形成的圆形吻合；B 组：双侧“狗耳”吻合）。实验表明 A 组显示出比 B 组显着更高的爆破压力。值得注意的是，在 B 组中，40.6%的破裂发生在“狗耳”处。Zong 等人也在研究中发现和改良 Bacon 术相比，DST 术有更高的吻合口瘘的概率。

开放手术中，由 DST 吻合形成的“狗耳”可以直接缝合，降低发生吻合口瘘的风险，但是对于低位或者具有狭窄骨盆患者，缝合可能非常困难或者无法进行。腔镜手术对此类患者进行常规缝合并不可行，而且在手术中低位直肠进行多次切割闭合是不可避免的，可能导致组织缺血并术后吻合口漏。端端吻合可以可以避免“狗耳”形成，减少由传统 DST 吻合术引起的风险。该技术中，我们改进了传统的吻合器：加大了钉仓容积，如 CSC33－KOL 的钉仓为 17.8 ml，强生 CDH33A 为 7.8 ml，使 KOL 有足够的容积收纳远端带有缝钉线的组织，从而将“猫耳朵”成功收入钉仓内，在低位直肠癌手术中达到真正的端端吻合；在钉仓的后端设计了 4 个牵引孔，帮助牵拉更多的组织进入钉仓，同时有利于宣泄钉仓内压力，利于稳固的成钉。

开腹手术时，利用改进后的吻合器可在将直肠远端切除病变后，经肛在直肠残端上的缝制缝线或荷包，后进行吻合，但该种方式并不适合腹腔镜下低位直肠前切除术。所以我们在改进吻合的基础上，结合拖出技术，成功实现腹腔镜下的拖出式无成角吻合，已经手术 15 例。平均手术时间为 191（129～292）min。平均出血 110（30～300）ml，无患者输血。15 名中 8 名（53.3%）患者因接受术前新辅助放化疗术中行保护性造口。术后统计肿瘤下缘到齿状线的中位距离为 4.5（3.5～6）cm。除 1 例患者在术后第 2 天出现吻合口出血，并接受内镜止血治疗，余患者均恢复良好，无吻合口漏。所以，腹腔镜下中低位直肠癌经肛门拖出切除无成角吻合术实现中低位直肠癌的无残角的端端吻合，同时保证了肿瘤学上安全切缘，初步数据已经证实了该手术的安全性和技术可行性。

此外该技术另一个优势在于经肛门拖出技术可以方便识别切除线，以确保低位直肠肿瘤的足够远端边缘。目前中低位直肠癌（T3－4）或阳性淋巴结受累（N1－2），建议术前行新辅助放化疗。然而放疗后肿瘤局部会呈现瘢痕样退缩改变，因腔镜手术时缺乏对局部肿瘤的触感，只能通过术中肛门指检了解肿瘤和下切缘距离，缺乏直观表现，可能导致下切缘距离不足甚至阳性。而拖出式手术有助于直观的了解局部病变情况，所以此类方式对于新辅助治疗后退缩明显或者（CCR）的患者尤其适用。

然而，拖出式手术依然有其局限性：①适合中低位直肠癌，对于高位直肠，夹持近端直肠断端困难可能导致拖出失败，加上高位直肠吻合口瘘概率相对偏低，所以不建议采用该术式。②适合肿瘤相对较小，建议最大直径< 4 cm，肿瘤< 1/2 周径，不建议肥胖患者进行该手术，因为直肠系膜肥厚很可能导致拖出困难或失败。③适合肛门控便良好患者。

尽管目前开展例数较少，尚不能得到非常有力的结论，然而临床实践及术后初步数据表明，腹腔镜下中低位直肠癌经肛门拖出切除无成角吻合术是一个简洁易行、安全的技术，目前我们已申请了前瞻性随机临床试验，以研究该类手术的风险和预后情况。总之，腹腔镜下经肛无成角吻合术可能是中低位直肠癌的良好的手术方式，对于经过选择的患者可能降低手术分险及获得良好的预后。

（梁　磊　马延磊　李心翔）

第四节　应用自制多通道装置的双孔法腹腔镜直肠癌前切除术

减孔腹腔镜手术（reduced-port laparoscopic surgery, RPLS）是一种用尽可能少和（或）小型的操作孔进行腹腔镜操作的手术方式。腹腔镜手术的基本原理是微创，传统的腹腔镜直肠癌手术通常需要 5 个操作孔，为了达到更加微创的目的，外科医师们已经将传统的 5 孔改良为减孔和单孔进行操作，但是，单孔手术通常需要特殊的器械和较长的学习曲线，而减孔手术似乎是两者的桥梁，既能达到微创的目的又能缩短学习曲线而适合广泛开展。无论是减孔还是单孔手术，都需要经脐放置一个多通道装置，这种单孔腹腔镜专用的多通道穿刺套管设备较昂贵，加重了患者的经济负担。我们应用一种简易的由切口保护器和外科手套自制的多通道装置，外加一个 12 mm穿刺孔的双孔方式，进行了直肠癌前切除术的初步尝试。该技术的优势：①提高了腹部切口的美观度。②与单孔腹腔镜相比，降低了手术难度，缩短了学习曲线。③多通道装置价格低廉，便于得到，减轻患者经济负担。

一、适应证与禁忌证

1. 适应证　与传统 5 孔腹腔镜手术相同。尤其适用于乙状结肠癌及高位直肠癌根治术。

2. 禁忌证　与传统 5 孔腹腔镜手术相同。

二、麻醉、体位、戳卡位置及手术站位

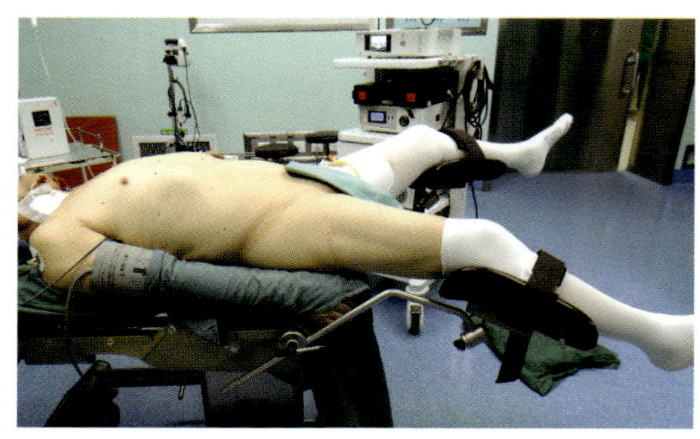

图 12 - 168　体位

1. 麻醉　气管插管全身麻醉。

2. 体位　改良低腿截石位。右腿较左腿要更低一些，因术中需头低位，右腿升高会妨碍术者右手的操作，尤其是向头侧处理肠系膜下血管的操作。患者的右上肢放在躯干侧，方便术者和扶镜助手的站位。左上肢可以外展以利于术中输液和采血处置。放置完各套管后体位调整为头低右倾位（图 12 - 168）。

3. 套管放置位置 套管放置在脐部和右髂前上棘内侧 3 cm(图 12－169、12－170)。

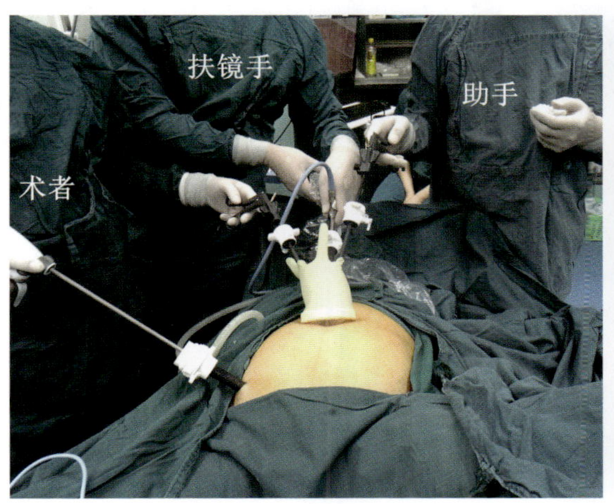

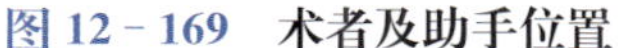
图 12－169 **术者及助手位置**

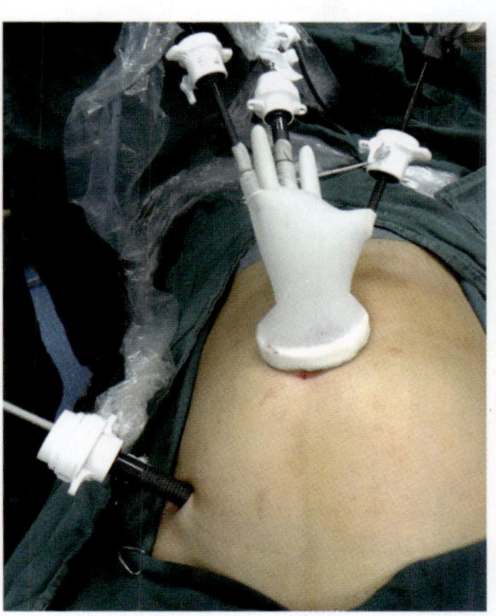

图 12－170 **套管位置**

三、手术步骤及要点

(1) 脐孔留置 10 mm 穿刺器，置入腹腔镜作为观察孔，充分探查腹腔，确定术中分期。术前结肠镜没能通过病变进入近端肠腔的时候更要注意不要遗漏了近端重复病变。对于病变较小，腹腔镜下难以明确定位时，可结合术中结肠镜检查定位(图 12－171)。

(2) 扩大脐部穿刺孔至 3～5 cm(图 12－172)，置入切口保护器(图 12－173)，将外科手套套入切口保护器腹腔外测端，向外下翻转固定保护器，剪开 3 个外科手套手指指端，分别放置两个 5 mm Trocar 和一个 10 mm Trocar，作为观察孔、副操作孔和助手操作孔，然后丝线固定，建立气腹，气腹压力设定为 12 mmHg，右髂前上棘内侧 3 cm 放置 12 mm Trocar，作为主操作孔(图 12－174)。

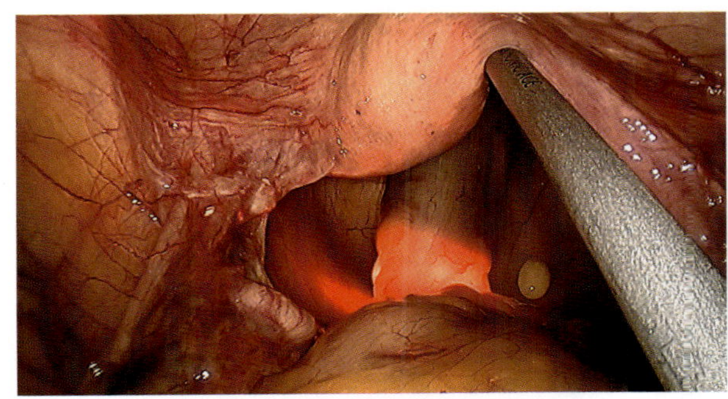

图 12－171 **术中结肠镜定位**

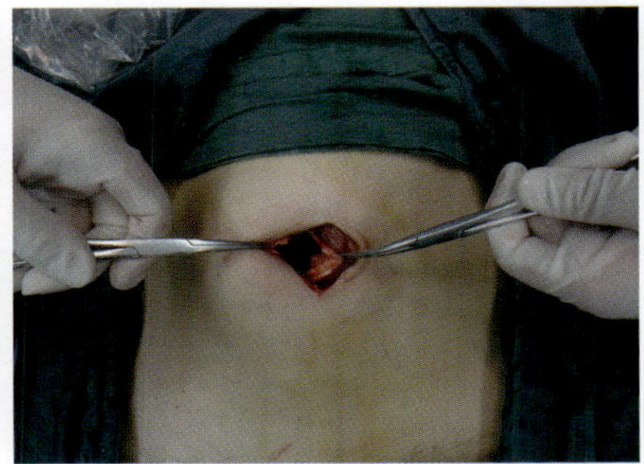

图 12－172 **扩大脐部穿刺口**

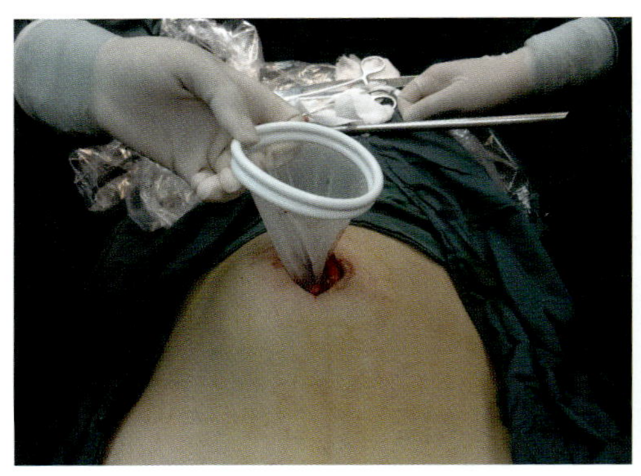

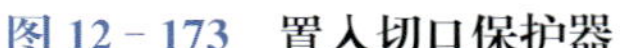

图 12－173　置入切口保护器

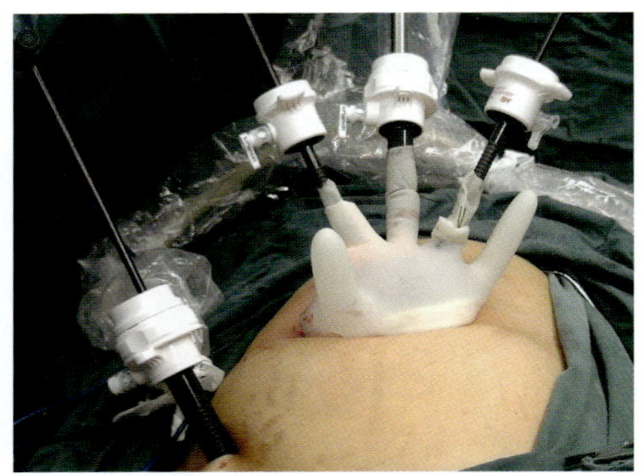

图 12－174　双孔示意图

（3）按照传统 5 孔腹腔镜直肠癌前切除进行操作，游离乙状结肠悬韧带（图 12－175）。因为要从脐部拉出标本，通常需要游离足够的降结肠甚至到达脾曲，保证切除的长度及吻合无张力（图 12－176）。

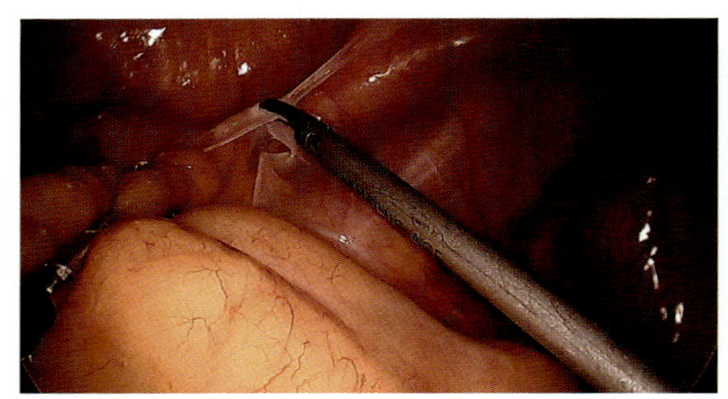

图 12－175　游离乙状结肠悬韧带

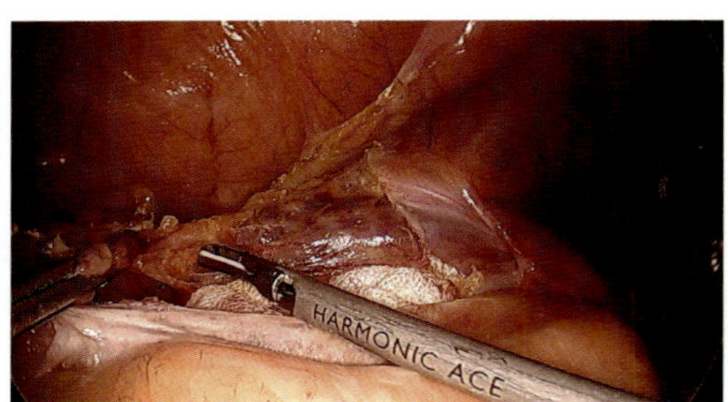

图 12－176　游离乙状结肠外侧

（4）处理肠系膜下动静脉。术者左手用抓钳向腹侧牵拉乙状结肠和直乙交接处的肠系膜，使拟切开处保持一定张力，右手用超声刀于右侧输尿管内侧 2 cm 骶骨岬水平处切开乙状结肠系膜前叶与后腹膜的移行处，向头侧肠系膜下动脉根部逐渐切开（图 12－177）。如有需要，助手可持肠钳向头侧推挡小肠，帮助显露肠系膜下动脉根部（图 12－178）。高位结扎离断肠系膜下动静脉（图 12－179、12－180），部分患者可选择性保留左结肠动脉，清扫肠系膜下动脉根部 253 淋巴结。沿 Toldt's 间隙向外侧拓展至左侧结肠旁沟与外侧游离相通，后方可见左侧输尿管及生殖血管，同时注意保护上腹下丛（图 12－181）。沿血管断端向肠管方向裁剪系膜（图 12－182）。

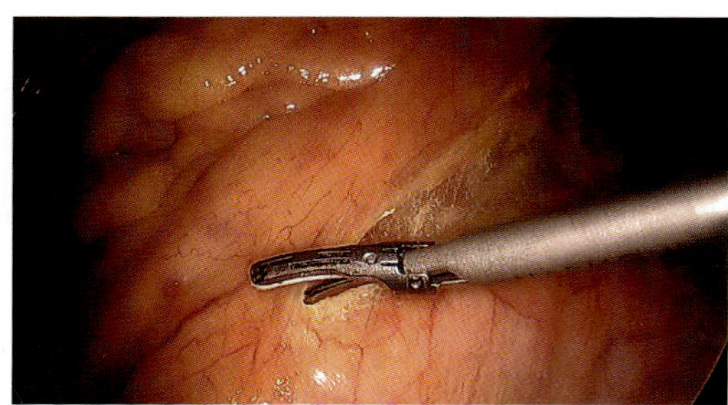

图 12－177　切开膜桥

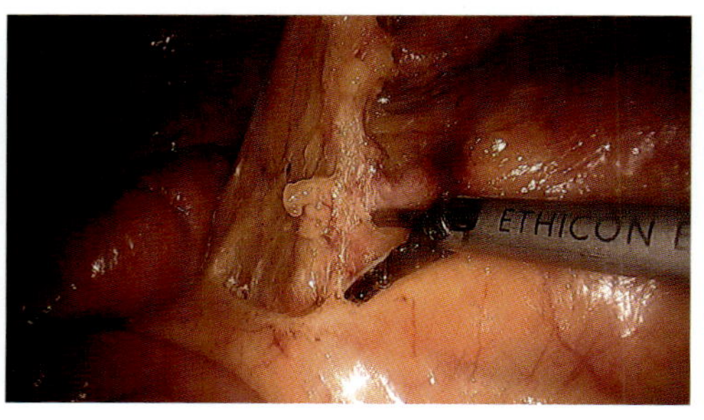

图 12－178　助手向头侧推挡小肠

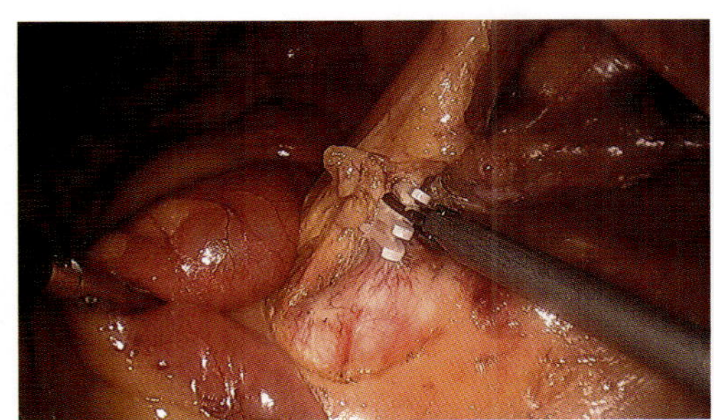

图 12－179 高位结扎肠系膜下动脉

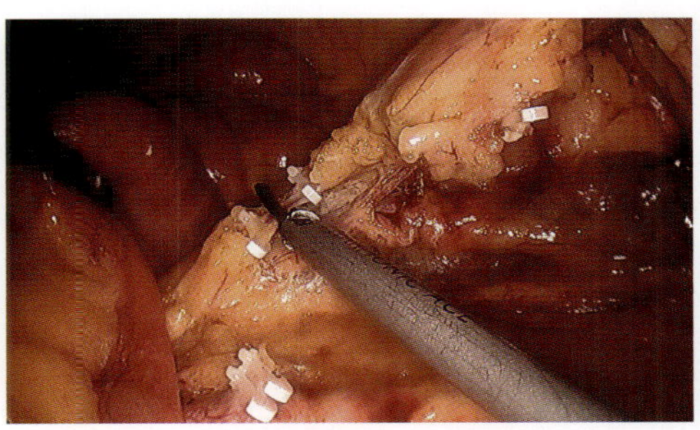

图 12－180 结扎肠系膜下静脉

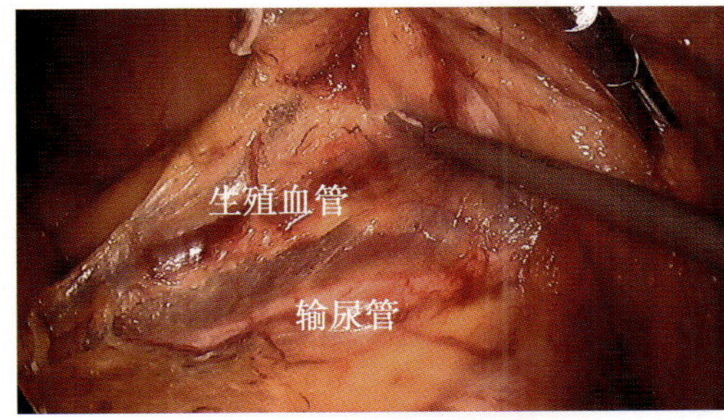

图 12－181 延 Toldt's 间隙向外侧游离

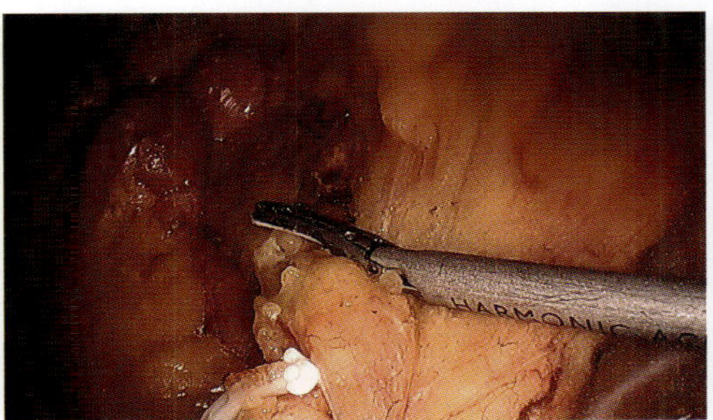

图 12－182 裁剪系膜

（5）按 TME 原则游离直肠。①先游离直肠后方：助手持抓钳钳夹已被切断的肠系膜下血管断端向头侧及腹侧牵拉。术者左手钳向腹侧顶起直肠，右手用超声刀或电钩紧贴脏层筋膜锐性游离，注意保持盆筋膜脏层的完整性（图 12－183）。②游离直肠侧方：右侧方游离，术者左手持抓钳向头侧腹侧牵拉直肠，助手肠钳将盆壁向右侧推挡与术者对抗显露分离平面（图 12－184）。注意保护腹下神经，游离侧方时避免过度牵拉，紧贴脏层筋膜切断，不要过于向外侧游离，防止损伤输尿管及右腹下神经。也不要过于向内，以免进入直肠系膜。同法游离左侧方（图 12－185）。③游离直肠前方：由两侧壁向前壁延伸分离，有利于寻找间隙。助手向头侧牵拉绷紧直肠，术者于直肠前壁腹膜返折处上方约 1 cm 处切开腹膜并向 下锐性分离，沿 Denonvilliers 筋膜前后两叶之间疏松间隙内向下剥离（图 12－186）。男性患者注意勿损伤两侧精囊腺。女性患者可用烟包线将子宫悬吊起来，便于直肠的游离（图 12－187）。女性患者分离较困难。助手可向腹侧顶起阴道后壁，术者向头侧背侧牵拉已切开的腹膜反折处以利于显露。必要时可结合指诊指示阴道后壁与直肠间隙。显露深部盆底时，用纱布带结扎直肠上段，由助手钳夹纱布带牵拉直肠进行游离（图 12－188）。

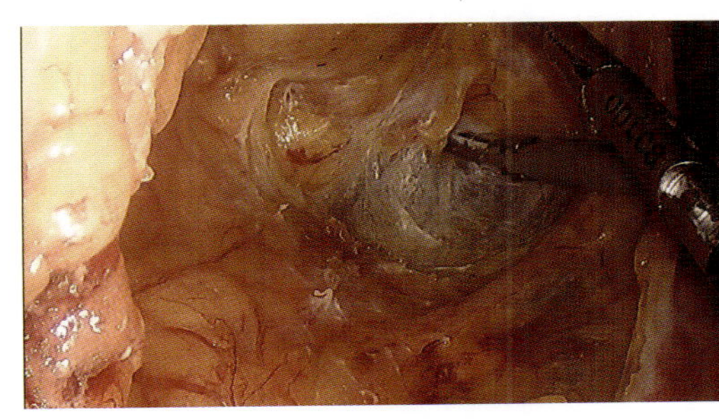

图 12－183 直肠后方游离

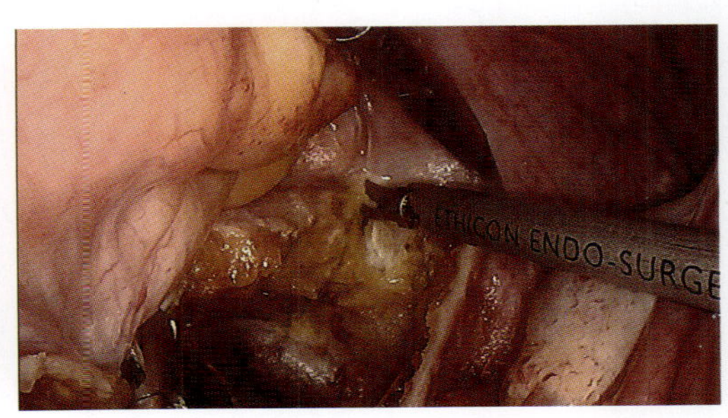

图 12－184 直肠右侧游离

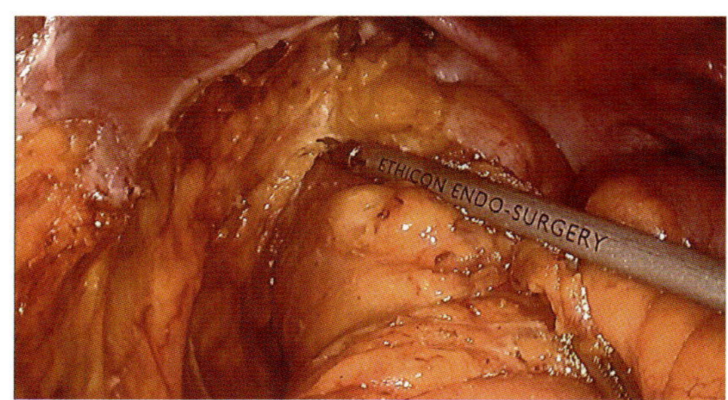

图 12－185　直肠左侧游离

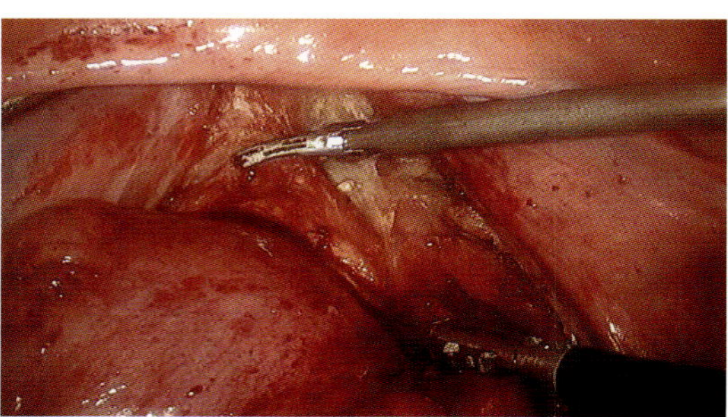

图 12－186　直肠前方游离

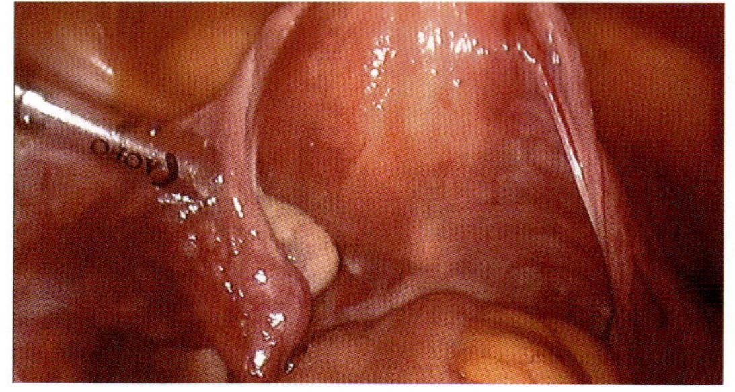

图 12－187　女性患者悬吊子宫

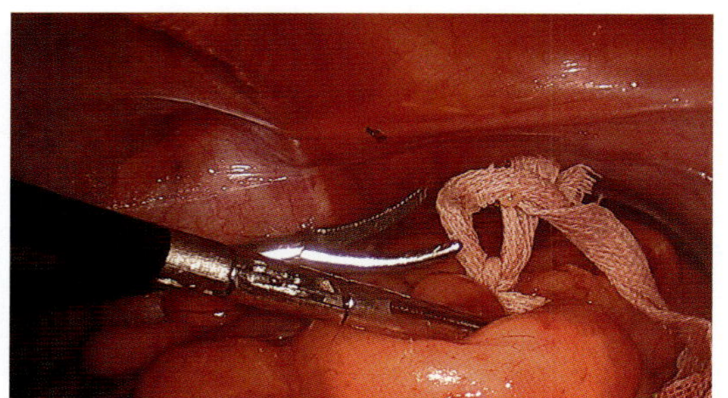

图 12－188　纱布带结扎直肠上段便于牵拉

（6）裸化肠壁，离断闭合直肠。于肿瘤下缘 2～3 cm 处裸化肠壁（图 12－189），阻断肠腔，经肛门冲洗后离断闭合直肠（图 12－190）。

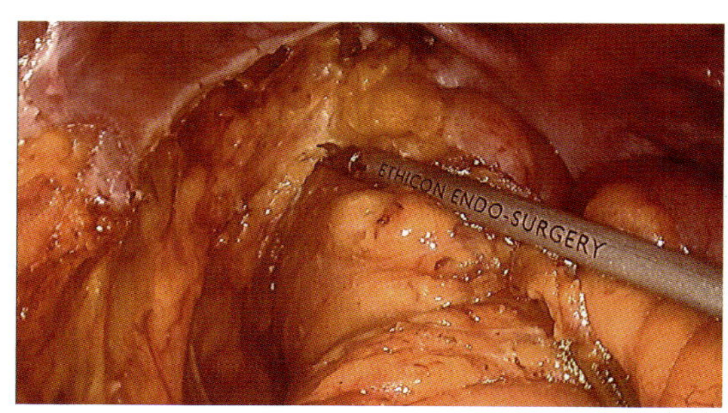

图 12－189　裸化肠壁

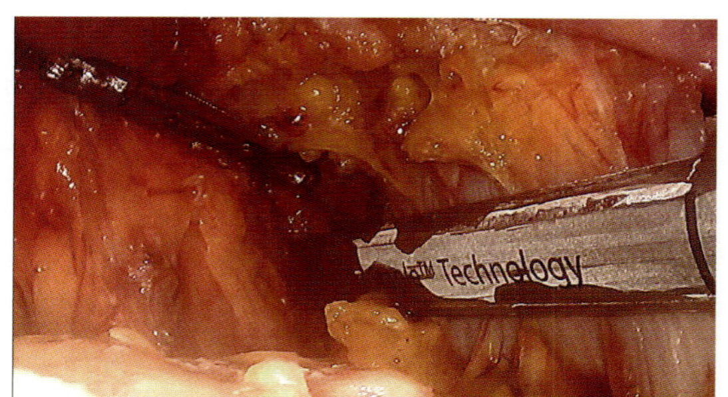

图 12－190　切断闭合直肠

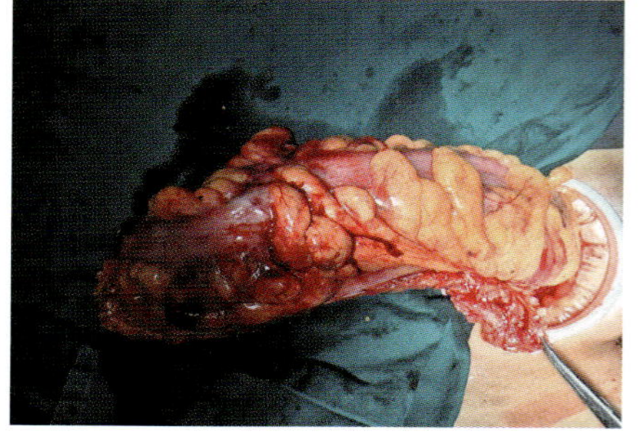

图 12－191　经脐部切口取标本

（7）切除标本，包埋吻合器钉砧头。向上翻转切口保护器腹腔外侧端，取下手套及 Trocar，向内翻转固定切口保护器，拉出并切除标本（图 12－191），近端肠管包埋吻合器钉砧头，放回腹腔。

（8）重新建立气腹，吻合肠管。再次翻转固定外科手套装置，重新建立气腹。确保系膜无扭曲、吻合部位血运好、无张力的情况下经肛门用圆形吻合器完成直肠与近端结肠的吻合(图 12-192、12-193)。女性患者若悬吊子宫,吻合完成后将悬吊的子宫放下,需用电钩电凝子宫缝线穿经处针孔,确切止血。

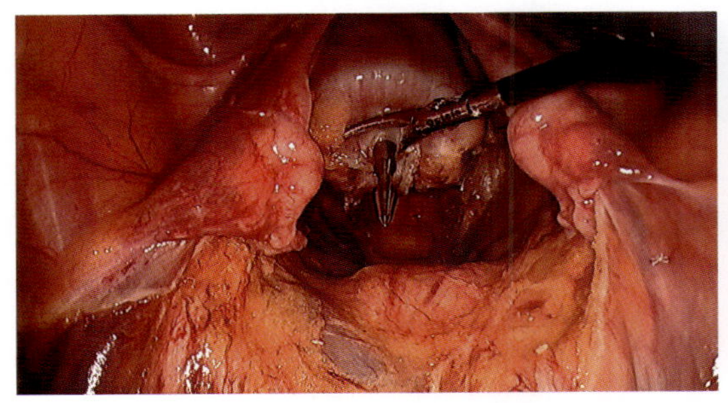

图 12-192 穿刺锥穿出于闭合线一端

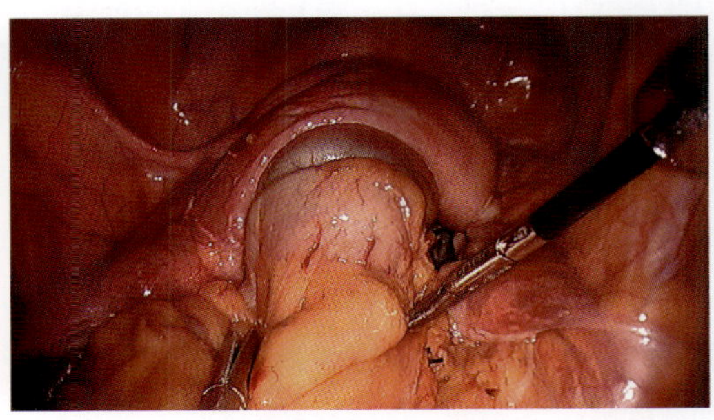

图 12-193 吻合肠管

(9) 冲洗腹腔,留置盆腔引流,缝合切口。充分冲洗腹腔后,右髂前上棘内侧的穿刺孔留置一枚盆腔引流(图 12-194),缝合脐部切口。

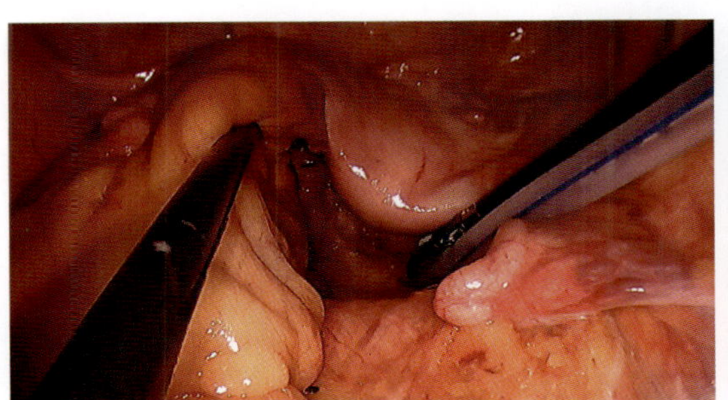

图 12-194 留置盆腔引流

四、讨论

传统腹腔镜手术通常需要 5 个操作孔,这种多孔方式可能会降低患者的美观满意度,增加如 Trocar 疝、切口感染和切口种植转移等 Trocar 相关并发症。为了解决这些问题,一些更加微创的外科技术随之出现,其中单孔腹腔镜是可以最大化微创理念的手术方式,然而,因为单孔腹腔镜手术的"筷子效应"一定程度上限制了手术器械的操作空间和手术视野的显露效果,提高了结直肠暴露和分离的难度。除此之外,单孔腹腔镜操作复杂往往需要较长的学习曲线,再加上特殊器械的需求,给单孔腹腔镜的广泛开展带来了挑战。近年开展的减孔腹腔镜手术似乎是两者的桥梁,在脐部单切口的基础上增加一个穿刺孔,降低手术难度的同时又保留了腹部切口的美观度。一些研究已经证实结直肠的减孔腹腔镜手术具有安全性和可行性,其术中失血、中转开腹率、淋巴结清扫数、远端切缘长度和住院时间均与常规腹腔镜手术相当。

术后疼痛一直是困扰外科医师的棘手问题,常规止痛药往往会抑制肠道功能的恢复,增加患者的住院时间,腹腔手术的疼痛通常来自切口,切口的大小和数目与疼痛程度是相关的,很多对比单孔腹腔镜和常规腹腔镜临床疗效的研究发现单孔腹腔镜组的术后疼痛情况优于常规腹腔镜组,这说明减少穿刺孔是可以减轻患者术后疼痛的。我们中心做了双孔和传统 5 孔腹腔镜手术术后疼痛的对比,发现双孔法的术后疼痛评分低于传统 5 孔法。

大部分外科医师做单孔或减孔腹腔镜手术时,使用的都是单孔腹腔镜专用多通道穿刺套管设备,这种多通道设备大多较昂贵,增加了患者的经济负担。我们使用切口保护套和外科手套自制的多通道装置，在一定程度上降低了患者的费用。另外，我们自制的多通道系统也展现了其他的优点，我们将 Trocar 插入指套中，与单孔腹腔镜专用多通道穿刺套管设备相比增加了器械的活动度，可以在体内较容易的形成操作三角，再加上右髂前上棘内侧的穿刺孔一定程度上避免了器械的干扰，不会出现单孔腹腔镜特有的“筷子效应”。因为有 5 个指套，有需要时我们可以随时增加 1～2 个穿刺器。另一方面，切口保护套可以有选择的上下卷动，适合不同腹壁厚度的患者，同时也有效地预防切口的感染和种植转移。是否会漏气导致气腹不充分是我们最初的一个顾虑，但实际操作中发现其发生率很低，而且可以在手术当中很容易解决。我们并不是第一个使用此种手套多通道装置的医师，此种装置已经应用于脾切除术、阑尾切除术、胆囊切除术和肾上腺切除术，且均得到了良好的效果。

直肠手术留置的盆腔引流管对吻合口瘘是否有影响是有争议的，特别是在快速康复外科的理念下，留置盆腔引流管是不推荐的。但是，我们在手术中常规留置盆腔引流管，双孔腹腔镜手术中右髂前上棘内侧的穿刺孔，可以作为较好的放置引流的通道。尽管放置盆腔引流管并不会预防吻合口瘘的发生，但引流物颜色或性状的改变可以较快、较容易地提示吻合口瘘的发生，进而及时采取有效的治疗措施。除此之外，当吻合口瘘发生的时候，引流管也可以作为有效冲洗和引流通道。利用右下腹的穿刺孔放置引流管也解决了单孔手术不放引流或者经脐部引流的不利。

目前为止，我们已经完成了 80 例双孔腹腔镜手术，与常规 5 孔腹腔镜手术相比较，我们评估了短期临床疗效，发现术中失血量、手术时间、中转开腹率及术后恢复情况与传统腹腔镜手术相当。标本远端切缘长度、淋巴结清扫数和术后病理 TNM 分期等情况也无显著差异。另外，在随访期间，两组患者均无局部复发及死亡病例。这些结果说明双孔腹腔镜手术安全可行，与常规腹腔镜手术的短期临床疗效相当。值得在临床上推广应用。

（张　宏　刘鼎盛）

主要参考文献

1. 王锡山. 结直肠肿瘤类- NOTES 术之现状及展望. 中华结直肠疾病电子杂志，2015，(4)：11—16.
2. 王锡山. 经自然腔道取标本手术—结直肠肿瘤. 北京：人民卫生出版社，2016.
3. 赵兴旺，刘正，乔天宇，等. 腹部无辅助切口经阴道拖出标本的腹腔镜下左半结肠癌根治术(附视频). 中华结直肠疾病电子杂志，2014，(6)：74—75.
4. 赵志勋，王贵玉，陈瑛罡，等. 腹部无辅助切口经阴道拖出标本的腹腔镜下右半结肠癌根治术(附视频). 中华结直肠疾病电子杂志，2015，(1)：97—98.
5. 赵志勋，周海涛，关旭，等. 腹部无辅助切口经肛门拖出标本的腹腔镜下左半结肠癌根治术(附视频). 中华结直肠疾病电子杂志，2016，5(4)：367—368.
6. 中国 NOSES 联盟，中国医师协会结直肠肿瘤专业委员会 NOSES 专委会. 结直肠肿瘤经自然腔道取标本手术专家共识(2017). 中华结直肠疾病电子杂志，2017，6(4)：266—272.
7. Bae SU, Baek SJ, Min BS, et al. Reduced-port laparoscopic surgery for a tumor-specific mesorectal excision in patients with colorectal cancer: initial experience with 20 consecutive cases. Ann Coloproctol, 2015，31(1)：16 - 22.
8. Bennett RS. The place of pull-through operations in treatment of carcinoma of the rectum. Dis Colon

Rectum, 1976,19:420－424.
9. Bulut O, Aslak KK, Levic K, et al. A randomized pilot study on single-port versus conventional laparoscopic rectal surgery: effects on postoperative pain and the stress response to surgery. Tech Coloproctol, 2015,19(1):11－22.
10. Choi SH, Hwang HK, Kang CM, et al. Transumbilical single port laparoscopic adrenalectomy: a technical report on right and left adrenalectomy using the glove port. Yonsei Med J, 2012,53(2):442－445.
11. Fu CG, Muto T, Masaki T. Results of the double stapling procedure in colorectal surgery. Surg Today, 1997,27:706－709.
12. Gumbau Puchol V, Mir Labrador J. Glove port cholecystectomy. Cir Esp, 2014,92(5):363－364.
13. Hu J, Li Y, Xiang M, et al. Clinical study of reduced-port laparoscopy-assisted resection for cancer at the sigmoid colon and upper rectum. Zhonghua Wei Chang Wai Ke Za Zhi, 2014,17(12):1212－5
14. Jesus EC, Karliczek A, Matos D, et al. Prophylactic anastomotic drainage for colorectal surgery. Cochrane Database Syst Rev, 2004,(4):CD002100.
15. Kawahara H, Watanabe K, Ushigome T, et al. Umbilical incision laparoscopic surgery with one assist port for anterior resection. Dig Surg, 2010,27(5):364－366.
16. Kawamata F, Homma S, Minagawa N, et al. Comparison of single-incision plus one additional port laparoscopy-assisted anterior resection with conventional laparoscopy-assisted anterior resection for rectal cancer. World J Surg, 2014,38(10):2716－2723.
17. Kennedy RH, Francis EA, Wharton R, et al. Multicenter randomized controlled trial of conventional versus laparoscopic surgery for colorectal cancer within an enhanced recovery programme: EnROL. J Clin Oncol, 2014,32:1804－1811.
18. Lee J, Lee SR, Kim HO, et al. Outcomes of a single-port laparoscopic appendectomy using a glove port with a percutaneous organ-holding device and commercially-available multichannel single-port device. Ann Coloproctol, 2014,30(1):42－46.
19. Lim SW, Kim CH, et al. Umbilical incision laparoscopic colectomy with one additional port for colorectal cancer. Tech Coloproctol, 2013,17(2):193－199.
20. Makino T, Milsom JW, Lee SW. Feasibility and safety of single-incision laparoscopic colectomy: a systematic review. Ann Surg, 2012,255(4):667－76.
21. Nygren J, Thacker J, Carli F, et al. Guidelines for perioperative care in elective rectal/pelvic surgery: Enhanced Recovery After Surgery (ERAS®) Society recommendations. World J Surg, 2013,37(2):285－305.
22. Pedraza R, Aminian A, Nieto J, et al. Single-incision laparoscopic colectomy for cancer: short-term outcomes and comparative analysis. Minim Invasive Surg, 2013,2013:283438.
23. Poon JT, Cheung CW, Fan JK, et al. Single-incision versus conventional laparoscopic colectomy for colonic neoplasm: a randomized, controlled trial. Surg Endosc, 2012,26(10):2729－2734.
24. Roumen RM, Rahusen FT, Wijnen MH, et al. Dog ear formation after double-stapled low anterior resection as a risk factor for anastomotic disruption. Dis Colon Rectum, 2000,43:522－525.
25. Sourrouille I, Dumont F, Goéré D, et al. Resection of rectal cancer via an abdominal single-port access: short-term results and comparison with standard laparoscopy. Dis Colon Rectum, 2013,56(11):1203－1210.
26. Van der Pas MH, Haglind E, Cuesta MA, et al. Laparoscopic versus open surgery for rectal cancer (COLOR Ⅱ): short-term outcomes of a randomised, phase 3 trial. Lancet Oncol, 2013,14:210－218.
27. Wolthuis AM, Penninckx F, Fieuws S, et al. Outcomes for case-matched single-port colectomy are comparable with conventional laparoscopic colectomy. Colorectal Dis, 2012,14(5):634－641.
28. Zong L, Chen P, Kitano S, et al. Clinical experience and analysis of laparoscopic total mesorectal excision combined with improved bacon for the treatment of lower rectal cancer. Hepato-gastroenterology, 2011,58:1538－1544.

第十三章　机器人结直肠癌手术

第一节　Da Vinci 机器人手术系统简介

手术微创化一直是外科医师追求的目标之一。1987 年，Mouret 完成第一例腹腔镜胆囊切除术，标志着微创外科时代的来临。在一系列如超声刀、腔镜器械、能量平台、高清成像等设备及微创理念的推动下，腹腔镜技术得到长足的发展。但腹腔镜技术的一些不足之处亦暴露，如二维视野、腔镜下缝合难度较高、手术器械缺乏灵活性、烟雾模糊镜头等。因此，经过不断的探索，在腹腔镜技术基础上，结合自动机械技术、电子及计算机技术的发展，微创外科迎来了“机器人”时代。自 2000 年达芬奇手术机器人系统通过美国 FDA 市场认证后，凭借其 3D 高清影像、灵活的高自由度机械臂，动作校正及抖动过滤等腹腔镜所不具备的优势，目前已广泛应用于泌尿外科、妇产科、普外科、心胸外科等。自 Weber 等及 Hashizume 等于 2001 年首次实施机器人结直肠手术以来，国内外机器人结直肠癌手术量逐渐增多，发展迅猛。

Da Vinci 手术机器人系统由视频系统、机械臂系统和医师控制台 3 部分组成（图 13－1）。视频系统内装有外科手术机器人的核心处理器及图象处理设备，在手术过程中位于无菌区外，可由巡回护士操作，并可放置各类辅助手术设备。外科手术机器人的内镜为高分辨率三维(3D)镜头，对手术视野具有 10 倍以上的放大倍数，能为主刀医师带来患者体腔内三维立体高清影像，使主刀医师较普通腹腔镜手术更能把握操作距离，更能辨认解剖结构，提升了手术精确度（图 13－2）。机械臂系统位于床旁，安装有 1 条镜头臂和 3 条器械臂。器械臂 EndoWrist 仿真器械具有独特的可

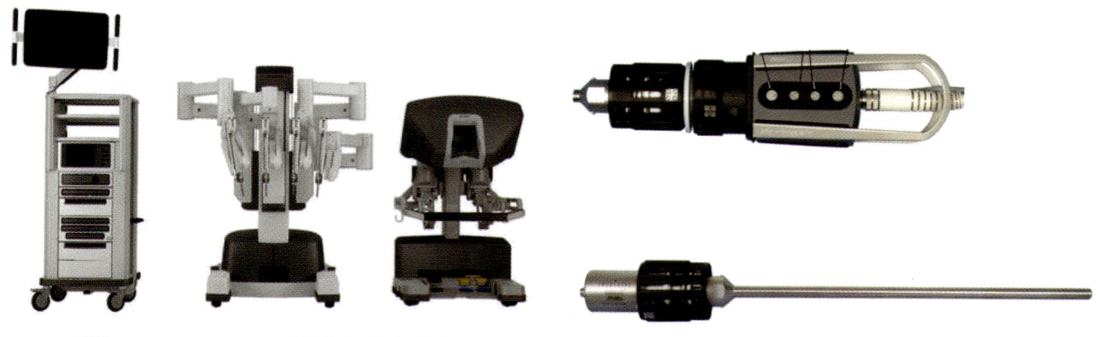

图 13－1　Da Vinci 机器人手术系统

图 13－2　高清镜头

转腕结构，可以540°旋转（图 13-3），突破了双手的动作限制，使操作更灵活，尤为适合狭小空间内的手术。主刀医师坐在控制台前，实时同步控制床旁机械臂的全部动作，无须长时间站立，显著降低了生理疲劳。机器人计算机系统自动滤除术者动作中的不自主颤动，使操作更稳定（图 13-4）。

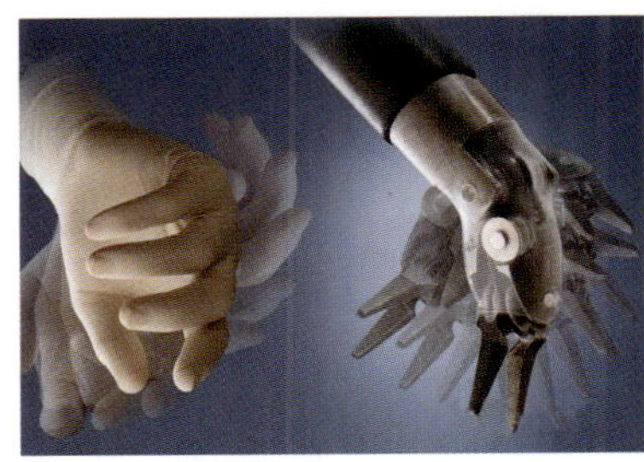
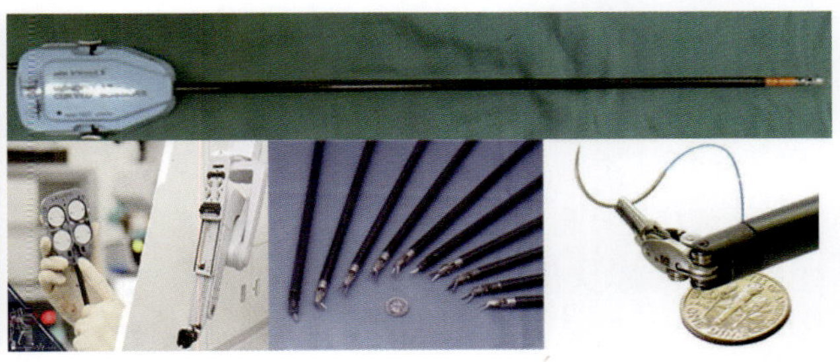

图 13-3 灵活的机械臂

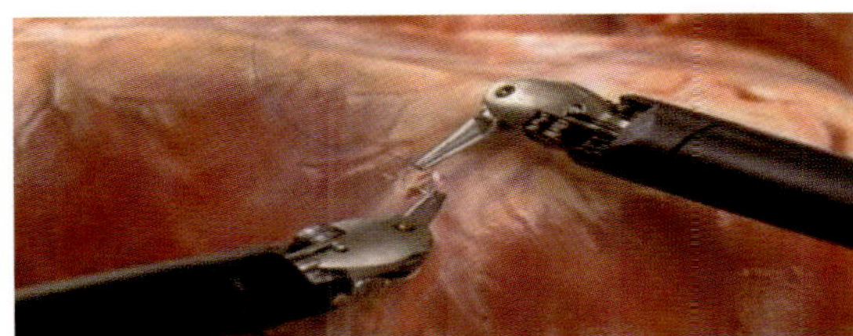
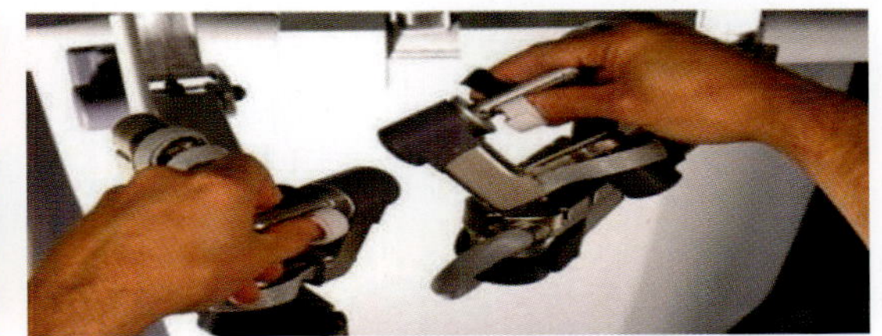

图 13-4 高清 3D 视野

机器人所使用的气腹系统与腹腔镜所使用的相似（图 13-5），套管穿刺器为自身的铁制（图 13-6），另助手医师所用则为腹腔镜所用的套管穿刺器。

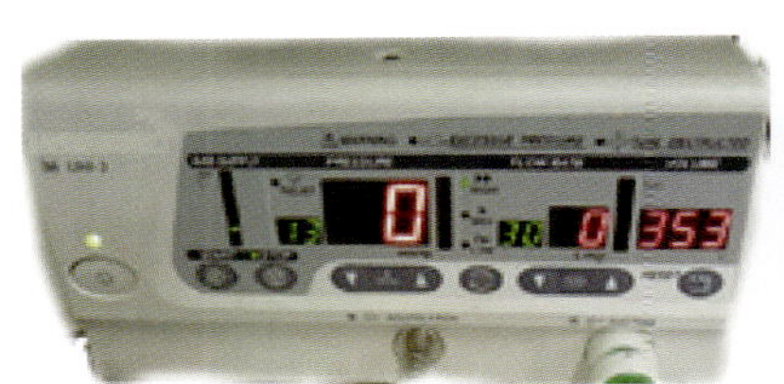

图 13-5 气腹机

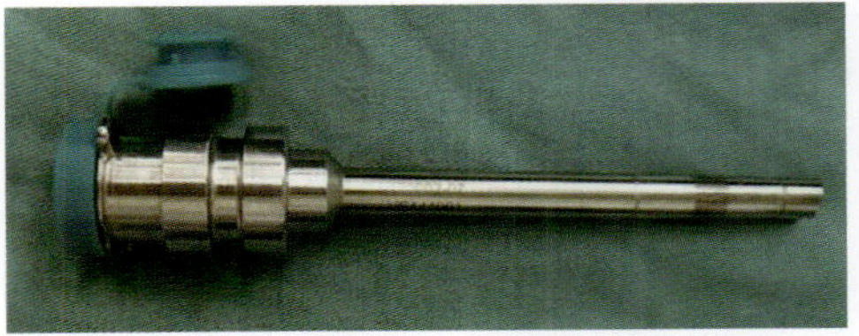

图 13-6 机器人套管穿刺器

与腹腔镜系统相比，机器人的革命性改变主要体现在以上几点，但机器人系统也有一些自身的缺点。如力反馈的缺失，装机较费时，机械臂活动范围相对小，设备耗材及维护费用高昂等。

第二节 机器人结直肠癌手术

一、适应证与禁忌证

1. 手术适应证 与传统腹腔镜手术类似。

2. 手术禁忌证

（1）不能耐受全麻下手术者，如严重的心、肺、肝等主要脏器功能不全。

（2）严重凝血功能障碍。

（3）妊娠期患者。

（4）腹盆腔内广泛转移、机器人系统下清扫困难。

（5）结直肠癌梗阻伴有明显腹胀。

（6）肿瘤穿孔合并急性腹膜炎。

（7）腹腔广泛严重粘连等导致不能进行穿刺。

（8）身体衰竭，大量腹水、内出血或休克。

二、围手术期准备

1. 患者准备 包括术前肠道准备，麻醉诱导期预防性应用抗生素等。麻醉方式宜采用气管内插管全身麻醉，并留置导尿，必要时放置鼻胃管。其他术前准备按常规进行。

2. 器械准备 器械臂使用专门设计的配套器械；如有助手参与手术，可使用传统腹腔镜器械。

（1）器械臂所持器械：有多种选择，如热剪（单极电剪）、电钩、超声刀、无损伤抓钳、带双极电凝的无损伤抓钳、带双极电凝的马里兰抓钳、抓持牵开器等。

（2）助手所持器械：主要有腹腔镜无损伤肠钳、冲洗吸引器、5mm 结扎速（Ligasure V）、Hemo-lock 钳、施夹钳、直线切割吻合器。

（3）开放吻合所用器械：切口保护器、管型吻合器。

（4）机械臂专用的一次性无菌套。

3. 机器人准备

（1）机器人系统开机自检。

（2）检查器械是否齐全，功能是否良好。应特别注意检查机械臂运动是否灵活，专用器械的可转腕有无活动受限，剪刀、抓钳等是否正常开合。

（3）机械臂安装专用的一次性无菌套。

（4）机器人专用镜头连接光源、白平衡、对焦及三维校准确认后，应在热水（不宜超过 55℃）中加温，防止起雾。

（5）注意调整手术台四周及上方设备，妥善固定各设备供电传输线路，避免影响机械臂运动。

三、机器人右半结肠癌根治术

用于治疗盲肠、升结肠、结肠肝曲及横结肠右半的肿瘤。

1. 体位 患者放置仰卧位，体位尽量靠近手术床头侧，髂前上棘最好位于手术床中轴以上。患者固定后，调整手术床为头低脚高（15～30°），左倾（10～15°）。

2. Trocar 数量和位置

手术常用 5 枚 Trocar：镜头孔 C，机械臂操作孔 R1、R2、R3，辅助孔 A（图 13-7）。

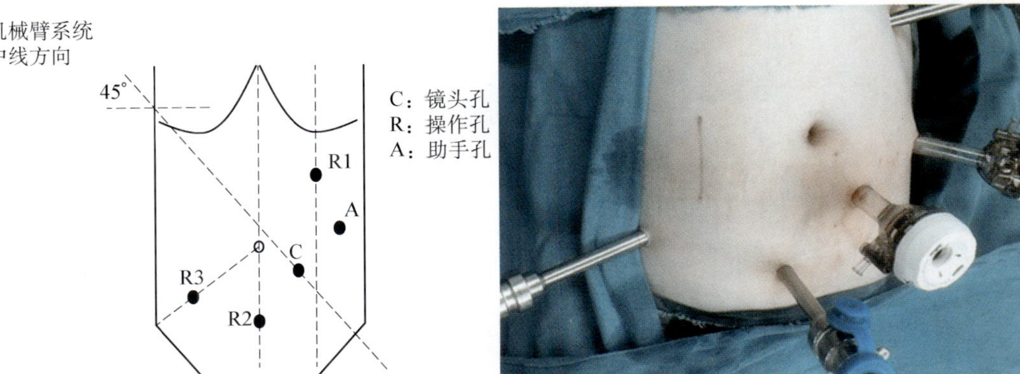

图 13-7 机器人右半结肠癌根治术 Trocar 位置

（1）镜头孔 C：12 mm 口径，置于脐左下方 3～4 cm 处。

（2）机械臂操作孔 R1：8 mm 口径，置于左锁骨中线肋缘下 7～8 cm 处。

（3）机械臂操作孔 R2：8 mm 口径，置于中线耻骨联合上方 6～8 cm 处。

（4）机械臂操作孔 R3：8 mm 口径，置于右侧麦氏点，即脐与右髂前上棘连线外 1/3 处。

（5）辅助孔 A：5 mm/12 mm 口径，置于机械臂操作孔 R1 下方 6～8 cm，左锁骨中线外侧，距镜头孔 8 cm 以上（图 13-7）。

镜头孔的位置相对固定，其余 Trocar 位置依据肿瘤部位、患者体型及术者习惯进行调整，注意保持操作中心在肿瘤部位。相邻 Trocar 间距 8～10 cm，避免机械臂交叉磕碰。所有尺寸均应以气腹后有张力的情况下为准。

3. 腹腔探查 建立气腹。气腹压力 8～15 mmHg。可使用腹腔镜或机器人镜头进行腹腔探查。探查中若发现有影响 Trocar 安放的组织粘连，必须先使用腹腔镜器械进行松解，并调整体位，充分显露手术部位，明确机器人手术可行后，再连接机器人。

4. 机器人连接 机械臂系统安置于右侧肩部，中线过镜头孔 C 位置，与右肩成 45°角，各机械臂采取"环抱"姿态：镜头臂居中，双侧器械臂关节外向充分伸展，以免交叉磕碰。机械臂与 Trocar 连接时注意高度调整，动作柔和，避免向上提拉 Trocar。机械臂固定后，不可再移动患者体位或手术床。手术床在患者臀部要适当留有间隙，防止机械臂游离结肠肝曲时与患者右腿相互碰撞（图 13-8）。

5. 手术步骤

（1）显露术区：建议采用中间入路手术。助手用无损伤肠钳将小肠移到左侧腹，找到并提起右结肠系膜，显露此处的回结肠动脉与肠系膜上静脉交叉处，以此为入口进入 Toldt's 间隙（图 13-9）。

（2）分离血管：沿肠系膜上血管向上，分离裸化动静脉各个属支，清扫淋巴结。分别 Hemolock 夹闭并切断回结肠动静脉、右结肠动静脉和结肠中动静脉或结肠中动静脉右支（图 13-10）。

（3）游离升结肠：自肠系膜上静脉右侧起，沿 Toldt's 筋膜和右肾前筋膜之间的无血管间隙，

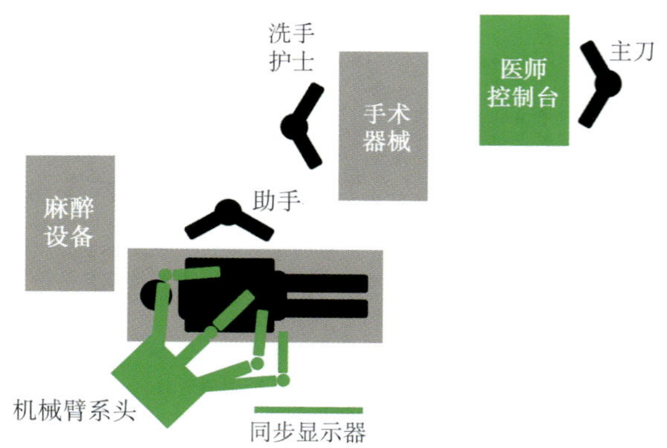

图 13－8　机器人右半结肠癌根治术手术室布置

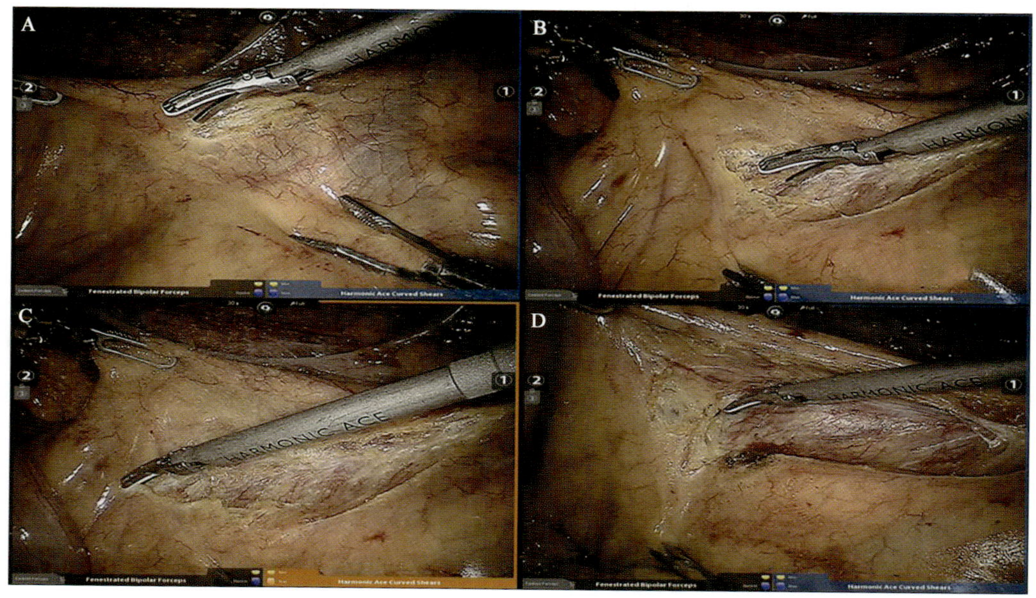

(A)/(B):入路选择;(C)/(D):进入 Toldt's 间隙

图 13－9　显露术区

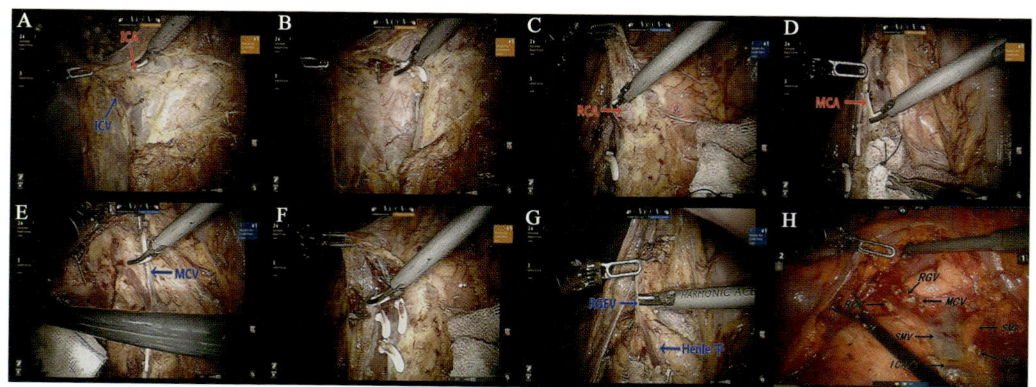

(A)～(D):分别处理 ICA, ICV, RCA;(E)～(H):分别处理 MCV, MCA, RGV 及处理后的血管残端

图 13－10　分离管管

在右侧精索/卵巢血管和右输尿管和十二指肠表面，自下向上，自内向外进行分离(图 13-11)。

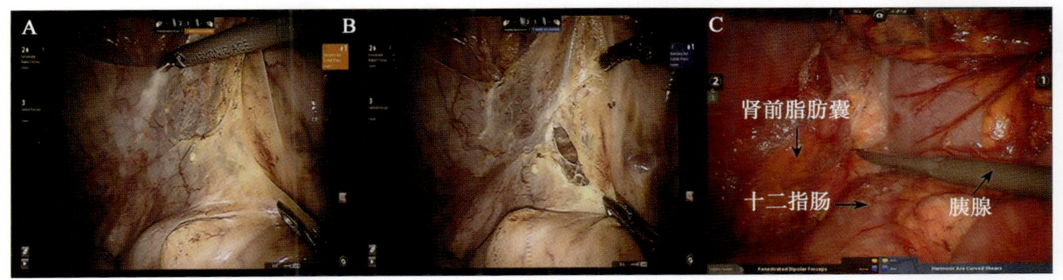

(A)/(B) 从尾侧进入侧方游离　　(C) 游离后图

图 13-11　游离开结肠

(4) 游离肝曲：打开胃结肠韧带，向右分离，游离结肠肝曲。若肿瘤位于肝曲或横结肠近肝曲处，清扫胃网膜右血管淋巴结。游离大网膜到结肠切端。

(5) 游离侧腹膜：从回盲部向上分离外侧腹膜，直到超过十二指肠及胰腺头端。与肝曲游离部位相汇合。

(6) 吻合：根据肿瘤所在部位决定切除肠段，分别游离结肠系膜及小肠系膜直到切端。吻合方法多种。可作辅助切口行拖出吻合，也可行腹腔内吻合：将末端回肠与结肠靠拢，置入直线切割吻合器，吻合回肠与横结肠，后再用切割吻合器断离手术标本。也可用管状吻合器行回肠结肠端侧吻合(图 13-12)。

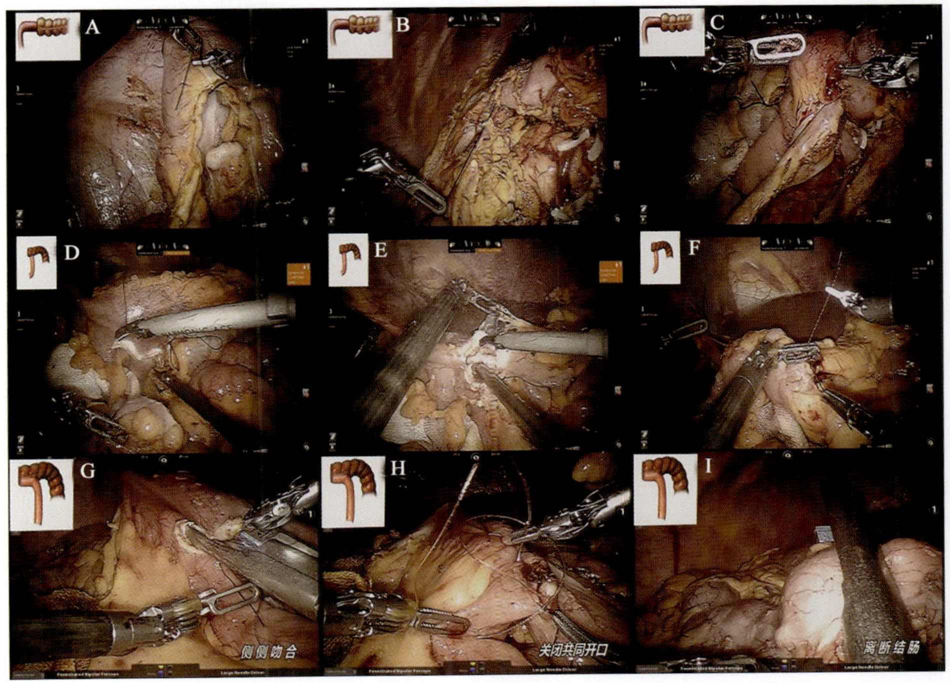

(A)～(C)为端端吻合；(D)～(F)为端侧吻合；(G)～(I)为侧侧吻合

图 13-12　吻合

（7）关闭切口：适当冲洗，放置引流，关闭切口。

四、机器人左半结肠癌根治术

用于治疗横结肠左半、结肠脾曲、降结肠的肿瘤

1. 体位 患者放置剪刀位或改良截石位。患者固定后，调整手术床为头低脚高，右倾。适当降低患者左腿高度，防止与机械臂碰撞。

2. Trocar 数量和位置

手术常用 5 枚 Trocar：镜头孔 C，机械臂操作孔 R1、R2、R3，辅助孔 A（图 13-13）。

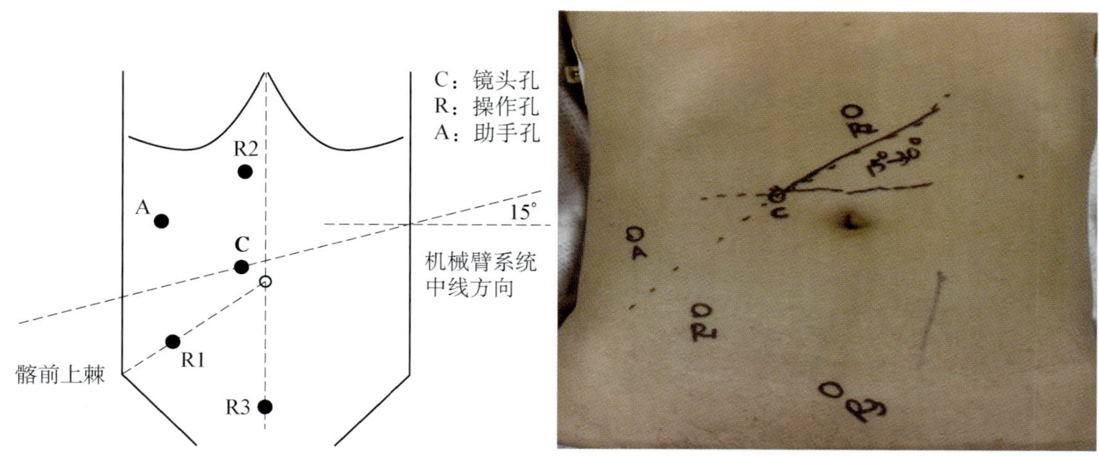

图 13-13 机器人左半结肠癌根治术 Trocar 位置

（1）镜头孔 C：12 mm 口径，置于脐右上方 3～4 cm 处。

（2）机械臂操作孔 R1：8 mm 口径，置于右侧麦氏点，即脐与右髂前上棘连线外 1/3 处。

（3）机械臂操作孔 R2：8 mm 口径，置于剑突下方 3～4 cm，中线稍偏右侧，必须位于横结肠上方。

（4）机械臂操作孔 R3：8 mm 口径，置于耻骨联合上方 3～4 cm 中线处。

（5）辅助孔 A：5mm/12 mm 口径，置于右锁骨中线外侧，镜头孔和机械臂操作孔 R2 中间的水平位置（图 13-13）。

3. 腹腔探查 同机器人右半结肠癌根治术。

4. 机器人连接 机械臂系统安置于左侧肩部，中线过镜头孔 C 位置，与左肩成 15°角。其他要点同前（图 13-14）。

5. 手术步骤

（1）显露术区：建议采用中间入路手术。助手在辅助孔用无损伤肠钳将小肠、大网膜移动至右上腹。分别向上外侧及下外侧牵拉降结肠和直乙结肠交界处的肠系膜，辨认肠系膜下静脉（图 13-15）。

（2）分离血管：于骶岬水平为始，沿腹主动脉向上剥离肠系膜，于肠系膜下血管左侧显露并

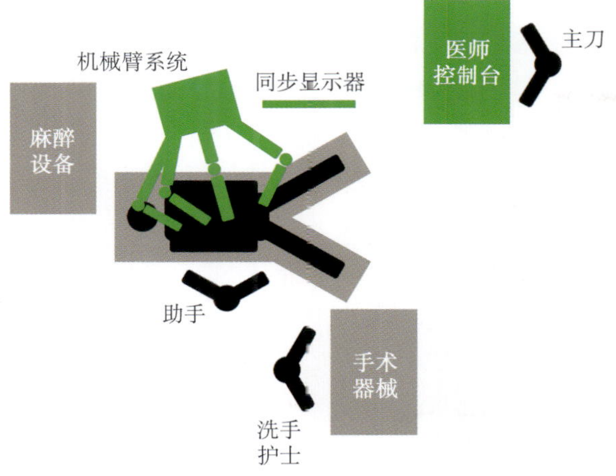

图 13－14 机器人左半结肠癌根治术手术室布置

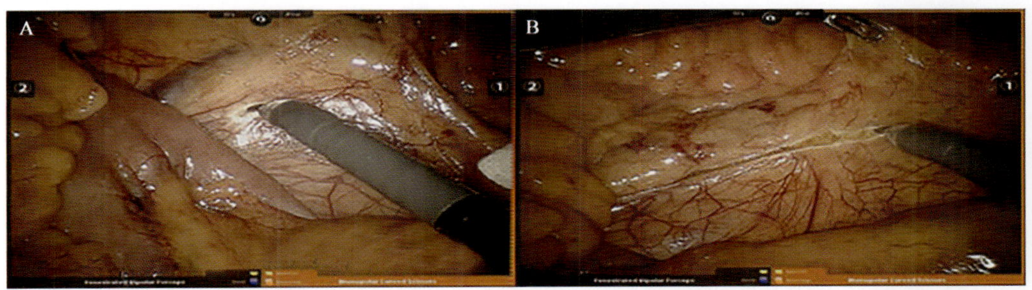

图 13－15 肠系膜下静脉的辨认及手术入路

裸化其发出的乙状结肠第 1～2 支和左结肠血管(图 13－16),清扫淋巴结。先后于根部 Hemo-lock 夹闭并切断动静脉。

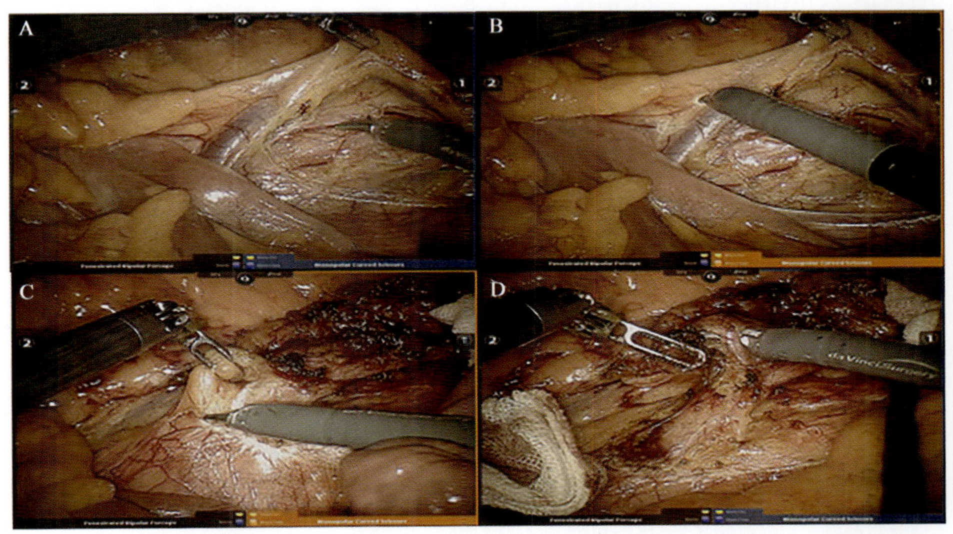

(A)/(B):肠系膜下静脉的游离及离断;(C)/(D):肠系膜下血管根部淋巴结清扫及左结肠动脉离断

图 13－16 分离血管

（3）游离降结肠：自肠系膜下静脉左侧起，沿左 Toldt's 筋膜和左肾前筋膜之间的无血管间隙，在左侧精索/卵巢血管和左输尿管表面，自下向上（也可自上向下），自内向外进行分离。

（4）游离脾曲：沿融合筋膜间隙（Toldt's 间隙）向头端及内侧分离（图 13－17），在无血管区打开横结肠系膜，结扎结肠中动脉左支，继续向左分离，完全游离脾曲。

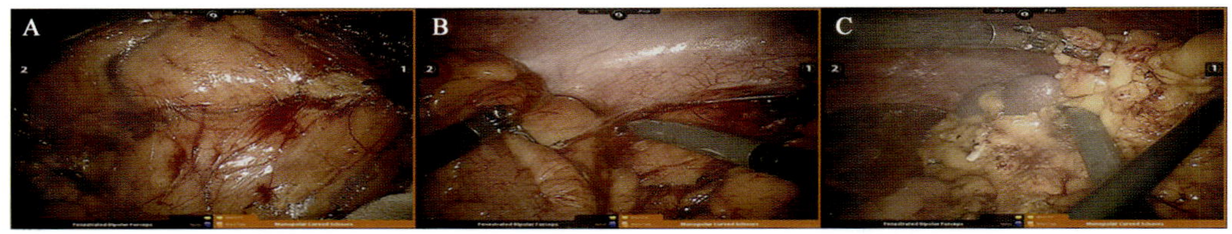

（A）/（B）左侧 Toldt's 间隙游离及侧腹膜游离　　（C）脾曲的游离

图 13－17　游离脾曲

（5）游离乙状结肠和上段直肠：沿侧腹膜及肾前筋膜前上方完全游离降结肠、乙状结肠，必要时可游离直肠上段。确定切除肠段的距离，并游离肠系膜。

（6）吻合：做左腹直肌切口拖出肠段，直视下裸化肠管，切断，移除标本。可用侧侧吻合器行横结肠乙状结肠侧侧吻合，也可用管状吻合器行横结肠与乙状结肠的端侧吻合。

（7）关闭切口：适当冲洗，放置引流，关闭切口。

五、机器人乙状结肠癌根治术

用于治疗乙状结肠肿瘤。

1. 体位　行乙状结肠癌根治术，放置截石位。患者固定后，调整手术床为头低脚高，右倾。适当降低患者左腿高度，防止与机械臂碰撞。

2. Trocar 数量和位置　手术常用 4～5 枚 Trocar：镜头孔 C，机械臂操作孔 R1、R2、R3，辅助孔 A。若需游离脾曲，则需将机械臂操作孔 R2 更改为机械臂操作孔 R4（图 13－18）。

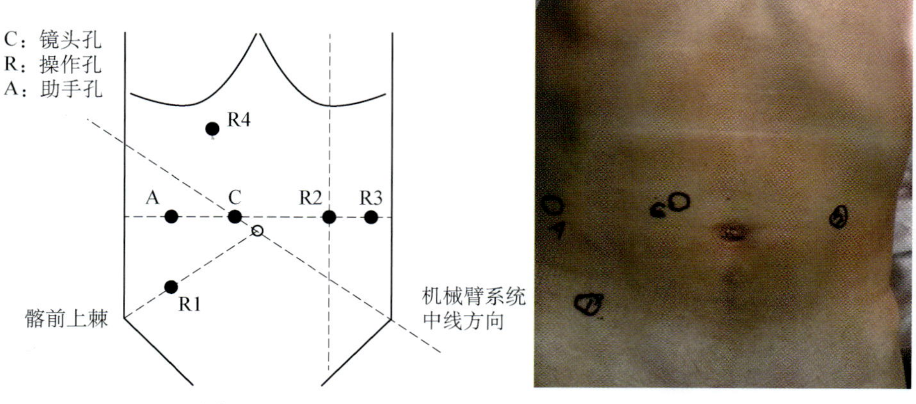

图 13－18　机器人乙状结肠癌根治术 Trocar 位置

(1) 镜头孔 C：12 mm 口径，置于脐右上方 3～4 cm 处。

(2) 机械臂操作孔 R1：8 mm 口径，置于右侧麦氏点，即脐与右髂前上棘连线外 1/3 处。

(3) 机械臂操作孔 R2：8 mm 口径，置于左锁骨中线，平镜头孔处。

(4) 机械臂操作孔 R3：8 mm 口径，置于左腋前线，平镜头孔处，多用于辅助低位直肠的分离。

(5) 机械臂操作孔 R4(游离脾曲用)：8 mm 口径，置于剑突下方 3～4 cm，中线和右锁骨中线中间处。

(6) 辅助孔 A：5mm/12 mm 口径，置于过机械臂操作孔 R1 的垂线，平镜头孔处。

游离直肠和乙状结肠时使用操作孔 R1、R2 和(或)R3；游离脾曲时使用操作孔 R1、R4 和(或)R3(图 13－18)。

3. 腹腔探查 同机器人大半结肠癌根治术。

4. 机器人连接 机械臂系统安置于患者左侧，中线与镜头孔 C 和左髂前上棘的连线重合。各机械臂采取“环抱”姿态：镜头臂居中，双侧器械臂关节外向充分伸展，以免发生交叉磕碰(图 13－19)。机械臂与 Trocar 连接时注意高度调整，动作柔和，避免向上提拉 Trocar。机械臂固定后，不可再移动患者体位或手术床。

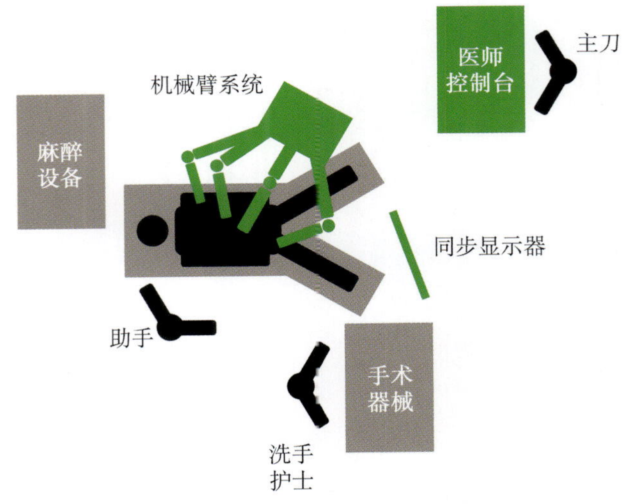

图 13－19 机器人乙状结肠癌根治术手术室布置

5. 手术步骤

(1) 显露术区：建议采用中间入路手术。助手在辅助孔用无损伤肠钳将小肠、大网膜移动至右上腹。向上外侧牵拉直乙结肠与侧腹膜交界的肠系膜，辨认腹主动脉分叉处。

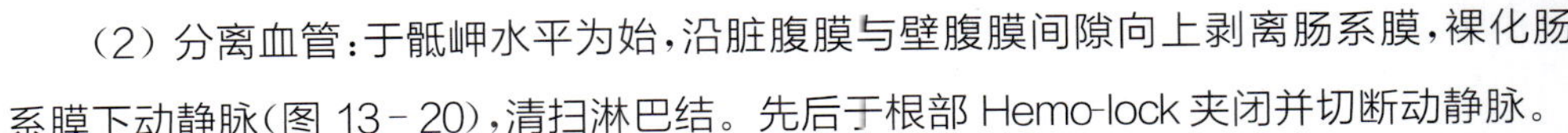

(2) 分离血管：于骶岬水平为始，沿脏腹膜与壁腹膜间隙向上剥离肠系膜，裸化肠系膜下动静脉(图 13－20)，清扫淋巴结。先后于根部 Hemo-lock 夹闭并切断动静脉。

(3) 游离侧腹膜：将乙状结肠向右侧牵开，在此游离脏腹膜与壁腹膜间隙向外侧分离，直至暴露外下方输尿管。

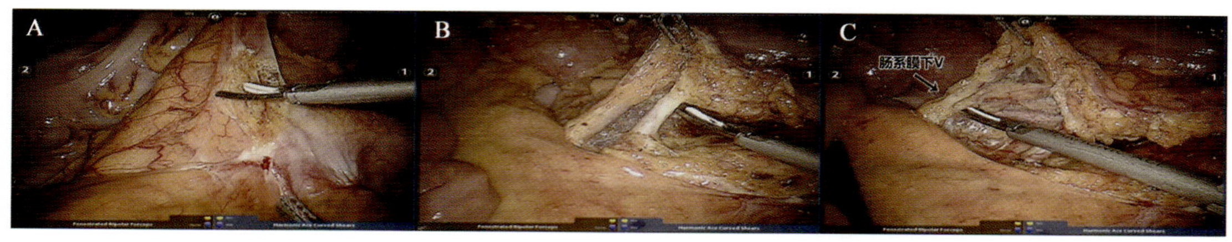

(A) 手术入路　　(B)/(C) 肠系膜下动静脉的游离及离断

图 13-20　分离血管

(4) 游离降结肠和乙状结肠：沿肾前筋膜与输尿管上方水平游离降结肠及乙状结肠，注意保护神经，防止损伤。根据肿瘤部位同时可以裁剪肠系膜，确定近端切缘。

(5) 游离直肠：直肠的游离从骶前开始，以椭圆形的分离模式进行分离，注意层次，从后壁中央开始，逐步向两侧进行分离(图 13-21)，最后分离直肠前壁。机械臂 R3 可辅助进行直肠的牵拉暴露。注意机械臂牵拉张力的控制，避免软组织撕脱。根据肿瘤所在位置决定游离直肠的长度。

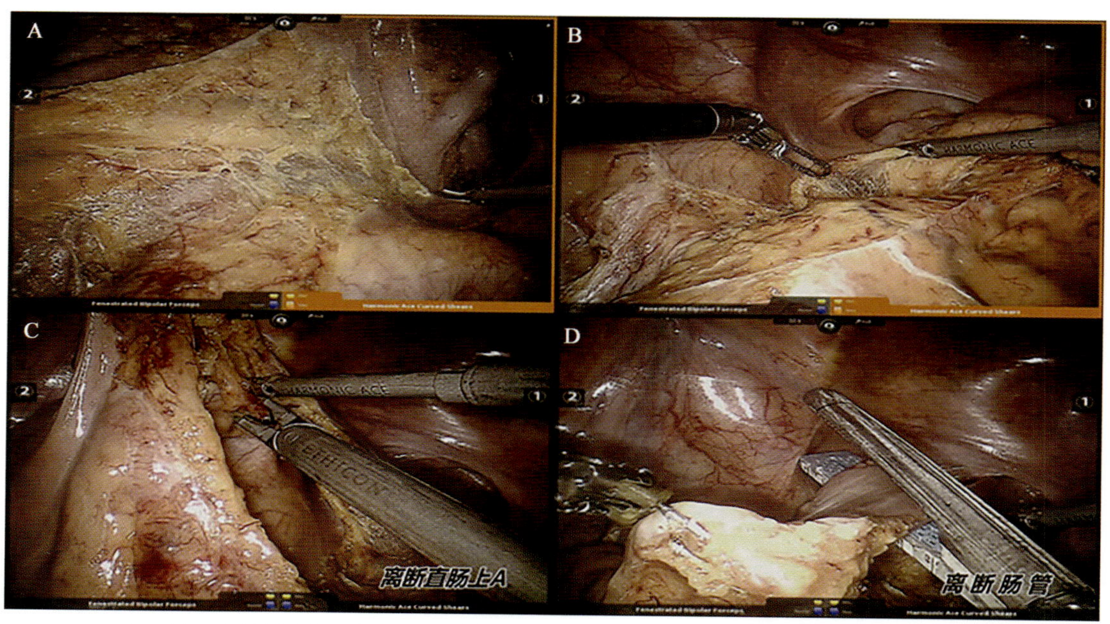

(A)/(B)：骶前间隙的入路及左侧腹膜的游离；(C)/(D)：直肠上动脉的离断及直肠裸化及离断

图 13-21　游离直肠

(6) 吻合：腹腔内吻合在裸化远端肠管后切断；左下腹小切口或扩大现有操作孔取出标本；近端肠管置入吻合器头；将吻合器从肛门置入，直视下进行吻合。充气试验或亚甲蓝注入试验检查吻合是否满意，必要时可在机器人直视下加缝加固。

(7) 关闭切口：必要时可重新建立气腹，连接机械臂，行机器人关闭盆底腹膜。适当冲洗，放置引流，关闭切口。

六、机器人直肠癌根治术

用于治疗直肠肿瘤，术式有机器人经腹直肠癌前切除术及机器人直肠癌腹会阴联合切除术。

1. 体位 行直肠癌根治术，放置截石位。患者固定后，调整手术床为头低脚高，右倾。适当降低患者左腿高度，防止与机械臂碰撞。

2. Trocar 数量和位置 见机器人乙状结肠癌根治术。

3. 腹腔探查 同机器人右半结肠癌根治术。

4. 机器人连接 同机器人乙状结肠癌根治术。

5. 手术步骤

（1）显露术区：建议采用中间入路手术。女性患者可使用机器人手术系统行子宫悬吊，男性患者也可悬吊膀胱表面腹膜改善手术视野。助手在辅助孔用无损伤肠钳将小肠、大网膜移动至右季肋区。向上外侧牵拉直肠和乙状结肠与后腹膜交界的肠系膜，辨认腹主动脉分叉处。

（2）分离血管：于骶岬水平为始，根部打开直肠系膜，沿脏腹膜与壁腹膜间隙向上剥离肠系膜，裸化肠系膜下动、静脉，清扫淋巴结。先后于根部 Hemo-lock 夹闭并切断动、静脉。注意脏腹膜与壁腹膜间隙的分离及肠系膜下神经丛的保护（图 13-22）。

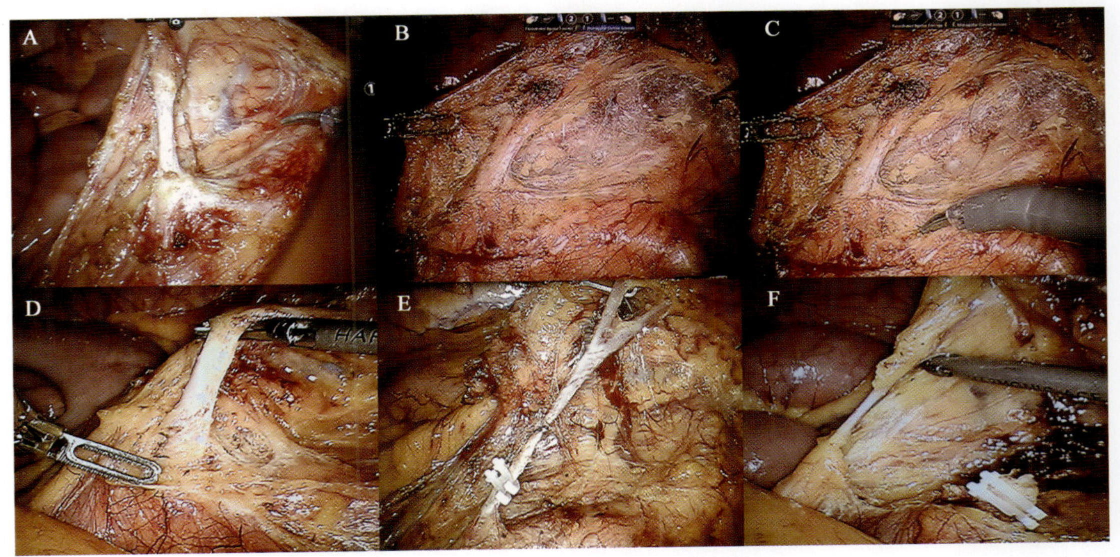

图 13-22 肠系膜下血管根部的游离及淋巴结清扫

（3）游离侧腹膜：将乙状结肠向右侧牵开，在此游离脏腹膜与壁腹膜间隙向外侧分离，注意避免损伤输尿管。

（4）游离降结肠和乙状结肠：沿肾前筋膜与输尿管上方水平游离降结肠及乙状结肠，注意保护神经，防止损伤。根据肿瘤部位可以同时裁剪肠系膜，确定近端切缘。

（5）游离直肠：直肠的游离从骶前开始，以椭圆形的分离模式进行 TME 分离，注意层次，从后壁中央开始，逐步向两侧进行分离，最后分离直肠前壁。部分肥胖患者骨盆狭小，也常在前后间隙均分离明确后再行侧方间隙分离。机械臂 R3 可辅助进行直肠的牵拉暴露。注意机械臂牵拉张力的控制，避免软组织撕脱。根据肿瘤所在位置决定是否打开腹膜反折及游离直肠的长度，必要时可分离直至肛提肌水平。低位直肠癌可在腹膜返折上 0.5 cm 或腹膜返折处打开腹膜，沿疏松直肠前间隙向下分离直至两侧精囊腺完全显露，女性患者注意勿损伤阴道后壁。直肠侧方的分离应沿 Holy 平面进行，偏内易进入直肠系膜，偏外损伤盆神经，至分离到精囊腺尾部时注意勿损伤血管神经束图（图 13-23）。

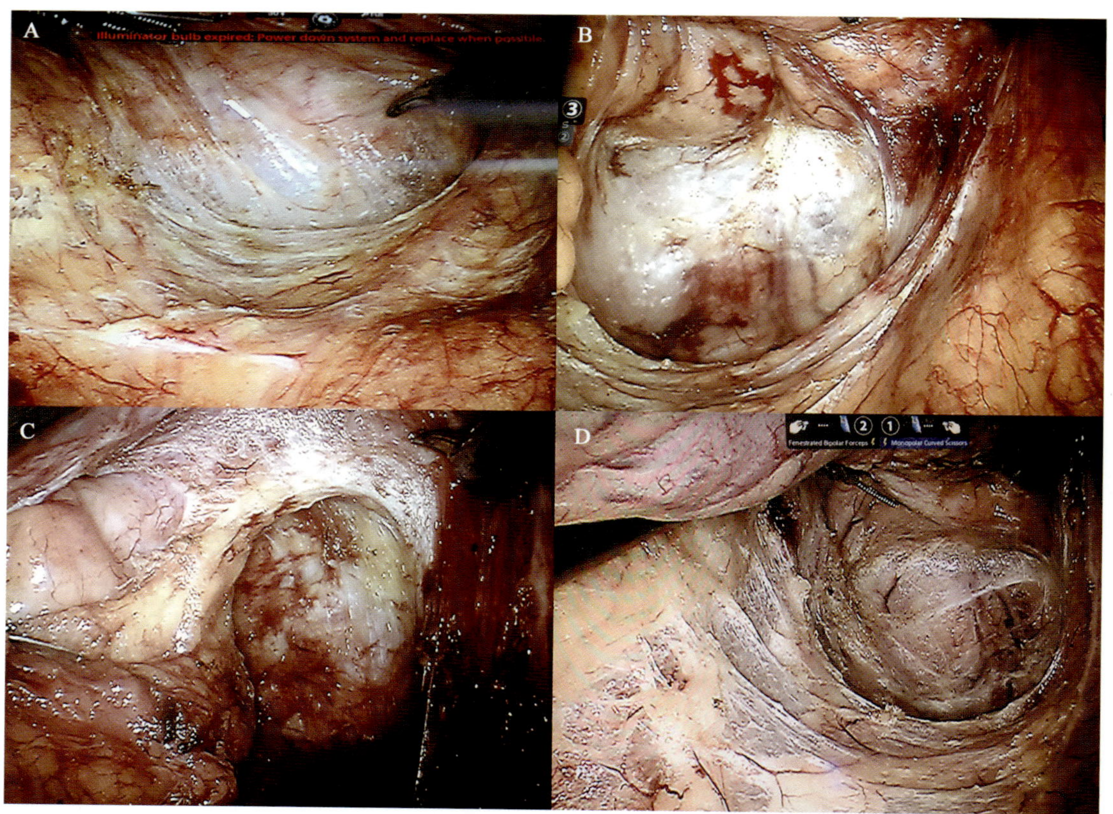

图 13-23　直肠后方及侧方的游离

（6）游离直肠远切端：直肠远切端可使用超声刀进行肠壁的裸化，也可使用机器人的电钩或热剪进行裸化。切缘距离肿瘤下缘常规> 2 cm。

（7）吻合：根据肿瘤位置及患者体型选择开腹或腹腔内吻合。开腹吻合在左下腹做切口，将标本拖出，直视下进行吻合；必要时可加缝加固。腹腔内吻合在裸化远端肠管后离断；左下腹小切口或扩大现有操作孔取出标本；近端肠管置入吻合器钉砧头；还纳近端肠管，缝闭或用巾钳夹闭切口，重新建立气腹，吻合器从肛门置入，机器人手术系统直视下进行吻合。若肿瘤直径较小，可从肛门拖出肠管离断，将吻合器钉砧头固定在近端肠管塞回至腹腔，或通过其他方法置入吻合器钉砧头后固定在肠管近端,机器人手术系统直视下吻合。充气试验或亚甲蓝注入试验检查吻合是否满意,必要时可在机器人手术系统直视下加缝加固。

(8) 会阴部手术和肠造口:行经腹会阴联合直肠癌根治术的患者,直肠游离至肛提肌水平后,医师手工进行会阴部手术,手术方法和传统开腹手术相同。肿瘤标本从会阴部取出。同时撤离机械臂,移开机械臂系统,医师手工行肠造口术。会阴部手术和肠造口术完毕,关闭会阴部切口。

(9) 关闭切口:必要时可重新建立气腹,连接机械臂,行机器人手术系统关闭盆底腹膜。适当冲洗(生理盐水或蒸馏水),放置引流,关闭切口。

七、讨论

1. 相较于传统腹腔镜及开腹手术而言,机器人手术更能达到精准切除 3D 高清视野可放大术野 10～15 倍,器械的除颤使得视野干扰变少,特别是机械臂尖端 7 个自由度的 180°活动可熟练地完成镜下的缝合。良好的视野及高自由度的机械臂对低位直肠癌的盆神经保护(PANP)及 TME 具有重要意义。另外,由于主刀医师可坐在椅子上完成手术,可减少外科医师的疲劳感。

目前,机器人系统仍处于发展初期,仍有许多不足之处,如触觉及机械力反馈系统的缺乏,装机及撤机较为费时。在行盆腔手术如直肠癌手术,机械臂在狭小的空间内容易碰撞,特别是当遇到腹腔内大出血时,撤机时间可能会延误患者的救治。另外一个比较突出的问题是机器人的花费较高。据报道,在韩国由于机器人手术未纳入医保从而使其花费要多出 2.34 倍。

目前,机器人应用于直肠癌手术多采用以下方式:杂交、全机器人、反杂交及经自然孔道标本取出(NOSE)技术。杂交手术是指传统腹腔镜技术联合机器人,传统腹腔镜技术结扎肠系膜下血管及游离脾曲,TME 的游离则在机器人下完成,由此则不必更改患者的体位及机器人反复装机的步骤。

全机器人是指所有操作步骤均在机器人系统下完成,在行机器人直肠癌手术时,脾曲的游离会受到 Trocar 孔位置的限制,从而需要改变体位。但随着 Trocar 孔位置的分布的不断改善,一些学者认为全机器人可获得更好的淋巴结清除,然而,在不改变机器人位置的情况下,另外一些学者认为脾曲的游离很难做到。Baik 等报道相比于杂交技术,全机器人具有耗时长、淋巴结清除低及吻合口瘘发生率高等不足。然而随着 Trocar 孔位置分布的不断改善,无论是杂交抑或是全机器人都可达到满意的效果。

我们认为,绝大部分直肠癌并非需要游离脾曲,只有少部分乙状结肠过短或左结肠动脉缺如者,才需要游离脾曲,一般均不需要更改体位,只需 Trocar 位置根据合理布局成大圆弧形即可完成手术,全机器人适合直肠癌手术。

反杂交技术是指先用机器人离断结扎肠系膜下血管及 TME 的精准切除,随之腹腔镜采用机器人的 Trocar 孔游离脾曲,此种方法被认为在盆底解剖及淋巴血管的清除较为实用,同时亦不需要改变机器人手术系统的位置。

机器人 NOSE 技术是指经人体自然腔道如阴道或肛门取出标本,该技术依赖机器人缝合技术的灵活性。经自然腔道可避免腹壁辅助切口，但在操作过程中应注意避免肿瘤的播散，应严格选择病例，如肿块的大小及取标本时应装入特定的袋子中。

2. 机器人直肠癌手术围手术期效果

（1）手术时间：相较于传统腹腔镜直肠癌手术，大多数报道机器人直肠癌手术耗时更长，可能与机器人的装机步骤耗时相关。但仍有一些研究报道称杂交机器人手术与传统腹腔镜手术耗时无明显差异。笔者认为随着设备的改进、手术医师经验的增加，手术步骤及流程优化，全机器人手术时间亦会变短，甚至较传统腹腔镜时间更短，如主刀、助手配合时间的固定化及熟练化、镜头距离手术目前区较远致烟雾模糊机会减少、3D 高清画面提供的层面解剖更为清晰。

（2）术中出血量：一项 meta 分析表明，机器人直肠癌手术与腹腔镜手术的术中出血量无明显差异。此外，大多数的研究亦表明机器人直肠癌手术与腹腔镜无明显差异。

（3）住院天数：单中心研究报道称机器人直肠癌术后患者平均住院天数为 5～7 d，较传统腹腔镜手术更短,除此之外，机器人直肠癌患者康复过程更快，如肠道功能恢复时间更短。

（4）中转开腹率：机器人直肠癌 TME 手术的中转率为 0～7.3%,尽管有一些报道称传统腹腔镜与其中转开腹率无明显差异，但临床上机器人先进的视觉及灵活的机械臂使得其具有较低的中转开腹率。机器人中转开腹可能涉及的因素有患者的肥胖程度、手术操作过程的突发的大出血、重度粘连、解剖变异、肿瘤侵犯等，但对有经验的外科医师而言，因术中大出血导致中转开腹较为罕见。

（5）并发症率：总体而言，机器人直肠癌手术具有并发症发生率，如吻合口瘘发生率在 5%～11%，报道称机器人术后并发症率为 5%，而传统腹腔镜为 19.3%。其他的一些报道则表明两者并发症发生率无明显差异。并发症发生率的降低可能与 3D 高清视野、精准切除及术后快速康复相关。

3. 机器人直肠癌术后的排尿功能及性功能　盆腔自主神经的损伤是导致直肠癌术后排尿功能及性功能损害的主要原因。依据国际前列腺症状评分系统（IPSS）及国际勃起功能索引(IIEF)标准，D'Annibale 等报道机器人直肠癌行 TME 术后，术后 1 月 IPSS 评分明显增高，勃起功能下降，但 1 年后均可恢复至正常，而传统腹腔镜只可部分恢复。Kim 等报道在排尿试验及性功能试验中，机器人直肠癌恢复时间较短，只需 3 个月，而传统腹腔镜则需要 6 个月。这可能得益于 3D 高清视野及精准切除可带来更好的盆神经保护作用。

4. 腹腔镜直肠癌的肿瘤效果　目前，尚无数据及报道表明机器人直肠癌手术的肿瘤近期或远期效果优于传统腹腔镜手术。Baek 等报道机器人直肠癌手术的 3 年总体生存率为 96.2%,无瘤生存率为 73.7%。Pigazzi 等报道机器人 TME 手术患者 3 年总体生存率达到 97%及无瘤生存率为 77.6%。Bianchi 等报道机器人 TME 手术的淋巴结切除数及环周切缘与腹腔镜无明显差异。

机器人 TME 手术因其自身的优势如 3D 高清，精准切除等往往被赋予更加高的淋巴结清扫，从而达到更好的肿瘤远期效果。Park 等报道，通过 58 个月的随访，机器人结直肠癌手术 5 年生存率及无瘤生存率分别为 92.8%、81.9%，与腹腔镜组无明显差异，局部复发率两组分别为 2.3%，1.2%（P= 0.649）。一组 200 例机器人直肠癌回顾分析报道，复发率为 13.5%，其中 3.5% 局部复发，9.5%远处转移，及 1%局部复发和远处转移。目前，大多数数据均来自单中心报道，说服力有限。2012 年，由多中心设计的具有前瞻性、双盲，随机对照试验(ROLARR；NCT-01736072)来阐明机器人直肠癌的肿瘤远期及近期效果正在进行中，将为机器人直肠癌手术提供循证医学证据。

5. 机器人结肠癌手术 机器人因其特别的优势在直肠癌特别是低位直肠行 TME 时往往得到关注，讨论的焦点亦较多。自 2002 年首次报道机器人左半结肠切除及右半结肠切除以来，越来越多的报道其在结肠手术中的应用。机器人由于其缝合功能的优势，可使结肠手术直接在腹腔内完成，如 Trastulli 等报道机器人右半结肠切除的腹腔内吻合。在肿瘤根治方面，同样可以达到 D3 及全结肠系膜切除(CME)。除此之外，Lim 等报道虽然机器人结肠癌手术耗时较腹腔镜手术长[(252.5±94.9) vs.(217.6±70.7) min, P= 0.016]，但其术后肠道功能恢复时间及住院时间均缩短。笔者认为机器人右半结肠切除由 3D、稳定的高清图像可减少血管误伤机会，且在淋巴结清扫有一定的潜在优势。

6. 机器人结直肠癌手术学习曲线 大多研究显示机器人直肠手术是由有经验的腹腔镜外科医师来完成。与腹腔镜相比，机器人手臂更加灵巧、操作舒适，使得学习曲线更短。通过比较手术时间、术中出血、中转开腹率、手术疲劳度等方面评价机器人与传统腹腔镜的学习曲线，完成腹腔镜手术学习阶段需要 50～250 例患者，机器人术式则仅需要 15～30 例患者，因此认为机器人术式具有更短的学习曲线。

7. 机器人在结直肠癌根治术中的展望 最近，机器人手术系统被用于治疗高难度手术，如机器人直肠癌的肛提肌外的腹会阴联合根治术，有报道机器人手术系统用于切除直肠癌侵犯前列腺手术，且取得较好的肿瘤整块切除效果。因此机器人可能会作为治疗直肠癌的主要手段，且为患者带来更好的肿瘤效果。此外，机器人的荧光成像系统可更好地辨别血管及淋巴结的解剖，使 TME 实现更加精准的切除。

自 2000 年以来，达芬奇机器人的出现解决了一系列的难题。达芬奇机器人安装有 1 条镜头臂和 3 条器械臂，器械臂所持专用器械具有独特的可转腕结构，540°角旋转，超越双手的动作局限，使操作更加灵活自如，尤为适应狭小空间内的手术；机器人计算机系统自动除颤，是操作更加稳定，减少不必要的组织损伤；主刀医师坐于控制台前，实时同步控制床旁机械臂的全部动作，无须长时间站立，显著降低了生理疲劳，改善了手术状态；视频系统提供放大 10～15 倍的高清三维图像，赋予手术视野真实的深度感、增加医师对手术的把握。这些技术优势使得机器人即使在盆腔的狭小空间内也能精确地进行切割、分离、缝合等操作，在确保肿瘤根治的同时，保护了盆腔内的其他器官。其便捷程度不仅远超腹腔镜手术，甚至优于开腹手术。

单孔机器人结直肠癌手术为发展方向之一，目前已有单孔左半结肠切除病例的报道。相信在不久的将来，随着设备的不断改善，外科医师经验的增加，单孔机器人亦可被熟练掌握。

尽管手术机器人及其临床应用取得了突破性进展，但由于以上所述存在的缺点与不足，还处于发展成长期，仍有很大发展空间，正在向小型化、无创化、智能化和远程化等方向发展。手术机器人以其全新的理念和效果被认为是外科发展史上的一次革命，也预示着第 3 代外科手术时代的来临。

(李太原)

主要参考文献

1. Baek JH, Pastor C, Pigazzi A. Robotic and laparoscopic total mesorectal excision for rectal cancer: a case-matched study. Surg Endosc, 2011,25(2):521 - 525.
2. Baek SJ, Kim SH, Cho JS, et al. Robotic versus conventional laparoscopic surgery for rectal cancer: a cost analysis from a single institute in Korea. World J Surg, 2012,36(11):2722 - 2729.
3. Bae SU, Jeong WK, Bae OS, et al. Reduced-port robotic anterior resection for left-sided colon cancer using the da Vinci singlesite platform. Int J Med Robot, 2015.
4. Baik SH, Kim NK, Lim DR, et al. Oncologic outcomes and perioperative clinicopathologic results after robotassisted tumor-specific mesorectal excision for rectal cancer. Ann Surg Oncol, 2013,20(8):2625 - 2632.
5. Baik SH, Kwon HY, Kim JS, et al. Robotic versus laparoscopic low anterior resection of rectal cancer: short-term outcome of a prospective comparative study. Ann Surg Oncol, 2009,16(6):1480 - 1487.
6. Bianchi PP, Ceriani C, Locatelli A, et al. Robotic versus laparoscopic total mesorectalexcision for rectal cancer: a comparative analysis of oncological safety and short-term outcomes. Surg Endosc, 2010,24(11):2888 - 2894.
7. Choi DJ, Kim SH, Lee PJ, et al. Single-stage totally robotic dissection for rectal cancer surgery: technique and shortterm outcome in 50 consecutive patients. Dis Colon Rectum, 2009, 52(11): 1824 - 1830.
8. Choi GS, Park IJ, Kang BM, et al. A novel approach of robotic-assisted anterior resection with transanal or transvaginal retrieval of the specimen for colorectal cancer. Surg Endosc, 2009,23(12): 2831 - 2835.
9. Cho MS, Baek SJ, Hur H, et al. Short and long-term outcomes of robotic versus laparoscopic total mesorectal excision for rectal cancer: a case-matched retrospective study. Medicine (Baltimore), 2015, 94(11).
10. Collinson FJ, Jayne DG, Pigazzi A, et al. An international, multicentre, prospective, randomised, controlled, unblinded, parallel-group trial of robotic-assisted versus standard laparoscopic surgery for the curative treatment of rectal cancer. Int J Color Dis, 2012,27(2):233 - 241.
11. D'Annibale A, Pernazza G, Monsellato I, et al. Total mesorectal excision: a comparison of oncological and functional outcomes between robotic and laparoscopic surgery for rectal cancer. Surg Endosc, 2013, 27(6):1887 - 1895.
12. Diana M, Perretta S, Wall J, et al. Transvaginal specimen extraction in colorectal surgery: current state of the art. Color Dis, 2011,13(6):e104 - e11. 19.
13. Hara M, Sng K, Yoo BE, et al. Roboticassisted surgery for rectal adenocarcinoma: short-term and midterm outcomes from 200 consecutive cases at a single institution. Dis Colon Rectum, 2014,57(5): 570 - 577.
14. Kim CW, Kim CH, Baik SH. Outcomes of robotic-assisted colorectal surgery compared with laparoscopic and open surgery: a systematic review. J Gastrointest Surg, 2014,18(4):816 - 830.
15. Kim JY, Kim NK, Lee KY, et al. A comparative study of voiding and sexual function after total mesorectal excision with autonomic nerve preservation for rectal cancer: laparoscopic versus robotic surgery. Ann Surg Oncol, 2012,19(8):2485 - 2493.
16. Kim NK, Kang J. Optimal total mesorectal excision for rectal cancer: the role of robotic surgery from an expert's view. J Korean Soc Coloproctol, 2010,26(6):377 - 387.
17. Lim DR, Min BS, Kim MS, et al. Robotic versus laparoscopic anterior resection of sigmoid colon cancer: comparative study of long-term oncologic outcomes. Surg Endosc, 2013,27(4):1379 - 1385.
18. Mak TW, Lee JF, Futaba K, et al. Robotic surgery for rectal cancer: A systematic review of current practice. World J Gastrointest Oncol, 2014,6(6):184 - 193.

19. Marecik SJ, Zawadzki M, DesouzaAL, et al. Robotic cylindrical abdominoperineal resection with transabdominal levator transection. Dis Colon Rectum, 2011,54(10):1320 - 1325.
20. Mathew R, Kim S. Robotic right hemicolectomy with D3 lymphadenectomy and complete mesocolic excision: technical detail. OA Rob Surg, 2013,1(1):6.
21. Park EJ, Cho MS, Baek SJ, et al. Longterm oncologic outcomes of robotic low anterior resection for rectal cancer: a comparative study with laparoscopic surgery. Ann Surg, 2015,261(1):129 - 137.
22. Park J, You YN, Schlette E, et al. Reverse-hybrid robotic mesorectal excision for rectal cancer. Dis Colon Rectum, 2012,55(2):228.
23. Park SY, Choi GS, Park JS, et al. Short-term clinical outcome of robot-assisted intersphincteric resection for low rectal cancer: a retrospective comparison with conventional laparoscopy. Surg Endosc, 2013,27(1):48 - 55.
24. Park YA, Kim JM, Kim SA, et al. Totally robotic surgery for rectal cancer: from splenic flexure to pelvic floor in one setup. Surg Endosc, 2010,24(3):715 - 720.
25. Pigazzi A, Ellenhorn JD, Ballantyne GH, et al. Robotic-assisted laparoscopic low anterior resection with total mesorectal excision for rectal cancer. Surg Endosc, 2006,20(10):1521 - 1525.
26. Pigazzi A, Luca F, Patriti A, et al. Multicentric study on robotic tumor-specific mesorectal excisionfor the treatment of rectal cancer. Ann Surg Oncol, 2010,17(6):1614 - 1620.
27. Polychronidis A, Laftsidis P, Bounovas A, et al. Twenty years of laparoscopic cholecystectomy: Philippe Mouret-March 17,1987. JSLS, 2008,12(1):109 - 111.
28. Prasad LM, Marecik SJ, Blumetti J, et al. Total mesorectal excision for rectal cancer: the potential advantage of robotic assistance. Dis Colon Rectum, 2010,53(12):1611 - 1617.
29. Shin JW, Kim J, Kwak JM, et al. First report: robotic pelvic exenteration for locally advanced rectal cancer. Color Dis, 2014,16(1):09 - 14.
30. Trastulli S, Desiderio J, Farinacci F, et al. Robotic right colectomy for cancer with intracorporeal anastomosis: short-term outcomes from a single institution. Int J Color Dis, 2013,28(6):807 - 814.
31. Weber PA, Merola S, Wasielewski A, et al. Teleroboticassisted laparoscopic right and sigmoid colectomies for benign disease. Dis Colon Rectum, 2002,45(12):1689 - 1694.
32. Xiong B, Ma L, Zhang C, et al. Robotic versus laparoscopic total mesorectal excision for rectal cancer: a meta-analysis. J Surg Res, 2014,188(2):404 - 414.
33. Yoo BE, Cho JS, Shin JW, et al. Robotic versus laparoscopic intersphincteric resection for low rectal cancer: comparison of the operative, oncological, and functional outcomes. Ann Surg Oncol, 2015,22(4):1219 - 1225.

图书在版编目(CIP)数据

结直肠肿瘤腹腔镜手术学——新理念,新技术/李心翔主编.—上海:复旦大学出版社,2018.6
ISBN 978-7-309-13724-8

Ⅰ.结…　Ⅱ.李…　Ⅲ.①腹腔镜检-应用-结肠疾病-肠肿瘤-外科手术
②腹腔镜检-应用-直肠肿瘤-外科手术　Ⅳ.R735.3

中国版本图书馆 CIP 数据核字(2018)第 107714 号

结直肠肿瘤腹腔镜手术学——新理念,新技术
李心翔　主编
责任编辑/王　瀛

复旦大学出版社有限公司出版发行
上海市国权路 579 号　邮编:200433
网址:fupnet@fudanpress.com　http://www.fudanpress.com
门市零售:86-21-65642857　团体订购:86-21-65118853
外埠邮购:86-21-65109143　出版部电话:86-21-65642845
上海丽佳制版印刷有限公司

开本 787×1092　1/16　印张 17.75　字数 398 千
2018 年 6 月第 1 版第 1 次印刷

ISBN 978-7-309-13724-8/R·1692
定价:180.00 元
